Die
Beckenbodenrevolution

Dr. med. Rieke Hermann
Katharina Charissé

DIE BECKENBODEN REVOLUTION

Selbstbestimmt und stark
durch Schwangerschaft, Geburt
und dein Leben als Frau

südwest

INHALT

VORWORT

Heute schreiben wir das Jahr 2025. Ich, Rieke, trinke einen Kaffee – mein Blick geht aus dem Fenster. Es ist ein Sommertag, und es laufen gerade zwei Mamas mit kleinen Babys in der Trage an dem Café vorbei. Neben mir sitzt Katharina – meine Freundin, Sport-&-Beckenboden-Buddy und Geschäftspartnerin.

Wir haben uns in der Corona-Zeit über Instagram kennengelernt und 2021 gemeinsam die Mamacademy gegründet, um Frauen auf der größten Reise ihres Lebens ganzheitlich zu begleiten und zu unterstützen. Vom Mamawerden über das Mamasein bis hin zum Fraubleiben. Ganz klar im Fokus: unser Beckenboden während der Schwangerschaft, Geburt und Zeit mit Baby & Kind.

Wir kommen gerade vom Sport. Ja, heute bin ich fitter als je zuvor. Ich gehe joggen, wenn auch nicht an jedem Tag in meinem Zyklus, aber dazu erfährst du später mehr. Mache gerne und mit trockener Unterwäsche regelmäßig meine Work-outs (verzichte dabei aber noch immer auf Jumping Jacks, denn diese Übung ist für uns Frauen wirklich sinnlos) und praktiziere Yoga – am liebsten unsere Beckenbodeneinheiten.

Katharina durfte als Yogalehrerin und Mama auch die Erfahrung machen, wie man mit dem Beckenboden »Gras zupfen«, »Murmeln aufheben«, »Blaubeeren sammeln« oder »Fahrstuhl fahren« soll. Da ist es kein Wunder, dass zwei Drittel der Frauen nicht wissen, wie sie ihren Beckenboden richtig an- und entspannen.

Aber gehen wir einmal einen Schritt zurück. Warum war es uns so wichtig, Frauen zum Thema Beckenboden aufzuklären, ihnen zu zeigen, wie sie richtig trainieren, wie sie Beschwerden vorbeugen und lindern können?

Unwissenheit und Tabu

In diesem Buch werden wir es hören: echte Erfahrungsberichte von Frauen, die sich mir und uns gegenüber in meiner Praxis und auf unserem Social-Media-Kanal sowie in unseren Online-Programmen geöffnet haben. Die zeigen, wie groß das Tabu und die Unwissenheit zum Thema Beckenboden, Inkontinenz und Organsenkungen sind.

Wenn wir bedenken, dass jede zweite bis dritte Frau im ersten Jahr nach der Geburt an Beckenbodenbeschwerden wie Inkontinenz und Organsenkungen leidet, hören wir im Alltag erstaunlich wenig darüber.

Eins vorab: Es ist nicht nur die Scham, laut auszusprechen, dass man auf einmal Pipi nicht mehr halten kann, Pupse einfach unkontrolliert abgehen, es sich ständig so anfühlt, als verliere man einen Tampon, oder dass man die Yogastunde wegen der Angst vor einem Muschipups meidet. Interessanterweise sprechen aber nicht nur 70 Prozent der betroffenen Frauen nicht darüber, sondern auch 40 Prozent der Ärztinnen fragen, laut Studien, nicht nach diesen Beschwerden.

Neben der Scham gibt es noch etwas, und zwar das, was wir alle mit dem Beckenboden verbinden: Ein gut trainierter Beckenboden ist nicht sichtbar und – wenn er schon immer fit war – auch nicht spürbar. Verständlich also, warum wir uns alle die Fragen stellen: Warum etwas trainieren, das keiner lobend kommentieren kann, und warum darüber nachdenken, wenn keine Beschwerden da sind?

So bleibt das Bild vom Beckenboden als etwas, das nur die Omi betrifft, die ihre Turnmatte ausrollt und sich in die indische Brücke quält, bestehen – bis es uns, vermeintlich aufgeklärte und beschwerdefreie Frauen, eiskalt erwischt. Ja, eiskalt. Denn wer denkt schon als fitte, junge Frau, die mitten im Leben steht, den Alltag mit links schmeißt und lieber härter als zu lasch trainiert, daran, dass sie vielleicht schon bald Vorlagen in die Unterhose kleben und mit einem gefühlten Tischtennisball in der Vagina herumlaufen muss?

Wir gehen davon aus, dass du jetzt denkst: »Das stimmt doch gar nicht – die Mamas auf dem Spielplatz sehen alle so fit aus!« Nach dem Lesen dieses Buchs wirst du allerdings wissen, dass der Schein oft trügt, und du wirst auch wissen, woran das liegt.

Der Beckenboden – unbekanntes Terrain

Wenn du hier schon verstehen möchtest, warum du bisher nichts über deinen Beckenboden wusstest, dann lass dir sagen: Nicht nur du, auch viele Frauenärztinnen wissen kaum etwas über den Beckenboden.

Schon im Studium war der Beckenboden mit seinen kleinen Muskeln und Strukturen für mich und die meisten meiner Kommilitoninnen ein Mysterium. In jeder Anatomieprüfung haben wir still gehofft, dem Professor würde es ähnlich gehen und er würde diesen Teil des Körpers überspringen. Weiter ging es dann in der Facharztausbildung zur Frauenärztin. Der Beckenboden spielte keine Rolle, die Senkungsoperationen waren der blanke Horror für uns Assistenzärztinnen: Anderthalb Stunden mussten wir mit ausgestreckten Armen Instrumente halten, sehen konnten wir dabei rein gar nichts.

Ja, tatsächlich hätte ich meine Praxis eröffnen können, ohne jemals auch nur etwas tiefer in die Urogynäkologie geblickt zu haben. Und so geht es wohl den meisten meiner Kolleginnen, die hoffen, dass sich das Problem ihrer Patientinnen von alleine löst oder sie nicht wieder mit ihrer Inkontinenzproblematik im Wartezimmer sitzen.

»Das ist normal, Sie haben gerade ein Kind bekommen, warten Sie mal ab.« Oder: »In der Schwangerschaft drückt das Kind eben auf die Blase, nach der Geburt wird alles anders.« Aussagen wie diese kommen leider sehr häufig vor und bestätigen die Unwissenheit selbst unter Fachpersonal.

Eine Frage direkt an dich: Was machen diese Aussagen mit dir als hochschwangere Frau oder frischgebackene Mama? Richtig! Du wartest ab und denkst, das ist normal. Kommt dann noch die Mutter oder Oma und sagt: »Das ist eben nach einer Geburt so, du hast jetzt halt ein Kind«, zweifelst du erst recht nicht daran und ergibst dich, ohne es groß zu wissen, dem Schicksal der Damenvorlage. Für den Rest deines Lebens. Einfach so.

Da ist er also, der Mythos, der sich über Generationen hält, die Unwissenheit, die bleibt. Die Frau, die sich ihrem Schicksal fügt. Doch eins ist klar: Du musst dieses Schicksal nicht einfach hinnehmen!

Unsere stabile Basis

Es braucht ein Umdenken, sowohl beim Fachpersonal wie den Frauenärztinnen und den Hebammen als auch bei uns Frauen. Inkontinenz ist nicht normal, sie ist kein Schicksal: Hier ist sie, die Beckenbodenrevolution!

Der größte Gamechanger für uns in den letzten Jahren war, zu entdecken, dass Beckenbodentraining wirklich Spaß machen kann und eigentlich die Basis jeder Sportart ist, sei es Krafttraining, Ballsport, Laufen, Tanzen, Pilates oder Yoga. Der Beckenboden wird immer beansprucht, und ist er stabil, sind wir stabil in jeder Bewegung.

Bis heute hat Katharina mit ihren präzisen Ansagen, ihren abwechslungsreichen Übungen und ihrer Liebe zum Yoga- und Kraftsport in unseren Beckenbodenintensivkursen der Mamacademy schon über 3000 Frauen in der Schwangerschaft und nach der Geburt für das Beckenbodentraining begeistert und wird es auch bei dir schaffen. Beckenbodentraining ist nicht nur effektiv, sondern auch richtig spannend, wenn man die Grundlagen gut erklärt bekommt und dann umsetzt.

Wissenschaftliche Fakten

Falls du dich immer noch fragst, ob du dieses Buch wirklich brauchst, dann gibt es noch ein paar Fakten, die wir dir bei deiner Entscheidung mitgeben möchten: Ungefähr 50 Prozent der Frauen haben im Laufe ihrer Schwangerschaft eine Inkontinenz, und das allein ist ein unabhängiger Hauptrisikofaktor für eine lang anhaltende Inkontinenz. Am besten wäre es also, präventiv genau das zu verhindern. Studien zeigen, dass gezieltes Beckenbodentraining bereits in der Schwangerschaft das Risiko für eine Inkontinenz senken und vor Beckenbodenverletzungen unter der Geburt schützen kann. Ebenso ist es irrsinnig, nach der Geburt ein Jahr zu warten, ob von alleine die Organe ihren Platz wieder finden, während die Belastungen an den Beckenboden tagtäglich steigen. Denn das Baby wiegt schnell mal zehn Kilo und möchte in den seltensten Fällen nicht von Mama getragen werden.

Zum Nutzen dieses Buchs

Zunächst einmal: Danke, dass du gerade unser Buch aufgeschlagen in den Händen hältst. Es wird deine Sicht auf dieses im Außen oft als langweilig dargestellte Thema verändern. Es wird dich und deine Gesundheit nachhaltig auf ein anderes Level bringen: für ein besseres Lebensgefühl, eine gesunde Schwangerschaft, ein gefühlvolles Sexleben und dein 70-jähriges Ich. Du bist schon jetzt vielen Frauen einen großen Schritt voraus und wirst erleben, worauf ein gesunder Beckenboden alles Auswirkungen hat und welche Beschwerden doch auch von dieser wundersamen Struktur herrühren.

Nein, dieses Buch ist kein Heilsversprechen, denn nicht jede Frau kann durch Beckenbodentraining ihre Beschwerden loswerden. Es gibt Verletzungen der Muskulatur und Schäden im Gewebe, die mehr Unterstützung brauchen.

Wir geben dir das richtige Maß an wichtigen medizinischen Informationen, die dir helfen, den Beckenboden und seine Rolle zu verstehen. Sie werden dir helfen, deine Beschwerden einordnen zu können, und dir wertvolle Impulse geben, wie du diese behandeln oder welche Fragen du deiner Ärztin stellen kannst, um die Hilfe zu bekommen, die dir zusteht.

Außerdem erklären wir dir genau, wie du deinen Beckenboden in der Schwangerschaft und nach der Geburt richtig an- und entspannst und worauf du bei deinem Training achten solltest. Wir zeigen dir Übungen, die wirklich Spaß machen. Du hast es verdient, dass man dich ernst nimmt, dass du weißt, was mit dir los ist, und dass dir geholfen wird. Egal ob mit 25 oder 70 Jahren.

Abschließend bleibt noch zu sagen: Egal wie es gerade um deinen Beckenboden steht, Beckenbodentraining ist und bleibt ein wichtiger Begleiter für uns Frauen. Ja, ein Leben lang! Schluss mit Abwarten und Schluss damit, sich mit einer Situation abzufinden.

Du merkst schon, wir brennen für das Thema und können es nicht abwarten, es in die Welt hinauszuschreien. Dabei habe ich, Rieke, mich als Frauenärztin auf den Theorieteil des Buchs fokussiert, während Katharina dich im praktischen Teil mit ihrem Wissen versorgen wird.

Viel Spaß beim Lesen!

Rieke und Katharina

Wichtige Informationen vorab

In diesem Buch verwenden wir für die bessere Lesbarkeit durchgehend die weibliche Sprachform. Selbstverständlich sind alle Geschlechter gleichermaßen angesprochen.

Alle Quellen und Studien, die unsere Inhalte untermauern, sind über den folgenden QR-Code abrufbar. Sie sind thematisch nach Kapiteln geordnet, damit du jederzeit vertiefende Informationen findest.

EINLEITUNG

Dieser eine Tag, der alles veränderte – ich erinnere mich noch genau. Es war ein sonniger, warmer Sommertag im Jahr 2017. Ich war überglücklich, denn vor zwei Tagen hatte ich meinen ersten Sohn geboren. Wir waren gerade eben aus dem Krankenhaus entlassen worden, mein Mann fuhr das Auto, während ich strahlend neben unserem Sohn auf der Rückbank saß.

Es war keine leichte Geburt, die jetzt in diesem einzigartigen Moment nicht präsent war – doch das ist eine Geschichte, die hier für uns später relevant werden wird. Die Vorfreude war riesig, zum ersten Mal zusammen als Kleinfamilie in unsere Wohnung zu kommen. Vorher aber mussten wir noch einmal bei der Apotheke vorbei; das Stillen war doch schmerzhafter als gedacht, und ich wollte schnell noch ein paar Stillhütchen kaufen.

Da stand ich also als frischgebackene, stolze Mama an der Apothekenkasse. Während ich wartete und mir vorstellte, wie wir gleich zusammen im Bett liegen würden, kam das mir bekannte Kribbeln in der Nase – ich nieste einmal kräftig.

Kurzer Schock, denn das, was ich dann fühlte, das hatte ich so noch nie erlebt. Etwas Warmes lief an meinem Bein hinunter. »Verdammt!«, dachte ich, »Der Wochenfluss!!! Jetzt stehe ich hier voller Blut mitten in der Apotheke.« Es folgte ein langsamer Blick an meinem Körper entlang nach unten, dabei die Sorge, jeder würde das rote Rinnsal an meiner Wade sehen, und gleich schon die Frage, wie ich das Problem jetzt lösen sollte. Doch Surprise, Surprise: Es war kein Blut zu sehen?! Nein, es war alles nass, aber der Wochenfluss war schön dort, wo er hingehörte.

Ich hatte mich EINGEPINKELT. Einfach so – ohne es zu merken. Es war Urin, und zwar jede Menge davon, der gerade meine ganze Hose und den Boden der Apotheke in Anwesenheit dreier älterer Damen beglückte. Ich, die 28-jährige, super sportliche junge Ärztin und Frau, die glaubte, alles kontrollieren zu können, vor allem ihren Harndrang, hatte sich in die Hose gemacht.

Man könnte jetzt meinen, das sei »normal«, ich war ja erst kurz nach Geburt. Das versuchte ich mir tatsächlich auch einzureden und wechselte also als erste Amtshandlung zu Hause zunächst meine Hose statt der Windel meines Babys. Über diesen »Vorfall« habe ich im Wochenbett natürlich kein Wort verloren – weder bei meiner Mutter noch bei meiner Ärztin noch bei meiner besten Freundin.

Weitere unangenehme Überraschungen

Es war knapp zwei Monate später, ich hatte bereits dreimal meinen Rückbildungskurs – oder sagen wir besser: Mama-Talk mit Beckenkreisen zu französischer Musik – besucht. Ehrlich gesagt: Das Geld für den achtwöchigen Rückbildungskurs hätte ich mir auch sparen können. Es war zwar nett, sich auszutauschen, aber fit würde ich von den wenigen Übungen neben dem Stillen und der Baby-Bespaßung definitiv nicht werden.

Deshalb befand ich mich nun mit meiner Freundin im Fitnessstudio, bereit für mein erstes HIIT-Training (High-Intensity-Intervalltraining). Schließlich wollte ich wieder fit werden, so richtig Sport machen, meine Form wieder finden und mich wie gewohnt auspowern. Wie an Weihnachten war ich freudig aufgeregt, als die Trainerin im Raum einen kleinen Parcours aufbaute. Der Timer wurde gestellt, und dann hieß es, bei jeder Übung 40 Sekunden geben, was du kannst: Jumping Jacks, Squat Jumps, Burpees, Seilspringen, Crunches und Planks.

Ich glaube, es war schon während der Aufwärmrunde, als ich die ersten Tropfen in meiner Unterhose wahrnahm. »Zum Glück war ich noch so schlau und bin vorab aufs Klo und habe die schwarze Sporthose angezogen«, dachte ich und zog das komplette 30-minütige, für mich sehr intensive HIIT-Training durch.

Meine Freundin, deren Baby drei Wochen älter war als meins, bemerkte mein Unbehagen und brach als Erste ihr Schweigen. Am Ende lachten wir in der Umkleide, als sie mir sagte, ihr ginge es genauso.

Ein paar Tage später ließ mich ein Gedanke nicht los: »Warum habe ich, die immer so fit war, dieses Problem? Eine andere Freundin war nie wirklich sportlich gewesen und hat nach der Geburt gar kein Thema mit einer nassen Unterhose. Was habe ich falsch gemacht und warum hatte ich eigentlich als angehende Frauenärztin keine Ahnung gehabt, dass mich das nach der Geburt erwarten könnte? Und wenn ich darüber nichts weiß, wie soll es dann anderen Frauen gehen, die nicht Medizin studiert haben?«

Genau dieser Start in meinem Mamaleben mit diesen am Anfang regelmäßig auftretenden befeuchteten Momenten sollte den Grundstein legen für das Buch, das du gerade in deinen Händen hältst.

TEIL 1

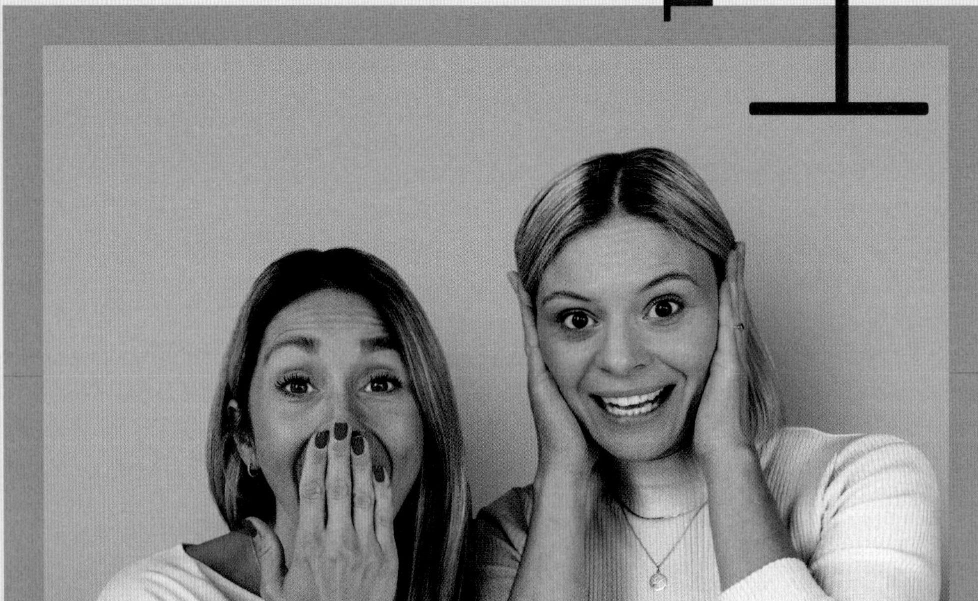

ENTTABUISIERUNG BECKENBODEN

Versteckt, verdrängt
und trotzdem
allgegenwärtig

EIN VERHEIMLICHTES PROBLEM

Wie oft waren wir auf dem Spielplatz oder in Babykursen unterwegs und dachten uns: »Wow, die Mama ist aber fit und kriegt das mit ihren drei Kindern alles so easy gewuppt!« Niemals hätten wir gedacht, dass mindestens eine von ihnen heimlich jeden Tag eine dicke Binde trägt, damit die Unterwäsche trocken bleibt, oder ängstlich alles zusammenkneift, wenn ihr Kind mal wieder schnell auf den Arm gehoben werden muss.

Heute wissen wir es besser, nicht nur durch unsere Online-Programme. Jeden Tag habe ich Frauen wie diese in meiner eigenen gynäkologischen Praxis. Schwanger oder nach Geburt. Auf die zweite Zeit mit Baby zurückblickend, denke ich mir häufig, dass ich wahrscheinlich damals auf andere Frauen genauso gewirkt habe wie die »fitten« Mamis auf dem Spielplatz auf uns. Insbesondere in klassischen Alltagsmomenten, als ich meinen Großen mit Baby in der Trage kurz nach dem Wochenbett vermeintlich leicht aufs Klettergerüst hob.

Wie viele Frauen haben Beschwerden?

Meine eigenen Erfahrungen, aber auch die Zahlen der Studien zeigen uns jedoch die Wahrheit: Etwa 60 Prozent der Frauen leiden in der Schwangerschaft an Beckenbodenbeschwerden. Am häufigsten ist dabei der ungewollte Urinverlust, den mehr als die Hälfte der Frauen bis zum Ende der Schwangerschaft erleiden. In dem Fehlglauben, das Kind drücke ja auch auf die Blase, wird dies gerne noch als kurzfristiger Leidensdruck eingestuft, der sich bald von selbst erledige. Doch auch nach der Geburt klagen weiterhin mehr als 30 Prozent der Frauen über eine Belastungsinkontinenz.

Was ist Belastungsinkontinenz?

Als Belastungsinkontinenz bezeichnet man den ungewollten Urinverlust bei körperlicher Anstrengung sowie einer Druckerhöhung im Bauchraum beim Husten, Niesen, Lachen oder schweren Heben.

Die Zahlen sprechen für sich

In manchen Studien zeigen sich sogar Inzidenzraten von über 60 Prozent! Interessant ist auch der Fakt, dass drei Viertel der Frauen, die drei Monate nach Geburt immer noch an ungewolltem Urinverlust leiden, dies auch zwölf Jahre später noch tun. Nehmen wir nun noch dazu, dass etwa jede dritte Frau im ersten Jahr nach einer vaginalen Geburt an einer spürbaren Organsenkung leidet, müssen wir feststellen, dass Beckenbodenleiden alles andere als selten sind!

Doch nicht nur im direkten Zusammenhang mit Schwangerschaften und Geburten ist die Rate an betroffenen Frauen hoch. Nein, wir alle haben ein hohes Risiko, eine Art von Beckenbodensymptomatik zu entwickeln, das zeigen diese Zahlen sehr deutlich: Im Alter leiden zwei von drei Frauen an einer Inkontinenz, und 30 bis 50 Prozent der Frauen, die vaginal entbunden haben, entwickeln eine relevante Organsenkung. Dabei liegt unser Risiko, im Laufe unseres Lebens eine Operation aufgrund von Organsenkungen durchführen lassen zu müssen, bei 11 bis 19 Prozent! Diese Zahlen muss man sich mal vergegenwärtigen. Triffst du dich also jetzt mit deinen Mutti-Freundinnen, kannst du davon ausgehen, dass du nicht alleine bist mit deinen Beschwerden. Und diejenigen, die aktuell keine Beschwerden haben, haben ein hohes Risiko, nach den Wechseljahren welche zu entwickeln.

Warum das große Schweigen?

Mal ehrlich: Welche Themen besprichst du so mit deinen »Baby-Freundinnen«? Wir würden sagen, Babyschlaf, Stillen, Beikost, Meilensteine, Zahnen und Babyausstattung sind die Topthemen. Am Sandkasten wird sich eher über die alltäglichen Belastungen und Entwicklung der Kleinen ausgetauscht statt über die eigenen körperlichen Befindlichkeiten. Stillprobleme sind da schon das höchste der Gefühle. Aber über Themen wie Urinverlust, Schmerzen beim Sex oder gar Organsenkungen zu sprechen – unvorstellbar.

Dieses Stillschweigen spiegelt sich auch in den Zahlen einer großen Studie wider. Über 70 Prozent der Frauen sprechen ihre Beckenbodenleiden im ersten Jahr nach Geburt beim Frauenarztbesuch nicht an! Rechnen wir also die Dunkelziffer auf die Zahlen von oben noch drauf, leiden wohl in Wirklichkeit noch mehr Frauen, als wir annehmen. Ärztinnen sind im Übrigen aber nicht wirklich besser. Wie im Vorwort erwähnt, fragt nur ein Viertel des Fachpersonals überhaupt nach Beckenbodenbeschwerden. Meines Erachtens spielt da auch die eigene Unsicherheit eine große Rolle, denn wenn ich nicht weiß, wie ich es behandeln soll, dann frage ich am besten gar nicht erst danach.

Du bist nicht allein!

Aber nicht nur nach Geburt, auch später sind Themen wie Inkontinenz ein Tabu, auch unter Frauen höheren Alters. Immer wieder habe ich in meiner Praxis Patientinnen jenseits der Wechseljahre, die sich mir gegenüber öffnen und berichten, dass sie seit 20 Jahren Beschwerden und bisher niemandem, nicht einmal ihrem Partner, davon erzählt haben.

Oder sie waren erstaunt, als sie bei ihrem letzten Abend mit Freundinnen feststellen mussten, dass es vielen so geht wie ihnen. Und das ist der typische Effekt: Spricht eine es an, öffnen sich die anderen und man spürt auf einmal, dass man nicht alleine ist. Das tut gut. Ich ermutige dich also, das Thema zusammen mit uns hinauszutragen und über deinen Schatten zu springen, wenn du Beschwerden hast: Sprich mit jemandem darüber, eröffne das Gespräch beim nächsten Dinner mit deinen Freundinnen. Oder am besten noch am Sandkastenrand. Je offener und weniger peinlich berührt wir damit umgehen, desto mehr Präsenz hat dieses wichtige Thema. Ein wunderbar positiver Dominoeffekt. Einfach so.

Warum ist es eigentlich ein Tabu?

Wenn dich der Gedanke daran verunsichert und du dir einfach nicht vorstellen kannst, mit anderen über diese Themen zu sprechen, lohnt es sich, noch einmal den Blick auf das Warum zu werfen. Der Grundstein für das Stillschweigen wird nämlich schon sehr früh gelegt. Wissen zwar viele nicht, wo genau der Beckenboden liegt, wissen sie zumindest, dass er sich in der Nähe des Schambereichs befindet. Und wie der Name schon sagt, wird sich für diesen Bereich eher geschämt, als dass wir ihn wie jedes andere Körperteil von uns annehmen würden. Wir lernen bereits als Mädchen, dass diese Zone irgendwie privat ist, dass wir sie immer verdeckt halten und auch nicht laut darüber sprechen sollten.

Auch wenn ich dachte, heutzutage, mit Social Media und dem einfachen Zugang zu Aufklärung, wäre das anders, sind die jungen Mädchen in meiner Sprechstunde noch genauso schüchtern und verunsichert wie ich bei meinem ersten Frauenarztbesuch. Wie mir ging es wohl auch den meisten Frauen. Über Themen wie die Periode, Verhütung oder Sex wurde nur das Nötigste gesprochen – aber bitte leise. Kein Wunder also, dass der Beckenboden, dieses unsichtbare »Ding«, das irgendwo tief in uns liegt, kaum zur Sprache kommt.

Hinzu kommt, dass wir in den meisten Fällen schon mit drei oder vier Jahren lernen, »trocken« zu sein und die Kontrolle über unseren Harndrang zu haben. Wie peinlich es schon als Kind wäre, sich in der Schule in die Hose zu machen – aber mit Mitte 30: No way! Ja, mit 80 Jahren im Altersheim wäre es vertretbar, denn von der bettlägerigen Oma, die wieder eine Windel tragen muss und auch sonst wenig alleine bewerkstelligen kann, haben wir alle schon gehört. Aber als (junge) fitte Frau dauerhaft eine Binde zu tragen, den Pups nicht mehr halten zu können oder die Gebärmutter von außen zu sehen, das existiert in unserer Vorstellungskraft nicht. Wenn uns das dann doch passiert, ist es ein doppelter Schock: Einerseits haben wir das Gefühl, die Kontrolle über etwas verloren zu haben, das wir seit der Kindheit als selbstverständlich erachten. Andererseits entspricht es überhaupt nicht dem Bild, das wir von uns selbst und unserem Körper haben. Diese Diskrepanz zwischen Erwartung und Realität macht es so schwer, darüber zu sprechen. Das Schweigen wird zum Schutzmechanismus, um nicht mit der Scham und dem Stigma konfrontiert zu werden, die mit diesen Themen verbunden sind.

Aber wie wir bereits in der Einleitung geschrieben haben, bleibt das Thema leider auch bei Frauenärztinnen und Hebammen oft unter dem Radar. Meiner Meinung nach liegt dies an der stiefmütterlichen Behandlung des Beckenbodens während des Studiums oder der Ausbildung. Viele Fachkräfte fühlen sich selbst unsicher oder unzureichend informiert, was es ihnen erschwert, offen darüber zu sprechen. Sie müssten dann ja auch mit Rückfragen zurechtkommen. Diese Unsicherheit wird oft weitergegeben, und das führt dazu, dass das Thema Beckenbodenbeschwerden auch in der professionellen Beratung häufig unter den Tisch fällt.

Aufklärung und Sensibilisierung

Bevor wir nun in den nächsten Kapiteln in die Tiefe des Beckenbodens einsteigen, möchten wir dir noch einmal mitgeben, wie wichtig es ist, dieses Tabu zu brechen. Denn auch du kannst einen Teil dazu beitragen! Nutzen wir die Chance, endlich offen über ein Thema zu sprechen, das viele von uns betrifft, das aber kaum jemand anspricht. Wenn wir uns trauen, das Schweigen zu brechen, können wir rechtzeitig die Hilfe und Unterstützung finden, die wir brauchen, um Beschwerden zu lindern und unser Wohlbefinden zu verbessern. Es geht darum, sich nicht länger verloren und beschämt zu fühlen, sondern zu erkennen, dass wir mit diesen Herausforderungen nicht alleine sind. Offenheit schafft Bewusstsein – und das ist der erste Schritt, um etwas zu verändern. Ich spreche hier auch über das medizinische Bewusstsein, das viele Ärztinnen, Hebammen, Physiotherapeutinnen und andere Fachgruppen, die Frauen intensiv betreuen, (noch) nicht haben. Es geht um Aufklärung und eine Sensibilisierung für dieses wichtige Thema, um Prävention und darum, eine rechtzeitige Therapie zu ermöglichen. Insbesondere in der Schwangerschaft und zeitnah nach der Geburt ist hier noch viel Luft nach oben, wie du am Ende des Buchs wissen wirst.

TEIL 2

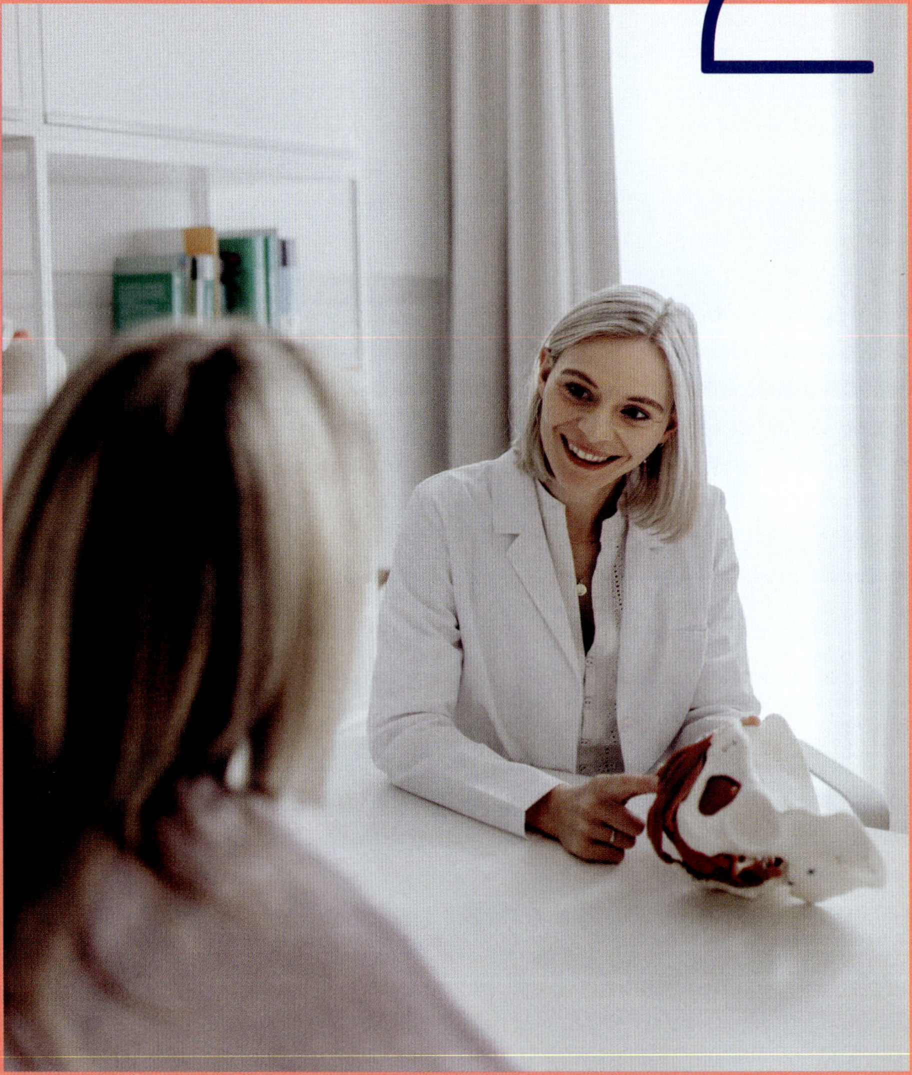

BECKENBODEN WISSEN

Funktionsstörungen,
Schwangerschaft,
Geburt und Rückbildung

WAS IST DER BECKENBODEN?

Diese Frage klingt so banal, aber hast du dich jemals gefragt, wo genau der Beckenboden eigentlich liegt? Wir würden behaupten, die Antwort der meisten Menschen lautet: »Na, irgendwo da unten halt.« Auch wenn diese Aussage nicht ganz falsch ist, ist sie auch nicht wirklich präzise. Wie soll man auch wissen, wo sich etwas befindet, wenn man es noch nie gesehen oder bewusst gefühlt hat?

Wir geben zu, den eigenen Beckenboden zu sehen wird schwierig, und dennoch wirst du gleich verstehen, wo genau sich der Beckenboden in deinem Körper befindet. Das wird dir enorm weiterhelfen, um ihn auch bewusst zu spüren. Denn damit kannst du nicht nur Beschwerden besser lokalisieren, sondern auch endlich lernen, wie du den Beckenboden richtig ansteuerst.

Die Lage des Beckenbodens

Aber fangen wir von vorne an: Du kannst dir den Beckenboden wie eine Art Hängematte vorstellen. Diese Hängematte spannt sich, wie der Name schon sagt, in deinem Becken auf und bildet den Boden deiner Bauch- und Beckenorgane. Sie sorgt also dafür, dass wir nach unten hin nicht offen sind und die Organe nicht einfach herausfallen. Dafür muss deine Hängematte jedoch gut verankert sein, um nicht durchzuhängen. Die imaginären Baumstämme dieser Hängematte sind in deinem Körper die Knochen, an denen die Muskeln des Beckenbodens über feste Faserzüge und Bindegewebe verankert sind.

Um nun die genaue Lage deines Beckenbodens zu verstehen, kannst du diese Ankerpunkte von außen tasten. Auf diese Weise wirst du ganz leicht erkennen, wo sich dein Beckenboden wirklich befindet.

ÜBUNG
Wo ist der Beckenboden?

Suche dir für diese kleine Übung einen entspannten Ort, an dem du dich hinlegen kannst. Die Unterlage ist dabei nicht entscheidend.

- Lege dich auf den Rücken und stelle deine Füße auf.
- Nimm deine rechte Hand und suche mit den Fingern deinen Schambeinhügel. Taste dazu den Knochen oberhalb deiner Vulva. Das ist die Schambeinfuge, auch Symphyse genannt. Du hast die vordere Begrenzung deines Beckenbodens gefunden.
- Nun fahre mit deiner Hand an deinen unteren Rücken. Bewege die Hand tiefer Richtung Pofalte. Die flächige knöcherne Struktur unter deiner Hand ist dein Kreuzbein. Wanderst du jetzt mit deinen Fingern entlang der Pofalte weiter nach unten, spürst du, dass die Knochen kleiner werden und irgendwann kein Knochen mehr tastbar ist. Hier beugt sich dein Steißbein nach innen. Yeah, damit hast du die hintere Begrenzung deines Beckenbodens gefunden: das Kreuz- und Steißbein!
- Deine Hängematte spannt sich aber auch an den Seiten auf, wir wollen ja nicht, dass die Organe rechts und links vorbeirutschen. Um dies zu tasten, richte dich ins Sitzen auf. Nun schiebe rechts und links deine Hände unter dein Gesäß. Taste dich dabei langsam nach innen und spüre die Knochen, die fest auf deine Hände drücken. Mache hier ein paar Kippbewegungen nach vorne und nach hinten und kreisende Bewegung. Das, was du spürst, sind die Sitzbeinhöcker, die seitliche Verankerung deines Beckenbodens.

Geschafft! Die Grundlage ist nun gelegt, und du weißt genau, wo sich dein Beckenboden befindet. Jetzt wirst du viel besser verstehen können, wie du deinen Beckenboden gezielt ansteuern kannst. Später im Buch wirst du damit auch nachvollziehen, warum dir spezielle Übungen bei deinen Beschwerden helfen können.

Der Aufbau des Beckenbodens

Jetzt wird es intensiver, denn ich erinnere mich noch gut an die Zeit im Medizinstudium, als ich über meinem Anatomie-Atlas hing und verzweifelt auf die Bilder des Beckenbodens starrte. Diese kleinen Muskeln und Strukturen schienen ein unlösbares Puzzle zu sein. Meine Vorstellungskraft war damals so weit davon entfernt, mir den Beckenboden vor Augen zu führen, wie der Gipfel des Mount Everest. Das Auswendiglernen fiel mir hingegen leicht, und ich war fest davon überzeugt, dass ich mich nie ernsthaft mit diesem Körperbereich auseinandersetzen müsste. Aber wie das Leben so spielt, wurde aus dem Unvorstellbaren mein Herzensthema. Allerdings dauerte es einige Jahre, bis das große Aha-Erlebnis kam. Diese lange Reise möchte ich dir ersparen und komme deshalb direkt zum Punkt.

Lass uns dafür beim Bild der Hängematte bleiben, aber gleich einen weitverbreiteten Irrtum korrigieren: Der Beckenboden ist nicht flach wie eine Hängematte, die zwischen zwei Palmen gespannt ist! Nein, er ist gewölbt, wie ein Trichter. Stell dir vor, deine Organe ruhten in einer wohlgeformten, elastischen Schüssel – das ist dein Beckenboden!

Jetzt, da wir das geklärt haben, sehen wir uns diese entspannte Hängematte nun genauer an und entdecken, dass sie ein komplexes Netz ist, das unser Becken von innen auskleidet und

Der Beckenboden stabilisiert die Organe des kleinen Beckens – er wirkt dabei wie eine elastische, aktive Hängematte.

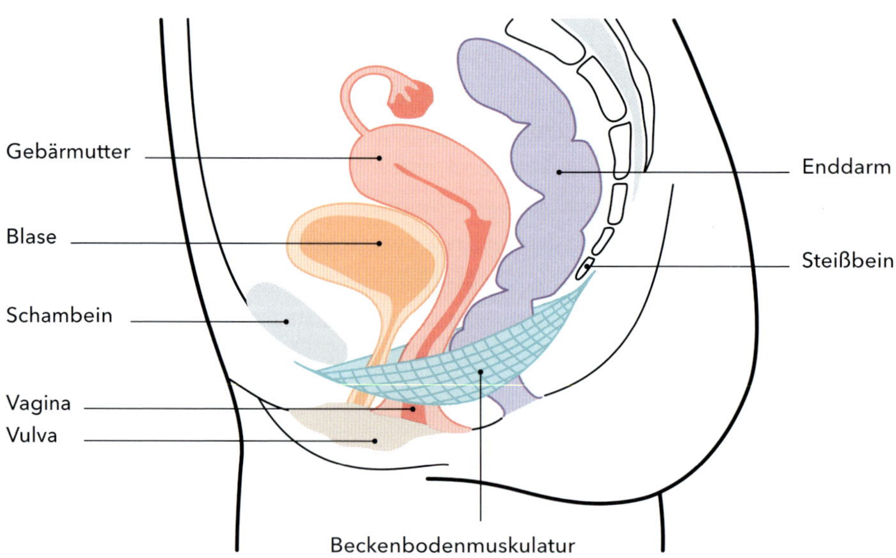

stützt. Dieses Netz besteht aus einer Vielzahl von Geweben, die in perfekter Harmonie zusammenarbeiten und miteinander verflochten sind, um uns gleichzeitig Flexibilität und Stabilität zu geben.

Die Gewebe des Beckenbodens – die Bausteine des Fundaments

- Die **Muskeln** bilden das Herzstück des Beckenbodens und geben ihm die nötige Kraft, damit er den Belastungen des Alltags standhalten und seine Funktionen ausüben kann. Sie sind wie die starken Fasern des Netzes, die gemeinsam arbeiten, um Druck zu widerstehen, Unterstützung zu bieten und gleichzeitig nachzugeben, wenn es notwendig ist. Die einzelnen Namen der vielen kleinen Muskeln sind dabei weniger entscheidend als ihre Zugrichtung. Denn es gibt Muskeln, die von vorne nach hinten ziehen, von einem Sitzhöcker zum anderen, und auch fächerförmig von hinten nach vorne. Damit übernehmen sie unterschiedliche Aufgaben und werden in verschiedenen Bewegungen angespannt oder entlastet. Alles in allem arbeiten sie aber alle für das eine: Festhalten und Stabilität, Nachgeben bei Belastung sowie Loslassen und Öffnen, wenn es notwendig ist. Dabei unterliegen sie alle unserer willentlichen Kontrolle, auch wenn du es gerade vielleicht noch nicht spüren kannst.
- **Bänder** sind die robusten, faserigen Strukturen, die unter anderem Knochen mit Knochen verbinden und damit ein Gelenk bilden, aber auch eine wesentliche Rolle bei der Stabilisierung der Organe im kleinen Becken spielen. Du kannst sie dir wie die festen Seile einer Hängebrücke vorstellen, die zusätzliche Stabilität bieten und das Gesamtkonstrukt sichern. Ohne Bänder würde unser »Netz« aus Muskeln und Faszien an Spannung verlieren, und Blase, Gebärmutter sowie Enddarm würden schlaff auf ihm liegen, anstatt in ihrer korrekten Position aufgehängt zu sein. Die Bänder helfen also, diese Organe zu stabilisieren, und gewährleisten, dass sie an ihrem vorgesehenen Platz bleiben, auch bei körperlicher Anstrengung oder während der Schwangerschaft.
- Die **Faszien** sind eine besondere Art von Bindegewebe. Sie bilden ein feinmaschiges, elastisches Netzwerk, das den gesamten Körper durchzieht, zusammenhält und miteinander verbindet. Wie ein feines Häutchen umhüllen und durchdringen sie alle Muskeln, Knochen, Nerven und Organe des Körpers. Im Beckenboden sind die Faszien also die feinen Fäden der Hängematte, die ein stabiles, aber flexibles Netzwerk bilden, das sich mit jeder Bewegung deines Körpers dehnt und anpasst, dabei jedoch immer die Stabilität bewahrt. Sie umhüllen und verbinden die verschiedenen Muskelschichten und Beckenorgane. Dadurch halten sie alles an ihrem Platz und sorgen dafür, dass der Beckenboden seine komplexen Aufgaben erfüllen kann. Zudem sind die Faszien reich an Nervenenden, was sie zu wichtigen Vermittlern von Informationen über Dehnung und Druck macht. So helfen sie nicht nur physisch, sondern auch

durch feine Kommunikationsprozesse, den Beckenboden im Gleichgewicht zu halten. Die Faszien tragen also sowohl zur Stärke als auch zur Flexibilität deines Beckenbodens bei.

- Während die Faszien vor allem als starkes, geordnetes Netzwerk wirken, das spezifisch die Muskeln und Organe umhüllt und trennt, stellt das **Bindegewebe** die allgemeine, flexible und elastische Matrix dar, die alles miteinander verbindet. Es ist sozusagen der elastische »Kleber«, der die verschiedenen Teile deiner Hängematte – also die Muskeln, Organe und Knochen deines Beckenbodens – zusammenhält. Gemeinsam mit den Faszien ermöglicht das Bindegewebe deiner Hängematte, die Balance zwischen Flexibilität und Stabilität zu halten. Es gibt nach, wenn du dich bewegst, passt sich an, wenn Belastungen auftreten, und sorgt dafür, dass dein Beckenboden seine Funktion als stützendes und schützendes Fundament weiterhin erfüllen kann. Außerdem gibt es Informationen über Dehnung und Druck weiter und hilft damit dem Körper, die Spannung und Position des Beckenbodens zu regulieren und sich an unterschiedliche Situationen anzupassen. Wie eine unsichtbare Hand, die im Hintergrund arbeitet und dafür sorgt, dass alles reibungslos abläuft.

Du merkst: Der Beckenboden ist viel mehr als eine reine Muskelstruktur, er ist ein Geflecht aus verschiedenen Geweben, die miteinander verwoben sind und nur zusammen die vielfältigen Funktionen übernehmen sowie den starken Belastungen wie einer Schwangerschaft und Geburt standhalten können. Auch wenn alles miteinander in Verbindung steht, können wir beim Beckenboden drei unterschiedliche Schichten voneinander abgrenzen. Jede dieser Ebenen besteht aus unterschiedlichen Muskeln, die eine ähnliche Zugrichtung aufweisen und damit zusammen bewegt werden können. So erfüllen sie auch für unseren Körper unterschiedliche Aufgaben und müssen alle gleichermaßen trainiert werden, um eine optimale Stabilität, Kontrolle und Funktion des Beckenbodens sicherzustellen.

1 – Die äußere Schicht: Die Schließmuskelebene

Diese oberste Schicht des Beckenbodens verläuft wie eine liegende Acht um den After hinten und die Harnröhre und Vagina vorne. Sie funktioniert ähnlich wie die Kordel eines Turnbeutels, die sich zusammenzieht, um den Inhalt sicher zu verschließen. Wenn du an einer Kordel ziehst, ziehst du den Beutel zu – genau wie diese Muskeln dabei helfen, unsere Blase und unseren Darm zu kontrollieren.

2 – Die mittlere Schicht: Das Beckenboden-Diaphragma (Diaphragma urogenitale)

Diese Schicht ist die dünnste und am wenigsten spürbare Ebene des Beckenbodens. Sie spannt sich dreieckförmig von den Sitzbeinhöckern bis zur Schambeinfuge auf und bildet den muskulösen »Boden« unseres Beckens. Die dünne Muskulatur ist stark mit Bindegewebe durchzogen, was es oftmals schwieriger macht, sie zu spüren. Du kannst sie dir wie ein Trampolin vorstellen:

stark und elastisch, um den Druck zu absorbieren und zu verteilen. Diese Muskeln arbeiten hart, um die Organe zu stützen und das Gleichgewicht zu halten.

3 – Die innere Schicht: Die tiefste Ebene (Diaphragma pelvis)

Die tiefste Muskelschicht verbindet das Becken mit der Wirbelsäule und sorgt für eine stabile Basis. Sie ist gewölbt wie ein Körbchen und verläuft vom Steiß- und Kreuzbein fächerförmig nach vorne zum Schambein. Den Hauptteil dieser Ebene bildet der Levatormuskel, den wir uns später noch genauer ansehen werden. Die Hauptaufgabe der innersten Schicht ist es, die Organe zu stabilisieren und anzuheben. Diese Schicht kannst du dir wie die Wurzeln eines großen Baums vorstellen: Tief im Boden verankert bieten sie die nötige Stabilität und Stärke, um alles darüber zu tragen.

Die drei Schichten des Beckenbodens
in ihrem anatomischen Verlauf

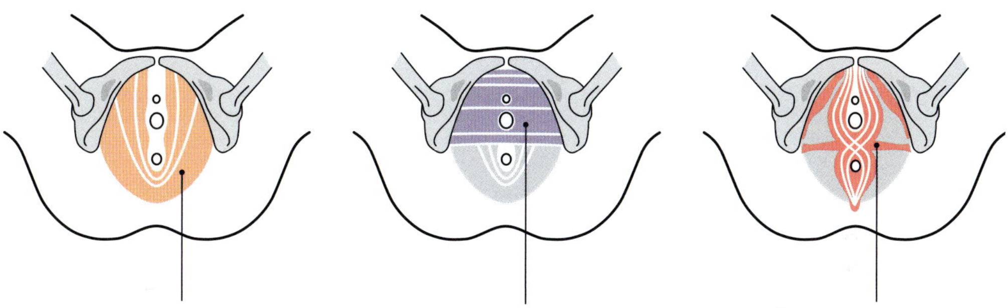

Innere Schicht:
Für den Halt der Beckenorgane, bildet die Levatorlücke.

Mittlere Schicht:
Stützt das Becken und stabilisiert Harnröhre sowie Vagina

Äußere Schicht:
Kontrolliert das Öffnen und Schließen von Körperöffnungen (Harnröhre, Vagina und Anus)

Wusstest du ...?

... dass du bei der Aktivierung der drei Beckenbodenschichten in der Schwangerschaft deinen Babybauch sichtlich anheben kannst? Der Beckenboden unterstützt nicht nur die Organe, sondern hebt bei richtiger Ansteuerung auch den gesamten Bauchraum leicht nach oben. Dieses Anheben zeigt, wie eng die Beckenbodenmuskulatur mit deiner Körpermitte verbunden ist – und es ist ein Zeichen für eine effektive Aktivierung des Beckenbodens. Obwohl einige behaupten, dies könnte den Bauchraum belasten, ist das bei einer sanften, bewussten und korrekten Ausführung nicht der Fall. Im Gegenteil: Es stabilisiert den Körper und unterstützt die Schwangerschaft optimal. Allerdings gilt hier: Stets bewusst, sanft und angepasst vorgehen!

Die Rumpfkapsel und die richtige Atmung

Um die Funktion des Beckenbodens in unserem Körper ganzheitlich zu verstehen, müssen wir uns mit der sogenannten Rumpfkapsel beschäftigen. Doch fangen wir mit der Grundlage an: Bitte verinnerliche, dass in unserem Körper alles miteinander zusammenhängt.

Mir ist erst in meiner Ausbildung zur Yogalehrerin wirklich klar geworden, dass nicht jedes Organ, nicht jeder Muskel für sich arbeitet, sondern alles in unserem Körper nur so gut funktioniert, weil wir ein System sind. Beim Anblick des Skeletts, das im Anatomie-Unterricht so schön vor mir stand, ist mir erst aufgefallen, dass in unserem Körper ja gar keine Schrauben vorhanden sind, die unsere Strukturen zusammenhalten und sie vor dem Zusammenfallen schützen würden.

Hätte mich das jemand gefragt, hätte ich natürlich gewusst, warum sie nicht in sich zusammenfallen, aber ich hatte es nicht verinnerlicht. Faszien, Bindegewebe und Muskeln verbinden alles in unserem Körper miteinander. Ein einfaches und einleuchtendes Beispiel dafür ist eine Muskelverspannung im unteren Rücken, die oftmals zu Verspannungen bis in den Nacken führt. In Bezug auf die Atmung, und damit zurück zum Thema, findet sich ein weiteres Beispiel: Atme ich ein, füllt sich nicht nur meine Lunge mit Luft. Nein, um das zu ermöglichen, muss erst einmal Platz in meinem Bauch geschaffen werden, wo sich das neue Volumen anschließend ausbreiten kann. Der Körper muss als System arbeiten, um sowohl das Ein- als auch das Ausatmen zu ermöglichen.

Beckenboden und Atmung

Jetzt sind wir schon fast bei der Rumpfkapsel und damit bei einer der wichtigsten Aufgaben des Beckenbodens angekommen: der Atmung. Stell dir vor, dass sich in deinem Oberkörper eine Kapsel befindet, die rundum geschlossen ist. Dabei bildet das Zwerchfell – die Muskelplatte unterhalb der Lunge – das Dach, deine tiefe Bauchmuskulatur die vordere Wand, die tiefe Rückenmuskulatur die hintere Wand und der Beckenboden den Grund. Das ist die sogenannte Rumpfkapsel. Natürlich ist sie nicht fest verschlossen, aber wie oben beschrieben sind alle Teile über verschiedene Gewebe miteinander verbunden und gehen zum Teil ineinander über. Es gibt sogar ein Band (Ligamentum longitudinale anterius), das auf der Wirbelsäule vom Kopf bis zum Steißbein zieht, von dort aus in den Beckenboden übergeht und dann hinter dem Schambein hinauf zur tiefen Bauchfaszie unter den vorderen Bauchmuskeln wieder nach oben verläuft.

Die Rumpfkapsel stellt eine funktionelle Einheit dar, die während der Atmung, aber auch unter Belastung und damit einhergehendem erhöhtem Bauchinnendruck (z.B. beim Pressen, Niesen oder Husten) wie folgt arbeitet: Während der natürlichen, freien Einatmung kontrahiert sich das Zwerchfell und zieht sich dabei nach unten hin zusammen, sodass sich das Volumen

Die funktionelle Einheit der Rumpfkapsel, bestehend aus Zwerchfell oben, tiefer Bauchmuskulatur vorne und seitlich, Beckenboden unten und tiefer Rückenmuskulatur hinten:

Während der normalen, gesunden Atmung arbeiten das Zwerchfell und die Bauchmuskulatur mit dem Beckenboden zusammen.

Bei der Einatmung spannt sich das Zwerchfell an und senkt sich dabei ab, während die Bauchmuskulatur und der Beckenboden entspannen.

Bei der Ausatmung hingegen spannen sich Beckenboden und Bauchmuskulatur sanft an, und das Zwerchfell entspannt sich.

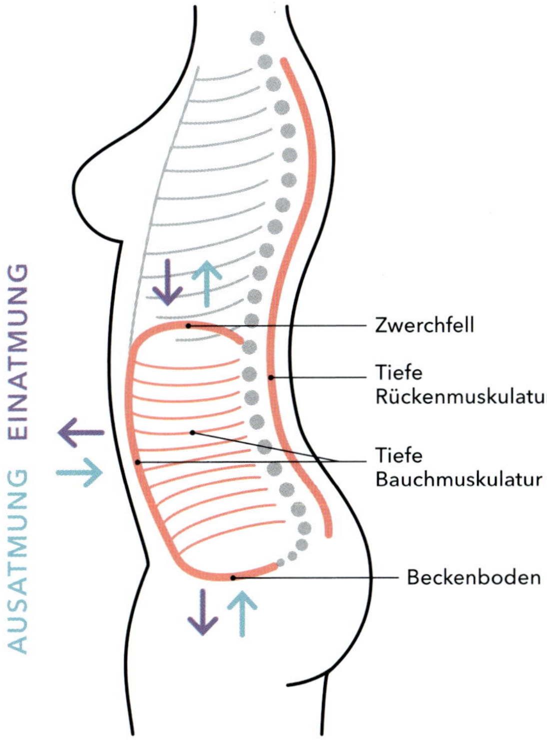

des Brustkorbs vergrößert – der Rippenbogen wird gedehnt. Dabei steigt der Druck im Bauchraum an. Während dieser Phase entspannen sich Bauchmuskulatur und Beckenboden; sie geben dem Druck nach, um genügend Platz für die Organe zu bieten, die nach unten »gedrückt« werden. Bei der Ausatmung wird die Lunge wieder kleiner, damit sinkt der intraabdominelle Druck. Gleichzeitig kommt es zur Kontraktion der Bauchmuskulatur und des Beckenbodens, der sich dabei anhebt. Dies unterstützt die Ausatmung und bringt die Bauchorgane wieder in ihre Position. Das Zwerchfell entspannt sich wiederum in dieser Phase. Während der Atmung arbeiten das Zwerchfell und der Beckenboden also antagonistisch (entgegengesetzt).

Wusstest du …?

… dass die Kontraktion des Zwerchfells auch an die Öffnung der Stimmritze (Glottis) gebunden ist? Bei einem freien, fließenden Atem öffnet sich die Stimmritze, während sich das Zwerchfell bei der Einatmung kontrahiert und damit den Weg für die Atemluft freigibt. Dieser Aspekt ist für die Geburt besonders wichtig!

Wenn der Druck im Inneren des Bauchraums bei extremen Belastungen wie zum Beispiel beim Niesen oder Husten hingegen steigt, spannen sich alle Teile der Rumpfkapsel gleichzeitig an, um die Kontinenz zu wahren und diesem Druck entgegenzuwirken. Dieses Phänomen, wenn sich der intraabdominelle Druck unter Gegenspannung der umliegenden Muskulatur erhöht, bezeichnet man auch als Bauchpresse. Dabei verschließen sich alle Teile der Rumpfkapsel ebenso wie die Stimmritze. In diesem Fall arbeiten das Zwerchfell und der Beckenboden synergetisch – sie sind gleichzeitig angespannt. Gerade in Bezug auf die Geburt ist es wichtig zu verstehen, wie man richtig »presst«, um eine Anspannung des Beckenbodens zu vermeiden. Aber dazu später mehr.

Das beschriebene Zusammenspiel von Beckenboden, Bauchmuskulatur und Zwerchfell ist sehr wichtig, um jegliche Druckveränderungen im Bauchraum aufzufangen und auszugleichen. Dies geschieht sowohl aktiv als auch passiv und gewährleistet, dass alle Organe an ihrem Ort gehalten werden und die Kontinenz gesichert ist. Ist das Zusammenspiel der Strukturen der Rumpfkapsel gestört, etwa in der Schwangerschaft, nach Geburt oder nach einem Muskeltrauma, kommt es zu einem Ungleichgewicht, das Folgen wie eine Inkontinenz oder auch eine Lageveränderung der Organe, etwa eine Gebärmuttersenkung, nach sich ziehen kann. Du merkst, dass die Rumpfkapsel wichtig ist für das Verständnis, was mit deinem Körper in und nach der Schwangerschaft passiert. Deshalb werden wir sie auch hier im Buch immer wieder zum Verständnis heranziehen, und du wirst sie im Praxisteil bei den Übungen selbst spüren.

ÜBUNG
Die Gurtatmung

Die Gurtatmung eignet sich ideal, um zu spüren, wie der Beckenboden mit der Rumpfkapsel und Atmung in Verbindung steht. Für diese Übung benötigst du ein Sitzkissen, Bolster oder festes Kissen sowie einen Yogagurt oder alternativ einen Bademantelgürtel.

- Komme im Fersensitz auf deinem Yogabolster zum Sitzen. Rolle deinen Yogagurt an der weichen Seite ohne Schnalle etwa 5- bis 6-mal auf.
- Platziere anschließend den aufgerollten Gurt unter deinem Damm. Dies ist der Bereich zwischen deiner Vagina und deinem After.
- Lege deine Hände entspannt auf deinen Oberschenkeln ab und schließe kurz die Augen. Lass deine Atmung dabei normal fließen, während du deine Aufmerksamkeit auf deinen Beckenboden und den Yogagurt lenkst. Spüre, wie sich bei der Einatmung ein leichter Widerstand gegen den Gurt bemerkbar macht (A).

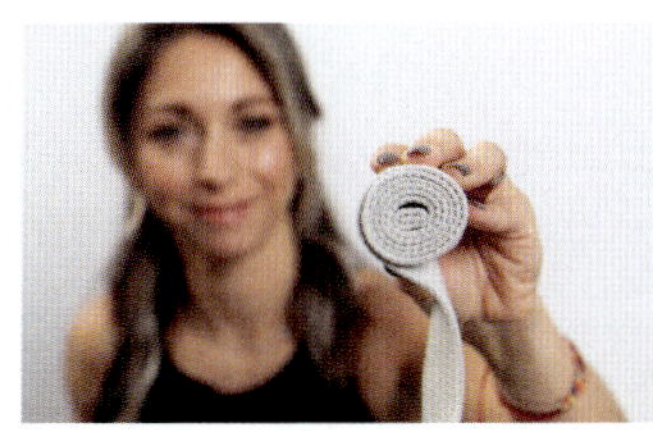

- Um noch besser ins Spüren zu kommen, nimm deine Arme und Hände dazu: Schiebe einatmend deine Handflächen vor deinem Brustkorb in Richtung der Oberschenkel (B). Drehe ausatmend die Handflächen nach oben und ziehe sie bis vor deine Brust (C). Passe nun diese Bewegung deinem Atemrhythmus an und spüre auch hier, wie du den Widerstand gegen den Gurt wahrnehmen kannst.
- Beginne jetzt, bei jeder Ausatmung den Beckenboden anzuspannen. Mit der Einatmung löst du die Anspannung sanft. Wiederhole dies insgesamt 10-mal.

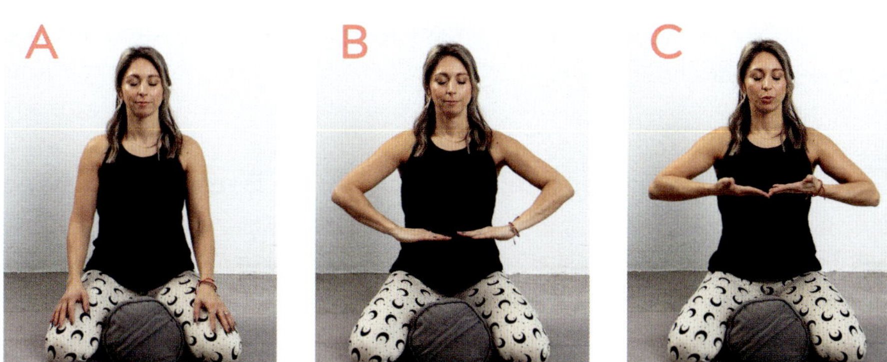

Die Funktion des Beckenbodens

Zum Glück müssen wir uns nicht immer Gedanken machen, wer in unserem Körper welche Aufgaben übernimmt und wieso wir eigentlich so leben können, wie wir es tun. Bis auf einmal etwas nicht mehr funktioniert. Oft merken wir erst dann, welche große Rolle dieses Körperteil für unser ganzes System spielt. Wie abhängig wir von seiner Funktion sind und wie auf einmal alles so schwerfällig wird. Für mich ist das beste Beispiel dafür, wenn ich mal wieder einen Herpes an der Lippe oder eine Aphte auf der Zunge habe. Ein kleiner Teil an mir spinnt – und ich fühle mich völlig lädiert. Beim Beckenboden ist es genauso: Er arbeitet jeden Tag bei jedem Atemzug, in Ruhe, wenn wir schlafen und bei jedem Schritt, den wir gehen, still und unbemerkt vor sich hin. Funktioniert er jedoch eines Tages nicht mehr so, wie wir es kennen, wird er uns bewusst und macht sich eben bei jedem Schritt oder auch in der Nacht bemerkbar.

Wenn man überhaupt weiß, dass es der Beckenboden ist, der für dieses unangenehme Gefühl verantwortlich ist. Denn bis auf das Zurückhalten von Urin und das Verhindern ungewollter Hinterlassenschaften oder spontaner Pupse wissen doch die wenigsten, welche grandiosen Eigenschaften der Beckenboden hat und für welche Beschwerden er im Umkehrschluss verantwortlich sein kann. Was macht dieses unterschätzte Körperteil also noch alles, außer peinliche Situationen zu verhindern? Spoiler: eine ganze Menge! Sehen wir uns mal genauer an, warum der Beckenboden viel mehr draufhat, als nur »Dichtungen« zu kontrollieren.

Das Fundament der Weiblichkeit: Dein innerer Bodyguard

Der Beckenboden bildet den Boden unseres Oberkörpers und damit die Grundlage für den Halt unserer Organe. Ohne unsere aufgespannte Hängematte, bestehend aus Muskeln und Bindegewebe, würde vor allem den Beckenorganen – Blase, Gebärmutter und Enddarm – der nötige Halt fehlen. Diese stützende Basis verhindert also, dass die Organe nach unten sinken und es zu einer Beckenbodensenkung oder einem Organprolaps, einem Organvorfall, kommt. Dabei erledigt der Beckenboden diese wichtige Aufgabe für uns gefühlt beiläufig, er ist quasi dauerhaft aktiv und arbeitet unermüdlich, um das Gleichgewicht im Körper zu halten und die inneren Organe dort zu lassen, wo sie hingehören. Es herrscht also eine Art Grundspannung, die dauerhaft aufrechterhalten wird.

Die Wächter der Schließmuskeln: To Pee or Not to Pee?

Natürlich muss sie noch einmal erwähnt werden, die Funktion der Funktionen. Der Beckenboden spielt eine Schlüsselrolle bei der Kontrolle des Harn- und Stuhlabgangs. Er umgibt dabei mit seinen unterschiedlichen Muskelschichten die Harnröhre und den Analkanal. Insbesondere die äußere Schicht des Beckenbodens, die den äußeren Schließmuskel der Harnröhre und des

Organsenkung und Organprolaps

Eine Organsenkung beschreibt den Zustand, bei dem ein Beckenorgan wie Blase, Gebärmutter oder Enddarm absinkt, aber noch innerhalb des Körpers verbleibt. Ein Organprolaps hingegen ist die fortgeschrittene Form der Senkung, bei der das Organ vollständig durch den Vaginal- oder Analeingang nach außen tritt. Mehr dazu im Kapitel »Der Beckenboden und seine Funktionsstörungen« (siehe S. 41ff.).

Afters (Musculus sphincter urethrae externus und Musculus sphincter ani externus) enthält, trägt einen großen Teil dazu bei, ungewollten Urinverlust oder Stuhlinkontinenz zu verhindern. Diese Muskeln können wir willkürlich steuern und damit den Urinfluss und Stuhlgang bewusst starten oder stoppen. Die inneren Harnröhren- und Afterschließmuskeln hingegen arbeiten unbewusst und tragen damit zur passiven Kontinenz bei. Bei einer Anspannung des Beckenbodens erhöht sich der Druck auf Harnröhre und Darm, was den Abgang von Urin und Stuhl verhindert. Der Beckenboden ist also nicht nur dafür zuständig, peinliche Situationen wie unkontrolliertes Pupsen zu verhindern, er ermöglicht uns auch ein selbstbestimmtes und unabhängiges Leben. Ein entscheidender Aspekt, der nicht nur für die Therapie der Inkontinenz von Bedeutung ist: Die Kontinenz hängt nicht allein von der Stärke der Beckenbodenmuskulatur ab, sondern auch von der Struktur und Spannung der Bänder und des Bindegewebes, die die Organe im Becken stützen (gemäß der Integraltheorie nach Ulmsten). Dieses feine Zusammenspiel beleuchten wir ausführlicher im Kapitel »Der Beckenboden und seine Funktionsstörungen« (siehe S. 41ff.).

Die Luststeuerzentrale: Wo die Magie passiert

Hast du dich jemals gefragt, wo genau die Magie in deinem Körper ihren Ursprung hat? Überraschung: Es ist dein Beckenboden! Ja, er spielt auch eine Schlüsselrolle im sexuellen Erleben und ist dafür verantwortlich, dass das körperliche Vergnügen, egal ob in Zweisamkeit oder bei der Selbstliebe, deutlich gesteigert wird.

Denn der Beckenboden sorgt für Spannung – und das nicht nur in deiner Beziehung! Seine Muskeln regulieren die Durchblutung und auch die Spannung in der Beckenregion, was die sexuelle Erregung und die Orgasmusfähigkeit maßgeblich beeinflusst. Durch die Kontraktion der Muskulatur, insbesondere des Musculus pubococcygeus, entsteht ein Gefühl der vaginalen Enge. So kann ein gut trainierter Beckenboden dafür sorgen, dass du intensivere Orgasmen erlebst. Jetzt mal ehrlich: Gibt es einen schöneren Grund für Beckenbodentraining? Und als wäre das nicht genug, kann die Kontrolle über diese Muskelgruppe auch vaginale Trockenheit mindern und hält durch eine verbesserte Durchblutung das Gewebe gesund, was das gesamte sexuelle Erleben bereichert.

Aber die Wirkung endet nicht bei dir: Ein starker Beckenboden bringt auch für deinen Partner spürbare Vorteile. Die erhöhte Spannung und damit Reibung während des Geschlechtsverkehrs können euer gemeinsames Erleben auf ein neues Level heben. Im Umkehrschluss können dementsprechend Beschwerden wie Schmerzen beim Sex oder eine verminderte Libido auch Themen des Beckenbodens sein. In Teil 3, »Beckenboden forever« (siehe S. 211ff.), werden wir uns dies genauer anschauen.

Der Atemschmeichler: Im Rhythmus der Entspannung

Wie du bereits weißt, arbeiten der Beckenboden und das Zwerchfell in enger Partnerschaft bei jedem Atemzug zusammen. Doch der Beckenboden ist dabei nicht nur ein passiver Mitspieler. Tatsächlich kann er als eine Art Impulsgeber für die Ein- und Ausatmung fungieren. Während das Zwerchfell den Hauptantrieb für die Atembewegungen liefert, unterstützt der Beckenboden diese Bewegungen durch seine feinen Anpassungen. Beim Einatmen senkt sich der Beckenboden, um den Platz im Bauchraum zu vergrößern und den Druck, der durch das nach unten ziehende Zwerchfell entsteht, zu verteilen. Bei der Ausatmung hebt er sich wieder an und erhöht damit den Druck im Bauchraum, was die Lunge dabei unterstützt, die Luft herauszubringen.

Der Beckenboden ist somit nicht nur ein mechanischer Unterstützer, sondern auch ein aktiver Teil des Atemprozesses, der die Effizienz der Atmung verbessern kann. Ein gut funktionierender Beckenboden sorgt also dafür, dass die Atembewegungen harmonisch und effizient ablaufen, was zu einer tieferen und ruhigeren Atmung führt.

Ein weiterer wichtiger Faktor in diesem Zusammenhang ist das Thema Stress: In stressigen oder angstvollen Situationen reagiert unser Körper oft mit einer unbewussten Anspannung der Muskulatur – der Beckenboden bildet hier keine Ausnahme. Diese unbewusste Anspannung kann zu einem unangenehmen Teufelskreis führen: Eine verspannte Beckenbodenmuskulatur erschwert eine freie Atmung, was wiederum den Stress und die Verspannung verstärkt. Wir kennen es alle: Sind wir angespannt, atmen wir vor allem in den Brustkorb. Doch wenn der Atem flach wird und die Muskulatur verkrampft, können sich Symptome wie Kopfschmerzen, Verspannungen im Nacken- und Schulterbereich oder sogar Magenbeschwerden verstärken.

Durch gezielte Atemübungen, bei denen du den Beckenboden bewusst entspannst, kannst du diesem Teufelskreis entkommen. Katharina wird dir im Praxisteil genau erklären, wie du deinen Fokus auf eine tiefe, ruhige Atmung legst. Dies führt nämlich dazu, dass der Parasympathikus aktiviert wird. Das ist der Teil deines vegetativen Nervensystems, der für Entspannung in deinem Körpersystem verantwortlich ist. Eine gesunde Atemtechnik fördert also nicht nur die körperliche Entspannung, sie kann dir auch dabei helfen, deinen Geist zu beruhigen und dein allgemeines Wohlbefinden zu steigern. Mit der richtigen Atemtechnik wird der Beckenboden zu einem wichtigen Verbündeten im Umgang mit Stress und zur Förderung von Ruhe und Gelassenheit.

Die Stabilitätsmaschine: Standhaft und stark

Hast du dich schon mal gefragt, was es dir ermöglicht, gerade und aufrecht zu stehen und zu laufen? Der Beckenboden spielt dabei eine erhebliche Rolle. Er ist ein entscheidender Bestandteil des Stabilitätssystems deines Körpers. Dafür kommen wir zurück zur Rumpfkapsel. Sie bildet ein muskuläres »Korsett«, das deine Körpermitte stabilisiert und deine Wirbelsäule schützt.

Ein gut trainierter Beckenboden wirkt wie ein inneres Stützsystem, das hilft, die Belastungen, die täglich auf deine Wirbelsäule einwirken, abzufangen. Insbesondere in der Schwangerschaft, wenn die Belastung auf die Wirbelsäule durch das wachsende Baby und die hormonelle Weichheit des Gewebes zunimmt, leistet dieses muskuläre Korsett wertvolle Arbeit. Es hilft, den zusätzlichen Druck nach unten abzufedern, und minimiert so das Risiko von Bandscheibenproblemen oder Ischiasbeschwerden.

Doch auch in der Rückbildungsphase bleibt der Beckenboden extrem wichtig für deine Stabilität. Durch die veränderte Körperhaltung beim Stillen oder Tragen des Babys kann es zu einer zusätzlichen Belastung der Wirbelsäule kommen. Ein starker Beckenboden hilft, diese Belastung auszugleichen, indem er eine aufrechte Körperhaltung ermöglicht und die Stabilität der Körpermitte unterstützt. So lassen sich Rückenschmerzen vermeiden und bereits vorhandene Beschwerden lindern.

Jetzt könnte man meinen, dass sich der Körper ja dann irgendwann wieder erholt hat und stabil bleibt, aber: Von nichts kommt nichts! Die stabilisierende Funktion des Beckenbodens spielt eine lebenslange Rolle und hilft dir, die Haltung zu verbessern, Rückenschmerzen zu vermeiden und die allgemeine Stabilität des Körpers zu fördern – egal in welcher Lebensphase du dich befindest.

Der Hebammenfreund: Wenn's ans Eingemachte geht

Während der Geburt ist der Beckenboden der stille Held im Hintergrund, der Schwerstarbeit leistet. Später werden wir uns noch genau anschauen, was der Beckenboden während der Geburt leistet und wie du ihn optimal darauf vorbereiten kannst. Neutral gesagt muss der Beckenboden zwei wichtige Dinge tun: Er muss sich maximal dehnen, um dem Baby den Weg in die Welt zu ebnen, und gleichzeitig genügend Elastizität und Kontrolle bewahren. Wenige Stunden vor der Geburt muss er also noch Stabilität bieten und dann sollte er sich kurzfristig auf das Vielfache seiner Länge weiten. Nun kannst du dir vorstellen, dass ein gut trainierter und flexibler Beckenboden den Geburtsprozess erheblich erleichtern kann. Bewusst sprechen wir immer von einem »gesund trainierten« Beckenboden, da das Trainierte gerne mit einem möglichst starken, festen Beckenboden verwechselt wird.

Doch die geburtsbegleitende Funktion des Beckenbodens endet nicht mit der Geburt. Denn ist das Baby erst einmal da, muss der Beckenboden stark genug sein, um wieder in seine ursprüngliche Form zurückzufinden. Dabei ist unsere Hängematte leider kein Gummiband, das sich rasch öffnet und wieder zusammenschnellt. Die Rückbildung braucht Zeit und einen guten Mix aus Entlastung und einem gezielten Beckenbodentraining, um die gesamte Funktionalität des Beckenbodens wiederherzustellen. Wie das funktioniert, wirst du nach dem Lesen dieses Buchs wissen.

SELBSTERFAHRUNG
Den Beckenboden selbst tasten

Nun ist es so weit: Wir gehen ans Eingemachte! Nachdem du bereits die äußeren Grenzen deines Beckenbodens erkundet hast, wirst du nun lernen, wie du den Beckenboden selbst gezielt ertasten und spüren kannst. Ja, du kannst ihn spüren. Genau wie deinen Bizeps oder deinen Knöchel kannst du auch deinen Beckenboden anfassen und seine Bewegungen wahrnehmen. Beginnen wir mit dem Spüren von außen.

- Suche dir dazu am besten einen ruhigen Ort und eine feste Unterlage, etwa eine Yogamatte. Es ist einfacher, deinen Beckenboden zu erfühlen, wenn du eine enge Hose wie eine Leggings oder nur eine Unterhose trägst.
- Lege dich nun auf den Rücken und stelle deine Füße etwa hüftbreit auf. Bringe eine Handfläche auf deinen Venushügel, also direkt oberhalb deiner Symphyse.
- Bewege jetzt deine Hand so weit nach unten, bis Zeige- und Mittelfinger den Damm – den festen Bereich zwischen Vaginaleingang und After – erreichen. Drücke nun sanft mit den Fingern auf den Damm, sodass du einen leichten Druck spürst.
- Versuche nun, deinen Beckenboden anzuspannen. Wenn du die richtige Muskulatur aktivierst, wirst du ein Zucken unter deinen Fingern wahrnehmen. Löse die Spannung danach wieder.

Fällt dir diese Übung schwer oder möchtest du deinen Beckenboden noch intensiver erkunden, empfehlen wir dir, auch einmal deinen Beckenboden von innen zu ertasten. Dabei kannst du die Muskeln direkt unter deinen Fingern fühlen und selbst kleine Bewegungen wahrnehmen oder sogar Verspannungen entdecken.

Nimm dir für diese Übung ein paar Minuten Zeit und sorge dafür, dass du ungestört bist, damit du dich ganz darauf einlassen kannst. Die Unterlage ist hierbei nicht entscheidend – du kannst dich auch gerne auf dein Bett legen. Wir empfehlen dir, deine Hände vorher zu waschen und für das schmerzfreie Einführen deiner Finger etwas Öl oder Gleitgel zu verwenden.

- Stelle deine Füße etwa hüftbreit auf und führe dann einen oder auch zwei Finger vorsichtig in deine Vagina ein. Um den Beckenboden, insbesondere den Levator-ani-Muskel, zu ertasten, reicht es, wenn du mit deinem Finger ungefähr zwei Zentimeter tief eindringst.
- Konzentriere dich nun auf deinen Finger und versuche, ihn mit deinem Beckenboden fest zu umklammern.
- Gelingt dir dies gut und fühlst du, dass eine Enge oder auch nur sanfte Bewegung um deinen Finger entsteht, gehe noch einen Schritt weiter: Stell dir vor, du möchtest deinen Finger mit deinem Beckenboden in dich hineinsaugen. Eventuell kannst du nun einen leichten Zug deines Fingers nach oben wahrnehmen.

Eine detaillierte Anleitung zur Aktivierung der verschiedenen Beckenbodenschichten sowie hilfreiche Hinweise, die dich dabei unterstützen können, deinen Beckenboden gezielter zu steuern, findest du im Praxisteil.

Wichtig: Falls du bei beiden Übungen, auch nach den Anleitungen und Tipps im Praxisteil, keine Bewegung deines Beckenbodens spüren konntest, mach dir keine Sorgen – das ist nichts Außergewöhnliches. Rund ein Drittel aller Frauen können ihren Beckenboden nicht willkürlich steuern. Du kannst es aber lernen! Es ist nie zu spät, sich um seinen Beckenboden zu kümmern. Anstatt dich mit Beschwerden abzufinden oder unvorbereitet in die Geburt zu gehen, ist es viel sinnvoller, jetzt die Initiative zu ergreifen. Zudem findest du im Anhang Hinweise, wo du eine Spezialistin finden kannst, die dich auf deinem Weg unterstützt.

DER BECKENBODEN IM GESCHLECHTERCHECK

Zunächst einmal: Ja, auch Männer haben einen Beckenboden, und der spielt eine ebenso wichtige Rolle wie bei Frauen! Doch trotz einiger Gemeinsamkeiten gibt es wesentliche Unterschiede zwischen dem männlichen und dem weiblichen Beckenboden, die Frauen vor besondere Herausforderungen stellen. Warum das so ist und was das für dich bedeutet, sehen wir uns jetzt genauer an.

Die Architektur des Beckenbodens

Beginnen wir mit der Anatomie. Der weibliche Beckenboden hat im Vergleich zum männlichen nämlich schon eine sehr deutliche strukturelle Schwäche, die durch seine drei »Öffnungen« bedingt ist. Während der männliche Beckenboden nur zwei Durchgänge, nämlich für die Harnröhre und den Analkanal, benötigt, hat der weibliche Beckenboden noch eine zusätzliche Lücke für die Vagina. Dieser dritte Durchlass ist sogar mit Abstand der größte und sorgt dafür, dass der weibliche Beckenboden damit insgesamt weniger zusammenhängende Fläche und damit Stabilität zur Verfügung hat. Dies macht ihn also schon von Geburt an anfälliger für Schwächen. Stell dir dazu noch einmal unsere Hängematte vor: Eine Hängematte mit einem zusätzlichen Loch muss deutlich mehr leisten, um die gleiche Stabilität zu gewährleisten. Dieser sichtbare anatomische Unterschied ist aber nur einer der Gründe, warum wir Frauen häufiger Probleme mit dem Beckenboden haben.

Achterbahnfahrt von Hormonen und Zyklus

Als ob PMS, Krämpfe und Heißhungerattacken nicht schon genug wären, müssen wir Frauen auch noch mit Hormonschwankungen kämpfen, die unseren Beckenboden beeinflussen. Während sich Männer keine Gedanken darüber machen müssen, ob ihre Hormone mal wieder Amok laufen, erleben wir einen ständigen Wechsel, der uns nicht nur mental, sondern auch körperlich fordert, und das auch in Bezug auf unseren Beckenboden.

Neben der Anatomie spielt nämlich auch der Hormonhaushalt eine entscheidende Rolle für seine Gesundheit. Der weibliche Zyklus und die damit verbundenen Schwankungen im Hormonspiegel beeinflussen Festigkeit und Elastizität des Beckenbodens ebenfalls. In Teil 3, »Beckenboden forever« (siehe S. 211ff.), werden wir uns das noch ausführlich anschauen, aber hier schon mal eine kleine Sneak Preview: In der ersten Zyklushälfte fühlt sich der Beckenboden meist stabiler und stärker an als in der zweiten Zyklushälfte. Insbesondere kurz vor der Periode fühlt sich der Beckenboden oft am schwächsten an, was auch zu anderen zyklusbedingten Beschwerden beitragen und Symptome wie eine leichte Inkontinenz stärker spürbar machen kann. Jetzt könnte man ja meinen, wenn der Zyklus dann irgendwann ausbleibt, wird alles gut – aber das würde dem Ruf der Wechseljahre nicht gerecht werden. Mit sinkendem Östrogenspiegel wird das Bindegewebe – im ganzen Körper – schwächer, was den Beckenboden zusätzlich belastet. Daher ist es nicht verwunderlich, dass viele Frauen gerade in dieser Lebensphase verstärkt mit Beckenbodenproblemen zu kämpfen haben.

Schwangerschaft und Geburt: Die ultimative Belastungsprobe

Kommen wir zum nächsten Knackpunkt, der uns Frauen von den Männern unterscheidet und einen großen, wenn nicht sogar den größten Einfluss auf den Beckenboden hat: Schwangerschaft und Geburt. Während der Schwangerschaft wird der Beckenboden durch das rasch zunehmende Gewicht der Gebärmutter, des Babys und des Fruchtwassers extrem beansprucht. Hinzu kommen auch hier hormonelle Umstellungen, die dafür sorgen, dass das Gewebe sich dehnen, weicher werden und im wahrsten Sinne des Wortes auch »ausleiern« kann.

Die Geburt selbst ist dann der ultimative Härtetest für den Beckenboden. Während des Geburtsvorgangs muss er sich maximal dehnen, um das Baby durchzulassen. Dabei kann es zu Verletzungen oder Überdehnungen kommen, die auch langfristige Folgen haben können, wie du später im Buch noch erfahren wirst. Ein gezieltes Beckenbodentraining nach der Geburt – am besten aber schon in der Schwangerschaft – ist deshalb unerlässlich, um die Muskulatur wieder aufzubauen und die Funktionalität zu gewährleisten. Eine so intensive Phase der Beckenbodenbelastung wird ein Mann wohl kaum erfahren können.

Trotz all dieser Unterschiede gibt es aber auch Gemeinsamkeiten, die auf beide Geschlechter zutreffen. Denn bei Männern wie auch bei uns Frauen spielt der Beckenboden eine wichtige Rolle bei der Kontrolle von Blase und Darm, der Unterstützung der inneren Organe und der sexuellen Funktion. Ein trainierter Beckenboden kann bei beiden Geschlechtern die Orgasmusfähigkeit steigern und zur Vorbeugung von Inkontinenz beitragen.

Diese Punkte zeigen deutlich, dass wir Frauen einige Schwachpunkte und Mehrbelastungen in unserem Leben erfahren und deshalb früher und häufiger mit Beckenbodenproblemen zu tun haben. Aber auch Männer sind davor nicht gefeit, auch wenn sie oft erst im höheren Alter mit Beckenbodenbeschwerden zu kämpfen haben, etwa durch eine Prostataoperation, chronische Verstopfungen oder eine altersbedingte Muskelschwäche.

Beckenboden und Sport: High Impact, High Risk?

Nachdem du dir nun die anatomischen und biologischen Unterschiede bewusst gemacht hast, ergibt sich ein wichtiger Punkt, den wir gerne schon hier erwähnen möchten, weil wir uns hier stark von den Männern unterscheiden: Sport. Nach den vielen Jahren, die wir beide in eher männlich dominierten Sportarten wie Kraftsport, Fußball oder Joggen aktiv waren und dies vor allem im Kraftsport nach unseren Schwangerschaften auch wieder sind, ist uns eine Frage nicht aus dem Kopf gegangen: Müssen wir Frauen überhaupt die gleichen Übungen oder Sportarten machen wie Männer? Ist unser Körper eigentlich dafür gemacht? Wenn du jetzt denkst: »Komm mir nicht damit, wir Frauen können und dürfen alles, was Männer auch tun«, dann geben wir dir recht. Wir sind ebenso Verfechterinnen der Gleichberechtigung und lieben intensiven Sport.

Doch mit dem Wissen von oben und den Erfahrungen unseres eigenen Trainings nach Geburt bleibt die Frage, ob High-Impact-Sportarten oder das Heben von extremen Gewichten unserem Körper, mit Fokus auf den Beckenboden, guttut. Spätestens wenn die ersten Tropfen Urin verloren gehen oder sich nach dem Training ein Schweregefühl zwischen den Beinen bemerkbar macht, spüren wir die große Belastung, die dabei auf den Beckenboden gewirkt hat. Bei jedem Aufprall wirken nämlich hohe Kräfte auf den Beckenboden, die nicht nur bei einem bereits geschwächten Muskel zu Problemen führen können. Das bedeutet nicht, dass du als Frau keine dieser Sportarten machen solltest – im Gegenteil: Gerade Krafttraining ist wichtig, aber das Wie ist entscheidend. Und damit meinen wir nicht nur die Ausführung der einzelnen Übungen, sondern auch welche und wann der richtige Zeitpunkt dafür ist. Gleiches gilt auch fürs Joggen, denn auch hier gibt es Tipps und Tricks, die du kennen solltest und auf die wir in Teil 3, »Beckenboden forever« (siehe S. 211ff.), eingehen werden.

Letztlich ist es entscheidend zu verstehen, dass dein Beckenboden anders aufgebaut ist als der männliche – und das bringt spezifische Herausforderungen mit sich. Auch wenn wir heute berechtigterweise darauf bestehen, auf Augenhöhe mit Männern zu agieren, sollten wir uns bewusst sein, dass unser Körper biologisch anders funktioniert. Es geht nicht darum, weniger leistungsfähig zu sein, sondern darum, unsere eigene Stärke zu kennen und sie gezielt zu fördern. Anstatt uns ständig mit Männern zu vergleichen oder die gleichen extremen Sportarten auszuüben, ist es wichtiger, unseren Körper in seiner Einzigartigkeit zu respektieren und so zu trainieren, dass er uns gesund durch alle Lebensphasen begleitet.

DER BECKENBODEN UND SEINE FUNKTIONSSTÖRUNGEN

Solange der Beckenboden reibungslos funktioniert, ist er für uns nicht spürbar und verrichtet seine Arbeit stillschweigend im Hintergrund. Erst wenn er aus der Balance gerät und Beschwerden spürbar werden, kommen die meisten Menschen bewusst in Kontakt mit ihrem Beckenboden.

Wenn wir uns die vielfältigen Funktionen des Beckenbodens vor Augen führen, können wir uns auch viele der möglichen Probleme herleiten, die entstehen können. Die Ursachen und Auslöser für Beckenbodenbeschwerden sind dabei sehr unterschiedlich. So können sie sowohl von der Muskulatur als auch vom Bindegewebe ausgehen. Wichtig ist, dass nicht immer nur eine Schwäche der Gewebe für die Probleme verantwortlich ist. Fast genauso häufig sind es Verspannungen der Muskulatur oder Verklebungen der Faszien, die zu Funktionsstörungen führen. Diese können wiederum die Durchblutung des kleinen Beckens stören oder Nerven reizen, was die Beschwerden weiter verschärfen kann.

Ebenso können Traumata wie beispielsweise durch eine Geburt oder einen Unfall zu Verletzungen der Muskulatur, der Nerven oder des Bindegewebes führen. Diese Verletzungen können lang anhaltende Beschwerden nach sich ziehen und erfordern oft eine spezielle Therapie. Du siehst also, es ist nicht nur wichtig, die Art der Beschwerden zu kennen, sondern auch herauszufinden, woher sie kommen, um die passende Behandlung auszuwählen.

Durch unsere Arbeit mit Schwangeren und Frauen mit Kindern haben wir festgestellt, dass Beckenbodenbeschwerden als solche oftmals nicht erkannt werden und Frauen sehr lange leiden, bis die Ursache ihrer teils auch schwerwiegenden Problematiken gefunden wird, was eine große Hilflosigkeit und Verzweiflung mit sich bringt. Deshalb werden wir uns nun die verschiedenen Beckenbodenproblematiken im Detail anschauen und auf die möglichen Ursachen eingehen, damit du besser verstehst, was hinter den Beschwerden steckt und was du dagegen tun kannst.

Organsenkungen: Wenn Organe ihren Halt verlieren

Hast du dir schon einmal bewusst überlegt, ob deine Organe im Bauch eigentlich frei herumliegen oder warum sie nicht verrutschen können? Wahrscheinlich nicht, wieso auch. Sich aber einmal bewusst zu machen, dass all unsere Organe in Faszien eingeschlossen sind und durch Gewebe unterschiedlicher Art in ihrer Position gehalten werden, macht es auch leichter zu verstehen, dass es durch Schäden oder Schwächen in diesem Halteapparat zur Bewegung der Organe kommen könnte. Nun kommt es mitten im Bauch natürlich seltener zu Problemen als bei unseren Beckenorganen, wo das Gewebe insbesondere während einer Schwangerschaft oder unter der Geburt stark beansprucht wird. Auch wenn unser Körper nach unten hin nicht direkt offen ist, können die Beckenorgane – Blase, Gebärmutter und (End-)Darm – ihren Halt verlieren und absinken. Diese drei Organe liegen sehr dicht beieinander und sind über das umgebende Bindegewebe eng miteinander verbunden, wodurch sie sich auch gegenseitig stabilisieren. Stell dir dazu wieder einmal unsere Hängematte vor: Jedes Organ hat darin seinen festen Platz, und gemeinsam verleihen sie sich gegenseitig Stabilität. Die Hängematte stützt die Blase vorne, die Gebärmutter (Uterus) in der Mitte und den Enddarm (Rektum) hinten.

Wenn nun ein Teil der Hängematte nachgibt oder beschädigt wird, verliert auch der gesamte Rest an Spannung. Die Organe stützen sich also gegenseitig und ein geschwächter oder geschädigter Beckenboden, wie er durch Schwangerschaft, Geburt oder andere Faktoren entstehen kann, beeinträchtigt diese feine Balance. Wenn ein Organ absinkt, verlieren die anderen ihre Unterstützung und die Hängematte beginnt insgesamt zu sacken. Das erhöht das Risiko für weitere Beckenbodenstörungen. Aber wohin sinken die Organe? Wenn etwas sinkt, dann dorthin, wo der geringste Widerstand besteht. Bei uns Frauen ist dieser Ort die Vagina, die sowohl von der Blase (vorne), dem Uterus (oben) und dem Darm (hinten) umgeben wird. Klingt vielleicht nicht gerade sexy, aber im Prinzip ist die Vagina ein weicher Muskelschlauch, der nur durch das umliegende Gewebe aufgespannt wird und so seine Form behält. Ist diese Spannung nicht mehr gegeben oder verlieren die umliegenden Organe ihren Halt, drücken sich diese von vorne, oben oder hinten in den Schlauch hinein. Diese Organsenkung kann dann durch eine Vorwölbung der Vaginalschleimhaut – also eine Art Beule oder Kugel – in der Scheide ertastet oder sogar gesehen werden. Wenn diese Vorwölbung aus der Vagina herausragt, spricht man von einem Organprolaps. Je nachdem welches Organ betroffen ist, unterscheiden wir verschiedene Arten von Senkungen, die unterschiedliche Ursachen haben und andere Beschwerden hervorrufen können.

Arten von Organsenkungen

- **Blasensenkung (Zystozele):** Die Blase senkt sich in Richtung der Scheide ab, was zu einer Vorwölbung im vorderen Scheidenbereich führen kann.

- **Gebärmuttersenkung (Descensus uteri oder Uterusprolaps):** Die Gebärmutter rutscht nach unten ab, der Muttermund ist tiefer spürbar. Im fortgeschrittenen Stadium kann sie sogar aus der Scheide herausragen.
- **Darmsenkung (Rektozele):** Teile des Enddarms verlieren ihre Position und wölben sich in die hintere Scheidenwand vor, was als Vorwölbung meist schon im frühen Stadium sichtbar werden kann.
- **Dünndarmsenkung (Enterozele):** Eine seltenere Variante der Organsenkung, die vor allem nach einer Gebärmutterentfernung auftreten kann. Hierbei drückt der Dünndarm auf die Scheide und verursacht eine Vorwölbung, die sich meist in der hinteren oder oberen Scheidenwand zeigt.

Anatomisch korrekte Position der Organe

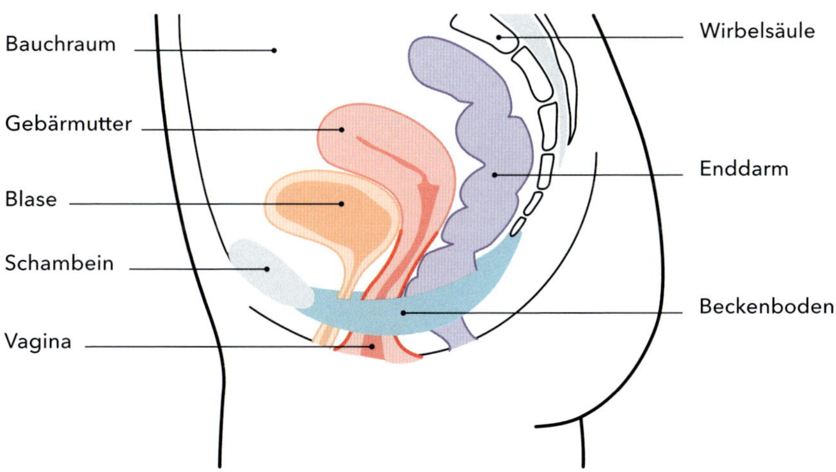

Die verschiedenen Arten der Organsenkung

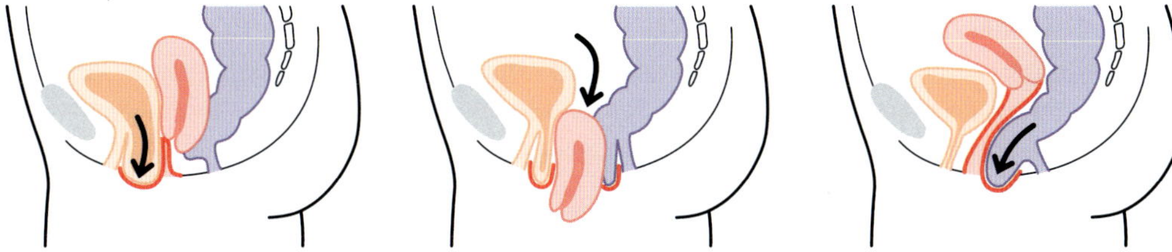

Blasensenkung (Zystozele) | Gebärmuttersenkung (Descensus uteri) | Darmsenkung (Rektozele)

Ausprägung der Senkung

In der Medizin lieben wir es, alles in Schweregrade einzuteilen – weil es uns einfach nicht reicht, nur zu sagen, dass etwas »nicht so gut läuft«. Es ist unser Weg, dem Chaos eine Ordnung zu geben und sicherzustellen, dass wir genau wissen, wie sehr etwas aus dem Ruder gelaufen ist. So machen wir es also auch bei den Organsenkungen, indem wir die Gradeinteilung nach Baden-Walker verwenden. Diese Einteilung hilft uns, die Ausprägung der Senkung präzise zu bestimmen und die passenden Behandlungsstrategien festzulegen. Sie umfasst vier Grade und wird häufig in der klinischen Praxis angewendet.

Grad 1 – leichte Senkung: Das betroffene Organ ist nur minimal abgesunken und befindet sich deutlich oberhalb der Vaginalöffnung. Beschwerden sind oft mild oder gar nicht vorhanden.
Grad 2 – moderate Senkung: Das Organ tritt bis knapp an die Vaginalöffnung heran, reicht aber noch nicht nach außen. Hier treten oft schon spürbare Beschwerden auf.
Grad 3 – schwere Senkung: Das Organ reicht über die Vaginalöffnung hinaus, wobei ein Teil des Organs bei Anstrengung (z. B. beim Husten oder Pressen) als Vorwölbung von außen sichtbar wird, aber nicht vollständig herausragt. Die Beschwerden sind sehr deutlich und können auch zu weiteren Problematiken führen.
Grad 4: Die Senkung ist so weit fortgeschritten, dass das Organ mit der Vaginalschleimhaut vollständig durch die Vaginalöffnung nach außen tritt. Dies wird als vollständiger Prolaps oder Totalprolaps bezeichnet.

Zystozele: Wenn die Blase nach unten drängt

Eine der häufigsten Formen der Organsenkung ist die Zystozele, bei der die Blase in Richtung Scheide absinkt. Stell dir dazu einmal deine Blase als prall gefüllten Wasserballon vor, der auf einem Netz – in diesem Fall die Scheide – aufliegt und normalerweise von allen Seiten festgehalten wird. Wenn der Ballon jedoch nicht mehr gut gehalten wird oder das Netz langsam seine Spannung verliert, wölbt sich der Ballon in das Netz hinein. Statt stabil an ihrem Platz zu bleiben, beginnt die Blase bei einer Zystozele also, wie ein sinkender Ballon nach unten zu drücken. Für dich kann sich das anfühlen, als ob etwas »drückt« oder »zieht«, und manchmal spürt man sogar einen kleinen »Buckel« in der Scheide, der sich in schwereren Fällen auch im Spiegel zeigen kann. Doch Zystozele ist nicht gleich Zystozele – hier gibt es zwei Typen, die durch unterschiedliche Mechanismen verursacht werden und verschiedene Beschwerden nach sich ziehen können. Eine Unterscheidung ist wichtig für die weitere Therapie.

Traktionszystozele: Die Blase verliert den Halt

Eine Traktionszystozele ist eine spezielle Form der Blasensenkung. Dabei verliert die Blase ihren Halt und sinkt in Richtung der Scheide ab. Dies geschieht nicht durch Druck von oben, sondern weil das stützende Gewebe und die Muskulatur im Beckenboden geschwächt oder verletzt sind. Besonders betroffen sind oft Frauen nach vaginalen Geburten, bei denen Muskulatur und Bindegewebe stark beansprucht werden. Komplizierte Entbindungen oder Geburten großer Babys können diese Strukturen besonders schwächen.

Eine wichtige Rolle spielt dabei die Muskulatur, insbesondere der Levatormuskel des Beckenbodens. Sie stützt die Blase von unten und hält sie durch ihre Grundspannung in der richtigen Position. Wenn diese Muskulatur gezielt angespannt wird, hebt sie die Blase leicht an und verhindert so, dass sie (auch bei Druckbelastung) absinkt. Die mittlere Beckenbodenschicht, die direkt unter der Harnröhre verläuft, hält diese in ihrer korrekten Position. Zudem sorgt der sogenannte Arcus tendineus, ein stabiles Band im Becken, für die seitliche Verankerung der Blase. Diese Struktur verbindet die Beckenwand mit dem stützenden Bindegewebe der Blase und stabilisiert sie zusätzlich.

Durch das Nachgeben dieser stützenden Strukturen oder das Ausreißen der Blase an seiner seitlichen Verankerung beginnt die Blase, nach unten zu rutschen. Die Blase an sich verliert also ihren Halt. Dabei kann auch die Harnröhre mit absinken. Dies beeinträchtigt ihre Funktion und kann zu ungewolltem Urinverlust führen, besonders bei körperlicher Anstrengung, Husten oder Niesen. Es gibt zwei Formen der Traktionszystozele:

- Bei der nicht rotatorischen Form sinken Blase und Harnröhre gemeinsam nach unten, bleiben aber in ihrer Ausrichtung stabil. Die gedehnte Harnröhre kann jedoch ihre Schließfunktion verlieren.
- Bei der rotatorischen Form dreht sich die Blase während des Absinkens, wodurch die Harnröhre nicht senkrecht, sondern fast waagerecht liegt. Dies schwächt den Verschlussmechanismus und kann zusätzlich zu einer Belastungsinkontinenz führen.

In beiden Fällen ist es wichtig, den Beckenboden gezielt zu stärken, um die Organe wieder besser zu stützen und Beschwerden zu lindern.

Pulsionszystozele: Die Blase gerät unter Druck

Eine Pulsionszystozele ist ebenfalls eine Form der Blasensenkung, jedoch entsteht sie anders als die Traktionszystozele. Durch die Kombination von erhöhtem Druck aus dem Bauchraum und Schwäche oder Verletzung im stützenden Bindegewebe, insbesondere der endopelvinen Faszie, kann die Blase nicht mehr an ihrem Platz gehalten werden und wölbt sich zusammen mit der vorderen Vaginalwand in die Scheide vor. Hier liegt also eine Schwäche der Faszie zwischen Scheide und Blase vor.

Die endopelvine Faszie erstreckt sich zwischen Blase und Scheide und bildet eine wichtige Stützstruktur im Becken. Wird diese durch schwierige oder komplizierte Geburten, Verletzungen, ständiges Husten, Übergewicht oder starkes Pressen auf der Toilette geschwächt oder beschädigt, kann sie der Blase keinen ausreichenden Widerstand mehr bieten. Dies führt dazu, dass die Blase durch den Druck von oben in diese Schwachstelle gedrückt wird und sich nach unten in die Scheide vorwölbt.

Neben dem erhöhten Druck im Bauchraum und einer Schwäche in der endopelvinen Faszie übernimmt aber auch die Beckenbodenmuskulatur, vor allem der Levatormuskel, eine unterstützende Rolle. Normalerweise hilft dieser Muskel, die Blase von unten zu stützen und den Druck auszugleichen, der von oben auf die Blase wirkt. Ist die Muskelgruppe jedoch geschwächt oder beschädigt – etwa durch die Schwangerschaft, die Geburt oder eine chronische Belastung –, fehlt dieser wichtige Widerstand und die Blase kann durch die endopelvine Faszie hindurch leichter nach unten in die Scheide gedrückt werden. Dadurch verstärkt eine Schwäche im Levatormuskel auch die Neigung zur Pulsionszystozele.

Das Kinking-Phänomen

Bei einer Pulsionszystozele wird die Blase zum tiefsten Punkt der Vorwölbung, während bei einer Traktionszystozele auch die Harnröhre mit nach unten gezogen wird. Diese besondere Lage der Blase kann dazu führen, dass die Harnröhre abgeknickt wird – ein Phänomen, das als »Kinking« bekannt ist. Dadurch kann es schwieriger werden, die Blase vollständig zu entleeren, was oft zu Restharn und damit häufiger zu Harnwegsinfektionen führt. Wenn du das Gefühl hast, deine Blase nicht ganz leer zu bekommen, oder wenn du häufig an Harnwegsinfekten leidest, könnte das Kinking-Phänomen dahinterstecken.

Wie fühlt sich eine Zystozele an?

Wenn du eine Zystozele hast, kann es sich so anfühlen, als sei in deinem Beckenbereich etwas aus dem Lot geraten – fast so, als würde ein Tampon nicht mehr richtig sitzen und langsam nach unten rutschen.

Dieses unangenehme Gefühl zeigt sich oft als ziehender Druck oder ein Fremdkörpergefühl in der Scheide. Auch ein Schweregefühl zwischen den Beinen, das im Laufe des Tages immer deutlicher wird, kann dich begleiten. Im Allgemeinen werden die Beschwerden einer Zystozele am Abend, wenn die Schwerkraft ihren Tribut fordert, stärker spürbar sein. Morgens hingegen können die Symptome deutlich schwächer oder sogar nahezu verschwunden sein. Bei einer ausgeprägten Zystozele kann sogar eine Vorwölbung in der Scheide spürbar oder sichtbar sein. Zusätzlich können ein ständiger Harndrang, Schwierigkeiten beim Wasserlassen oder Schmerzen beim Geschlechtsverkehr auftreten.

Den Unterschied zwischen einer Traktions- und einer Pulsionszystozele wirst du nicht unbedingt spüren, aber bestimmte Begleitsymptome könnten dir einen Hinweis geben. Bei der Traktionszystozele wird die Blase oft zusammen mit der Harnröhre nach unten gezogen. Das kann dazu führen, dass du beim Husten, Lachen oder Niesen unwillkürlich Urin verlierst – eine klassische Belastungsinkontinenz.

Die Pulsionszystozele kann das bereits erwähnte Kinking-Phänomen auslösen, bei dem die Harnröhre abgeknickt wird. Dies erschwert es der Blase, sich vollständig zu entleeren, was oft ein unangenehmes Gefühl hinterlässt, als würde die Blase nie ganz leer, oder zu einem ständigen Harndrang führt. Abhängig vom Schweregrad der Zystozele kann es zudem schwierig sein, überhaupt normal Wasser zu lassen – der Harnstrahl ist dabei oft schwächer als gewohnt. All diese Beschwerden können deinen Alltag erheblich beeinträchtigen, weshalb es wichtig ist, sie frühzeitig zu erkennen und gezielt zu behandeln.

Für eine bessere Blasenentleerung

Da es wichtig ist, die Blase beim Wasserlassen vollständig zu entleeren – andernfalls drohen Blaseninfektionen –, hier ein Tipp dazu: Ändere deine Position auf der Toilette, stehe kurz auf und setze dich wieder hin. So kannst du die Blase besser entleeren. Wenn du das Gefühl hast, deine Blase nicht vollständig entleeren zu können, ist es ratsam, den Restharn messen zu lassen, um Blasenentzündungen vorzubeugen.

Descensus uteri: Wenn die Gebärmutter auf Wanderschaft geht

Eine weitere häufige Form der Organsenkung ist die Gebärmuttersenkung, im medizinischen Fachjargon: Descensus uteri, bei dem die Gebärmutter, auch Uterus genannt, weiter in die Scheide absinkt. Um zu verstehen, wie das passieren kann, kannst du dir deine Gebärmutter einmal als ein kleines, stabil verankertes Zelt vorstellen, das von festen Seilen und Heringen in Position gehalten wird. Die Seile stellen in diesem Fall die Bänder dar, die die Gebärmutter fixieren. Die Heringe sind die Verankerungspunkte, in unserem Körper die Beckenbodenmuskulatur und das Bindegewebe.

Sollten nun die Seile des Zelts nachgeben oder die Heringe aus dem Boden rutschen, beginnt das Zelt, zu kippen und langsam nach unten zu gleiten. Ähnlich verhält es sich mit der Gebärmutter bei einem Descensus: Sie verliert ihren Halt durch eine Schwäche oder auch Schäden im Bereich des eigenen Halteapparats und beginnt, sich nach unten zu verlagern.

Wie bei der Zystozele gibt es auch beim Descensus unterschiedliche Mechanismen, die das Absinken der Gebärmutter verursachen können. Ich habe die Erfahrung gemacht, dass es vielen Frauen hilft zu verstehen, warum die Senkung aufgetreten ist, also zu verstehen, wo

ERFAHRUNGSBERICHT

„Sarah, 36 Jahre“

Vor der Schwangerschaft:
Unwissenheit über den Beckenboden

Ich war sportlich vor der Schwangerschaft **wenig aktiv:** einmal pro Woche Hatha-Yoga, aber kein gezieltes Beckenbodentraining. Bewegung spielte keine große Rolle – erst zwei Jahre vor der ersten Geburt begann ich mit Yoga.

Die Geburt:
Ein Sturz ins Ungewisse

Ich wurde **eingeleitet** – mit Cytotec.
10 Uhr die erste Tablette – keine Wirkung.
14 Uhr die zweite Tablette – eine Stunde später **Wehensturm.** Mein Muttermund öffnete sich innerhalb von 15 Minuten komplett – was sehr schnell ist.

- Keine PDA, keine Zeit für Pausen – nur **Schmerzen.**
- Die Austreibungsphase zog sich ewig – ich hatte keine Kraft mehr.
- Schließlich wurden der **Kristeller-Handgriff** und eine **Saugglocke** anwandt.

Das Wochenbett:
Fehlende Aufklärung, fehlende Hilfe

Das Wochenbett begann mit einem zu hohen Blutverlust. Ich hatte einen Hb-Wert von 5,6 und bekam zunächst Eisen – erst nach Tagen auch Blutkonserven. Meine **Geburtsverletzungen** wurden zwar genäht, aber nie ernsthaft betreut.

- Ich wusste nicht, wie wichtig **Schonung** ist.
- Ich wusste nicht, was mein Beckenboden durchgemacht hat.

Meine Gynäkologin sagte nur: »Senkung von Blase, Gebärmutter und Darm – da hilft nur trainieren, trainieren, trainieren.« Doch wie? Ich bekam keine Anleitung, kein Würfelpessar, keine echte Hilfe. Ich begann mit der Rückbildung, doch gefühlt leider viel zu spät. Mein Beckenboden hatte sich nicht von selbst regeneriert.

Die ersten Jahre:
Der Kampf mit meinem Körper

Ein Druck nach unten war seit der ersten Geburt dauerhaft da. **Senkungen** wurden diagnostiziert, aber als »nicht schlimm« abgetan. Als besonders übel empfand ich, dass ich mich morgens fast normal fühlte. Doch im Laufe des Tages wurde es immer schlimmer. Stehen, Haushalt, lange Spaziergänge – der Druck wurde unerträglich. Ich integrierte **beckenbodenschonende Techniken** in meinen Alltag:

» Ich achtete auf eine gute Verdauung und wenig Pressen beim Toilettengang.
» Ich achtete auf richtiges Heben und mied schweres Tragen.
» Ich achtete auf eine aufrechte Haltung beim Husten und Niesen.

Doch selbst mit diesen Maßnahmen **blieben der Druck und die Schmerzen** – ich lebe seit sechs Jahren damit.

Der Wendepunkt:
Hilfe suchen, aber keine Antworten finden

Ich fühlte mich **allein.** Die Klinik? Keine Hilfe. Die Hebammen? Keine Hilfe. Meine Frauenärztin? Sie sagte nur: »Sie haben eine Senkung I. Grades – das ist nicht schlimm.« Doch mein **Prolaps** war deutlich tastbar! Ich bestand auf Biofeedback-Training und führte es konsequent über Monate hinweg durch. Das Ergebnis: Das Druckgefühl nahm während des Trainings ab – aber nur solange ich regelmäßig trainierte (5-mal pro Woche). **Doch ein Leben ohne Beschwerden? Fehlanzeige.** Ich konnte das Würfelpessar nie weglassen. Ohne Pessar kamen Druck und Schmerzen binnen weniger Stunden zurück.

Meine Botschaft an andere Frauen:

» **Schont euch im Wochenbett – es ist entscheidend für die Heilung!**
» **Beckenbodentraining muss in die Schwangerschaft integriert werden.**
» **Informiert euch selbst – die meisten Ärztinnen nehmen euch nicht ernst!**

genau das Problem liegt. Außerdem ist es natürlich wichtig, die Ursachen zu kennen, um eine passende Behandlung zu finden. Deshalb sehen wir uns den Halteapparat der Gebärmutter jetzt einmal genauer an.

Wie hält die Gebärmutter ihre Position?

Die Gebärmutter ist das einzige Organ, das tatsächlich von außen angefasst werden kann. Die meisten Frauen erreichen mit ihren Fingern den Muttermund über die Scheide. Vielleicht hast du ihn selbst auch schon einmal ertastet. Auch wenn die Gebärmutter über den Gebärmutterhals in die Scheide ragt, bleibt sie normalerweise in ihrer Position und rutscht nicht einfach so tiefer. Sie wird durch ein komplexes System aus Bindegewebe, Bändern und Muskeln stabilisiert.

Das wichtigste Stützsystem bilden die Bänder und Faszien, die die Gebärmutter seitlich und von hinten fixieren. Dazu gehören die Bänder zwischen Gebärmutter und Kreuzbein, die sogenannten Ligamenta sacrouterinae (Kreuzbein-Gebärmutter-Bänder), sowie das Ligamentum cardinale, das seitlich vom Gebärmutterhals und dem oberen Teil der Vagina bis zur seitlichen Beckenwand zieht. Zusammen bilden sie die Hauptstütze des Organs. Werden diese Strukturen durch Geburt, chronischen Druck oder Überlastung geschwächt, verliert die Gebärmutter an Halt und kann absinken.

Zusätzlich stabilisiert die endopelvine Faszie die Gebärmutter, indem sie ein stützendes Netz bildet, das mit den Bändern verbunden ist. Ist dieses Netz beschädigt, fehlt der Gebärmutter eine wichtige Stütze.

Die Beckenbodenmuskulatur, insbesondere der Levator ani, bildet die Basis, auf der die Gebärmutter »ruht«, und stützt sie von unten. Sie hält durch ihre Grundspannung die Gebärmutter in Position und reagiert reflektorisch auf Druckbelastungen, zum Beispiel beim Niesen, Husten oder Heben, durch eine reflexartige Kontraktion, die verhindert, dass die Gebärmutter nach unten absinkt. Ist diese Muskulatur geschwächt, etwa nach Geburten oder durch altersbedingte Veränderungen, verliert die Gebärmutter ihre Unterstützung von unten, was das Risiko einer Gebärmuttersenkung erhöht.

Wie fühlt sich ein Descensus uteri an?

Wenn sich die Gebärmutter gesenkt hat, kann sich das anfühlen, als »ziehe« oder »drücke« etwas zwischen deinen Beinen nach unten. Dieses Fremdkörpergefühl in der Scheide ist auch hier wieder ähnlich wie bei einem schlecht sitzenden Tampon. Eventuell kannst du auch den Muttermund als einen Knoten oder eine Wulst tiefer in der Scheide tasten oder in fortgeschritteneren Stadien sogar die Vorwölbung im Bereich des Scheideneingangs sehen. Es kann auch subtiler auftreten, indem du zum Beispiel keine Menstruationstasse mehr bequem nutzen kannst, weil du sie immer spürst oder sie keinen Halt mehr findet. Wie auch bei der Zystozele können Begleitsymptome spürbar sein. Insbesondere Rückenschmerzen, ein Druckgefühl im unteren Rücken oder Schwierigkeiten beim Wasserlassen oder Stuhlgang treten oft gemeinsam mit einem Descensus uteri auf. Denn wie du weißt, unterstützen sich die Organe im Beckenbereich gegenseitig; durch eine Gebärmuttersenkung können sich Blase und Darm verschieben, was wiederum dazu führen kann, dass sie nicht mehr wie gewohnt funktionieren. Auch Schmerzen beim Geschlechtsverkehr, eventuell auch nur bei besonderen Stellungen, oder das Gefühl, die Scheide sei »locker« oder »geweitet«, sind häufige Beschwerden, die auftreten und den Alltag stark beeinträchtigen können.

Auch bei der Gebärmuttersenkung verstärken sich die Symptome im Laufe des Tages häufig, besonders nach langem Stehen oder körperlicher Anstrengung. Morgens, nach einer Nacht im Liegen, können sie hingegen weniger intensiv sein. Die Beschwerden können plötzlich zum Beispiel nach Geburt auftreten oder auch schleichend zunehmen.

Uterusprolaps

Ein Uterusprolaps ist das vollständige Absinken der Gebärmutter in die Scheide. Im Unterschied zur Gebärmuttersenkung, bei der die Gebärmutter nur teilweise nach unten rutscht, kann der Prolaps so weit fortschreiten, dass die Gebärmutter teilweise oder komplett außerhalb der Scheide sichtbar wird. Ein Uterusprolaps tritt besonders häufig nach mehreren oder sehr traumatischen vaginalen Geburten oder bei chronischer Belastung des Beckenbodens (z. B. durch schweres Heben oder chronischen Husten) auf. Auch nach einer operativen Gebärmutterentfernung ist das Risiko erhöht, dass es im Verlauf zum Absinken des Scheidenstumpfs kommt.

Rektozele: Wenn sich der Enddarm vordrängt

Auch die Rektozele ist eine häufige, wenn auch weniger bekannte Form der Organsenkung, bei der sich der Enddarm in die Scheide vorwölbt. Der Enddarm liegt sehr dicht unterhalb der Scheide, weshalb wir im gesunden Zustand die Darmfüllung mit den Fingern erspüren können. Auch beim starken Pressen auf der Toilette wölbt sich der Darm natürlicherweise kurzfristig und leicht in die Scheide vor, verschwindet dann aber wieder in seine korrekte Position. Hier liegt allerdings auch die Besonderheit der Rektozele, denn sie ist oftmals schon im Anfangsstadium spürbar oder auch leicht von außen sichtbar und fällt deshalb meist schon früh auf. Um zu verstehen, wie es zu einer Rektozele kommt, kannst du dir deinen Enddarm wie einen weichen Schlauch vorstellen, der normalerweise fest an der Rückseite der Scheidenwand anliegt. Ein stabiles Bindegewebe zwischen der Scheidenwand und dem Schlauch sowie Muskeln des Beckenbodens halten den Darm in Position. Verlieren diese jedoch an Spannung oder sind sie beschädigt, kann sich der weiche Schlauch ausbeulen und nach vorne drücken. Das führt dazu, dass sich der Darm in die Scheide wölbt.

Wie wird der Enddarm normalerweise in Position gehalten?

Der Enddarm wird durch ein Zusammenspiel von Bindegewebe und Muskulatur im Becken stabilisiert. Eine zentrale Rolle dabei spielt die rektovaginale Faszie, die zwischen der hinteren Scheidenwand und dem Enddarm verläuft. Sie trennt und stützt beide Organe. Wird sie durch eine Geburt oder chronischen Druck geschwächt, kann sich der Enddarm in Richtung der Scheide vorwölben.

Die Beckenbodenmuskulatur, besonders der Levator ani, stützt den Enddarm von unten und sorgt mit seiner Grundspannung dafür, dass der Enddarm aufgerichtet bleibt. Bei Belastungen wie starkem Husten oder schwerem Heben zieht sich der Muskel reflexartig zusammen und verstärkt damit den Halt. Ist diese Muskulatur jedoch geschwächt, kann der Enddarm absinken und eine Rektozele begünstigen. Auch die endopelvine Faszie stabilisiert den Enddarm seitlich. Ist sie geschädigt, fehlt dem Enddarm zusätzlicher Halt, was das Risiko für eine Rektozele erhöht.

Der Musculus puborectalis – ein Anteil des Levator-ani-Muskels – ist besonders wichtig für die Stuhlkontinenz. Er bildet eine Schlinge um den Enddarm und erzeugt den sogenannten anorektalen Winkel – eine natürliche Biegung, die verhindert, dass Stuhl unkontrolliert austritt. Solange dieser Winkel aufrechterhalten wird, bleibt alles dort, wo es hingehört. Erst wenn sich dieser Muskel entspannt, etwa beim Stuhlgang, richtet sich der Darm auf und die Entleerung wird möglich.

Der Kackhocker – dein Freund für die natürliche Entleerung!

Nachdem du nun weißt, dass der anorektale Winkel durch den Musculus puborectalis aufrechterhalten wird und wie wichtig dieser Knick für die Kontinenz ist, gibt es einen kleinen, aber genialen Trick, um das Ganze etwas zu »entspannen«: den sogenannten Kackhocker.

Indem du deine Füße auf einen kleinen Hocker stellst und die Knie damit höher stehen als dein Becken, veränderst du deine Sitzposition so, dass der puborektale Muskel nachlässt und der Winkel sich öffnet. Das erleichtert die Entleerung ganz enorm, ohne dass du unnötig pressen musst – und ja, es fühlt sich gleich viel natürlicher an! Schließlich ist unser Körper für das Hocken gemacht, nicht für das Sitzen. Also, wenn du deinem Darm etwas Gutes tun willst: Schnapp dir einen Kack- oder Toilettenhocker, den Badmülleimer oder auch nur schlicht zwei Klorollen und erlebe, wie sich alles leichter und entspannter löst – ganz so, wie es die Natur vorgesehen hat!

Wie fühlt sich eine Rektozele an?

Auch eine Rektozele macht sich durch einen Druck oder ein Fremdkörpergefühl in der Scheide bemerkbar. Frauen beschreiben es häufig so, als sei »etwas im Weg« oder als verspürten sie ein ständiges Druckgefühl im Becken. Die Vorwölbung des Enddarms kann zudem in der Scheide vorne mit den Fingern spürbar oder sogar sichtbar werden.

Zu den Begleitsymptomen können Schwierigkeiten beim Stuhlgang gehören, etwa das Gefühl, den Darm nicht vollständig entleeren zu können, oder die Notwendigkeit, mit den Fingern Druck auf die Scheide auszuüben, um den Stuhlgang zu erleichtern. Auch Schmerzen beim Geschlechtsverkehr oder ein Brennen bei gereizter Schleimhaut über der Rektozele können auftreten und den Alltag erheblich beeinträchtigen.

Enterozele: Wenn der Dünndarm in den Beckenraum drückt

Eine Enterozele ist sozusagen der »schüchterne« Senkungsfall – sie tritt nicht so oft auf wie eine Zystozele oder Rektozele und macht sich meist im Zusammenhang mit anderen Organsenkungen bemerkbar. Hier schiebt sich der Dünndarm in Richtung der Scheide, was sich oft erst dann entwickelt, wenn der Beckenboden insgesamt geschwächt ist. Besonders häufig passiert das nach einer Hysterektomie (Gebärmutterentfernung), da der Beckenboden ohne die stützende Gebärmutter über weniger Stabilität verfügt.

Im Vergleich mit anderen Organen im Bauchraum hat der Dünndarm weniger feste Aufhängungen. Er ist quasi der »leichte Typ«, der sich schneller fallen lässt, wenn der Beckenboden nicht genügend Unterstützung bietet. Und wie bei allen Senkungen spielen auch hier chronische Belastungen wie ständiges Husten, Verstopfung oder schweres Heben eine Rolle.

Die Symptome der Enterozele sind oft nicht ganz so eindeutig wie bei anderen Senkungen. Statt wie ein klares Druckgefühl kann es sich eher wie ein diffuses Völlegefühl im Bauch anfühlen, als sei der gesamte Beckenraum plötzlich »voll«, oder wie ein Schweregefühl im Becken. Manche Frauen berichten auch von Rückenschmerzen, die durch die veränderte Lage der inneren Organe verursacht werden. Mit einer Ultraschall- oder MRT-Untersuchung kann die Enterozele gut von anderen Senkungen abgegrenzt werden.

Last but not least …

Als Frauenärztin mit einem Fokus auf den Beckenboden habe ich viele Patientinnen begleitet, die jahrelang vergeblich versuchten, ihre Beschwerden durch Training oder Vermeidung von Überanstrengung zu lindern. Oft wird ihnen gesagt: »Du machst zu wenig« oder: »Trainiere mehr«, obwohl sie schon alles gegeben haben. Es ist entscheidend, dass du weißt, dass nicht immer alles mit Training gelöst werden kann.

Denn Organsenkungen haben oft viele Ursachen, und dabei spielt nicht nur die Muskulatur eine Rolle, sondern vor allem auch das Bindegewebe. Tatsächlich ist die Schwäche des Bindegewebes oder auch eine Verletzung von Faszien und Bändern oft der Hauptfaktor, warum es zu einer Senkung kommt – und das ist etwas, das wir nicht vollständig kontrollieren können. Während muskuläre Schwächen meist durch gezieltes Beckenbodentraining gut behandelt werden können, ist das bei bindegewebsbedingten Senkungen oft nicht ausreichend – vor allem bei fortgeschritteneren Senkungen, bei denen von einem Schaden im Gewebe auszugehen ist.

Es ist also wichtig, realistisch zu sein und als Therapeutin offen über die Ursachen zu sprechen. Das schafft Klarheit und hilft der Frau, sich für die richtige Therapie zu entscheiden, anstatt über Jahre hinweg frustriert zu sein, weil kein Ansatz funktioniert. Zu geeigneten Methoden zählen unter anderem Pessare, die eine mechanische Stütze bieten und die Symptomatik deutlich verbessern, oder auch operative Maßnahmen, die den Halteapparat wieder herstellen. Wichtig ist es, eine individuelle und multifaktorielle Therapie zu finden, die neben den genannten Optionen auch ein gutes Beckenbodentraining beinhaltet. Im Kapitel »Therapiemöglichkeiten für den Beckenboden« (siehe S. 182ff.) werden wir die verschiedenen Ansätze bei Beckenbodenbeschwerden detailliert erklären, nicht nur damit du verstehst, warum dir eine bestimmte Behandlung empfohlen wird, sondern auch damit du gegebenenfalls selbstbewusst nachfragen oder Vorschläge machen kannst, wenn du bei deiner Frauenärztin auf Granit beißt. So kannst du sicherstellen, dass deine Beschwerden ernst genommen werden und du die richtige Behandlung erhältst. Du bist nicht allein mit deinen Beschwerden, und es gibt Hilfe – nur muss sie auf dich und deinen Körper zugeschnitten sein.

Inkontinenz: Wenn Kontrolle nicht selbstverständlich ist

Wie du schon in der Einleitung gelesen hast, hat es auch mich nach der Schwangerschaft unerwartet getroffen: Da stand ich plötzlich mit nasser Hose. Ich hätte nie gedacht, dass ich damit jemals ein Problem haben könnte. Wenn du also gerade schwanger bist oder schon mit ungewolltem Urinverlust kämpfst, lass dir gesagt sein: Inkontinenz betrifft weit mehr Frauen, als viele denken!

Eine genaue Zahl ist schwierig zu ermitteln, und die Daten in Studien variieren stark. Aber wir können sagen, dass etwa 25 Prozent aller Frauen eine Form von Inkontinenz haben. Gehen wir dann auf die speziellen Lebensphasen ein, werden die Zahlen zum Teil viel höher. So leiden in der Schwangerschaft und in den ersten sechs Monaten nach Geburt rund 50 Prozent der Frauen an ungewolltem Urinverlust.

Und es geht noch weiter: Im höheren Alter wird die Zahl der Betroffenen noch drastischer. Über 60 Prozent der Frauen können ihren Urin im Alter nicht mehr willentlich halten. Das heißt, zwei von drei Frauen sind im späteren Leben von Inkontinenz betroffen. Selbst wenn du gerade also noch »trocken« bist, ist das Risiko hoch, dass es dich später betrifft. Frühzeitig etwas dagegen zu tun ist demnach wichtig, was du mit dem Lesen dieses Buchs bereits machst.

Häufig – aber nicht »normal«!

Aber hier kommt das Wichtigste: Häufiges Auftreten bedeutet nicht, dass es »normal« ist! Inkontinenz wird oft als unvermeidbare Folge von Schwangerschaft und Geburt abgetan – mit Sätzen wie: »Das ist eben so nach einer Geburt« oder: »In der Schwangerschaft passiert das halt«. Solche Sprüche hören viele Frauen, die auf der Suche nach Hilfe sind – vielleicht hast du es selbst schon erlebt. Aber auch wenn Inkontinenz häufig vorkommt, sollte sie nicht einfach als unvermeidbar akzeptiert werden. Unser Körper ist nicht dafür gemacht, inkontinent zu sein. Unkontrollierter Harnverlust ist ein Zeichen dafür, dass der Körper Unterstützung braucht. Deshalb ist es wichtig, das Problem ernst zu nehmen und frühzeitig gegenzusteuern.

Der beste Zeitpunkt, dich um deinen Beckenboden zu kümmern, ist bereits in der Schwangerschaft – oder am besten noch davor. Denn eine Inkontinenz während der Schwangerschaft erhöht das Risiko erheblich, auch langfristig an Inkontinenz zu leiden. Was du präventiv gegen Inkontinenz in der Schwangerschaft tun kannst, erfährst du später.

Die verschiedenen Formen der Inkontinenz

Ungewollt Urin zu verlieren, kann verschiedene Ursachen haben und sich auch unterschiedlich äußern. Nach der Ursache und der Symptomatik kann man die Harninkontinenz in verschiedene Formen unterteilen, wobei die beiden häufigsten Arten die Belastungsinkontinenz (auch Stressinkontinenz genannt) und die Dranginkontinenz sind. Da auch die Therapie beider Inkontinenzarten sehr unterschiedlich ist, sind eine gezielte Untersuchung und eine genaue Diagnose besonders wichtig.

Die Hauptarten der Inkontinenz

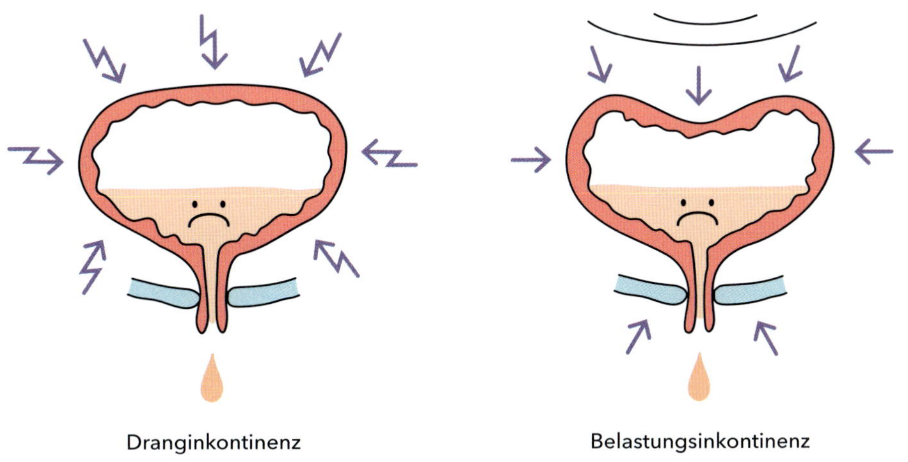

ERFAHRUNGSBERICHT

Claudia, 30 Jahre

Vor der Schwangerschaft: Fit, sportlich und bereit

Ich habe 4- bis 6-mal die Woche **Volleyball** gespielt, war regelmäßig 3- bis 6-mal pro Woche **joggen.** Mein Körper war leistungsfähig, ich fühlte mich gesund. Ich dachte: **Eine Schwangerschaft? Die stehe ich doch locker durch.** Über den **Beckenboden** habe ich **nie nachgedacht.** Warum auch? Niemand sprach darüber.

Die Geburt: Ein Marathon in 6 Stunden

In der Schwangerschaft nahm ich **35 Kilo zu** und litt an **starken Wassereinlagerungen.** Mein Ischias und die Symphyse schmerzten – **aber das sei normal, hieß es.**
Die Geburt wurde **mit einem Hormonband eingeleitet;** von der ersten Wehe an waren die **Schmerzen extrem.**
Ich bekam eine **PDA** – doch die hielt nur eine Stunde.
Danach: **Höllenschmerzen, keine Pause, das Baby trat mich unaufhörlich.** Die Tritte waren schlimmer als die Wehen. Ich fühlte mich ausgeliefert, hilflos.
Das Kind kam mit **4 Kilo, grünem Fruchtwasser, Fieber** und **Sauerstoffproblemen** zur Welt. Ich hatte:

- Einen **Labienriss**
- Einen **Dammriss** – der nicht einmal genäht wurde
- Großen **Blutverlust,** stand kurz vor einer Transfusion

Das Wochenbett: Kein Moment der Ruhe

Meine Tochter kam auf die **Neonatologie.** Zwei Stunden nach der Geburt lief ich **alleine zu ihr – ohne Schmerzmittel, ohne Hilfe.**
Ich war ständig auf den Beinen, trug die Babyschale allein, weil mein Mann keine Elternzeit bekam. Der Parkplatz war mehrere hundert Meter entfernt – **also schleppte ich alles selbst.**
Es hat mir **NIEMAND** gesagt, dass ich mich **schonen** muss. Im Gegenteil – **alle sagten, ich sei ja total fit.**

Die ersten Monate:
Der Körper meldet sich

Sechs Monate nach der Geburt:

» Ich nieste – **und meine Blase hielt nicht.**
» Ich hustete – **und es lief.**
» Springen? Joggen? Volleyball? **Unmöglich.**

Ich habe mich geschämt, mich zurückgezogen.
Ich hatte immer eine **dicke Binde** dabei – immer eine **Ersatzhose.**

Der Wendepunkt:
Ich kämpfe um Hilfe

Ich sprach mit meinem Frauenarzt. Seine Antwort?

» **»Das ist normal nach einer Geburt.«**
» **»Hier ist ein Flyer.«**

Meine Hebamme? War nicht mehr zuständig.
Ich hätte sie privat bezahlen müssen –
Geld, das ich nicht hatte.
Ich begann einen Rückbildungskurs – doch die Übungen?

» **Einmal aufrecht stehen und ein Bein heben.**
» **Sitzend den Beckenboden anspannen.**

Das sollte helfen? Ich spürte **keine Veränderung.**
Erst Jahre später, mit einer **Online-Challenge für den Beckenboden,** sah ich **erste Fortschritte.**
Nach nur **drei Tagen konnte ich wieder husten, ohne dass es nass wurde.**
Ich konnte **laufen, ohne Angst vor einer Erkältung zu haben.**
Doch **springen oder rennen**? Bis heute nicht möglich.

Meine Botschaft an andere Frauen:

» **Inkontinenz ist NICHT normal.**
» **Wenn ein Arzt nur einen Flyer gibt – sucht euch jemand anderen.**
» **Lasst euch nicht abspeisen.**
» **Schweigt nicht – Beckenbodenprobleme sind KEIN Tabuthema!**
» **Sprecht mit eurem Umfeld, mit Ärztinnen, Physiotherapeutinnen.**
» **Holt euch Hilfe – es gibt Lösungen!**

1 – Die Belastungsinkontinenz (Stressinkontinenz)

Als Belastungsinkontinenz bezeichnet man den Urinverlust bei »Belastung«, also wenn der intraabdominelle Druck – der Druck im Bauchraum – steigt, etwa beim Husten, Lachen, Niesen, Heben schwerer Gegenstände oder beim Sport. Der Druck wird auf die Blase übertragen, und die Harnröhre beziehungsweise der Verschlussmechanismus kann dem Druck nicht standhalten. Das Resultat: unkontrollierter Urinabgang. Hier spielt die Stützfunktion des Beckenbodens und der umliegenden Strukturen eine entscheidende Rolle.

2 – Die Dranginkontinenz

Bei der Dranginkontinenz geht es weniger um den Druck von außen, sondern um ein Problem der Blase selbst. Frauen mit einer Dranginkontinenz verspüren einen plötzlichen, starken, nicht zu unterdrückenden Harndrang, dem sie nicht standhalten können. Sie verlieren unkontrolliert Urin, bevor sie es zur Toilette schaffen. Typisches Beispiel: Du drehst den Schlüssel in der Haustür um und spürst, du musst auf die Toilette. Du rennst los, aber es ist zu spät. Dies liegt daran, dass sich die Blase – häufig ohne ersichtlichen Grund – plötzlich zusammenzieht und den Urin nicht mehr zurückhalten kann.

Neben diesen beiden Hauptformen gibt es noch weitere Arten der Inkontinenz, etwa die Überlaufinkontinenz, bei der die Blase überläuft, weil sie sich nicht vollständig entleeren kann, und die neurogene Inkontinenz, bei der es aufgrund einer Nervenstörung, häufig infolge von Erkrankungen wie Multipler Sklerose, zu einem Kontrollverlust der Blase kommt.

Während die Belastungsinkontinenz oft schon früher im Leben einer Frau auftritt, entwickelt sich die Dranginkontinenz eher im späteren Lebensabschnitt. Viele Frauen leiden zudem an einer Kombination beider Inkontinenzformen – der sogenannten Mischinkontinenz. Sehen wir uns die beiden Formen der Inkontinenz nun einmal genauer an.

Belastungsinkontinenz: Wenn der Druck zu viel wird

Die Belastungsinkontinenz ist die häufigste Form der Inkontinenz bei Frauen. Sie tritt oft erstmals während der Schwangerschaft oder nach der Geburt auf und kann sich in den Wechseljahren weiter verstärken. Obwohl eine Schwangerschaft das Risiko erheblich erhöht, im Laufe des Lebens an Belastungsinkontinenz zu leiden, sind auch viele Frauen ohne Kinder betroffen. Auch schon in jungen Jahren verlieren etwa zehn Prozent der Frauen unter 20 Jahren bei körperlicher Anstrengung unwillkürlich Urin.

Eine besondere Gruppe, bei der das oft unerwartet ist, sind junge Sportlerinnen. Studien zeigen, dass bereits etwa 25 Prozent der Sportlerinnen vor einer Schwangerschaft belastungsinkontinent sind. Besonders häufig tritt dies bei Leistungssportlerinnen auf, die High-Impact-

Sportarten wie Gewichtheben, Crossfit, Trampolinspringen, Laufen oder Volleyball betreiben – hier sind 40 bis 80 Prozent der Frauen betroffen. Diese Zahlen zeigen, dass auch Frauen, die in den Medien oft als topfit und gesund dargestellt werden, im Stillen mit dieser Problematik zu kämpfen haben.

Du siehst: Das Thema betrifft eigentlich alle Frauen, egal in welcher Lebensphase sie sich befinden, ob Mutter oder nicht. Wir haben einige Freundinnen, die auch ohne Kinder keine Sprünge machen können, ohne Urin zu verlieren.

Für viele Frauen ist es zu Beginn, wenn der Urin nur in besonderen Situationen und tröpfchenweise abgeht, oft nicht der Rede wert. Da niemand im näheren Umfeld über ähnliche Symptome spricht, wird das Thema lieber verschwiegen oder – wie ich es oft in meiner Praxis feststelle – »kleingeredet«. So höre ich häufig auf die Frage: »Verlieren Sie manchmal Urin?« erst einmal ein: »Nein, nur ganz selten, vielleicht wenn ich erkältet bin oder den Kindern hinterherlaufe, habe ich eine leicht feuchte Unterhose, aber sonst nicht.« Dabei müssen wir verstehen, dass selbst diese wenigen Tropfen ein Zeichen dafür sind, dass eine Schwachstelle vorhanden ist, die sich ohne Behandlung wahrscheinlich verschlimmern wird. Je früher du dich damit auseinandersetzt, desto besser sind die Chancen, langfristig auf Inkontinenzbinden verzichten zu können.

Um dann eine gezielte Therapie beginnen zu können, ist es wichtig zu verstehen, wo genau die Schwäche oder das Problem liegt. Denn wie so oft gibt es meist nicht nur einen Grund, warum das System dekompensiert.

Der Verschlussmechanismus der Harnröhre

Im Zentrum der Belastungsinkontinenz steht der Verschlussmechanismus der Harnröhre. Laut der Integraltheorie von Petros und Ulmsten sind vier wesentliche Komponenten entscheidend, damit die Harnröhre ihre Aufgabe, den Urin in der Blase zu halten, erfüllen kann. Diese Strukturen müssen zusammenarbeiten, um sicherzustellen, dass die Kontinenz gewahrt bleibt – also keine unfreiwillige Urinabgabe stattfindet.

1 – Intakter Bandapparat des Beckens

Die Harnröhre wird durch Bänder, insbesondere die Ligamenta pubourethralia (Schambein-Harnröhren-Bänder), stabilisiert. Diese Bänder wirken wie eine »Schlinge«, die der Harnröhre einen festen Untergrund bietet und auf die sie bei Belastung gedrückt wird. Steigt der Druck beim Husten, Niesen oder Lachen, bleibt die Harnröhre in ihrer Position und wird »zugedrückt« – ähnlich wie bei einem Gartenschlauch, der auf einem festen Untergrund liegt und von oben zusammengedrückt wird.

2 – Effektiv wirkende Beckenbodenmuskulatur

Der Beckenboden, insbesondere der Musculus levator ani, spielt eine zentrale Rolle dabei, die Harnröhre von unten in ihrer Position zu stabilisieren. Dabei heben bestimmte Anteile der

Muskulatur die Harnröhre leicht nach oben und vorne, während andere Anteile reflektorisch entspannen. Dieses Zusammenspiel sorgt dafür, dass ein Gleichgewicht zwischen dem Anheben und Stabilisieren der Harnröhre besteht, auch bei erhöhtem Druck im Bauchraum wie bei körperlicher Aktivität, Husten oder Niesen.

Ein weiterer Muskel ist der externe Harnröhrensphinkter, ein ringförmiger Muskel, der sich in der mittleren Beckenbodenschicht befindet und die Harnröhre fest umschließt. Er ermöglicht uns, den Urin willkürlich zurückzuhalten, selbst bei starkem Harndrang.

3 – Elastische vordere Vaginalwand

Die elastische vordere Vaginalwand liegt direkt unter der Harnröhre und wirkt wie ein »Stützkissen«, das die Harnröhre in ihrer anatomischen Position hält. Stell dir das wie ein elastisches Trampolin vor: Solange die Spannung aufrechterhalten wird, federt es Belastungen problemlos ab. Lässt diese Spannung jedoch nach – etwa durch Geburt, Bindegewebsschwäche oder den natürlichen Alterungsprozess –, verliert die Wand ihre Stützkraft. Ohne diesen festen Untergrund gibt die Harnröhre bei Druckerhöhungen wie Husten oder Lachen nach, was zu unkontrolliertem Urinverlust führen kann.

4 – Ausreichende Spannkraft der Harnröhre (Urethraltonus)

Eine ausreichende Spannkraft der Harnröhre ist entscheidend, damit diese geschlossen bleibt. Sie wird durch die innere Muskelschicht (Muskularis) und die Schleimhaut (Mukosa) aufrechterhalten. Während die Schleimhaut wie ein Polster wirkt, sorgt die glatte Muskulatur der Muskularis für einen konstanten Grundtonus, der die Harnröhre stabilisiert. Zusammen bilden sie einen sogenannten intrinsischen Verschlussmechanismus. Dadurch bleibt die Harnröhre auch im Ruhezustand leicht geschlossen und hält den Urin zurück.

Kommt es nun in einem oder mehreren der vier Kompartimenten zu einer Schwäche oder Schädigung des Gewebes, fehlt der Harnröhre die notwendige Stabilität, was zu unkontrolliertem Urinverlust führen kann. Ein weiterer Faktor für die Kontinenz ist die Drucktransmission. Sie beschreibt, wie der Druck aus dem Bauchraum gleichmäßig auf Blase und Harnröhre übertragen wird, um Urinverlust zu verhindern. Sind die stützenden Strukturen geschwächt, kann dieser Druck nicht mehr optimal übertragen werden, er trifft quasi auf einen anderen Punkt der Blase, was ebenso eine Inkontinenz zur Folge haben kann.

Komplexes Zusammenspiel

Wie du siehst, ist die Entstehung einer Belastungsinkontinenz ein komplexes Zusammenspiel verschiedener anatomischer und funktioneller Faktoren, bei dem jede Schwäche in einer der vier Komponenten die Wahrscheinlichkeit erhöht, dass es zu unkontrolliertem Urinverlust kommt. Besonders in der Schwangerschaft oder nach Geburten ist dies häufig der Fall, da der Beckenboden und das umliegende Bindegewebe stark belastet werden. Auch der natürliche

Abbau von Östrogen nach den Wechseljahren spielt eine Rolle, da das Hormon für die Festigkeit von Bändern und Geweben verantwortlich ist.

Dabei sind die Schwächen nicht immer sofort spürbar. Nach einer Schwangerschaft kann es sein, dass du zunächst wieder kontinent wirst und alles »normal« erscheint. Der Körper kompensiert die Schwäche eine Zeit lang, aber mit den Jahren, wenn das Bindegewebe weiter an Festigkeit verliert oder die Muskelkraft nachlässt, fällt diese Kompensation schwerer oder sogar weg. Erst dann macht sich die Inkontinenz plötzlich (wieder) bemerkbar. Die eigentlichen Schwachstellen waren also schon lange vorher da, führen aber erst später zu einem spürbaren Problem.

Von Bedeutung hierbei ist: Nicht alles lässt sich durch Beckenbodentraining alleine beheben. Besonders bindegewebige Schwächen können nicht immer durch eine stärkere Muskulatur ausgeglichen werden. Deshalb ist es notwendig, die verschiedenen Ursachen und Mechanismen zu erkennen und zu verstehen, um die richtige Therapie zu finden. Der Weg aus der Inkontinenz ist oft vielschichtiger, als man denkt, auch wenn eine kräftige Muskulatur immer eine wichtige Säule der Therapie bildet und auch im Alter bindegewebige Schwächen (zum Teil) ausgleichen kann.

Dranginkontinenz: Wenn der Harndrang die Kontrolle übernimmt

Während die Belastungsinkontinenz vor allem durch äußere Einflüsse wie Husten oder körperliche Belastung ausgelöst wird, ist es bei der Dranginkontinenz ein ganz anderes Problem. Hierbei spielt die Blase selbst eine zentrale Rolle: Sie zieht sich plötzlich und unwillkürlich zusammen, auch wenn sie nur teilweise gefüllt ist. Das Ergebnis? Ein starker, nicht zu unterdrückender Harndrang, der so heftig ist, dass die Betroffenen es oft nicht mehr rechtzeitig zur Toilette schaffen.

Überaktive Blase vs. Dranginkontinenz

Abzugrenzen von der Dranginkontinenz ist die überaktive Blase. Bei der überaktiven Blase kommt es ebenfalls häufig zu einem plötzlichen, nicht zu unterdrückenden Harndrang und infolgedessen zu häufigen Toilettengängen mit zum Teil sehr geringen Urinmengen sowohl tagsüber (Pollakisurie) als auch nachts (Nykturie). Es kommt jedoch nicht zu einem ungewollten Urinverlust. Man bezeichnet diesen Zustand aus dem Englischen auch als »overactive bladder (OAB) dry« und die Dranginkontinenz als »OAB wet«.

Auch wenn die Dranginkontinenz seltener vorkommt als die Belastungsinkontinenz, ist sie nicht weniger belastend. Sie kann in jedem Lebensalter auftreten, betrifft aber vermehrt ältere Frauen. In Deutschland sind etwa acht Prozent der Frauen davon betroffen, und unter den über 70-Jährigen geben sogar mehr als 30 Prozent der Frauen an, an Dranginkontinenz zu leiden. Dabei sind die Ursachen oft schwer zu fassen, denn viele Frauen berichten, dass die Blase »ohne erkennbaren Grund« auf einmal aktiv wird.

Ein Grund sind die hormonellen Veränderungen nach den Wechseljahren, die auch den Blasenmuskel beziehungsweise die Schleimhaut beeinflussen. Bei jüngeren Frauen sind es vor allem Stress, Nervenschäden oder wiederkehrende Blasenentzündungen, die eine Dranginkontinenz auslösen.

Die Dranginkontinenz wird oft von den Betroffenen als besonders unangenehm empfunden, da sie in jeder Lebenssituation und auch völlig überraschend auftreten kann – beim Einkaufen, im Büro oder auf dem Weg nach Hause, plötzlich muss ganz schnell eine Toilette her. Für viele Frauen stellt die Unberechenbarkeit dieser Form der Inkontinenz eine große psychische Belastung dar, und viele meiden sogar (soziale) Aktivitäten, aus Angst vor einem erneuten Kontrollverlust. Trotzdem wird die Dranginkontinenz oft bagatellisiert oder als unvermeidbarer Teil des Alterns abgetan. Doch wie bei jeder Form von Inkontinenz gilt auch hier: Häufiges Auftreten macht sie nicht »normal«!

Um das Problem gezielt anzugehen, ist es wichtig, die genauen Ursachen zu identifizieren. Denn hinter einer Dranginkontinenz können verschiedene Faktoren stecken, die oft nicht auf den ersten Blick erkennbar sind.

Wie kommt es zu einer Dranginkontinenz?

Die Dranginkontinenz entsteht durch eine Fehlsteuerung der Blase selbst. Eigentlich sollte die Blase nur dann aktiv werden, wenn sie gut gefüllt ist und du beschließt, zur Toilette zu gehen. Damit das funktioniert, ist eine fein abgestimmte Zusammenarbeit von Gehirn, Nervensystem und Blase notwendig.

Die Blase selbst ist ein sogenanntes muskulöses Hohlorgan, wie auch der Magen oder der Darm: Sie ist von Muskulatur umgeben und kann sich langsam mit Urin füllen. Sobald ein bestimmtes Füllvolumen erreicht ist, sendet die Blase über das zentrale Nervensystem (Rückenmark) ein Signal an dein Gehirn: »Ich bin voll, es ist Zeit, zur Toilette zu gehen.« Dann hast du die Wahl, diesen Drang zu ignorieren oder ihm nachzugeben, indem du zur Toilette gehst und den Harndrang bewusst auslöst. Dieses System funktioniert normalerweise reibungslos, weil dein Gehirn die Blase in Schach hält, bis du bereit bist. Das heißt, dein Gehirn kann hemmende Impulse an die Blase schicken, die den Harndrang nochmals unterdrücken und das Zusammenziehen der Blasenmuskulatur verhindern.

Bei einer Dranginkontinenz gerät dieses System aus dem Gleichgewicht. Der Blasenmuskel – der sogenannte Detrusor – wird plötzlich überaktiv und zieht sich zusammen, obwohl die Blase noch nicht voll ist oder du nicht wirklich zur Toilette musst. Diese überstürzten Kontraktionen des Detrusors führen dazu, dass du plötzlich einen sehr starken Harndrang verspürst, der sich kaum unterdrücken lässt. In diesem Moment gibt es keine wirkliche »Verhandlung«

mehr zwischen Gehirn und Blase – die Blase entscheidet, und zwar gegen deinen Willen, und zieht sich zusammen. Es kommt zum Urinverlust.

Dieses Ungleichgewicht kann verschiedene Ursachen haben: neurologische Störungen, eine übersensible Blasenmuskulatur, Entzündungen oder hormonelle Veränderungen, etwa nach den Wechseljahren. Manchmal bleibt die genaue Ursache aber auch unklar, das Ergebnis ist jedoch dasselbe: Die Blase »funkt dazwischen« und sorgt dafür, dass der Urin abgeht, bevor du es zur Toilette schaffst.

Es ist wichtig zu wissen, dass dieser plötzliche, unkontrollierbare Harndrang nicht immer bedeutet, dass die Blase tatsächlich voll ist. Vielmehr geht es um eine Fehlsteuerung im Nervensystem oder eine Überempfindlichkeit der Blase selbst, die den Drang und dann das Zusammenziehen der Muskulatur auslöst, obwohl es objektiv noch gar nicht nötig wäre.

Wann ist die Blase überaktiv?

Ist die Blase gesund, nehmen die meisten Frauen den ersten Harndrang bei einer Blasenfüllung von 250 bis 300 Milliliter wahr. Bei einer überaktiven Blase und Dranginkontinenz hingegen spüren Frauen schon bei sehr viel geringeren Mengen ein Gefühl von Harndrang und gehen auch für 50 oder 80 Milliliter auf die Toilette. Definitionsgemäß besteht eine überaktive Blase bei mehr als acht Toilettengängen tagsüber und zusätzlich nächtlichem Urinlassen.

Nun gibt es drei verschiedene Mechanismen, die zu dieser Form der Fehlsteuerung der Blase führen können:

1 – Probleme mit der Nervenkontrolle (Defizit der zentralen Hemmung)

Eine mögliche Ursache ist die Fehlkommunikation zwischen Gehirn und Blase, auch neurogene Detrusorüberaktivität genannt. Normalerweise sendet die Blase Signale ans Gehirn, wenn sie voll ist, und das Gehirn entscheidet dann, wann es Zeit ist, zur Toilette zu gehen. Bei Störungen im Nervensystem – etwa durch Erkrankungen wie Multiple Sklerose, Schlaganfälle oder Demenz – kann diese Kommunikation gestört sein. Das Gehirn »bremst« dann den Harndrang nicht mehr richtig. Man spricht auch von einer »Enthemmung« des Miktionsreflexes, weil die normale Kontrolle über den Harndrang teilweise oder komplett verloren geht. Als Folge zieht sich die Blase unkontrolliert zusammen, weil sie das Signal über die Nerven bekommt, obwohl sie noch gar nicht voll ist oder du eigentlich gerade nicht auf die Toilette gehen willst.

2 – Überempfindliche Blasenmuskulatur (nicht neurogene Detrusorüberaktivität)

Manchmal ist der Blasenmuskel selbst zu empfindlich. Das heißt, er ist übermäßig erregbar, obwohl keine direkten äußeren Reize oder pathologischen Veränderungen in der Umgebung vorliegen. Das passiert, wenn seine Reizschwelle gesenkt wird – also weniger »Anlass« nötig ist, damit er sich zusammenzieht. Diese Art der Überaktivität kann auf strukturelle oder funktionelle Veränderungen in der Blasenwand oder in den Rezeptoren, die den Füllungszustand der Blase wahrnehmen, zurückzuführen sein – durch Veränderungen direkt im Muskelgewebe der Blase oder durch funktionelle Störungen der Blasenmuskulatur, ohne dass eine Nervenstörung vorliegt, zum Beispiel durch einen Östrogenmangel. Die Blase zieht sich als Folge schneller und öfter zusammen, als sie eigentlich sollte, und das bereits bei geringeren Füllmengen, was zu häufigem Harndrang führt, obwohl keine »dringenden« Signale aus der Umgebung kommen.

3 – Reizüberflutung der Blase

In anderen Fällen gehen von der Blase oder der Harnröhre zu viele Reize an das Nervensystem. Diese verstärkte Signalweiterleitung an das Gehirn führt dann wiederum zu einer Überaktivität des Blasenmuskels. Mögliche Ursachen sind eine Blasenentzündung, Reizzustände wie nach einer Strahlenbehandlung der Blase, bestimmte Blasenerkrankungen wie die interstitielle Zystitis, eine empfindliche Harnröhre oder ein Hormonmangel. Diese Reizzustände führen zu einer Überflutung des zentralen Nervensystems mit sensorischen Signalen. Und das führt dazu, dass die Blase überstimuliert wird und sich dann unkontrolliert zusammenzieht – selbst wenn sie noch nicht voll ist.

Hormone und Dranginkontinenz

Ein Östrogenmangel, wie er zum Beispiel nach den Wechseljahren vorliegt, kann eine Rolle bei der Entwicklung einer Dranginkontinenz spielen, da er die Blase und ihre Nervensteuerung beeinflusst. Aber auch während der Stillzeit liegt bei Frauen ein Östrogenmangel vor, solange die Periode ausbleibt.

Ein niedriger Östrogenspiegel wirkt sowohl direkt auf die Blasenmuskulatur als auch auf die Schleimhäute der Blase und Harnröhre. Im Blasenmuskel selbst beeinflusst ein Östrogenmangel die Funktion der Muskarinrezeptoren. Diese sind dafür verantwortlich, wie der Blasenmuskel reagiert und wie stark er kontrahiert. Wenn der Östrogenspiegel sinkt, verringert sich die Kontrolle über diese Rezeptoren, was zu übermäßigen oder unkontrollierten Blasenkontraktionen führt – auch wenn die Blase noch nicht vollständig gefüllt ist. Außerdem führt der Östrogenmangel zu einer Schwächung der Blasen- und Harnröhrenschleimhäute, was diese empfindlicher für äußere Reize macht. Ohne ausreichenden Östrogeneinfluss werden die Schleimhäute trockener und dünner, und Blase sowie Harnröhre werden anfälliger für Reizungen oder Entzündungen. Dies verursacht verstärkte sensorische Signale an das Gehirn, was ebenso zu Drangsymptomen führen kann. Fazit: Eine ausreichende lokale Östrogenisierung im Alter und auch in der Stillzeit können hilfreich sein, die Drangsymptomatik zu lindern.

Last but not least …

Am Ende des Themas Inkontinenz ist noch eins wichtig zu sagen: Inkontinenz, sei es eine Belastungs- oder Dranginkontinenz, ist ein häufiges, aber dennoch behandelbares Problem. Wie wir gesehen haben, gibt es viele verschiedene Faktoren, die dazu führen können, und oft sind es mehrere Komponenten, die gleichzeitig eine Rolle spielen. Während bei der Belastungsinkontinenz hauptsächlich der Beckenboden und die Stützstrukturen betroffen sind, liegt das Problem bei der Dranginkontinenz häufig in der Nervensteuerung der Blase. Deshalb ist es auch so wichtig, die genaue Ursache der Inkontinenz zu kennen, um die richtige Therapie zu wählen, und die Risikofaktoren zu kennen, um eine Entwicklung der Inkontinenz oder das Fortschreiten zu verhindern. Fakt ist: Auch wenn du betroffen bist, musst du dich mit dieser körperlichen Beschwerde und Vorlagen in der Unterhose nicht abfinden.

Es gibt viele Therapiemöglichkeiten, und keine Frau sollte mit dem Mythos leben, dass Inkontinenz ein unvermeidlicher Teil des Lebens ist. Ob konservative Ansätze wie Beckenbodentraining, Pessare, gezielte Physiotherapie oder medizinische Behandlungen und operative Eingriffe – für jede Frau gibt es eine passende Lösung. Im Kapitel »Therapiemöglichkeiten für den Beckenboden« (siehe S. 182ff.) werden wir dir zeigen, wie du herausfinden kannst, was für dich und deinen Körper am besten funktioniert.

Stuhl- und Windinkontinenz: Wenn der Darm nicht mehr gehorcht

Wahrscheinlich hast du dir noch nie Gedanken darüber gemacht, wie unglaublich zuverlässig unser Körper darin ist, den Stuhlgang und das Halten von Luft in unserem Darm zu kontrollieren. Es ist eine dieser selbstverständlichen Funktionen, über die man nicht nachdenkt – bis sie nicht mehr wie gewohnt funktionieren.

Vielleicht kennst du das Gefühl, bei einer Durchfallerkrankung schnell auf die Toilette rennen zu müssen, aus Angst, die Kontrolle zu verlieren. Aber dass man selbst den Drang nicht spürt und wirklich nicht dichthalten kann, also die Kontrolle auch ernsthaft verliert, liegt für die meisten außerhalb ihrer Vorstellungskraft. Es sind Themen, die besonders unangenehm und schwer auszuhalten sind. Nicht zu wissen, wann und ob ein Pups abgeht oder die Unterhose braune Flecken hat, bestimmt nicht selten den ganzen Alltag. Dabei kommt es gar nicht so selten vor, besonders nach einer Schwangerschaft oder Geburt. Ja, dieses Tabuthema betrifft auch viele junge Frauen.

Doch was bedeutet es genau, stuhlinkontinent zu sein? Genauer ist eigentlich der Begriff »analinkontinent«. Analinkontinenz umfasst leichtere Formen wie das unkontrollierte Abgehen von Darmluft (Windinkontinenz), häufig verschmutzte Unterwäsche (Stuhlschmieren)

ERFAHRUNGSBERICHT

Emma, 36 Jahre

Vor und in der Schwangerschaft: Ich hatte keine Ahnung, was mir bevorstand

Ich fühlte mich **fit, stark, gut vorbereitet.** Ich hatte mich mit der Geburt auseinandergesetzt und an einem Geburtsvorbereitungskurs teilgenommen. Was ich aber nicht wusste, war: Was kommt eigentlich danach? Über den **Beckenboden** wurde **nur am Rande** gesprochen.

Die Geburt: Mein Körper im Ausnahmezustand

»Frau S.?« Die freundliche Assistenzärztin beugte sich über mich. »Ich unterstütze Sie ein bisschen und drücke mit.« Ich vertraute ihr. Ich wollte einfach nur mein Baby gesund zur Welt bringen. Dann folgte das **Kristeller-Manöver** – ein Druck auf meinen Bauch, so stark, dass mir die Luft wegblieb. Ich hatte kurz das Gefühl zu ersticken. Nach einigen Presswehen war mein Baby endlich da.

Das Wochenbett: Hormonell in Watte gepackt – alles egal

Wir waren überglücklich über unseren gesunden Sohn und die Strapazen der Geburt sofort vergessen. Die freundliche Assistenzärztin kam nach ein paar Tagen vorbei, um sich nach meinem Wohlergehen zu erkundigen. Ich bedankte mich sogar mehrfach bei ihr für ihre Unterstützung. Alle waren so nett und kümmerten sich gut. Das Entlassungsgespräch war nach wenigen Minuten vorbei. Doch darüber, dass ich **harte Kriterien** erfüllte, bei denen mit großer Sicherheit mein **Beckenboden** einen **Schaden genommen** hat, **verlor niemand ein Wort.**

Die ersten Wochen:
Ein Körper, der sich fremd anfühlte

Ich **verlor** plötzlich **unkontrolliert Stuhl.** Ich fühlte ein **dumpfes Ziehen** nach unten, mein Bauch war weich, als hätte ich keinen Halt mehr. Ich wusste: **Etwas stimmt nicht.** Ich ging zur **Physiotherapie,** begann mit **Rückbildung.** Ich fragte meine Frauenärztin, ob das normal sei. Ihre Antwort: »Das dauert eben nach einer Geburt.«

Der Wendepunkt:
Ich ließ mich nicht mehr abspeisen

Erst Monate später, durch eine gezielte Untersuchung, kam die Diagnose: **Levatorabriss links, Blasensenkung.**

» **Niemand hatte mich darauf vorbereitet,** dass so etwas passieren kann.

» **Niemand hatte mich untersucht** – obwohl die Symptome klar waren.

» **Niemand hatte mir gesagt,** dass es spezialisierte Physiotherapie gibt, dass es Pessare gibt, dass ich Unterstützung bekommen konnte.

Meine Botschaft an andere Frauen:

» Hört nicht auf Menschen, die alles als »normal« abtun!

» Lasst euch nicht abspeisen mit: »Das dauert nach der Geburt!«

» Holt euch Hilfe – es gibt sie, auch wenn sie nicht automatisch angeboten wird.

sowie das unwillentliche Absetzen kleiner Mengen Stuhl und noch schwerere Formen wie den kompletten Verlust der Kontrolle über den Darminhalt. Häufig wird dabei kein vorheriger Drang verspürt, sodass es einfach ohne Vorwarnung passiert und den Betroffenen keine Zeit bleibt, noch schnell zur Toilette zu rennen. Verständlich, dass die Lebensqualität dadurch massiv beeinträchtigt wird und es auch zu einer sozialen Isolation führen kann.

Statistiken zeigen, dass fünf bis zehn Prozent der Erwachsenen im Laufe ihres Lebens mit einer Analinkontinenz zu kämpfen haben. Für Frauen steigt dieses Risiko nach einer Geburt deutlich an. So entwickeln bis zu einem Drittel der Frauen nach einer vaginalen Geburt eine Form von Stuhlinkontinenz. Besonders gefährdet sind Frauen, die eine operative Entbindung mittels Geburtszange hatten oder bei denen ein höhergradiger Dammriss (Grad III–IV) den analen Schließmuskel verletzt hat. Dabei werden die Symptome in vielen Fällen im ersten halben Jahr deutlich besser oder verschwinden (vorübergehend) wieder.

Doch auch wenn dies den Frauen gerne zur Beruhigung mitgegeben wird, ist es nicht immer der Fall – und eine genaue Diagnostik ist bereits beim erstmaligen Auftreten enorm wichtig! So zeigte beispielsweise eine Langzeitstudie, dass auch noch zwölf Jahre nach der Geburt etwa sechs Prozent der Frauen anhaltende Probleme mit der Stuhlkontinenz haben. Wichtig zu wissen ist dabei: Von den Frauen, die bereits drei Monate nach der Geburt Symptome aufwiesen, hatten fast die Hälfte diese Beschwerden auch noch nach zwölf Jahren. Eine weitere Studie zeigte, dass zehn Prozent der Frauen sechs Jahre nach Geburt noch eine anhaltende Analinkontinenz aufwiesen.

Auch wenn man meinen könnte, ein Kaiserschnitt schütze vor einer analen Inkontinenz, ist dem nicht in jedem Falle so. Die Studienlage dazu ist ausgesprochen divers. So gibt es Daten, die zeigen, dass eine unkomplizierte vaginale Geburt kein höheres Risiko birgt als ein Kaiserschnitt, und wiederum andere, die eine Risikoerhöhung von bis zu 30 Prozent oder mehr zeigten. Was jedoch nicht von der Hand zu weisen ist, ist, dass Frauen nach Kaiserschnittentbindungen häufiger Symptome einer Analinkontinenz zeigen als Frauen, die keine Kinder geboren haben. Es scheinen also auch Veränderungen in der Schwangerschaft in die Entwicklung einer Analinkontinenz zu fließen als nur die reine Belastung unter der Geburt.

Wichtig: Die Symptome müssen nicht immer direkt nach der Geburt auftreten, manchmal dauert es auch einige Tage oder Wochen, bis es zu Beschwerden wie unkontrolliertem Stuhlabgang kommt!

Die Ursachen der Analinkontinenz

Normalerweise funktioniert unser Schließmuskel, der den Darminhalt zurückhält, wie ein Uhrwerk: Wir entscheiden bewusst, wann wir auf die Toilette gehen, und der Körper reagiert entsprechend. Dabei muss das fein aufeinander abgestimmte System dauerhaft arbeiten, schließlich hält es ja den ganzen Tag und die Nacht über den Darm dicht, ohne dass wir daran denken. Schauen wir uns die beteiligten Strukturen nun genauer an, die uns im Normalfall vor einer Analinkontinenz schützen.

Die zentrale Rolle des Schließmuskels: Sphinkter und Beckenboden als Team

Unser Schließmuskel – bestehend aus dem Sphincter ani externus (äußerer Schließmuskel) und dem Sphincter ani internus (innerer Schließmuskel) – sowie die umgebende Beckenbodenmuskulatur sind maßgeblich für die Kontrolle über den Darm verantwortlich. Diese Muskeln umschließen den Anus und sorgen dafür, dass Stuhl und Gase kontrolliert zurückgehalten werden, bis wir bewusst den Entleerungsprozess einleiten.

Der Sphincter ani internus arbeitet dabei unwillkürlich – wir können ihn also nicht bewusst steuern. Seine Hauptaufgabe besteht darin, den Analkanal auch im Ruhezustand geschlossen zu halten. Er bleibt dafür in einem Zustand der ständigen leichten Anspannung (Tonus), damit sichergestellt werden kann, dass der Analkanal auch ohne bewusste Anstrengung verschlossen bleibt und Stuhl sowie Gase nicht entweichen.

Der Sphincter ani externus ist der Teil des Schließmuskels, den wir bewusst steuern können. Wenn du den Stuhlgang also bei Drang zurückhalten musst, spannst du diesen Muskel gezielt an. Er umschließt den Analkanal von außen und gibt dir die bewusste Kontrolle über den Moment, wann du den Darm entleeren möchtest. Er bildet außerdem einen Teil der äußeren Beckenbodenmuskulatur.

Der innere Sphinkter arbeitet eng mit dem äußeren zusammen. Während der innere Sphinkter bei steigendem Druck im Enddarm durch Reflexe leicht entspannt wird, entscheidet der äußere Sphinkter, ob es der richtige Moment ist, den Darminhalt freizugeben, oder ob er ihn weiter zurückhalten soll.

Der Beckenboden übernimmt eine wichtige Stützfunktion für den Darm. Besonders der Musculus puborectalis, ein Teil des Levatormuskels und damit der inneren Beckenbodenmuskulatur, spielt hier eine Schlüsselrolle.

Dieser Muskel bildet, wie oben bereits erwähnt, eine Schlinge um den Enddarm. Er zieht den Enddarm nach vorne und sorgt auf diese Weise dafür, dass der Darm in einem leichten Winkel gehalten wird und eine natürliche Barriere entsteht, die den Stuhl zurückhält. Dieser »Knick« im Darm wird durch Entspannung des Musculus puborectalis nahezu aufgelöst, wenn wir uns bewusst entscheiden, zur Toilette zu gehen und ihn zu entleeren. Zusammen mit den anderen Anteilen des Musculus levator ani bildet er außerdem eine wichtige Stütze für den Enddarm. Der Levator ani stabilisiert durch seine »Hängemattenfunktion« den Enddarm und hält ihn in seiner Position.

Was geschieht bei einer Schwächung?

Wenn einer der Muskeln geschwächt ist, gerät das gesamte System aus dem Gleichgewicht. So kann eine Schwächung des inneren Sphinkters – zum Beispiel durch Alterungsprozesse, Verletzungen oder eine Geburt – zu einer reduzierten Grundspannung führen. Dies bedeutet, dass der Muskel weniger Widerstand bietet, was die ungewollte Abgabe von Stuhl oder Winden begünstigen kann. Schwächungen oder Verletzungen der Beckenbodenmuskulatur, insbesondere des äußeren Sphinkters, können zu einer reduzierten Kontrolle führen, also das Zurückhalten bei Stuhldrang erschweren oder unmöglich machen.

Nervenschäden im Beckenbereich können ebenfalls eine wesentliche Rolle bei der Entwicklung von Stuhlinkontinenz spielen. Besonders der Nervus pudendus, der für die Steuerung der Beckenbodenmuskulatur und des äußeren Schließmuskels verantwortlich ist, kann durch Überdehnung während einer Geburt geschädigt werden und zu einer verminderten Kontrolle über den Schließmuskel führen. Der natürliche Alterungsprozess und chronische Belastungen können die Nervenfunktion ebenso beeinträchtigen. Es ist daher ausgesprochen wichtig, sowohl muskuläre als auch nervale Faktoren bei der Diagnose und Therapie von Stuhlinkontinenz zu berücksichtigen.

Zusammenfassend lässt sich sagen, dass Stuhl- und Windinkontinenz oft durch eine Kombination aus mechanischen Schäden wie Schließmuskel- und Nervenverletzungen sowie altersbedingten Veränderungen entstehen. Wichtig ist, dass Frauen nach einer erschwerten Geburt oder bei bekannten Risikofaktoren genau überwacht und entsprechend rechtzeitig behandelt werden, damit langfristige Beschwerden verhindert werden können. Auf die speziellen Risikofaktoren gehen wir später genauer ein.

Hämorrhoiden: Wenn der Druck zu groß wird

Auch Hämorrhoiden können im Zusammenhang mit Problemen im Beckenboden entstehen oder verstärkt werden. Sie zählen in der allgemeinen Bevölkerung zu den häufigsten Erkrankungen, und doch spricht kaum jemand darüber. So leiden bei den über 50-Jährigen etwa 50 Prozent der Menschen an Hämorrhoiden. Aber auch bei jüngeren Menschen sind sie keine Seltenheit. Übergewicht, chronische Verstopfung und ein schwaches Bindegewebe sind einige der Hauptrisikofaktoren. Und auch der Beckenboden spielt eine entscheidende Rolle bei der Entstehung und Verschlimmerung von Hämorrhoiden, besonders in der Schwangerschaft und nach der Geburt.

Was genau sind Hämorrhoiden?

Dazu muss zuerst einmal gesagt werden: Jeder Mensch hat Hämorrhoiden, doch in ihrer normalen Form sind sie weder sichtbar noch problematisch. Es handelt sich um ringförmig angeordnete Gefäßpolster am Ausgang des Enddarms, kurz vor dem After. Zusammen mit dem Schließmuskel sorgen sie dafür, dass der Darm richtig abdichtet. Umgangssprachlich wird der Begriff »Hämorrhoiden« allerdings meist für die Beschwerden benutzt, die auftreten, wenn diese Gefäßpolster durch einen erhöhten Druck im Bauchraum anschwellen und sich vergrößern. Die Ausprägung reicht dabei von inneren, unsichtbaren Hämorrhoiden bis hin zu äußeren, schmerzhaften Knoten. Typische Symptome sind Schmerzen, Nässen, Juckreiz und Blutungen während des Stuhlgangs.

Hämorrhoiden in der Schwangerschaft und nach der Geburt

Besonders in der Schwangerschaft, wenn der Beckenboden durch das wachsende Baby, hormonelle Veränderungen und die erhöhte Blutmenge im Körper zusätzlich belastet wird, sind Hämorrhoiden häufig und betreffen 25 bis 35 Prozent der Frauen. Die erhöhte Druckbelastung auf den Beckenboden und die Blutgefäße im Bereich des Beckens sowie eine hormonelle Weichheit des Bindegewebes führen häufig dazu, dass sich Hämorrhoiden entwickeln oder dass sich bestehende Hämorrhoiden verschlimmern.

Nach der Geburt kann dieser Anteil sogar noch höher sein, insbesondere nach vaginalen Entbindungen, bei denen der Druck auf den Beckenboden extrem hoch ist. Ein weiterer Faktor, über den wir bereits gesprochen haben, ist, dass viele Frauen in der Schwangerschaft oder nach der Geburt an Verstopfung leiden, was die Entstehung von Hämorrhoiden begünstigt.

Die Rolle des Beckenbodens bei der Entstehung von Hämorrhoiden

Der Beckenboden spielt eine entscheidende Rolle bei der Unterstützung des Darms und der Kontrolle des Stuhlgangs. Ein gut funktionierender Beckenboden hilft dabei, den Druck im Bauchraum auszugleichen und den Enddarm zu stützen. Wenn jedoch Probleme im Beckenboden auftreten, kann dies die Entstehung oder Verschlimmerung von Hämorrhoiden begünstigen. Folgende Mechanismen sind dabei von besonderer Bedeutung:

1 – Geschwächter Beckenboden

Ist der Beckenboden zum Beispiel durch eine Schwangerschaft oder nach Geburt geschwächt, verliert er seine Fähigkeit, den Darm und den Anus ausreichend zu stützen. Dadurch entsteht vermehrter Druck direkt auf die Blutgefäße im Enddarm, was symptomatische Hämorrhoiden begünstigt. Bei Frauen, die schon vor der Geburt einen schwachen Beckenboden hatten, kann das Risiko besonders hoch sein.

2 – Verspannter Beckenboden

Eine übermäßig angespannte Beckenbodenmuskulatur erschwert den Stuhlgang, da die nötige Entspannung des Schließmuskels so nicht möglich ist und der Darm nicht in die korrekte Position gebracht werden kann (der »Knick« am Enddarm bleibt bestehen). Frauen mit einem verspannten Beckenboden müssen also beim Stuhlgang häufig sehr stark pressen – ein Faktor, der den Druck auf die Hämorrhoiden verstärkt und erheblich zur Entstehung von Beschwerden beitragen kann.

3 – Beckenbodendysfunktion

Bei einer Beckenbodendysfunktion stimmt die Koordination zwischen den Beckenbodenmuskeln und den Schließmuskeln des Darms nicht mehr. Dies kann entweder durch eine Schwäche der Muskeln oder durch eine falsche Ansteuerung der Muskulatur entstehen. Das führt dazu, dass sich die Muskeln während des Stuhlgangs nicht ausreichend entspannen können, was das Pressen notwendig macht. In manchen Fällen arbeiten die Muskeln des Beckenbodens nicht synchron mit dem Schließmuskel, was den Stuhlgang zusätzlich erschwert. Das starke Pressen überdehnt schließlich die Blutgefäße im Anus, was die Vergrößerung von Hämorrhoiden fördert. Nicht ohne Grund ist unsere Podcastfolge zum Thema Hämorrhoiden in der Schwangerschaft und nach Geburt eine der meistgehörten, die wir je veröffentlicht haben. Hämorrhoiden sind einfach sehr häufig in dieser Zeit und können extrem belastend sein. Gezieltes Beckenbodentraining kann dich auch bei diesen Beschwerden unterstützen, damit der Beckenboden wieder seine volle Stützkraft entfalten kann und eine aktive Entspannung möglich ist, um starkes Pressen auf der Toilette zu verhindern. Zusätzlich können spezifische Salben in der akuten Phase helfen, Symptome wie Juckreiz und Schmerzen zu lindern. Wichtig ist es natürlich, dass du langfristig versuchst, Verstopfungen zu vermeiden, um den Druck auf die Hämorrhoiden und die damit einhergehenden Beschwerden zu reduzieren.

Wie du beim Lesen des Kapitels wahrscheinlich gemerkt hast, haben viele der Beckenbodenbeschwerden ihren Ursprung in einem oft unterschätzten Phänomen: dem verspannten Beckenboden. Deshalb tauchen wir in einem eigenen Kapitel (»Verspannter Beckenboden – ein unterschätztes Problem«, siehe S. 79ff.) tiefer in die Thematik ein, um zu verstehen, wie er entsteht, wie du selbst spüren kannst, ob dein Beckenboden verspannt ist, welche Symptome auftreten können und wie man ihn gezielt entspannen und behandeln kann. Doch zunächst widmen wir uns noch den Risikofaktoren für Beckenbodenstörungen.

Risikofaktoren für Beckenbodenstörungen

Nachdem du nun die häufigsten Beschwerden im Zusammenhang mit dem Beckenboden im Detail kennengelernt hast, siehst du in der folgenden Übersicht die wichtigsten Risikofaktoren für die genannten Beckenbodenstörungen. Grob können wir sie in geburtshilfliche und nicht geburtshilfliche Faktoren einteilen.

Auch hier gilt, dass rein statistisch gesehen diese Gegebenheiten vermehrt mit Beckenbodenstörungen in Verbindung gebracht werden, aber natürlich nicht jede Frau mit diesen Eigenschaften eine Beckenbodenstörung entwickeln wird. Einiges können wir selbst beeinflussen, anderes nicht. Auf die geburtshilflichen Risikofaktoren werden wir im Kapitel »Beckenboden und Geburt« (siehe S. 119ff.) genauer eingehen.

Nicht geburtshilfliche Risikofaktoren	Geburtshilfliche Risikofaktoren
Alter	Alter beim ersten Kind (>35 Jahre)
Östrogenmangel	Anzahl der Schwangerschaften/ Geburten
Ethnizität (asiatisch)	Anzahl der vaginalen Geburten
Genetik	Beckenbodendysfunktion in der Schwangerschaft
Genussmittel (Kaffee & Alkohol)	Geburtsverletzungen (Dammriss III./IV. Grades)
Schwere körperliche Arbeit	Gewichtszunahme in der Schwangerschaft
Körpergewicht (BMI)	Prolongierte zweite Geburtsphase
Rauchen	Vaginal-operative Geburten
Leistungssport/High-Impact-Belastungen	Körpergröße/Körpergewicht der Frau
Chronische Verstopfungen	Geburtsgewicht (des 1. Kindes)
Hysterektomie (Gebärmutterentfernung)	Willentliches Ansteuern des Beckenbodens nicht möglich

Auf den folgenden Seiten wollen wir die nicht geburtshilflichen Risikofaktoren noch genauer unter die Lupe nehmen.

Risikofaktor Alter: Der ganz normale (Muskel-)Schwund

Mit zunehmendem Alter verliert das Bindegewebe an Elastizität, und auch die Muskeln des Beckenbodens bauen ab. Das ist ganz normal. Tatsächlich verlieren wir schon ab dem 30. Lebensjahr jährlich etwa ein Prozent unserer Muskelmasse. In den Wechseljahren wird dieser Prozess durch den sinkenden Östrogenspiegel weiter verstärkt. Zusätzlich verliert der Körper mit den Jahren auch an Wasser, wodurch das Gewebe quasi austrocknet und weniger elastisch wird. Schritt für Schritt verlieren die Haltestrukturen im Becken ihre Stabilität – ein langsamer, aber natürlicher Prozess.

Studien zufolge steigt das Risiko für Organsenkungen bereits ab einem Alter von 35 Jahren. Auch jegliche Formen der Inkontinenz treten im Alter häufiger auf. So sind bei Frauen über 60 Jahren 60 Prozent von einer Form der Harninkontinenz betroffen.

Risikofaktor Hormonmangel: Wenn das »Jugendserum« Östrogen fehlt

Östrogen ist entscheidend für die Stabilität des Bindegewebes und der Blasenfunktion. Ebenso sind im Beckenbodenmuskel selbst Östrogenrezeptoren (Andockstellen für das Hormon) nachgewiesen worden, denn auch hier fördert es die Elastizität des Muskels. Ab einem Alter von etwa Mitte 40 geht die Östrogenproduktion in den langsamen Rückzug, das Gewebe wird anfälliger, weniger elastisch, und der Beckenboden verliert nach und nach seine natürliche Spannkraft. Kein Wunder also, dass viele Frauen während oder nach den Wechseljahren erste oder zunehmende Senkungsprobleme bemerken.

Tatsächlich sind etwa 40 Prozent der Frauen über 50 Jahre von irgendeiner Form der Organsenkung betroffen. Auch der Urethraltonus sinkt, was zu vermehrtem Harndrang und einer Schwächung der Schließmuskulatur führt. Rund 40 Prozent der Frauen über 50 Jahre leiden an einer Form von Harninkontinenz, wobei der Östrogenmangel einen entscheidenden Faktor darstellt. Aber auch die Schleimhäute und die Muskulatur rund um den Anus verlieren an Spannkraft, und der Analtonus nimmt ab, was den Schließmechanismus schwächt und wiederum eine Stuhlinkontinenz begünstigen kann. Jetzt verstehst du auch Folgendes: Selbst wenn nach einer Geburt keine unmittelbaren Beschwerden auftraten, können diese altersbedingten Veränderungen dazu führen, dass sich Schwächen, die durch eine vaginale Entbindung bereits vor Jahren entstanden sind, plötzlich bemerkbar machen.

Risikofaktor Ethnizität: Die Herkunft macht einen Unterschied

Die ethnische Abstammung kann das Risiko für Beckenbodenstörungen beeinflussen, wobei Unterschiede zwischen den Gruppen bestehen. Studien zeigen, dass Frauen asiatischer Abstammung verglichen mit Frauen europäischer Abstammung ein bis zu neunmal höheres Risiko für schwerwiegende Geburtsverletzungen wie Dammrisse III. und IV. Grades aufweisen. Beide Gruppen zeigen dennoch ein höheres Risiko als Frauen lateinamerikanischen oder schwarzafrikanischen Ursprungs. Europäischstämmige Frauen hingegen sind häufiger von Belastungsinkontinenz betroffen als Frauen anderer ethnischer Abstammung. Zusammenfassend lässt sich sagen, dass Frauen schwarzafrikanischer und lateinamerikanischer Abstammung ein insgesamt geringeres Risiko für Beckenbodenbeschwerden aufweisen. Diese Unterschiede sind vermutlich auf eine Kombination aus anatomischen, genetischen und kulturellen Faktoren sowie geburtshilflichen Praktiken zurückzuführen.

Risikofaktor genetische Veranlagung: Deine DNA als Mitspieler

Deine Gene haben nicht nur Einfluss auf deine Augenfarbe oder Haarstruktur, sondern auch auf die Festigkeit deines Bindegewebes. Wenn Frauen in deiner Familie schon von Bindegewebsschwäche betroffen sind, zum Beispiel deine Mutter oder Oma an einer Organsenkung oder Inkontinenz leidet, könnte das Risiko für dich ebenfalls erhöht sein. Studien zeigen, dass die genetische Komponente bei Beckenbodenproblemen oft unterschätzt wird. Manchmal ist die Schwäche im Gewebe also buchstäblich in den Genen verankert. Dieses Wissen kannst du nutzen, um zum einen deine Muskulatur dementsprechend verstärkt zu trainieren und zum anderen den Geburtsmodus mit deiner Ärztin oder Hebamme zu besprechen.

Risikofaktor Kaffee & Alkohol: Mit Vorsicht zu genießen

Sowohl Alkohol als auch Koffein können Beckenboden und Blasenfunktion erheblich beeinflussen. Koffein stimuliert die Nieren und erhöht die Urinproduktion, was zu häufigerem Wasserlassen und einem verstärkten Harndrang führen kann. Studien legen nahe, dass ein sehr hoher Koffeinkonsum – definiert als über 450 Milligramm Koffein pro Tag, das entspricht etwa vier Tassen Kaffee – das Risiko für häufige Harninkontinenzepisoden um 19 Prozent erhöht. Darüber hinaus senkt Koffein die Schwelle für Blasenkontraktionen. Durch die Hemmung des Hormons Vasopressin, das die Urinproduktion reguliert, hat Alkohol ebenso eine harntreibende Wirkung. Beide Genussmittel irritieren zudem die Blasenschleimhaut, was die Symptome bei Dranginkontinenz verschlimmern kann. Bei einem moderaten Kaffeekonsum (ein bis zwei Tassen täglich) ist der Effekt von Koffein auf die Verstärkung der Inkontinenz nicht nachgewiesen.

Übermäßiger Alkoholkonsum kann zudem die Muskelgesundheit beeinträchtigen. Untersuchungen zeigen, dass 40 bis 60 Prozent der Menschen mit chronischem Alkoholmissbrauch an einer »alcohol-related myopathy« leiden, einer Muskelschwäche, die sich auf die gesamte Muskulatur einschließlich die des Beckenbodens auswirken kann. Eine geschwächte Beckenbodenmuskulatur erhöht wiederum das Risiko für Beckenbodenbeschwerden.

Chronischer Alkoholkonsum kann auch zu Beckenbodendysfunktionen führen, die den sexuellen Bereich betreffen. Bei Männern kann übermäßiger Alkoholkonsum zu erektiler Dysfunktion und vorzeitigem Samenerguss führen. Bei Frauen trägt Alkohol zu einem verminderten Sexualtrieb, einer schlechteren Lubrikation, Schmerzen beim Geschlechtsverkehr und Schwierigkeiten, einen Orgasmus zu erreichen, bei.

Weder Kaffee noch Alkohol müssen vollständig gemieden werden, um den Beckenboden zu schützen. Ein moderater Genuss von Kaffee oder ein gelegentlicher Alkoholkonsum verursacht in der Regel keine Probleme. Wer jedoch bereits Beschwerden wie häufiges Wasserlassen, Harndrang oder Inkontinenz bemerkt, sollte seinen Konsum überdenken. Dabei gilt es auch, andere Koffeinquellen wie Cola, Tee oder Energydrinks zu reduzieren. Ein gesunder Beckenboden profitiert von Balance – und das gilt auch für die kleinen Freuden des Alltags.

Risikofaktor schwere körperliche Arbeit: Der unsichtbare Beckenbodenstress

Ob du als Krankenschwester Patientinnen hebst, in der Pflege arbeitest oder schwere Kisten schleppst – alles, was regelmäßiges Heben schwerer Lasten erfordert, belastet den Beckenboden enorm. Aber auch »Druck von innen« kann schaden: Frauen mit chronischem Husten – etwa durch Asthma oder Rauchen – merken oft nicht, dass dieser ständige Druck auf den Beckenboden wie unsichtbare Gewichte wirkt und den Beckenboden stark belastet. Ähnlich wie bei einer Geburt können wiederholte Belastungen das Bindegewebe und die Muskeln schwächen. Sowohl für eine Organsenkung als auch für eine Inkontinenz oder das Auftreten von Hämorrhoiden stellt dies einen Risikofaktor dar.

Risikofaktor Übergewicht: Mehr Gewicht = mehr Druck

Übergewicht zählt zu den stärksten Risikofaktoren für Beckenbodenprobleme und hat sowohl direkte als auch indirekte Auswirkungen auf die Funktion dieser Muskelgruppe. Jedes zusätzliche Kilogramm Körpergewicht übt einen erhöhten Druck auf die Beckenbodenmuskulatur, die Schließmuskeln und die umliegenden Organe aus, insbesondere auf die Blase und die Harnröhre. Dieser Druck schwächt die Muskulatur über die Zeit, belastet die elastischen Strukturen des Bindegewebes und begünstigt die Entwicklung von Beschwerden wie Harninkontinenz und Organsenkungen.

Der durch Übergewicht gesteigerte intraabdominale Druck belastet die Beckenbodenmuskulatur und die Bänder, die die Blase und die Harnröhre stützen, was zu einer dauerhaften Überdehnung und Schwächung führen kann. Darüber hinaus fördern übermäßiges Fettgewebe und Übergewicht entzündliche Prozesse im Körper, die die Stabilität des Gewebes und die Kollagenproduktion beeinträchtigen. Das wiederum reduziert die Elastizität und Regenerationsfähigkeit der Strukturen, die den Beckenboden unterstützen. Zusätzlich kann Übergewicht die Durchblutung im Beckenbodenbereich verringern, was die Fähigkeit des Gewebes, sich zu regenerieren und zu stärken, weiter einschränkt.

Erheblicher Einfluss

Für jede Erhöhung des Body-Mass-Index (BMI) um 5 Punkte steigt das Risiko, eine Harninkontinenz zu entwickeln, um 20 bis 70 Prozent. Frauen mit einem BMI von über 30 haben ein fast doppelt so hohes Risiko für das Auftreten einer Harn- und Stuhlinkontinenz oder Organsenkung. Eine Gewichtsreduktion von nur fünf bis zehn Prozent des Körpergewichts kann die Symptome einer Inkontinenz signifikant verbessern. So berichten Frauen von einer deutlichen Abnahme der Inkontinenzepisoden um mindestens 70 Prozent. Bei einem Gewichtsverlust von mehr als zehn Prozent waren die Verbesserungen noch ausgeprägter.

Risikofaktor Rauchen: Gift für den Beckenboden

Rauchen schädigt nicht nur die Lunge, es hat auch direkte und indirekte Auswirkungen auf den Beckenboden. Chronischer Husten, der bei Raucherinnen häufig auftritt, stellt eine enorme Belastung dar. Die wiederholten Druckspitzen beim Husten schwächen die Beckenbodenmuskulatur und erschweren die Kontrolle über die Blase. Zudem verlangsamt Rauchen die Kollagenbildung, was die Elastizität und Stabilität des Beckenbodengewebes beeinträchtigt und das Risiko für die Entwicklung einer Belastungsinkontinenz oder Organsenkung verstärkt. Zusätzlich kann Rauchen die Entstehung einer Dranginkontinenz begünstigen. Die Chemikalien in Zigaretten, etwa Nikotin und Teer, können die Blasenschleimhaut reizen, was zu Entzündungen und einer erhöhten Empfindlichkeit führt. Außerdem wird Rauchen mit einer reduzierten Blasenkapazität in Verbindung gebracht, die Blase kann also weniger Urin speichern. Dies führt zu einer intensiveren Frequenz und Dringlichkeit beim Wasserlassen. Studien zeigen, dass Raucherinnen ein bis zu 50 Prozent höheres Risiko für eine Harninkontinenz aufweisen als Nichtraucherinnen. Der Verzicht auf Nikotin ist daher ein wichtiger Schritt, langfristig die Beckenboden- und Blasengesundheit zu fördern.

Risikofaktor High-Impact-Sportarten & Leistungssport: Belastung für den Beckenboden

Intensive Sportarten, insbesondere solche mit hoher Belastung (High-Impact-Sportarten), können den Beckenboden stark beanspruchen. Sportarten, die zu einem wiederholten Druckanstieg im Bauchraum führen, können langfristig Muskulatur und Bindegewebe des Beckenbodens schwächen. Nicht nur Leistungssportlerinnen, auch viele Frauen, die als topfit und gesund gelten, kämpfen im Stillen mit Inkontinenz. Die Belastung, die beim Springen oder Heben auf den Beckenboden wirkt, ist vergleichbar mit dem Druck, der bei einer Schwangerschaft entsteht – nur dass sie im Sport eben dauerhaft und wiederholt auftritt.

Risikofaktor Verstopfungen: Das stille Leiden des Beckenbodens

Chronische Verstopfungen stellen ein hohes Risiko für die Entwicklung von analer Inkontinenz, Hämorrhoiden und Organsenkungen dar. Oft wiederholtes, starkes Pressen beim Stuhlgang fordert den Beckenboden bei jedem Toilettengang richtig heraus. Jedes Mal wenn du stark presst, zwingst du das Gewebe, sich dem Druck zu beugen. Das kann auf Dauer dazu führen, dass Mikroverletzungen entstehen und das Bindegewebe nachgibt, was zu einer Rektozele führen kann. Außerdem führt der wiederholte, enorme Druck auf den Beckenboden zu Überdehnungen und Schwächungen der Schließmuskulatur. Besonders betroffen ist der Musculus puborectalis, der eine wichtige Rolle dabei spielt, den Darminhalt zurückzuhalten. Wenn dieser Muskel durch jahrelanges Pressen überlastet wird, verliert er seine Spannkraft, was die Kontrolle über den Stuhlgang erschwert. Hinzu kommt, dass bei chronischer Verstopfung oft verhärteter Stuhl den Anus passiert, was zu kleinen Verletzungen führen kann, die den Schließmuskel beeinträchtigen.

Man könnte sagen: Dein Beckenboden seufzt still bei jedem Pressen. Der tägliche Kraftakt geht also wortwörtlich auf die Nerven – oder besser gesagt auf das Bindegewebe. Behandle deinen Beckenboden liebevoll, indem du auf eine ballaststoffreiche Ernährung, ausreichend Bewegung und genügend Flüssigkeit achtest, um den Stuhl weich zu halten. So kannst du den Druck im Becken und auf der Toilette spürbar reduzieren.

Risikofaktor Hysterektomie: Fehlt ein Organ, fehlt der Halt

Eine Hysterektomie (Gebärmutterentfernung) kann das Risiko für Beckenbodenstörungen erhöhen, da sie die anatomische und funktionelle Stabilität des Beckenbodens beeinflusst. Die Gebärmutter spielt eine zentrale Rolle bei der Unterstützung der Beckenorgane, und nach ihrer Entfernung kann es zu einer Schwächung des Halteapparats kommen. Insbesondere das Risiko für Organsenkungen steigt dadurch an. Zudem kann eine Operation die Beckenbodenmuskulatur und Nerven beeinträchtigen, was die Entwicklung einer Harn- oder Stuhlinkontinenz begünstigen kann. Die Art der Operation und der Erhalt von Stützstrukturen spielen dabei eine entscheidende Rolle.

VERSPANNTER BECKENBODEN – EIN UNTERSCHÄTZTES PROBLEM

Die meisten Menschen glauben immer noch, dass es bei einem gesunden Beckenboden darum geht, möglichst viel Kraft aufzubauen. Ein gesunder Beckenbodenmuskel ist aber nicht nur stark, sondern auch flexibel - einer unserer Lieblingssätze, die wir insbesondere während unserer Schwangerschaftskurse und Ausbildungen nicht oft genug sagen können. Die Entspannung der Muskulatur ist also mindestens genauso wichtig wie die Kräftigung.

Der Beckenboden funktioniert wie ein Art Trampolin: Bei jeder Bewegung federt er sanft den Druck von oben ab und unterstützt so die Körpermitte, ohne dabei starr oder hart zu wirken. Ebenso gibt der Beckenboden während einer normalen Einatmung nach und dehnt beziehungsweise entspannt sich, um sich bei der Ausatmung wieder zusammenzuziehen. Und wenn du plötzlich niesen musst, sollte sich der Beckenboden auch schnell und kräftig zusammenziehen. Dafür ist aber auch ein entspannter Ruhezustand zuvor notwendig. Ist der Beckenboden hingegen verspannt, kann er seine natürlichen Funktionen nicht mehr voll ausüben. Verspannungen blockieren die Fähigkeit, flexibel zu reagieren, was nicht nur die Muskelfunktion selbst beeinträchtigt, sondern auch andere Beschwerden im Körper nach sich ziehen kann.

Weitverbreitet, selten thematisiert

Ich erinnere mich noch gut an meine Zeit als Ärztin im Kreißsaal, wo die Hebammen oft von einem typischen »Reiterinnen-Beckenboden« sprachen oder Sätze fielen wie: »Die ist zu straff«. Gemeint war der verspannte Beckenboden unter der Geburt. Doch das Phänomen der Verspannungen ist weitreichender; es kommt nicht nur bei Reiterinnen oder Sportlerinnen vor und macht auch nicht nur während einer Geburt Probleme.

Das Phänomen des verspannten Beckenbodens betrifft viele Frauen, und ich sehe sie mehrmals in der Woche in meiner Praxis. Doch während meines gesamten Studiums und der Ausbildung zur Fachärztin wurde es nie thematisiert. Wie sollten wir Frauenärztinnen also wissen, welche Auswirkungen ein verspannter Beckenboden haben kann und wie ich ihn erkenne – ganz zu schweigen die betroffenen Frauen selbst? Häufig bleibt das Problem unerkannt, weil viele Beschwerden auf einen schwachen Beckenboden zurückgeführt werden oder die Symptome nicht eindeutig zuzuordnen sind. Aber ein verspannter Beckenboden kann genauso viele Probleme verursachen wie ein zu schwacher.

Beschwerden wie Inkontinenz, Schmerzen oder Schwierigkeiten bei der Blasen- und Darmkontrolle treten ebenso auf wie bei einer Muskelschwäche. Zusätzlich können Schmerzen in andere Körperbereiche wie Rücken, Beine oder Unterbauch ausstrahlen. Viele Frauen suchen jahrelang nach einer Lösung, probieren verschiedene Therapien, ohne zu ahnen, dass ein überaktiver, verspannter Beckenboden die Ursache sein könnte. Bevor wir uns den konkreten Ursachen und Beschwerden widmen, zeigen wir dir eine einfache Methode, mit der du herausfinden kannst, ob dein Beckenboden verspannt ist.

SELBSTTEST
Ist mein Beckenboden verspannt?

Es gibt einige Anzeichen, die darauf hindeuten, dass dein Beckenboden möglicherweise zu angespannt ist. Um herauszufinden, ob das bei dir der Fall sein könnte, kannst du im ersten Schritt einmal folgende Selbsttestfragen durchgehen:

- Verspürst du häufig ein »Druckgefühl« im Beckenbereich, ohne dass du wirklich entspannen kannst?
- Hast du manchmal oder öfter Schwierigkeiten, deine Blase oder deinen Darm vollständig zu entleeren?
- Hast du Schmerzen beim Geschlechtsverkehr, insbesondere beim Eindringen?
- Spürst du Schmerzen oder ein Ziehen im unteren Rücken, ohne dass dafür eine offensichtliche Ursache besteht?
- Hast du das Gefühl, dass du den Beckenboden nicht willentlich »loslassen« kannst?
- Leidest du häufig an Spannungen im Unterbauch oder empfindest du den Bereich als unangenehm empfindlich oder »hart«?
- Beißt oder knirschst du nachts mit den Zähnen oder hast du eine schmerzhaft verspannte Kiefermuskulatur?

Wenn du einige dieser Fragen mit Ja beantwortest, könnte das ein Hinweis darauf sein, dass dein Beckenboden verspannt ist. Natürlich ersetzt dieser Test keine medizinische Diagnose, aber er kann dir helfen, ein Gefühl dafür zu bekommen, ob hier Handlungsbedarf besteht.

Nun kommen wir zum praktischen Selbsttest, bei dem du deinen Beckenboden mit deinen Fingern erspürst. Nimm dir dazu etwas Zeit und Ruhe, um die Muskulatur besser wahrzunehmen:

1. Vorbereitung: Wasche deine Hände gründlich und nimm etwas Öl oder Gleitgel auf deinen Zeigefinger, um den Test für dich angenehmer zu gestalten. Lege dich entspannt auf den Rücken und stelle die Füße auf, sodass die Knie angewinkelt sind. Atme tief durch und entspanne dich.

2. Erstes Einführen: Führe deinen Zeigefinger langsam in die Vagina ein. Achte darauf, ob das Einführen bereits unangenehm oder schmerzhaft ist. Sollte dies der Fall sein, gehe nur einen Schritt weiter, wenn das für dich entspannt möglich ist. Bringe nun die Fingerkuppe in die Scheide und spüre, ob dein Finger ringsherum eng umklammert wird oder ob du auf eine elastische, nachgebende Wand triffst.

3. Drucktest am Damm: Drücke sanft mit dem Finger in Richtung Damm (nach unten) und leicht nach links und rechts davon. Achte darauf, ob der Muskel nachgibt, du auf Widerstand stößt oder Schmerzen verspürst, die einem verspannten Nackenmuskel ähneln könnten. Ein entspannter Muskel sollte leicht nachgeben.

4. Anspannen und loslassen: Spanne nun bewusst deinen Beckenboden an, als hieltest du einen Tampon fest, der gerade herabrutscht, und lass danach bewusst los. Fällt es dir leicht, den Beckenboden zu entspannen? Oder bleibt die Anspannung bestehen? Fühlst du vielleicht nur eine kleine Bewegung der Muskulatur?

5. Tiefere Beckenwandmuskulatur: Führe den Finger etwas weiter ein und taste vorsichtig an die Seitenwände des Beckens – links und rechts. Übe sanften Druck aus und spüre, wie hart oder weich die Muskulatur ist und ob Schmerzen auftreten, die du vielleicht sogar wiedererkennst. Auch hier gilt: Ein entspannter Beckenboden sollte weich und nachgiebig sein, etwa so wie der Daumenballen, wenn er nicht angespannt ist.

Ergebnis: Wenn du beim Einführen deines Fingers eine enge Umklammerung oder im Allgemeinen bei den Tests Schmerzen oder Spannungsgefühle in der Muskulatur verspürst, deutet das auf eine Verspannung der Beckenboden- oder Beckenwandmuskulatur hin.

Dieser Test kann dir helfen, ein erstes Gefühl dafür zu bekommen, ob dein Beckenboden verspannt ist. Solltest du häufig Schmerzen oder Probleme haben, kann es im nächsten Schritt für dich sinnvoll sein, professionelle Hilfe durch eine Physiotherapeutin oder Ärztin in Anspruch zu nehmen.

Ursachen eines verspannten Beckenbodens

Um den verspannten Beckenboden behandeln und im Anschluss einen entspannten Zustand dauerhaft halten zu können, ist es wichtig zu verstehen, wie es überhaupt zu den Verspannungen in diesem kommen kann. Sehen wir uns die häufigsten Ursachen einmal genauer an; vielleicht entdeckst du ja auch einige Dinge, die auf dich zutreffen.

Psychische Belastungen und traumatische Erfahrungen

Unser Beckenboden reagiert sehr empfindlich auf psychische Belastungen. Traumatische Erlebnisse wie Missbrauch oder schmerzhafte sexuelle Erfahrungen können dazu führen, dass sich der Beckenboden dauerhaft oder situativ anspannt – als Schutzreaktion. Unser Beckenbereich und die Intimzone sind ausgesprochen sensibel und häufig auch mit Ängsten oder Schamgefühlen in Bezug auf Sexualität oder den eigenen Körper verbunden. Der bei Angst aktivierte Teil unseres Nervensystems (Sympathikus) führt unbewusst zu einer Anspannung der Muskulatur, was wiederum dazu beitragen kann, dass der Beckenboden dauerhaft angespannt bleibt.

Auch nach einer traumatischen Geburtserfahrung oder aufkommenden psychischen Belastungen im Zusammenhang mit der Geburt kann der Beckenboden in einen permanenten Spannungszustand übergehen. Die Angst vor erneuten Schmerzen oder einem weiteren Kontrollverlust sowie das Gefühl, hilflos gewesen zu sein, verstärkt diese Anspannung weiter – eine unschöne Abwärtsspirale.

Ich erlebe immer wieder, dass Frauen nach traumatischen Geburtserfahrungen Sex meiden oder dabei starke Schmerzen haben, ohne dass körperliche Symptome zu sehen oder zu fühlen sind. Die Intimzone wird nicht selten komplett gemieden, da diese die Erlebnisse wieder ins Bewusstsein rückt und damit starke negative Gefühle auslösen kann. Diese psychischen Traumata und Ängste können dazu führen, dass der Beckenboden regelrecht »blockiert«, was sich dann sowohl körperlich als auch emotional zeigt. Diese Verspannungen wirken sich aber nicht nur auf den Beckenboden selbst, sondern auch auf die Vagina und die Vulva aus, die dann schmerzhaft auf Berührungen reagieren können. Ein unbewusster Kreislauf von Verspannung und psychischer Belastung entsteht, der oft über Jahre bestehen bleiben kann, wenn er nicht erkannt und gezielt behandelt wird.

Stress und Sorgen

Stress stellt einen der größten Einflussfaktoren auf unseren Körper dar, und das schließt den Beckenboden nicht aus. Viele Frauen neigen dazu, bei Stress unbewusst den Beckenboden anzuspannen. Hier spielt wieder die Aktivierung des Sympathikus eine große Rolle, der uns in einen Zustand der Anspannung bringt, in dem die Muskulatur im ganzen Körper, einschließlich die des Beckenbodens, anspannt. Vielleicht hast du selbst schon einmal eine sogenannte Schockstarre erlebt, als du dich erschrocken hast. Diese Reaktion, die eigentlich kurzfristig Schutz bieten soll, kann sich bei chronischem Stress festsetzen und zu langfristigen Verspannungen führen.

Selten nehmen wir uns an stressigen Tagen die Zeit für bewusste Entspannung, und viele versuchen, den Stress eher noch durch intensiven Sport abzubauen. Doch während Sport oftmals hilft, den Stress psychisch zu lindern, ist er bei einem bereits verspannten Beckenboden nicht immer die beste Lösung. Ein weiterer Stressfaktor ist die Veränderung der Atmung: Unter Stress wird sie flacher, und der Bauch sowie der Beckenboden entspannen sich bei der Einatmung nicht mehr ausreichend.

Auch die Sorge vor ungewolltem Urinverlust oder Organsenkungen, insbesondere in der Schwangerschaft oder nach der Geburt, können zu Verspannungen im Beckenboden führen. Viele Frauen fühlen sich sicherer oder haben ein besseres Gefühl, wenn sie ihre Beckenbodenmuskulatur dauerhaft aktivieren; mit der Zeit führt dies jedoch zu weiteren Verspannungen und einer Verstärkung der Symptome.

Bestimmte Sportarten

Sport ist gesund – aber nicht jede Sportart wirkt ausgleichend auf den Beckenboden oder wird in einer gesunden Art und Weise ausgeübt. Viele Aktivitäten fördern nur die Anspannung des Beckenbodens, ohne den Beckenboden seine natürliche »Trampolinfunktion« ausüben zu lassen. Oftmals neigen die Sportlerinnen aber auch selbst unbewusst dazu, den Beckenboden während des Sports dauerhaft »festzuhalten«, und merken nicht, dass eine Entspannungspause für den Muskel notwendig wäre. Da der Beckenboden selbst keine Schmerzrezeptoren besitzt, spüren wir in dem Moment auch kein Ermüdungs- oder Verspannungsgefühl, wie es zum Beispiel bei einer dauerhaften Anspannung der Beinmuskulatur der Fall wäre.

Besonders Sportarten wie Krafttraining, Radfahren, Reiten oder exzessives Klettern belasten den Beckenboden stark und führen häufig zu einer einseitigen Muskelanspannung. Zudem kann es problematisch werden, wenn auch vermeintlich sanfte Sportarten wie Pilates nicht richtig ausgeführt oder durch die Trainerin angesagt werden. So können falsche Atemtechniken, bei denen in die Brust anstatt in den Bauch geatmet wird, oder ein ständiges Anspannen des Bauchs, bei dem die Spannung über lange Zeit gehalten wird, eine Verspannung fördern. Grund für die Verspannungen sind also fehlende Entspannungsphasen während des Trainings oder danach.

Alltagsverhalten

Auch unser alltägliches Verhalten und unsere Gewohnheiten haben oft einen unterschätzten Einfluss auf den Beckenboden. Gerade wir Frauen neigen etwa dazu, ständig den Bauch einzuziehen, um vermeintlich »schlanker« zu wirken. Durch das Einziehen des Bauchs aktivieren wir jedoch oft unbewusst auch den Beckenboden und halten ihn dauerhaft angespannt. Hinzu kommt das viele Sitzen im Alltag, wodurch die Beckenbodenmuskulatur geschwächt und steif werden kann, da sie nicht mehr regelmäßig gefordert wird. Genauso können einseitige Bewegungsmuster, wie sie etwa bei wiederholten Tätigkeiten im Alltag entstehen, zur Entwicklung eines verspannten Beckenbodens beitragen.

Immer wieder sehe ich in der Praxis auch einseitige Verspannungen auf der rechten oder linken Seite mit ausstrahlenden Beschwerden. Hier kann das Sitzen mit immer auf derselben Seite übereinandergeschlagenen Beinen oder das Tragen von Kindern auf immer derselben Hüftseite eine Ursache sein. Und zu guter Letzt haben, wie schon erwähnt, auch angelernte Atemmuster einen Einfluss auf unsere langfristige Beckenbodengesundheit. Eine häufige fla-

ÜBUNG
Tiefe Bauchatmung

- Komm in einen angenehmen Sitz oder zum Liegen.
- Lass die Atmung normal und frei fließen. Die Hände liegen entspannt auf deinem Bauch.
- Beginne nach ein paar Atemzügen, die Atmung bewusst in den Bauch zu lenken.
- Entspanne die Bauchdecke und spüre, wie sich mit jeder Einatmung deine Bauchdecke hebt und wie sie sich mit der Ausatmung automatisch Richtung Wirbelsäule zurückzieht.
- Beobachte diese Bewegung für einige Atemzüge und versuche, bei jeder weiteren Ausatmung mehr loszulassen.
- Wenn du möchtest, kannst du deine Ausatmung auch doppelt so lang werden lassen wie deine Einatmung. Bleibe auch hier für einige Atemzüge.

che Atmung, die nur den Brustkorb einbezieht, lässt den Bauchraum und damit den Beckenboden kaum an der natürlichen Atembewegung teilnehmen und führt zur weiteren Versteifung. Beobachte gerne selbst einmal deine Atmung in bestimmten Alltagssituationen und schau, ob von dem Genannten auch etwas auf dich zutrifft. Es dauert natürlich immer eine Zeit, angelernte Muster zu verändern; aber dir erst einmal bewusst zu machen, welche Dinge sich bei dir eingeschlichen haben, ist der erste Schritt zur Veränderung.

Kieferverspannungen

Eine der ersten Fragen, die ich meiner Patientin stelle, wenn ich einen verspannten Beckenboden bemerke, lautet: »Haben Sie einen verspannten Kiefermuskel?« Kieferproblematiken wie nächtliches Zähneknirschen, Pressen oder Druck im Kiefer sind heute so weitverbreitet, dass ich sie schon als neue Volkskrankheit bezeichne. Vielleicht ist das für dich überraschend, aber Beckenboden und Kiefer sind über verschiedene Systeme miteinander verbunden und beeinflussen sich gegenseitig:

1 – Nerven und Faszienstränge

Der Nervus vagus, ein Hauptnerv des Parasympathikus, beeinflusst sowohl den Kiefer als auch den Beckenboden. Stress kann diesen Nerv hemmen, was zu Anspannungen in beiden Bereichen führt. Zudem sind Kiefer und Beckenboden über Faszien, also dünne Bindegewebsschichten, miteinander verbunden, sodass sich Verspannungen in einem Bereich auch auf andere Bereiche übertragen können.

2 – Horizontale Körperebenen

Der menschliche Körper besteht aus vier wichtigen horizontalen Ebenen: Mundboden, Zwerchfell, Beckenboden und Fußgewölbe. Diese Ebenen liegen geordnet übereinander und beeinflussen sich gegenseitig. Gerät eine dieser Ebenen aus dem Gleichgewicht, kann dies auch den Beckenboden belasten.

3 – Reflektorische Muskelverbindungen

Das Kiefergelenk ist stark mit Nervenbahnen vernetzt. Rund 30 Prozent aller motorischen Nerven, also Nerven, die Muskeln steuern, sind mit dem Kiefergelenk verbunden. Diese Nervenverbindungen sorgen dafür, dass Verspannungen oder Entspannungen im Kiefer reflektorisch auch andere Muskeln im Körper beeinflussen. So ist der große Kiefermuskel reflektorisch mit der kleinen Pomuskulatur und inneren Schicht des Beckenbodens verbunden. Beißt du einmal fest auf die Zähne, spürst du die Anspannung auch im Becken. Dies zeigt, was passiert, wenn du nachts dauerhaft fest zubeißt.

ÜBUNG
Lockerung der Kiefermuskulatur

- Setze dich bequem und aufrecht hin, deine Schultern sind entspannt, die Hände ruhen locker auf deinen Oberschenkeln.
- Schließe nun die Augen und atme tief durch die Nase ein und langsam durch den Mund wieder aus. Wiederhole dies 3- bis 4-mal, um in einen entspannten Zustand zu kommen. Lenke deine Aufmerksamkeit dabei bewusst auf deinen Kiefer.
- Lass anschließend deinen Mund leicht geöffnet, sodass die Zähne keinen Kontakt mehr haben. Achte dabei darauf, dass deine Lippen locker aufeinanderliegen und dein Unterkiefer sanft nach unten sinkt. Spüre, wie sich die Spannung allmählich löst.

Massage: Platziere jetzt deine Zeige- und Mittelfinger auf den Wangen, knapp vor deinen Ohren. Taste, wo sich der große Kaumuskel (Masseter) befindet. Übe jetzt sanften Druck aus und massiere den Bereich mit kleinen, kreisenden Bewegungen. Wandere langsam am Kieferbogen entlang bis zum Kinn und zurück. Wiederhole dies für etwa 1 bis 2 Minuten.

Mobilisierung: Lege deine Hände wieder entspannt auf die Oberschenkel und beginne, den Unterkiefer langsam auf und ab zu bewegen, als formtest du ein leichtes »Aaah«. Lass die Bewegung locker und frei, ohne Widerstand. Führe dies 5- bis 6-mal durch. Bewege jetzt deinen Unterkiefer langsam von Seite zu Seite. Dies sollte eine sanfte, schwingende Bewegung sein – ohne Kraftaufwand. Führe dies ebenfalls für 5 bis 6 Wiederholungen durch.

Dehnung: Forme im nächsten Übungsschritt ein breites O mit deinen Lippen, indem du den Mund langsam öffnest. Halte die dabei entstehende Dehnung für 5 Sekunden und lass den Kiefer dann ganz entspannt zurücksinken. Wiederhole diese Übung 3- bis 4-mal.

Schließe anschließend den Mund leicht und lass die Zähne weiterhin entspannt auseinander. Spüre nach, wie sich dein Kiefer und dein Gesicht jetzt anfühlen – wahrscheinlich lockerer und entspannter als vorher. Diese Übung kannst du mehrmals täglich durchführen, besonders wenn du sehr häufig an Kieferverspannungen leidest.

4 – Gemeinsamer Ursprung

Kiefer und Beckenboden haben in der Embryonalentwicklung denselben Ursprung. Beide entwickeln sich aus einer gemeinsamen Zellstruktur, aus der sich die oberen und unteren Körperbereiche bilden. Diese frühe Verbindung bleibt auch später über Nerven, Faszien und funktionelle Ähnlichkeiten erhalten.

So können Verspannungen im Kiefer also die Muskulatur im Beckenboden negativ beeinflussen und umgekehrt – auch ein Grund, warum ein entspannter Kiefer besonders während der Geburt so wichtig ist. Die Entspannung im Mundbereich fördert die Öffnung und Entspannung des Beckenbodens.

Über den Kiefer werden zudem Emotionen verarbeitet, die sich dann wiederum auf den Beckenboden oder sogar die Blase auswirken können. Unterdrückte Gefühle wie Wut oder Angst sowie Stress können sich in körperlichen Reaktionen äußern. Wenn wir zum Beispiel sprichwörtlich die Zähne zusammenbeißen, werden Spannungen erzeugt, die einen Effekt auf den Beckenboden, aber auch auf die Blase haben, etwa einen häufigeren Harndrang. Unterdrückte Wut oder das Gefühl, sich »durchbeißen« zu müssen, erzeugt ähnliche Effekte und kann es erschweren, Blase oder Darm zu entleeren. Es geht also vordergründig nicht darum, den Kiefer zusammenzupressen, sondern auch darum, eine emotionale Anspannung im gesamten Körper festzuhalten, was letztlich zu körperlichen Dysfunktionen führt.

Zusammenfassend kann also eine bewusste Entspannung des Kiefers zu einer Entlastung des Beckenbodens führen. Umgekehrt wirkt sich eine bewusste Entspannung und Kräftigung des Beckenbodens positiv auf den Kiefer und den gesamten Körper aus. Dies zeigt einmal mehr, wie alles in unserem Körper zusammenarbeitet und wie wichtig es ist, alle Ebenen des Körpers in Balance zu halten, um Verspannungen zu lösen und die Gesundheit zu fördern. Taste doch selbst einmal deine Kiefermuskulatur ab und spüre, ob Verspannungen vorhanden sind.

Geburt und Geburtsverletzungen

Auch als Folge einer schwierigen, schmerzhaften oder traumatischen Geburt können Verspannungen entstehen. Der Beckenboden reagiert auf die Dehnung und Belastung, die mit einer Geburt einhergehen, anschließend häufig mit einer reflektorischen Anspannung – ein natürlicher Schutzmechanismus des Körpers.

Ein wichtiger Faktor sind außerdem Geburtsverletzungen wie Damm- oder Scheidenrisse, Kaiserschnittnarben oder Dammschnitte. Diese Verletzungen können zu dauerhaften Verspannungen führen, da sie oftmals nicht nur die Haut und das darunterliegende Gewebe betreffen, sondern häufig auch die tiefer liegenden Strukturen des Beckenbodens oder Faszien, die mit diesem verbunden sind.

Narbengewebe ist weniger elastisch als das ursprüngliche Gewebe, was zu einer Verhärtung der betroffenen Regionen führen kann. Dies kann je nach Lage der Narbe unterschiedliche

Auswirkungen haben. Ist der Beckenbodenmuskel direkt betroffen (z.B. bei Dammrissen ab Grad II oder einem Dammschnitt), kann das verhärtete Gewebe die Funktion der betroffenen Muskeln des Beckenbodens selbst beeinflussen. Außerdem können sich indirekt die benachbarten Muskeln reflexartig anspannen, um den Bereich zu »schützen«. Kurzfristig kann die Narbe also eine schützende Muskelanspannung auslösen, und langfristig kann die mangelnde Elastizität der Narbe im Muskel dazu führen, dass dieser seine normale Funktion nicht mehr richtig ausführen kann.

Des Weiteren können die Faszien der Beckenbodenmuskulatur unter Zug geraten, wenn das umliegende Gewebe durch eine Narbe weniger elastisch ist, und damit eine normale Funktion des Muskels einschränken. So können tiefer liegende Vaginalrisse und die daraus entstehenden Narben die Beckenbodenmuskulatur in ihrer Bewegung einschränken, ohne dass sie direkten Kontakt dazu haben. Aber auch Verletzungen der tiefen Bauchmuskulatur, die über Faszienzüge mit dem Beckenboden verbunden ist, können zu einer Dysfunktion des Beckenbodens führen. Nicht selten erlebe ich es, dass Frauen nach einem Kaiserschnitt an einem verspannten Beckenboden leiden, obwohl der Beckenboden selbst bei der Entbindung nicht von Verletzungen betroffen war.

Aber auch Frauen, die nach der Geburt besonders starke Schmerzen empfunden haben, leiden häufig an einem verspannten Beckenboden. Denn unser Körper reagiert auf Schmerz mit Anspannung der umliegenden Muskulatur, was kurzzeitig den Schmerz etwas erträglicher macht. Wenn ich in der Praxis meine betroffenen Patientinnen genauer nach ihren Geburtsverletzungen befrage, haben diese häufig Besonderheiten in der Heilungsphase erlebt, zum Beispiel begleitende Hämatome, Wundheilungsstörungen der Narben oder Hämorrhoiden, die nach der Geburt aufgetreten sind. All dies verstärkt die Schmerzen und verlängert häufig auch die Abheilungsphase. Eine ausreichende Schmerzmedikation in den ersten Tagen nach Geburt ist also auch wichtig, um möglichen Verspannungen vorzubeugen. Aus diesem Schmerz und der reflektorischen Anspannung entsteht nämlich häufig der oben beschriebene Teufelskreis, und es wird umso schwerer, diesen zu durchbrechen, je länger er vorliegt.

Chronische Infektionen und Schmerzen

Meiner Erfahrung nach führen auch chronische Infektionen oder eine besonders schwere Infektion der Blase oder Vagina häufig zu Verspannungen des Beckenbodens. Entzündungen gehen oft mit Missempfindungen wie beispielsweise Brennen, Juckreiz oder Schmerzen einher, die wiederum zu einer Anspannung der Beckenbodenmuskulatur führen, um die Missempfindungen und den Schmerz zu lindern. Auch die Angst vor immer wiederkehrenden Infektionen wie Pilzinfektionen, bakteriellen Vaginosen oder Blasenentzündungen sowie Schmerzen im Becken, zum Beispiel bei einer Endometriose, Vulvodynie oder Steißbeinproblematiken, können eine reflektorische Anspannung und Erhöhung des Muskeltonus hervorrufen. Was als kurzfristige Schutzreaktion gedacht ist, kann bei chronischen Schmerzen zu einer andauernden Überlastung der Muskulatur führen. Der Beckenboden wird dabei immer steifer und verliert seine natürliche Beweglichkeit. Es entsteht der dir jetzt bekannte Teufelskreis aus Schmerz und Verspannung.

Faszienverklebungen

Unser Körper ist ein System, in dem alles miteinander in Verbindung steht. Vielleicht hast du schon einmal bemerkt, dass du bei einer Yogaübung eine bestimmte Körperregion dehnst und den Effekt der Dehnung plötzlich auch an einer ganz anderen Stelle spürst. Dies war während meiner Ausbildung zur Yogalehrerin ein großer Aha-Moment für mich, da uns Medizinerinnen dieser Zusammenhang im Studium oft nicht so verdeutlicht wird. Wir lernen Muskel für Muskel, aber weniger, wie sie über tiefere Gewebestrukturen wie Faszien miteinander verbunden sind und kommunizieren.

So können auch Faszienverklebungen an anderer Stelle im Körper Verspannungen des Beckenbodens verursachen. Klingt erst einmal weit hergeholt, aber durch die sogenannten Faszienketten in unserem Körper ist dies möglich. Besonders wichtig für den Beckenboden ist die innere vordere Körperfaszie – auch die tiefe frontale Faszienlinie genannt. Sie verläuft wie ein stabiles, zentrales Geflecht durch unseren Körper, ähnlich dem Strunk eines Salatkopfes, der die Blätter zusammenhält. Sie verbindet wichtige Strukturen von den Füßen bis zum Kopf und spielt eine zentrale Rolle für Haltung, Stabilität und Beweglichkeit.

Die Faszienlinie beginnt an der Fußsohle, zieht sich über die Innenseite der Beine, durch das Becken hindurch, stützt dieses von unten und verbindet sich mit dem Beckenboden. Weiter geht es entlang der vorderen Wirbelsäule und durch die tiefen Bauch- und Brustmuskeln bis hinauf zum Zwerchfell, das ebenfalls eine Schlüsselrolle für den Beckenboden spielt. Schließlich erreicht sie den Kopf, wo sie mit der tiefen Nackenmuskulatur und der Kiefermuskulatur verbunden ist.

Eine Verspannung oder eine Bewegungseinschränkung in einem Bereich dieser Faszienkette beeinflusst oft andere Regionen, die über die Faszien miteinander verbunden sind. Immer wieder stellen wir in unseren Yogastunden fest, dass besonders viele Menschen an Verspannungen der Plantarfaszie (Fußsohle) leiden. Dies kann dann über eine Kette von Verspannungen auch den Beckenboden unter Zug bringen und Verspannungen in diesem Bereich fördern. Hier hilft es, die Fußsohle immer wieder einmal mit einem Faszien- oder Tennisball auszurollen. Umgekehrt können Kiefer- oder Nackenverspannungen über die »Abwärtsspirale« den Beckenboden beeinträchtigen.

Das bedeutet: Auch wenn du vorrangig Schmerzen oder Spannungen in anderen Körperregionen verspürst, können sich diese auf den Beckenboden auswirken. Der Körper ist ein zusammenhängendes System, und Faszien leiten Spannungen oft weiter, bis sie an anderer Stelle spürbar werden. Deshalb lohnt es sich bei Beckenbodenverspannungen auch immer, Füße, Beine oder Kiefer genauer zu betrachten – oft liegt die Ursache der Probleme nicht dort, wo man sie vermutet. Im Umkehrschluss kannst du durch Faszienübungen in diesen Bereichen auch den Beckenboden positiv beeinflussen.

Diese vielfältigen Ursachen verdeutlichen, dass Verspannungen im Beckenboden durch körperliche, emotionale und alltägliche Faktoren entstehen können. Oft sind es mehrere Auslöser, die zusammenwirken und bei der Behandlung unbedingt mit angegangen werden sollten, um eine langfristige Linderung schaffen zu können. Im Folgenden schauen wir uns jetzt genauer an, zu welchen Beschwerden ein verspannter Beckenboden führen und was dies für Auswirkungen haben kann.

Beschwerden bei einem verspannten Beckenboden

Ein verspannter Beckenboden kann sich auf ganz unterschiedliche Weise zeigen, und die Ausprägung der Beschwerden kann stark variieren – von leichten Unannehmlichkeiten bis hin zu schwerwiegenden Beeinträchtigungen. Über die oben genannten Verbindungen betrifft ein verspannter Beckenboden auch Bereiche des Körpers, die auf den ersten Blick gar nicht mit dem Beckenboden assoziiert werden, und er kann dort auch Symptome auslösen. Außerdem überschneiden sich einige der Beschwerden mit anderen Beckenbodenproblemen, weshalb es oft schwer ist, die richtige Ursache zu erkennen. Zur besseren Übersicht und da einiges bereits in anderen Kapiteln genauer ausgeführt wurde, haben wir die Beschwerden und deren Folgen in Kategorien zusammengefasst.

Blasenbeschwerden

Häufiger Harndrang: Durch eine chronische Anspannung der Beckenbodenmuskulatur kann ein andauernder leichter Druck auf die Blase entstehen, der das Gefühl von Harndrang auslöst, als sei die Blase bereits voll. Wird dem Drang dann nachgegeben, gewöhnt sich die Blase an das geringe Füllvolumen, sodass du das Gefühl hast, ständig auf die Toilette zu müssen.

Dranginkontinenz: Steigt der Druck in der Blase und entsteht ein Dranggefühl, muss der Beckenbodenmuskel vermehrt anspannen, um die Harnröhre rechtzeitig zu verschließen. Ein verspannter Muskel kann jedoch bei plötzlichem Harndrang nicht schnell genug reagieren, da er bereits eine hohe Grundspannung aufweist. Dies kann zu einem unkontrollierten Urinverlust führen.

Belastungsinkontinenz: Es mag paradox klingen, aber obwohl der Beckenboden angespannt ist, fehlt ihm die Fähigkeit, sich flexibel an die Druckveränderungen im Bauchraum anzupassen, wenn du zum Beispiel hustest, niest oder springst. Er kann den erhöhten Druck bei Belastungen dementsprechend nicht ausreichend kompensieren, was dann zum Urinverlust führt.

Der Beckenboden als Rosenblüte

Um meinen Patientinnen und unseren Kursteilnehmerinnen anschaulich zu erklären, warum ein verspannter Beckenboden auch zu Inkontinenz führen kann, benutze ich gerne die Metapher der Rosenblüte. Wenn die Blüte vollständig geöffnet ist – was einem entspannten Beckenboden entspricht –, hat sie eine weite Strecke, um sich wieder zur Knospe zusammenzuziehen. Genauso hat ein entspannter Beckenboden mehr »Raum«, um sich kraftvoll zusammenzuziehen und dabei viel Druck auszuüben.

Ist die Rosenblüte jedoch nur halb geöffnet, also fast noch eine Knospe – was einem bereits vorgespannten Beckenboden gleicht –, hat sie nur eine kurze Strecke bis zur vollständigen Schließung. Übertragen auf den Beckenboden bedeutet das, dass er nur noch wenig »Strecke« hat, um seine volle Kraft zu entfalten, und entsprechend weniger Druck auf die Harnröhre ausüben kann. Dadurch kann er nur eine geringe Veränderung bewirken, und der Druck reicht oft nicht aus, um die Harnröhre vollständig zu schließen. In der akuten Belastungssituation, wie es unter anderem beim Niesen oder beim Sport der Fall ist, fällt dann eine effektive Veränderung wie das Zurückhalten von Urin schwer oder ist nicht möglich.

Schmerzende Blase: Die ständige Anspannung der Muskeln um die Blase herum kann die nahe liegenden Nerven und das in der Nähe liegende Gewebe reizen, was als Schmerz wahrgenommen und über die Zeit chronisch werden kann. Es betrifft die Blase zwar nicht direkt, wird aber häufig mit chronischen Blasenschmerzen oder einer interstitiellen Zystitis – darunter versteht man eine chronische Entzündung der Blasenwand – verwechselt und dementsprechend falsch behandelt.

Probleme, die Blase vollständig zu entleeren: Wenn der Beckenboden, insbesondere der willentlich steuerbare Schließmuskel, die Harnröhre komprimiert, kann es zu Schwierigkeiten kommen, die Blase vollständig zu entleeren. Bereits ein abgeschwächter Harnstrahl kann ein Zeichen für eine ungenügende Entspannung des Beckenbodens sein. Restharn in der Blase erhöht wiederum das Risiko für Blasenentzündungen. Bei chronischen Infektionen sollte eine erhöhte Restharnmenge also unbedingt ausgeschlossen werden. Zudem ist es zu empfehlen, dass du dir ausreichend Zeit auf der Toilette lässt, gerade wenn du einen verspannten Beckenboden hast.

Darmbeschwerden

Verstopfungen: Ist die Beckenbodenmuskulatur verspannt, betrifft dies oftmals auch den äußeren Schließmuskel des Enddarms, was die Entleerung des Darms behindern kann. Zusätzlich wird der Darm durch einen verstärkten Zug durch den Beckenboden deutlich abgeknickt, was die Probleme weiter fördern kann. Oft wird dann noch stark gepresst, um den Stuhlgang zu erleichtern, was die Verspannungen jedoch weiter verstärkt und den Darm zusätzlich belastet.

Hämorrhoiden: Als Folge des starken Pressens steigt der Druck auf das Venengeflecht am Darmausgang, was die Entstehung oder Verschlimmerung von Hämorrhoidalleiden begünstigt. Auch in Ruhe kann ein dauerhaft verspannter Beckenboden die Durchblutung und den Blutabfluss beeinträchtigen und das Abheilen von Hämorrhoiden stören.

Unvollständige Darmentleerung: Genau wie bei der Blase kann es sein, dass der Darm aufgrund des verspannten Beckenbodens nicht vollständig entleert wird und man kurz nach dem Stuhlgang erneut das Bedürfnis verspürt, auf die Toilette zu müssen. Es werden jedoch immer nur kleine »Portionen« entleert. Der verbleibende Reststuhl im Darm kann zu weiteren Beschwerden führen, etwa zu Blähungen oder einem Druckgefühl.

Analfissuren: Chronische Verspannungen und das starke Pressen beim Stuhlgang können zu Rissen in der Schleimhaut des Analkanals, zu Analfissuren, führen. Anzeichen dafür sind Schmerzen beim oder nach dem Stuhlgang und helles Blut am Toilettenpapier. Die Angst vor weiteren Schmerzen beim nächsten Toilettengang kann dann bekanntermaßen die Verspannung des Beckenbodens verstärken.

Beim Stuhlgang bitte nicht auf die Zehenspitzen

Beim Stuhlgang ist es wichtig, die richtige Haltung einzunehmen, um den Beckenboden optimal zu entlasten und die Entleerung zu erleichtern. Neben einem Kackhocker kann dir auch die richtige Position deiner Füße helfen. Insbesondere kleinere Menschen neigen auf der Toilette dazu, die Füße auf die Zehenspitzen zu bringen, anstatt den ganzen Fuß auf den Boden zu stellen. Doch dabei ist nicht nur die Wadenmuskulatur angespannt, sondern auch der Beckenboden! Diese Anspannung behindert dann wiederum den natürlichen Entleerungsprozess. Achte also darauf, dass deine Fußsohlen vollständig auf dem Boden oder einem Untersatz stehen. So wird der Beckenboden entlastet und die Darmentleerung erleichtert.

Rektozele: Das starke Pressen und der damit verbundene hohe Druck auf den Enddarm bei einem verspannten Beckenboden lässt den Darm vermehrt gegen die hintere Scheidenwand drücken. Über die Zeit können durch den konstanten Druck Schwächen oder Mikrorisse in der Faszie und im Bindegewebe zwischen dem Darm und der hinteren Scheidenwand entstehen, was eine Rektozele begünstigt.

Wie wird Chronic Pelvic Pain (CPP) definiert?

Das Beschwerdebild Chronic Pelvic Pain bezeichnet anhaltende oder wiederkehrende Schmerzen im unteren Bauch- und Beckenbereich, die über mindestens sechs Monate bestehen, ohne dass eine offensichtliche Erkrankung wie zum Beispiel eine Infektion nachweisbar ist. Es ist ein komplexes Problem, bei dem die genaue Ursache oft schwer zu bestimmen ist, weil der Schmerz von verschiedenen Organen und Strukturen im Becken stammen kann, etwa von den Muskeln, den Nerven, der Blase oder dem Darm.

Diese Schmerzen können nicht nur die Geschlechtsorgane selbst betreffen, sondern auch den unteren Bauchraum, den unteren Rücken sowie den Beckenboden. Häufig geht CPP mit zusätzlichen Symptomen einher, beispielsweise mit Schmerzen beim Geschlechtsverkehr, beim Wasserlassen oder beim Stuhlgang. Darüber hinaus kann auf Dauer auch die Psyche stark beansprucht sein.

Manche Betroffene empfinden den Schmerz als dumpf, andere als stechend oder krampfartig; er kann ständig vorhanden sein oder in Intervallen auftreten. Da der Schmerz aus unterschiedlichen Systemen stammen kann, ist die Behandlung oft auch interdisziplinär und erfordert eine genaue Diagnose sowie einen maßgeschneiderten Therapieansatz.

Zu den häufigsten Ursachen dieses chronischen Schmerzes, des Chronic Pelvic Pain, zählen beispielsweise die folgenden:

- Verspannungen des Beckenbodens
- Endometriose
- Blasenprobleme (z. B. interstitielle Zystitis)
- Reizdarmsyndrom
- Psychische Aspekte (z. B. Traumata, Angst, Depressionen)
- Nervenreizungen oder Nervenschäden

Schmerzen

Chronischer Beckenschmerz (Chronic Pelvic Pain): Ein verspannter Beckenboden kann zu anhaltenden Schmerzen im gesamten Beckenbereich führen, weil die Muskulatur dauerhaft unter Spannung steht und dadurch Nerven und umliegende Gewebe gereizt werden. Die durch diese ständige Reizung ausgelösten Schmerzen sind oft schwer zu lokalisieren, da sie auch in die Umgebung ausstrahlen können (siehe dazu auch S. 93).

Schmerzen beim Sex: Ein verspannter Beckenboden kann zu unterschiedlichen Schmerzen beim Geschlechtsverkehr führen. Neben den Schmerzen, die im Inneren der Scheide durch muskuläre Nervenreizungen entstehen, ist auch besonders der Eingang und damit das Eindringen des Penis beim Sex besonders schmerzhaft oder sogar unmöglich. Da der Beckenboden den Vaginaleingang umschließt, kann sich infolge einer Verspannung dieser nicht aufdehnen. Es fühlt sich fast an wie ein fester Ring. Während des Geschlechtsverkehrs kann dementsprechend auch das Gewebe dem Druck nicht nachgeben und die Haut reibt auf einer »festen« Unterlage, wird also vermehrt strapaziert. Das kann zu einem Brennen, kleinen Verletzungen oder einem allgemeinen Wundheitsgefühl der Scheide führen. Zudem wird die Durchblutung der Muskulatur selbst gestört, was das Gewebe empfindlicher macht und die Nerven zusätzlich reizt. Ein angespannter Beckenboden drückt zudem auf die Nerven und Gefäße im Becken, die zum Teil durch oder unter der Muskulatur verlaufen, was zu Schmerzen, Reizungen und sogar Entzündungen führen kann.

Kommt es einmal zu Schmerzen beim Geschlechtsverkehr, entsteht schnell ein typischer Teufelskreis, bestehend aus der Wechselwirkung zwischen Schmerz, Angst und weiterer körperlicher Anspannung. Nach einer schmerzhaften Erfahrung entwickeln Frauen schnell eine Angst vor dem nächsten Mal – und diese Angst führt zu einer unbewussten Anspannung des Beckenbodens. Diese Verspannung verursacht wiederum Schmerzen, die den nächsten Geschlechtsverkehr erneut unangenehm oder schmerzhaft machen. Dieser Teufelskreis ist nur schwer zu durchbrechen. Häufig erlebe ich das auch nach Geburten, wenn Geburtsverletzungen oder Geburtsnarben noch sehr schmerzhaft sind.

Vulvodynie: Chronische Schmerzen im Bereich der Vulva können durch einen verspannten Beckenboden noch verstärkt werden. Nerven, die die Vulva versorgen, verlaufen zum Teil durch die Muskulatur des Beckenbodens und können bei Verspannungen gereizt werden. Dies führt dann zu brennenden oder auch stechenden Schmerzen oft ohne sichtbare Veränderungen an der Vulva.

Schmerzen während der Periode: Durch die bereits bestehende Anspannung der Beckenbodenmuskulatur wir der Druck auf die Gebärmutter erhöht. Dies kann das Gefühl von Krämpfen und Unwohlsein verstärken. Zusätzlich ist die Gebärmutter über Bänder und Faszien mit dem Beckenboden verbunden. Wenn der Beckenboden verspannt ist, erzeugt das einen verstärkten Zug auf diese Strukturen, was die Kontraktionen der Gebärmutter behindern kann und die Krämpfe intensiver spürbar macht, da die Gebärmutter gegen diesen Widerstand arbeiten muss. Verspannungen der Beckenbodenmuskulatur können aber auch über Faszien auf andere Körperbereiche, etwa den unteren Rücken oder die Hüfte, ausstrahlen und so zu zusätzlichen Schmerzen führen. Ein weiterer Grund ist die eingeschränkte Durchblutung durch die Muskelverhärtung, was dazu beitragen kann, dass die Schmerzen intensiver wahrgenommen werden.

Rückenschmerzen: Ein verspannter Beckenboden beeinflusst die umliegende Muskulatur und die Körperhaltung insgesamt. Durch die chronische Anspannung wird das Becken oft nach vorne oder hinten gekippt (je nachdem welche Muskeln betroffen sind), was die Ausrichtung der Wirbelsäule verändert und zusätzlichen Druck auf die umliegende Muskulatur ausübt. Die Rückenmuskulatur muss dann überkompensieren, um das Ungleichgewicht auszubalancieren, was zu chronischen Rückenschmerzen, insbesondere im Bereich des unteren Rückens, führen kann.

Probleme in der Schwangerschaft und bei der Geburt

Erschwerte Geburt: Am Ende der Geburt, während der Austrittsphase, passiert das Baby den Beckenboden. Dieser muss sich dabei enorm dehnen, um dem Kind den Durchgang zu ermöglichen. Wenn die Muskulatur jedoch dauerhaft angespannt ist, kann dies den Durchtritt des Kindes erschweren. Nachweislich führt ein verspannter Beckenboden deshalb zu einer verlängerten zweiten Geburtsphase, da der Beckenboden den Geburtskanal enger macht und der Druck, der notwendig ist, um das Baby voranzubringen, dann nicht optimal aufgebaut werden kann. Eine entspannte Muskulatur hingegen würde den Prozess erleichtern, indem sie flexibler nachgibt.

Bei diesem Thema muss ich immer an Folgendes denken: In unserer ersten Beckenbodenfortbildung für Fachkräfte hatten wir eine Hebamme im Kurs, die bereits viele Jahre Berufserfahrung mitbrachte und an dem Praxistag einen riesigen Aha-Moment erlebte, als wir über den verspannten Beckenboden unter der Geburt sprachen. »Warum habe ich in 35 Jahren nie danach geschaut, was der Beckenboden macht, wenn ich doch immer meine Finger vor Ort habe – ich hätte so vielen Frauen helfen können!« Das waren ihre Worte.

Häufigere Beckenbodenverletzungen: Ein angespannter Beckenboden ist weniger elastisch und daher anfälliger für Verletzungen während der Geburt. Da sich die Muskulatur nicht ausreichend dehnen kann, obwohl sie es müsste, erhöht sich die Gefahr von Beckenbodenverletzungen wie zum Beispiel Levatorabrissen oder Dammrissen (siehe Kapitel »Geburtsverletzungen und der Beckenboden«, S. 123ff.). Das Gewebe kann aufgrund der eingeschränkten Flexibilität nicht stark genug nachgeben, wenn der erhöhte Druck während der Geburt auf den Beckenboden einwirkt.

ERFAHRUNGSBERICHT

Nicol, 31 Jahre

Vor und in der Schwangerschaft: Mein Körper im Widerstand

Ich hatte bereits seit der Geburt meiner Tochter 2022 Probleme mit einem **verspannten Beckenboden.** Warum? Keine Ahnung. Die Geburt war spontan, unkompliziert – doch mein Beckenboden blieb verkrampft. Meine Frauenärztin, die auch Osteopathin ist, behandelte mich zweimal während der Schwangerschaft mit meinem Sohn. Leider ohne Erfolg – die Verspannung ließ sich nicht lösen.

Die Geburt: Ich konnte nicht loslassen

Zunächst lief alles gut. Ich war in der Wanne, kam mit den Wehen klar. Dann begannen die Presswehen. Ich wollte schieben – aber plötzlich: **ein unbeschreiblicher Schmerz** durch den Beckenboden. Mein Körper blockierte. Ich konnte nicht mitschieben.

Ich sagte es der Hebamme. Sie fühlte während einer Wehe, wie wenig Spielraum ich hatte, und fragte, ob sie mich anleiten solle. Mit viel Unterstützung, Positionswechseln und Durchhaltevermögen kam mein Sohn langsam weiter durch das Becken.

Doch dann kam die Assistenzärztin. Sie setzte sich vor die Wanne und sagte: »Ach, ich helfe mal eben mit.« Sie kam zu mir, **drückte mit voller Wucht auf meinen Bauch.** Ich schrie, bat sie aufzuhören – doch sie machte weiter. Die Hebamme bedeutete ihr aufzuhören – doch sie machte weiter. Ich stieß ihre Hand weg – sie machte weiter.

» Ich merkte, dass ich mich **nicht mehr wehren** konnte.

» **Alle Kraft** brauchte ich, um mein Kind zu gebären.

Und dann passierte es:

» **Schulterdystokie** – mein Sohn steckte fest.

» **Dammriss III. Grades** und **Scheidenriss bei mir.**

Mein Sohn hatte die ganze Zeit über stabile Herztöne. Warum die Ärztin so massiv eingriff? Ich weiß es nicht.

Das Wochenbett: **Schmerzen, die nicht gehen**

Die Geburt war ein **Kraftakt** – mein Beckenboden zahlte den Preis. Die Schmerzen blieben. Ich ging erneut zur **Osteopathie bei meiner Frauenärztin.** Doch sie sagte nur: »Sobald ich die Verspannung löse, kommt sie sofort zurück.«
Heute, neun Monate nach der Geburt, ist mein Beckenboden **immer noch verspannt.** Ich hoffe, dass ich eines Tages sagen kann: **»Mein Beckenboden bereitet mir keine Schmerzen mehr.«**

Meine Botschaft an andere Frauen:

- **Ein entspannter Beckenboden ist essenziell für die Geburt!**
- **Lasst euch nicht einfach »helfen«, wenn es nicht nötig ist.**
- **Schützt euren Körper – sagt laut NEIN, wenn euch etwas wehtut!**

Weitere Beschwerden

Vaginismus: Hierbei handelt es sich um eine unwillkürliche Verkrampfung der Beckenbodenmuskulatur, die das Eindringen beim Sex schmerzhaft oder unmöglich macht. Diese Verkrampfung geschieht oft als Reflex auf den Versuch, etwas in die Vagina einzuführen – sei es beim Sex, bei einer gynäkologischen Untersuchung oder sogar beim Einführen eines Tampons. Der Körper reagiert dabei automatisch auf die Angst oder Erwartung von Schmerzen, was die Muskulatur verkrampfen lässt. Dieser Kreislauf von Schmerz und Verkrampfung verstärkt sich oft, wenn keine Behandlung erfolgt, da betroffene Frauen zunehmend Angst vor Intimität und dem damit verbundenen Schmerz entwickeln. In vielen Fällen ist Vaginismus eine psychosomatische Reaktion auf frühere traumatische Erlebnisse oder auf tief sitzende Ängste, die unbewusst in die Muskulatur »übertragen« werden.

Was tun bei verspanntem Beckenboden?

Wie du siehst, kann ein verspannter Beckenboden zahlreiche Beschwerden in ganz unterschiedlichen Körperbereichen hervorrufen. Nicht selten treten mehrere Symptome gleichzeitig auf, was die Ursachenfindung zusätzlich erschweren kann. Eine gezielte vaginale Untersuchung des Beckenbodens ist die zielführendste Art, um Verspannungen im Beckenboden zu diagnostizieren.

Bezüglich der Therapie von Verspannungen im Beckenboden gibt es unterschiedlichste Ansätze. Das Schöne ist, dass du selbst viel tun kannst, um deine Verspannungen zu behandeln. Dazu gehören Yoga- und Atemübungen, die du regelmäßig selbst durchführen kannst. Wir haben dazu viele tolle Übungen in Teil 4 (siehe S. 233ff.) für dich zusammengestellt.

Eine weitere sehr effektive Möglichkeit ist es, die Übungen mit einer internen Behandlung durch eine Therapeutin zu kombinieren (siehe Kapitel »Therapiemöglichkeiten für den Beckenboden«, S. 182ff.). Wie und wo du eine entsprechende Therapeutin finden kannst, liest du im Anhang dieses Buchs. Meiner Erfahrung nach ist es vor allem bei sehr starken Verspannungen zu Beginn der Therapie von Vorteil, die Muskulatur manuell zu behandeln und die Durchblutung anzuregen. Doch nicht immer ist eine vaginale Behandlung der Muskulatur möglich. Sehr starke Schmerzen oder Ängste können das Eindringen unmöglich machen. Bei bekannten Traumata oder tief sitzenden Ängsten kann eine begleitende Psychotherapie ausgesprochen hilfreich sein, um im weiteren Schritt eine Behandlung möglich zu machen. Zusätzlich sollten die Auslöser der Verspannungen angegangen werden, damit die Muskulatur auch langfristig entspannt bleiben kann. Beim Zähneknirschen kann zum Beispiel eine Vorstellung beim Zahnarzt oder Kiefertherapeuten sinnvoll sein. Es gibt außerdem auch Hilfsmittel, die in der Selbsttherapie genutzt werden können, etwa ein Elektrostimulationsgerät, vaginale Dehnungsstifte oder spezielle Beckenbodenmassagestäbe. Bei ausgesprochen starken Verspannungen kann im Verlauf auch eine lokale Botoxtherapie sinnvoll sein.

„EXPERTINNENKOMMENTAR"

Hebamme
Cindy Keller

Als Hebamme begleite ich Frauen in Schwangerschaft und Wochenbett, höre ihre Sorgen, ihre Unsicherheiten – und immer wieder taucht ein Thema auf: Beckenbodenprobleme.

Ich habe ein achtsemestriges Hebammenstudium absolviert. Ich kann das knöcherne Becken ertasten, einen Muttermundbefund erheben – aber ich habe nicht gelernt, den Beckenboden wirklich zu beurteilen. Seine Dysfunktionen zu erkennen. Frauen dahingehend individuell zu beraten.

Mein Wunsch, mich in diesem Gebiet weiterzubilden und Wissenslücken zu schließen, festigte sich mit den Geburten meiner eigenen Kinder. Ich habe am eigenen Körper erfahren, dass ein verspannter Beckenboden dieselben Symptome wie ein schwacher haben kann. Dass umfassende Beckenbodenarbeit weitaus mehr bedeutet als »ein paar Anspannungsübungen«. Dass Entspannung genauso wichtig ist wie Kräftigung.

- Warum lernen wir das nicht von Anfang an?
- Warum ist Beckenbodengesundheit kein zentraler Bestandteil der Hebammenarbeit?

Ich habe festgestellt, dass das im Studium vermittelte Wissen zur Beckenbodengesundheit für mich nicht ausreicht. Ich möchte Frauen individueller unterstützen können. Nicht nur pauschale Tipps geben, sondern sie wirklich begleiten – mit fundiertem Wissen.

Deshalb widme ich meine Weiterbildung jetzt dem Beckenboden. Ich bin dankbar, eine gute Anlaufstelle gefunden zu haben. Denn jede Frau verdient eine kompetente Begleitung – von Anfang an.

DER BECKENBODEN IN DER SCHWANGERSCHAFT

Für die meisten Frauen ist die Schwangerschaft eine aufregende und zugleich herausfordernde Phase, die viele körperliche und emotionale Veränderungen mit sich bringt. Während die Vorfreude auf die ersten Tritte des Babys oder der wachsende Bauch oft im Vordergrund stehen, wird ein wichtiger Teil des Körpers häufig übersehen: der Beckenboden.

Auch in der Vorsorge wird von den meisten Frauenärztinnen und Hebammen nicht nach dem Beckenboden gefragt, diesbezüglich Aufklärung betrieben oder mal geschaut, ob der Beckenboden gut anzusteuern ist. Viele Frauen kommen deshalb erst am Ende ihrer Schwangerschaft oder nach der Geburt bewusst mit ihrem Beckenboden in Kontakt – sei es in Geburtsvorbereitungskursen, durch Bücher oder Gespräche. Dabei wird der Beckenboden gerade in dieser Zeit stark beansprucht und spielt eine zentrale Rolle, und zwar sowohl bei der Entwicklung von Beschwerden als auch bei der Geburt selbst.

Begrenztes Wissen

Über die Hälfte aller Schwangeren hat während dieser Zeit mit Beckenbodenproblemen wie Inkontinenz, Schmerzen oder sogar Organsenkungen zu kämpfen. Trotz dieser Häufigkeit ist das Wissen über Beckenbodenveränderungen in der Schwangerschaft bei vielen Frauen begrenzt. Studien zeigen, dass etwa 75 Prozent der Frauen nur wenig über potenzielle Beckenbodenprobleme wissen, die nach der Geburt auftreten können. Besonders Erstgebärende und Frauen mit eingeschränktem Zugang zu medizinischer Aufklärung sind sich der Herausforderungen, die auf ihren Beckenboden zukommen, nicht bewusst.

Wusstest du, dass die wachsende Gebärmutter mit Baby am Ende der Schwangerschaft bis zu acht Kilogramm wiegen kann? Damit trägt der Beckenboden eine erhebliche zusätzliche

Last – und das ist erst der Anfang. Denn schon von Beginn an bereitet sich der Beckenboden in der Schwangerschaft auf die bevorstehende Geburt vor, was wiederum auch Beschwerden in dieser Phase mit sich bringen kann.

Wusstest du …?

… dass wir Menschen die einzigen Lebewesen sind, die dauerhaft aufrecht auf zwei Beinen gehen? Das macht uns einzigartig, bringt aber auch besondere Herausforderungen für unseren Körper mit sich, insbesondere für den Beckenboden. So sind wir auch die einzigen Lebewesen, bei denen in der Schwangerschaft der gesamte Druck der wachsenden Gebärmutter direkt auf den Beckenboden wirkt, da die Schwerkraft konstant von oben nach unten drückt. Bei Tieren, die sich auf vier Beinen fortbewegen, verteilt sich das Gewicht viel gleichmäßiger auf den gesamten Körper und den Bauchraum. Der Beckenboden wird dadurch deutlich weniger belastet, da der Druck der Organe und das Gewicht der trächtigen Gebärmutter nicht vertikal nach unten drückt, sondern gleichmäßiger entlang der Wirbelsäule verteilt wird. Beckenbodenbeschwerden bei Tieren sind also sehr selten. Lediglich manche Affenarten, die oft auf zwei Beinen laufen, können nach der Geburt Beschwerden entwickeln.

Für uns bedeutet diese aufrechte Haltung, dass der Beckenboden in der Schwangerschaft echte Schwerstarbeit leistet. Er muss nicht nur das wachsende Baby stützen, sondern auch den erhöhten Druck im Bauchraum ausgleichen. Und nach der Geburt geht die Herausforderung weiter: Beim Tragen deines Babys oder beim Heben von Kinderwagen und dergleichen mehr wird der Beckenboden ebenfalls stark beansprucht.

Schwangerschaft und Geburt sind zweifellos wundervolle und einzigartige Ereignisse, die jedoch den Beckenboden vor erhebliche Herausforderungen stellen. Indem du mehr über die Veränderungen lernst, die dein Beckenboden während dieser Zeit durchläuft, wirst du besser verstehen, warum es so wichtig ist, schon in der Schwangerschaft auf ihn zu achten. So kannst du nicht nur dein Wohlbefinden steigern und Beschwerden lindern, sondern auch zu einer leichteren Geburt und einer schnelleren Rückbildung beitragen. Deshalb gehe ich nun genauer auf diese Veränderungen ein, räume mit gängigen Mythen auf und zeige dir, wie du Beckenbodenbeschwerden vorbeugen kannst.

Beckenbodenveränderungen in der Schwangerschaft

Der Bauch wächst, die Brüste werden voller und manche Frauen tragen auch den berühmten »Schwangerschafts-Glow«. Äußerliche Veränderungen werden spätestens nach ein paar Monaten für alle sichtbar. Doch hinter diesen offensichtlichen Veränderungen steckt noch so viel mehr, was in deinem Körper vor sich geht. Mit Beginn der Schwangerschaft laufen im Verborgenen enorme körperliche Umstellungen ab, die durch hormonelle Veränderungen eingeleitet werden – und diese betreffen auch deinen Beckenboden.

Insbesondere der Anstieg der Hormone Östrogen und Progesteron sorgt dafür, dass sich dein Körper an die Schwangerschaft anpassen kann. Darüber hinaus führt er zu strukturellen Veränderungen deines Bindegewebes. So kann zum einen dein Bauch wachsen, aber auch dein Beckenboden unter dem zunehmenden Gewicht und während der Geburt nachgeben. Das Spannende ist, dass diese doch massiven Veränderung oft unbewusst ablaufen und erst dann auffallen, wenn sie Beschwerden machen. Sehen wir uns nun einmal genau an, was mit deinem Beckenboden in der Schwangerschaft geschieht.

Hormonelle Veränderung: Die Hormone übernehmen die Kontrolle

Die hormonelle Achterbahnfahrt während der Schwangerschaft lockert nicht nur deine Stimmung, sondern auch dein Bindegewebe und die Faszien – das macht den Beckenboden zwar flexibler, aber auch anfälliger. Verantwortlich dafür sind vor allem die Hormone Östrogen und Progesteron, die bis zum Ende der Schwangerschaft ansteigen, sowie Relaxin, das in der 14. Schwangerschaftswoche seinen Peak erreicht. Während der Schwangerschaft sorgen der erhöhte Östrogen- und Relaxinspiegel dafür, dass Bindegewebe, Sehnen und Bänder weicher und elastischer werden. Dies geschieht durch die veränderte Kollagenstruktur, einen erhöhten Elastinanteil und vermehrte Wassereinlagerungen, die das Gewebe flexibler machen, die Spannkraft des Beckenbodens jedoch herabsetzen, wodurch er weniger Halt bietet und anfälliger für Belastungen wird.

Beide Hormone zusammen ermöglichen so das Wachstum des Bauchs und bereiten den Körper auf die Geburt vor; sie schwächen aber auch vorübergehend die Stützfunktion des Beckenbodens.

Durch den Einfluss von Progesteron wird die glatte Muskulatur in deinem Körper entspannt – das betrifft nicht nur die Gebärmutter, sondern auch die Blase und den Darm. Während das in der Gebärmutter hilfreich ist, um vorzeitige Wehen zu verhindern, kann es bei Blase und Darm dazu führen, dass sie nicht mehr »dichthalten«, da sich der innere Verschlussmuskel nicht mehr so fest zusammenziehen kann – ein echter Stresstest, nicht nur für den Beckenboden, sondern auch für dich.

Auch die Strukturen rund um die Harnröhre selbst verändern sich, was das Risiko für Inkontinenz erhöhen kann. Besonders im ersten Trimester sorgt das Hormon Relaxin an der Harnröhre für ein verstärktes Gewebewachstum. Dadurch wird die Schleimhaut in der Harnröhre »dichter«, was den Harnröhrendruck anfangs erhöht und den Urinfluss damit besser kontrolliert. Doch ab Mitte der Schwangerschaft sinkt der Relaxinspiegel, und der Harnröhrendruck fällt wieder, sodass der Verschlussmechanismus der Harnröhre schwächer wird. Gleichzeitig sorgt das Hormon Progesteron dafür, dass die glatte Muskulatur in Blase und Harnröhre erschlafft. Zusammen mit dem zunehmenden Druck von oben durch die wachsende Gebärmutter wird es damit für den Beckenboden schwerer, die Harnröhre dicht zu halten – besonders unter Belastungen wie Lachen, Niesen oder Husten. All diese Umstellungen lassen das Risiko für Belastungsinkontinenz im zweiten und dritten Trimester der Schwangerschaft steigen.

Erstaunliche Dehnungsfähigkeit

Zu guter Letzt kommt es auch zu Veränderungen an der Beckenbodenmuskulatur selbst. So zeigt sich in Studien, dass sich der sogenannte Levator-Hiatus im dritten Trimester der Schwangerschaft um bis zu 29 Prozent erweitert. Der Levator-Hiatus ist die Öffnung im Beckenboden, durch die Enddarm, Harnröhre und Scheide verlaufen – also der »Durchgang« des Beckenbodens, der sich während der Geburt erweitern muss. Bereits vor der Geburt haben wir also eine Schwäche im Beckenbodenmuskel, die durch eine Erweiterung der Muskellücke bedingt ist. Diese Anpassung ist allerdings notwendig, damit das Baby den Geburtskanal passieren kann.

Gehen wir noch etwas tiefer, können wir auch auf molekularer Ebene erstaunliche Veränderungen wahrnehmen. Bei Studien an schwangeren Mäusen zeigte sich, dass die Sarkomere – das sind die kleinsten funktionellen Einheiten der Muskelfasern – um 20 bis 30 Prozent länger werden. Das macht die Beckenbodenmuskulatur flexibler. Zudem steigt die extrazelluläre Matrix des Beckenbodengewebes um 50 bis 140 Prozent. Diese Matrix besteht aus Fasern und Proteinen, die den Muskeln Struktur geben, und ihre Zunahme sorgt dafür, dass das Gewebe dehnbarer wird. Die viskoelastischen Eigenschaften des Beckenbodengewebes verändern sich ebenfalls, wodurch die Muskeln unter Belastung flexibler reagieren können.

Das ist der Grund, warum der Beckenboden einer Frau während der Geburt eine Dehnung von bis zu 300 Prozent erreichen kann – und das ist bei den meisten Frauen sogar relativ problemlos möglich!

Die Hormone führen also zu Veränderungen am Bindegewebe, am Harnsystem und am Muskel selbst. All dies bereitet den Körper auf die Geburt vor, lässt den Beckenboden jedoch unter neuen, schwierigeren Bedingungen arbeiten.

Zunehmendes Gewicht: Wenn der Beckenboden das Baby stemmen muss

Am Ende deiner Schwangerschaft trägst du vielleicht nicht nur das Glück in deinem Herzen, sondern auch zusätzliche Kilogramm mit dir herum. Im Durchschnitt nehmen Frauen in der

Schwangerschaft zwischen 12 und 16 Kilogramm an Gewicht zu. Und rate mal, wer diese Last tapfer trägt? Genau, dein Beckenboden! Der Arme ist bereits durch die Hormonumstellung weicher und flexibler geworden und jetzt muss er auch noch das wachsende Gewicht stemmen. Hinzu kommt noch der zusätzliche Druck, der bei alltäglichen Dingen wie Niesen, Husten oder Heben entsteht. Jede dieser Bewegungen erhöht den Druck in deinem Bauchraum, und dein Beckenboden muss dafür sorgen, dass Blase, Darm und Gebärmutter an ihrem Platz bleiben. In der Folge kann es gerade mit zunehmender Schwangerschaft auch vermehrt zu Organsenkungen, einem Schweregefühl oder einer Inkontinenz kommen.

Erweiterter Beckenring: Mehr Platz für das Baby, weniger Stabilität für dich

Um dem Baby den Weg in die Welt zu erleichtern, weitet sich der knöcherne Beckenring, vor allem unter dem Einfluss von Relaxin. Während diese Lockerung für die Geburt notwendig ist, verliert das Becken aber auch an Stabilität. Die Bänder, die das Becken normalerweise zusammenhalten, werden flexibler, wodurch der Beckenboden verstärkt arbeiten muss, um dieses Defizit auszugleichen.

Erinnerst du dich an das Bild der Hängematte, die zwischen den festen Säulen (deinen Beckenknochen) hängt? Dieses feste Gerüst lockert sich, was dem Beckenboden eine instabilere

Veränderungen des knöchernen Beckens in der Schwangerschaft:

Die stabilisierenden Bänder werden weicher, und das Becken weitet sich. Die verstärkte Beweglichkeit in den Gelenken kann zu Symphysenschmerzen und ISG-Problemen führen.

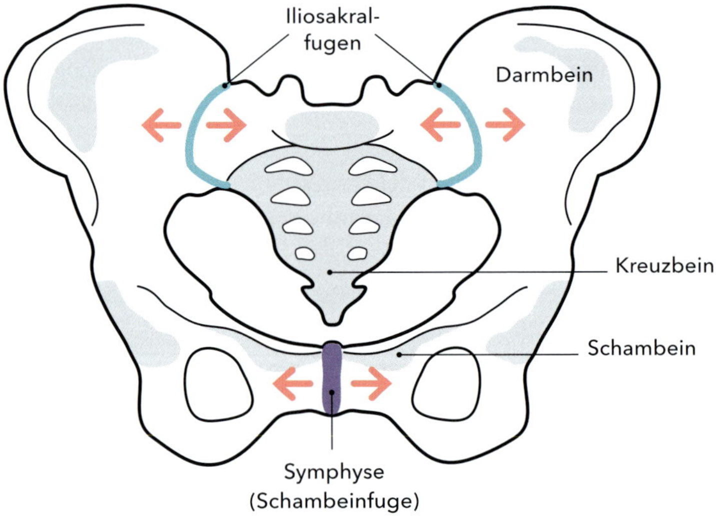

Grundlage bietet – und manchmal fühlt es sich an, als würde dir der Boden unter den Füßen weggezogen. Zusätzlich gerät der Beckenboden in eine leichte Vordehnung, wenn der Beckenring weiter wird. Er wird durch den Zug der Knochen, die weiter auseinandergehen, sozusagen minimal gedehnt. Diese Instabilität kann einerseits reflektorische Verspannungen im Beckenboden und in der Rückenmuskulatur fördern, andererseits auch Beschwerden an den Beckengelenken (wie der Symphyse oder den Iliosakralgelenken) hervorrufen.

Doch es gibt auch eine gute Nachricht: Beckenbodentraining kann diesen Problemen entgegenwirken. Nicht selten bekommen wir von unseren Teilnehmerinnen das Feedback, dass sie durch unsere Beckenbodenkurse in der Schwangerschaft ihre Symphysenschmerzen in den Griff bekommen haben.

Veränderte Körperstatik und erschwerte Zugkraft: Wie dein Beckenboden doppelt belastet wird

Mit dem Größerwerden des Babybauchs ändert sich auch deine Körperhaltung – das klassische Hohlkreuz vieler Schwangerer ist oft der Versuch des Körpers, das zusätzliche Gewicht im Bauch auszugleichen. Diese veränderte Körperstatik bringt jedoch einige Herausforderungen mit sich. Wenn das Becken nach vorne kippt, wird nicht nur der untere Rücken stärker beansprucht, sondern gleichzeitig auch der Beckenboden. Er muss sich an die neue Haltung anpassen, wodurch die gleichmäßige Belastung verloren geht. Statt in seiner normalen Position zu arbeiten, ist er nun gezwungen, unter veränderten Zugkräften zu funktionieren, was seine Arbeit erschwert.

Doch nicht nur das: Der Beckenboden ist, wie du weißt, normalerweise nicht auf sich allein gestellt. Gemeinsam mit der Bauch- und Rückenmuskulatur sowie dem Zwerchfell bildet er die funktionelle Einheit der Rumpfkapsel. Gemeinsam regulieren sie den Druck im Bauchraum und halten die Organe stabil in ihrer Position. In der Schwangerschaft wird jedoch das Zwerchfell durch die wachsende Gebärmutter nach oben gedrückt und ist damit weniger flexibel. Die Bauchmuskulatur wird durch den Babybauch stark gedehnt, und die Rückenmuskulatur muss durch die veränderte Körperposition sowie das Weichwerden der Wirbelsäulenbänder vermehrt arbeiten. Diese Veränderungen sorgen dafür, dass der Beckenboden seine wichtigsten Helfer verliert. Er muss nun verstärkt alleine arbeiten, um das Gleichgewicht im Körper zu halten, was ihn zusätzlich beansprucht.

Darüber hinaus kommt es durch die neue Position des Beckens auch zu einer veränderten Druckübertragung auf die Blase. Durch das zunehmende Hohlkreuz und die nach vorne gekippte Beckenstellung liegt die Blase anders im Becken. Der Druck wird nicht mehr gleichmäßig über die Bauchmuskeln und das Zwerchfell verteilt, sondern stärker von oben und vorne auf die Blase ausgeübt. Das verschiebt die Druckverhältnisse und erhöht die Belastung auf den Schließmuskel der Blase. Der Beckenboden, der schon geschwächt ist, ist also nicht mehr in der Lage, den Druck bei Belastung effektiv zu kompensieren. Damit steigt das Risiko für ungewollten Urinverlust, weil die Blase nicht mehr wie gewohnt unterstützt wird.

Druckverteilung der Rumpfkapsel vor und in der Schwangerschaft:

Bei einer gesunden, funktionellen Rumpfkapsel kann der Druck bei Belastung von allen Komponenten abgefedert werden. Während der Schwangerschaft kommt es durch die Schwäche der Bauchwand und des Beckenbodens sowie durch die veränderte Körperstatik zu einer Druckumverteilung der Rumpfkapsel. Der Druck wird zum Ort des geringsten Widerstandes geleitet: zur gedehnten Bauchmuskulatur und zum schwächeren Beckenboden. Urinverlust und eine stärkere Rektusdiastase (Auseinanderweichen der geraden Bauchmuskulatur) können die Folgen sein.

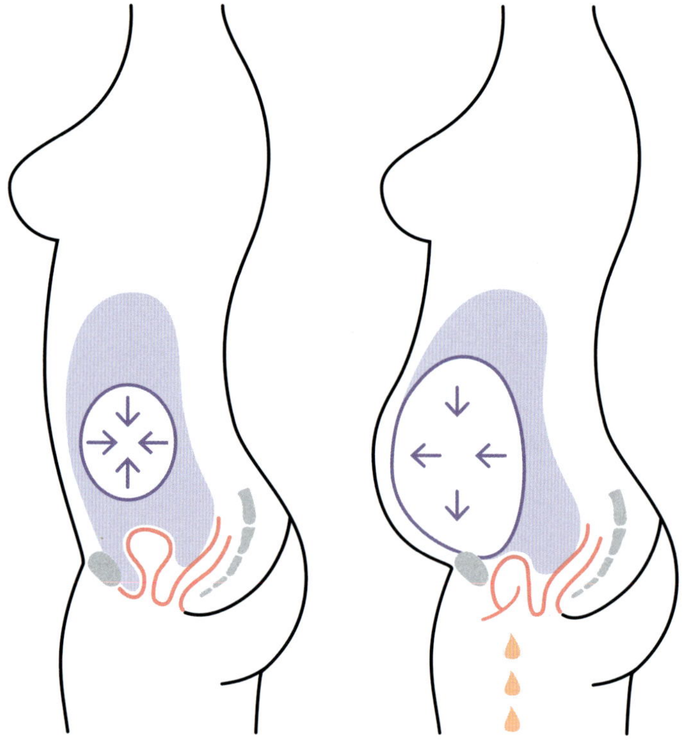

VOR der Schwangerschaft

IN der Schwangerschaft

Veränderte Organposition: Wie das Wandern deiner Organe das Zusammenspiel des Halteapparates stört

Wie oben bereits erwähnt, stützen sich im nicht schwangeren Zustand Blase, Enddarm und Gebärmutter gegenseitig in ihrer Position und bilden zusammen ein Haltesystem. Sie »lehnen« sich also gewissermaßen aneinander an, was verhindert, dass einzelne Organe absinken oder ihre Lage anderweitig verändern. Dieser natürliche Zusammenhalt unterstützt den Beckenboden dabei, die Organe in ihrer Position zu halten.

In der Schwangerschaft jedoch verändert sich dieses abgestimmte System erheblich: Die Gebärmutter wächst und steigt aus dem Halteapparat heraus. Dadurch entfällt eine wichtige Stütze für Blase und Darm, zusätzlich wird der Platz für sie im Beckenraum weniger. Sie rücken enger zusammen, wodurch mehr Druck auf den Beckenboden ausgeübt wird. Dies erschwert es dem Beckenboden, seine normale Stützfunktion zu erfüllen. Der Beckenboden muss nicht nur das Gewicht der Gebärmutter und das des Babys tragen, sondern auch die veränderte Lage der Organe kompensieren. Dieses Ungleichgewicht im Halteapparat erhöht das Risiko für Organsenkungen und kann zu häufigem Harndrang sowie Verdauungsproblemen führen.

Messbare Veränderungen in der Schwangerschaft

Während der ersten Schwangerschaft können einige der Veränderungen, die in Bezug auf den Beckenboden stattfinden, auch gemessen und somit objektiv festgestellt werden. So konnte in wissenschaftlichen Studien beispielsweise Folgendes beobachtet werden:

- **Absinken des Blasenhalses:** Der Blasenhals (der Teil der Blase, an dem die Harnröhre aus der Blase tritt) verlagert sich nach unten, was den Verschlussmechanismus beeinflussen kann.
- **Erhöhte Mobilität des Blasenhalses:** Durch die hormonellen Veränderungen in der Schwangerschaft wird das Gewebe weicher und flexibler, wodurch der Blasenhals bei Belastung beweglicher wird. Dieses Phänomen bleibt oft auch nach der Schwangerschaft bestehen und erhöht das Risiko für eine langfristige Inkontinenz.
- **Absinken der Beckenorgane:** Blase, Darm und Gebärmutter sinken nachweislich leicht ab.
- **Verminderte Kraft des Levatormuskels:** Der größte Muskel des Beckenbodens verliert während der Schwangerschaft nachweislich an Spannkraft, da er gedehnt und beansprucht wird.
- **Niedrigerer urethraler Verschlussdruck:** Der Druck, der den Verschluss der Harnröhre reguliert, nimmt in der Schwangerschaft ab, was das Risiko einer Inkontinenz erhöhen kann.

Diese Anpassungen sind normale, physiologische Reaktionen auf die veränderten Bedingungen im Körper und bereiten den Beckenboden auf die Geburt vor. Sie erhöhen aber im Gegenzug das Risiko für Beckenbodenbeschwerden. Auch nach der Geburt werden diese Veränderungen zum Teil bestehen bleiben und eine Schwachstelle bilden, die wir mit muskulärer Kraft ausgleichen müssen. Das macht noch einmal deutlich, wie wichtig ein lebenslanges Beckenbodentraining ist.

Nachdem wir uns die zahlreichen Veränderungen des Beckenbodens während der Schwangerschaft genauer angesehen haben, wird mehr als deutlich, dass dieser Bereich stark gefordert ist. Kein Wunder also, dass viele Frauen in dieser Zeit mit Beckenbodenbeschwerden konfrontiert werden.

Beckenbodenbeschwerden in der Schwangerschaft

Mehr als jede zweite Schwangere leidet an Beckenbodenproblemen. Eine enorme Zahl, wenn man bedenkt, wie wenig Platz das Thema in Schwangerschaftsratgebern, der Vorsorge oder medial findet. Und dann sind da noch viele Mythen, die Schwangere davon abhalten, sich frühzeitig um ihren Beckenboden zu kümmern. Dabei werden die Symptome von den Betroffenen oft als belastend und einschränkend empfunden. Mit Abstand die häufigste Störung in der Schwangerschaft ist die Inkontinenz, insbesondere die Belastungsinkontinenz, die je nach Studie bei bis zu 70 Prozent der Schwangeren auftritt. Es gibt jedoch noch weitere Beschwerden, die den Beckenboden in dieser besonderen Zeit betreffen können und nicht immer direkt mit ihm in Verbindung gebracht werden.

Blasenbeschwerden

Dranginkontinenz/Überaktive Blase: Ein häufiger Harndrang (Pollakisurie) auch bei kleinen Mengen Urin äußert sich oftmals schon zu Beginn der Schwangerschaft aufgrund der hormonellen Umstellung. Durch den Anstieg des Progesterons und die damit entstehende Entspannung der glatten Muskulatur reagiert die Blase empfindlicher auf geringe Füllmengen. Im Laufe der Schwangerschaft kommt dann der zunehmende Druck der wachsenden Gebärmutter auf die Blase hinzu und verstärkt diesen Effekt. Zusätzlich hat die Blase weniger Platz und kann sich nicht so stark ausdehnen. Insgesamt wird auch mehr Urin im Körper gebildet, da die Durchblutung aller Organe angeregt wird, auch der Nieren.

Aber nicht nur ein verstärkter Harndrang kann auftreten, auch das Risiko für eine Dranginkontinenz ist in der Schwangerschaft erhöht. Als vorbeugende Maßnahme hilft es, den Beckenboden gezielt zu trainieren, um die Kontrolle über die Blase zu verbessern und den Drang kurzfristig unterdrücken zu können. Außerdem sollten Reizstoffe wie Koffein und kohlensäurehaltige Getränke gemieden werden.

Belastungsinkontinenz: Die Entstehung einer Belastungsinkontinenz in der Schwangerschaft hängt von vielen Faktoren ab. Es ist ein Zusammenspiel aus Veränderungen im Bindegewebe und damit weniger Halt der Harnröhre und der Blase, einer veränderten Druckeinwirkung – der hohen Last von oben – sowie der Abnahme der Muskelkraft des Beckenbodens. Einige der Dinge können wir nicht beeinflussen, andere schon. So werden wir die physiologischen Veränderungen nicht aufhalten können. Durch gezieltes Beckenbodentraining und eine aufrechte Körperhaltung können wir aber den Muskeltonus stärken und so die Funktionalität der Muskeln verbessern, um damit diese Mechanismen zu kompensieren. Ein weiterer Tipp ist, das Heben schwerer Gegenstände und andere Überbelastungen (wie intensiven High-Impact-Sport) zu meiden, um das Bindegewebe um den Beckenboden nicht unnötig zu belasten.

In Studien konnte zudem gezeigt werden, dass es einige Risikofaktoren gibt, die das Auftreten von Inkontinenz in der Schwangerschaft wahrscheinlicher machen. Trifft etwas davon auf dich zu, ist ein Training in dieser Zeit umso wichtiger:

- Inkontinenz vor der Schwangerschaft
- Anzahl vorausgehender Schwangerschaften und vaginaler Geburten
- Schwangerschaftsalter
- Häufige Blasenentzündungen
- Höheres Alter der Mutter
- Übergewicht
- Obstipation (Verstopfung)
- Hoher Kaffeekonsum
- Nächtliche Inkontinenz im Kindesalter

Nykturie (häufiges Wasserlassen in der Nacht): Kommt der Kopf zur Ruhe und gibt es keine Ablenkungen wie tagsüber, fällt der vermehrte Harndrang oft noch mehr ins Gewicht. Die sogenannte Nykturie, das häufige nächtliche Wasserlassen, tritt in der Schwangerschaft verstärkt auf und kann den Schlaf stark beeinträchtigen. Ein praktischer Ansatz zur Prävention ist, am Abend weniger zu trinken und die Blase vor dem Schlafengehen vollständig zu entleeren. Auch leichtes Hochlagern der Beine tagsüber kann helfen, um Wasseransammlungen zu minimieren, die sich sonst gerne nachts lösen.

Dysurie (schmerzhaftes Wasserlassen) und Harnwegsinfektionen: Wir Frauen haben durch unsere kurze Harnröhre generell ein höheres Risiko für Harnwegsinfektionen, da die Keime schneller in die Blase aufsteigen können. Durch die hormonelle Umstellung in der Schwangerschaft und die herabgesetzte Spannung in der Harnröhre ist dieser Effekt verstärkt, und es kommt häufiger zu Harnwegsinfektionen. Außerdem kann die Entleerung der Blase schwieriger sein, sodass Urin zurückbleibt, in dem sich Keime vermehren können. Eine Entzündung der Blase geht oft mit einer Dysurie einher, wobei der Schmerz beim Wasserlassen auch durch den verstärkten Druck auf die Blase ausgelöst werden kann. Viel trinken und saure Getränke wie Cranberrysaft können helfen, die Blase durchzuspülen und das Infektionsrisiko zu verringern. Zusätzlich ist es wichtig, dass du dir ausreichend Zeit auf der Toilette lässt, um die Blase vollständig zu entleeren.

Darmbeschwerden

Stuhlinkontinenz: Stuhlinkontinenz tritt in der Schwangerschaft seltener auf. Nach wiederholten Schwangerschaften oder Geburten sowie bei chronischen Verstopfungen kann es aber zu einer Schwächung der Schließmuskulatur kommen. Regelmäßige Beckenbodenübungen und eine ballaststoffreiche Ernährung können helfen, die Darmfunktion zu unterstützen und die Kontrolle zu verbessern.

Schwangerschaft und das Risiko für Stuhlinkontinenz

Dass Frauen, die ihr Baby per Kaiserschnitt auf die Welt gebracht haben, ein höheres Risiko für eine Analinkontinenz aufweisen als Frauen, die keine Kinder geboren haben, lässt vermuten, dass die Schwangerschaft selbst ein gewisses Risiko für die Entwicklung einer späteren Stuhlinkontinenz darstellt. Knapp drei Prozent der Frauen leiden sogar bereits im dritten Trimester an Stuhlinkontinenz. Insgesamt berichten fast 30 Prozent der Schwangeren von Darmfunktionsstörungen wie Verstopfung, Stuhldrang oder Inkontinenz. Folgende Faktoren tragen dazu bei:

- **Hormonelle Veränderungen:** Während der Schwangerschaft führen erhöhte Progesteronspiegel dazu, dass sich die Muskeln und das Gewebe des Beckenbodens und des Darms entspannen. Der Darm bewegt sich infolgedessen langsamer, und der Grundtonus des inneren Schließmuskels ist herabgesetzt. Der Sphinkter ist geschwächt und die Kontrolle über den Darm erschwert.
- **Druck des wachsenden Babys:** Mit dem Fortschreiten der Schwangerschaft übt der wachsende Fötus zunehmenden Druck auf Beckenboden und Enddarm aus. Diese Belastung kann zu einer Schwächung der Muskulatur und des umliegenden Gewebes führen und das Risiko einer späteren Inkontinenz erhöhen.
- **Verstopfungen:** 66,6 Prozent der Schwangeren leiden an Verstopfung, was oft zu starkem Pressen beim Stuhlgang führt. Dieses übermäßige Pressen belastet den Beckenboden zusätzlich und kann durch Überdehnung oder Mikroverletzungen zu Muskelschwächen führen, die das Risiko einer Inkontinenz erhöhen. So zeigte sich, dass Frauen, die bereits in der Schwangerschaft Schwierigkeiten beim Stuhlgang hatten, ein doppelt so hohes Risiko aufweisen, nach der Geburt an Stuhlinkontinenz zu leiden. Spannend ist auch der Fakt, dass die Unfähigkeit, den Beckenboden in der Schwangerschaft aktiv anzuspannen, einen Risikofaktor für Darmfunktionsstörungen darstellt.

Wichtig: Kommt es bereits während der Schwangerschaft zum Auftreten einer Stuhlinkontinenz, ist die Wahrscheinlichkeit siebenmal höher, dass diese Beschwerden nach der Geburt andauern.

Darmfunktionsstörungen in der Schwangerschaft und die damit verbundenen Veränderungen haben also nicht nur vorübergehende Auswirkungen, sondern auch langfristige Folgen. Umso wichtiger ist es, dass du dir bei Beschwerden in der Schwangerschaft frühzeitig Hilfe suchst und für eine gute Verdauung sorgst.

Verstopfungen: Verstopfungen sind in der Schwangerschaft weitverbreitet und entstehen zum einen durch die hormonelle Entspannung der Darmmuskulatur und zum anderen durch den im Laufe der Schwangerschaft steigenden Druck der Gebärmutter auf den Darm. Der verlangsamte Transport von Nahrungsmitteln führt zu einem härteren Stuhl, da der Körper mehr Zeit hat, dem Darm Wasser zu entziehen. Auch die Einnahme von Eisen in Form von Nahrungsergänzungsmitteln kann Verstopfungen verstärken. Auch wenn viele sogenannte Schwangerschaftspräparate Eisen enthalten, ist eine Substitution nur bei einem Mangel empfohlen. Viel Wasser trinken, sich ballaststoffreich ernähren, Zusätze wie Flohsamenschalen und sanfte Bewegung wie Spaziergänge und Yoga können helfen, den Darm in der Schwangerschaft in Schwung zu halten.

Hämorrhoiden und Analvenenthrombosen: Rund 50 Prozent der Schwangeren leiden an symptomatischen Hämorrhoiden. Seltener entsteht eine Analvenenthrombose, wenn sich in den Venen am Darmausgang ein Blutgerinnsel bildet. Dies zeigt sich meist als kleines dunkelblaues Knötchen und kann sehr schmerzhaft sein. Grund sind die erhöhte Druckbelastung und chronische Verstopfungen. Meist heilen sie von selbst in wenigen Tagen ab. Um Hämorrhoiden und Analvenenthrombosen vorzubeugen, ist es wichtig, starkes Pressen zu vermeiden sowie den Stuhl möglichst weich zu halten. Ein gezieltes Beckenbodentraining kann zudem helfen, den Druck auf die Venen zu reduzieren.

Organsenkungen und Schmerzen

Organsenkungen: In der ersten Schwangerschaft sind höhergradige Senkungen der Blase, des Darms oder der Gebärmutter selten. Häufiger entwickeln sich dauerhafte Senkungen erst nach der Geburt oder Jahre später durch weitere anhaltende Belastungen auf das geschwächte Gewebe. Liegt bereits vor der Schwangerschaft eine Schwäche oder Senkung vor, kann sich diese jedoch in der nächsten Schwangerschaft verschlechtern, was sich durch ein Druckgefühl oder Schmerzen im Beckenbereich äußern kann. Regelmäßiges Beckenbodentraining und gegebenenfalls das präventive Tragen eines Pessars können helfen, die Muskulatur zu stärken und die Organe zu stützen.

Beckenschmerzen/Symphysenschmerzen: Durch die hormonellen Veränderungen kann sich die Schambeinfuge (Symphyse) weiten und dadurch Schmerzen verursachen, die vor allem beim Gehen, im Einbeinstand oder beim Aufstehen auftreten. Auch die Iliosakralgelenke haben mehr Spielraum als üblich und können dadurch schneller blockieren. Dabei ist es nicht untypisch, dass nur eine Seite betroffen ist. Beckenbodenübungen zur Stabilisierung des Beckens und das Tragen eines Beckengurts können helfen, die Beschwerden zu lindern und den Alltag angenehmer zu gestalten. Zusätzlich können der wachsende Druck im Beckenbereich, die veränderte Beckenstellung und Verspannungen in der Muskulatur Nerven reizen, die in der Nähe des Beckens verlaufen. Insbesondere der Ischiasnerv, der durch das Gesäß unter einem kleinen

Muskel (Musculus piriformis) verläuft, ist davon häufig betroffen. Typisch für Ischiasschmerzen sind einseitige stechende oder auch ziehende Schmerzen, die in den unteren Rücken, ins äußere Gesäß oder ins Bein ausstrahlen. Schmerzen, die vom Pudendusnerv ausgehen, können sowohl im Becken selbst als auch an der Vulva oder der Symphyse spürbar sein. Die Qualität des Schmerzes reicht von stechend, als würde ein Messer in den Körper gerammt werden, bis zu einem dumpfen, unangenehmen Druck. Entspannungsübungen und eine gezielte Mobilisation dieser Muskelgruppen können helfen, die Nerven zu entlasten und die Schmerzen zu reduzieren.

Sexuelle Funktionsstörungen: Viele schwangere Frauen erleben, dass sich das Gewebe empfindlicher anfühlt und der Beckenboden weniger flexibel ist. Dies kann zu einer verkrampften Muskulatur führen, die sich unbewusst anspannt, was Schmerzen verstärken kann. Tatsächlich berichten etwa 40 Prozent der Frauen über sexuelle Inaktivität und/oder Funktionsstörungen während der Schwangerschaft. Ein Grund dafür können auch eine fehlende Aufklärung und dadurch unbegründete Ängste sein, etwa die Sorge, dem Baby durch den Geschlechtsverkehr zu schaden.

Interessanterweise zeigt sich, dass Frauen, die in der Schwangerschaft Beschwerden beim Sex haben, diese häufig auch noch eine Zeit lang nach Geburt spüren. Nicht nur deshalb ist es wichtig, das Thema frühzeitig anzugehen. Körperlich ist es besonders wichtig, auf eine ausreichende und bewusste Beckenbodenentspannung zu achten sowie Übungen zur eigenen Körperwahrnehmung durchzuführen. Das heißt jedoch nicht, dass Beckenbodentraining tabu ist. Ein gesundes Training stärkt die Flexibilität der Muskeln und erhöht die Empfindsamkeit. Auch eine offene Kommunikation mit dem Partner oder der Partnerin über Wünsche, Ängste und körperliche Veränderungen kann den Druck nehmen und zu einer entspannten und angenehmeren Intimität beitragen.

Perinealer Schmerz: Das Perineum (der Damm) ist eine sehr sensible und belastete Zone unseres Körpers. Alle Beckenbodenmuskeln vereinen sich dort. Während wir stehen und gehen, lastet auf diesem Bereich zudem viel Druck, der in der Schwangerschaft noch zunimmt. Durch die hormonelle Veränderung ist das Gewebe zusätzlich empfindlicher, weshalb Schmerzen in diesem Bereich in der Schwangerschaft häufiger vorkommen. Verspannungen im Beckenboden können den Schmerz noch weiter verstärken. Sanfte Beckenbodenübungen und eine bewusste Entlastung des Beckenbereichs können helfen, den Druck zu mindern und die Beschwerden zu lindern.

Dieser Überblick zeigt, wie viele verschiedene Beckenbodenbeschwerden in der Schwangerschaft auftreten können und wie wichtig es ist, diese zu erkennen oder präventiv, also vorbeugend, zu handeln. Auch wenn sich nicht alle der aufgeführten Probleme vollständig vermeiden lassen, hilft es, den eigenen Beckenboden besser kennenzulernen und gezielt zu stärken, um die Herausforderungen der Schwangerschaft zu meistern und sich optimal auf die Geburt vorzubereiten.

Mythen in der Schwangerschaft

Wenn es um den Beckenboden in der Schwangerschaft geht, kursieren zahlreiche Mythen, die Frauen oft stark verunsichern. Gerade wenn die eigene Hebamme oder Frauenärztin bestimmte Aussagen macht, fällt es schwer, diese zu hinterfragen oder anders zu handeln. Schließlich braucht man ja eine Orientierung. Doch um die häufigsten Missverständnisse aufzuklären, werfen wir jetzt einen genaueren Blick auf die drei größten Mythen in der Schwangerschaft und gehen ihnen auf den Grund.

Urinverlust in der Schwangerschaft ist normal, weil das Baby auf die Blase drückt

Viele Frauen glauben, dass Inkontinenz in der Schwangerschaft einfach »dazugehört«. Weil die Mutter es vielleicht selbst erlebt hat, die beste Freundin auch davon erzählt und die Frauenärztin deshalb gar nicht gefragt wird. Aber Urinverlust ist nicht »normal« und sollte nicht als unvermeidliche Begleiterscheinung der Schwangerschaft akzeptiert werden. Auch in der Schwangerschaft gilt: Inkontinenz ist zwar häufig, aber das bedeutet nicht, dass sie »normal« ist und dass man sich damit abfinden muss.

Es stimmt zwar, dass das wachsende Baby mehr Druck auf die Blase ausübt, und daran können wir nichts ändern. Aber wie du oben gelesen hast, ist das Entstehen einer Inkontinenz vielfältiger. Durch die bindegewebigen Veränderungen muss der Beckenboden noch mehr arbeiten. Mit gezieltem Training und einer bewussten Körperhaltung lässt sich Urinverlust effektiv vorbeugen. Ein starker Beckenboden kann den zusätzlichen Druck besser ausgleichen und hormonelle Veränderungen kompensieren, sodass du nicht schon beim ersten Niesen oder Husten eine unangenehme Überraschung erlebst.

Beckenbodentraining in der Schwangerschaft erschwert die Geburt

Wie oft haben wir schon gehört, dass ein trainierter Beckenboden ein Geburtshindernis sein könnte? Vielleicht hast auch du das Bild einer harten, unbeweglichen Platte im Kopf, die sich unter der Geburt nicht weiten kann, wenn du an einen »trainierten« Beckenboden denkst. Doch genau das Gegenteil ist der Fall.

Gesundes Beckenbodentraining bedeutet, dass du deinen Muskel sowohl kräftigst als auch flexibel hältst. Ein gut trainierter Beckenboden hat die nötige Kraft, um Schwangerschaftsbeschwerden entgegenzuwirken, und unterstützt sogar dein Baby aktiv dabei, sich im Geburtskanal in die richtige Position zu drehen.

Doch darf ein trainierter Muskel nicht mit einem verspannten Muskel gleichgesetzt werden. Ein gesunder Beckenboden bleibt elastisch und kann sich dementsprechend auch gut dehnen. In unseren Kursen legen wir besonderen Wert auf Wahrnehmungstraining, bei dem du lernst, den Beckenboden bewusst zu entspannen – damit es dir auch unter der Geburt, also in einer Extremsituation, gelingt, den Beckenboden nicht zu verkrampfen und ihm so die bestmögliche Weite zu geben.

Studien zeigen, dass Frauen, die ihren Beckenboden in der Schwangerschaft regelmäßig trainieren, weniger oft prolongierte Geburten erleben und dass die Austrittsphase im Durchschnitt um knapp 21 Minuten kürzer ist. Darüber hinaus konnte gezeigt werden, dass Beckenbodentraining in der Schwangerschaft das Risiko für Geburtsverletzungen oder späte Kaiserschnitte nicht erhöht. Tatsächlich zeigen viele wissenschaftliche Studien sogar, dass regelmäßiges Training das Risiko für schwere Dammverletzungen (Grad III/IV) und Dammschnitte deutlich reduziert.

Beckenbodentraining in der Schwangerschaft bringt nichts, da man nach der Geburt wieder bei null anfängt

Man könnte meinen, dass der Beckenboden unter der Geburt so stark gedehnt und beansprucht wird, dass das Training davor wenig bringt. Tatsächlich ist es aber genau umgekehrt: Beckenbodentraining in der Schwangerschaft senkt nämlich nachweislich das Risiko für eine Belastungsinkontinenz nach der Geburt. Außerdem hat ein trainierter Muskel nicht nur eine bessere Fähigkeit, sich nach der Geburt schneller zu regenerieren, sondern Frauen, die schon während der Schwangerschaft gelernt haben, ihren Beckenboden gezielt anzusteuern, tun sich nach der Geburt leichter, diese Verbindung wiederherzustellen. Nach einer vaginalen Geburt kann es nämlich durchaus vorkommen, dass für einige Tage oder Wochen das Gefühl für den Beckenboden fehlt – es kommt kaum Feedback, wenn du versuchst, ihn anzusteuern.

Prävention: Was du schon vor und während der Schwangerschaft tun kannst

Die gute Nachricht: Du kannst viel tun, um deinen Beckenboden schon vor und in der Schwangerschaft zu stärken und Beschwerden zu minimieren. Ein wichtiger Punkt dabei ist eine gesunde Lebensweise, die im Idealfall bereits vor der Schwangerschaft beginnt, um das Risiko für Inkontinenz und Beckenbodenprobleme deutlich zu senken.

Ein entscheidender Faktor ist das Thema Übergewicht. Frauen, die vor der Schwangerschaft ein »Normalgewicht« erreichen, haben nachweislich ein geringeres Risiko für Inkontinenz, ebenso wie Frauen, die keine übermäßige Gewichtszunahme während der Schwangerschaft erleben. Darüber hinaus solltest du Verstopfungen vorbeugen, da ein starkes Pressen beim Stuhlgang den Beckenboden schwächt und das Risiko für das Auftreten einer Inkontinenz ebenfalls erhöht.

Zusätzlich sollte auf Rauchen in der Schwangerschaft verzichtet werden, da es die Durchblutung beeinträchtigt und die Elastizität des Bindegewebes schwächt, was sich negativ auf den Beckenboden auswirkt – und ganz abgesehen davon natürlich auch deinem Baby erheblich schaden kann.

Den Beckenboden gezielt ansteuern

Ein weiterer wichtiger Punkt ist das gezielte Beckenbodentraining. Es geht nicht nur darum, Beckenbodentraining irgendwie auszuführen, sondern darum, den Beckenboden dabei richtig anzusteuern. Das Erlernen der korrekten Ansteuerung ist der Schlüssel zum Trainingserfolg! Wie du gerade gelesen hast, zeigen Studien, dass Frauen, die bereits in der Schwangerschaft ihren Beckenboden gezielt trainieren, nach der Geburt schneller regenerieren und seltener an Inkontinenz leiden. Zum Thema Sport im Allgemeinen gilt: High-Impact-Sportarten in und vor der Schwangerschaft erhöhen das Risiko für Beckenbodenproblematiken, während Sport mit moderater Intensität einen schützenden Effekt hat. Im Gegensatz dazu zeigt sich, dass Frauen, die ihren Beckenboden in der Schwangerschaft nicht willentlich ansteuern können, ein höheres Risiko für Beckenbodendysfunktionen nach Geburt haben.

Frauen, die Schwierigkeiten haben, ihren Beckenboden gezielt anzusteuern, sollte bereits während der Schwangerschaft eine Beckenbodenphysiotherapie angeboten werden. Eine professionelle 1:1-Anleitung kann helfen, das richtige Gefühl für den Beckenboden zu entwickeln und die Übungen korrekt auszuführen.

Auch Alter und Vitamin D spielen eine Rolle

Frauen, die ihre erste vaginale Geburt vor dem 35. Lebensjahr erleben, weisen ein geringeres Risiko für Beckenbodenschäden und Senkungsprobleme nach der Geburt auf. Tatsächlich steigt das Risiko für Senkungsbeschwerden bereits ab einem Alter von 30 Jahren bei der ersten Geburt.

Schließlich könnte auch der Vitamin-D-Spiegel wichtig sein. Ein niedriger Vitamin-D-Spiegel während der Schwangerschaft wird mit einem erhöhten Risiko für Urininkontinenz in Verbindung gebracht. Zwar ist der präventive Effekt einer guten Vitamin-D-Versorgung noch nicht vollständig geklärt, doch eine ausreichende Versorgung schadet sicherlich nicht.

Fazit: Eine bewusste Vorbereitung auf die Schwangerschaft, ein gesunder Lebensstil und ein gezieltes Beckenbodentraining können dir helfen, deinen Körper auf die anstehenden Herausforderungen vorzubereiten. Dein Beckenboden wird es dir danken!

ERFAHRUNGSBERICHT

Sandy, 38 Jahre

Vor der Schwangerschaft:
Bewegung, aber kein Fokus auf den Beckenboden

Ich war berufstätig und hatte einen Vollzeit-Bürojob. Doch nach der Arbeit war ich **viel in Bewegung:**

» Ich unternahm täglich lange **Spaziergänge** mit unserem Hund.
» Ich besuchte einmal pro Woche einen **HIIT-Kurs.**
» Ich machte ab und zu **Yoga** zu Hause.

Über den **Beckenboden** hatte ich vor der Schwangerschaft **nie nachgedacht.**

Die Geburt:
Selbstbestimmt und wunderschön

Meine **Schwangerschaft** war traumhaft, **ohne Komplikationen** oder Beschwerden. **Die Geburt? Ein wunderschönes Erlebnis.**

» **Natürliche Geburt** in der Klinik
» Zwölf Stunden ab Wehenbeginn
» **Keine Interventionen,** selbstbestimmt, kraftvoll

Es lief genau so, wie ich es mir gewünscht hatte.

Das Wochenbett:

Mein Körper erholte sich schnell

Ich hatte **keinerlei Herausforderungen** nach der Geburt. Keine Schmerzen, keine Einschränkungen – ich fühlte mich gut.

» **Ich konnte meinen Beckenboden sofort ansteuern.**
» **Ich hatte keinerlei Probleme mit meinem Beckenboden.**
» **Ich verspürte keinen Druck nach unten.**
» **Ich war nicht inkontinent.**
» **Ich hatte keine Schmerzen.**

Warum? Weil ich bereits in der Schwangerschaft mit der Mamacademy gezielt an meinem Beckenboden gearbeitet habe. Ich habe **fast täglich Schwangerschaftsyoga und den Beckenboden-Intensivkurs** gemacht. Ich habe gelernt, **meinen Beckenboden bewusst zu erspüren und zu aktivieren.** Ich wusste, wie ich **atmen und entspannen** muss.

Nach der Geburt habe ich direkt mit sanften Übungen aus dem **Postpartum-Power-Kurs** begonnen – noch im Krankenhaus. **Mein Beckenboden war sofort ansprechbar, obwohl mein Baby bei der Geburt über vier Kilogramm wog.**

Meine Botschaft an andere Frauen:

» **Startet mit dem Beckenbodentraining bereits in der Schwangerschaft!**
» **Lernt, euren Körper wahrzunehmen – es macht einen riesigen Unterschied!**
» **Gebt euch selbst die beste Vorbereitung auf die Geburt und die Zeit danach.**

Joggen in der Schwangerschaft – ja oder nein?

Früher hätte ich gesagt: Gar kein Problem, solange es dir und dem Baby gut geht. Und ja, das Joggen in einem moderaten Tempo hat auch keine negativen Auswirkungen auf den Schwangerschaftsverlauf. Trotzdem stehe ich dem Thema heute kritischer gegenüber. Wo ich selbst noch bis zur 22. Schwangerschaftswoche mit meinem ersten Baby gejoggt bin, würde ich das heute nicht mehr tun.

Es gibt dazu zwar keine mir bekannten Studien, doch mein Wissen und mein Gefühl sagen mir: Warum unnötig mehr belasten, wenn wir nicht wissen, welchen Schaden wir anrichten? Wir wissen, dass Läuferinnen auch ohne Schwangerschaft häufiger an Inkontinenz leiden, dass Joggen also einen negativen Einfluss haben kann. In der Schwangerschaft ist das Gewebe insgesamt weicher, und es lastet alleine durch das hohe Gewicht sehr viel mehr Druck auf dem Beckenboden. Beim Joggen (oder auch Springen) hüpft nun die Gebärmutter fröhlich auf und ab und übt immer wieder eine starke Belastung und damit auch Zug auf das Bindegewebe aus. Kleine Mikrorisse können entstehen, die das Gewebe (vor-)schädigen, Bänder können gedehnt, der Halteapparat der Organe kann geschwächt werden.

Deshalb lautet meine Antwort auf die Frage: »Darf ich joggen gehen in der Schwangerschaft?« heute: »Ja, darfst du – deinem Baby wird es nicht schaden, aber vielleicht deinem Beckenboden. Überlege dir also, ob du das Risiko tragen möchtest oder ob du für die nächste Zeit nicht einen anderen Sport findest, der dich erfüllt.«

BECKENBODEN UND GEBURT

Der Beckenboden unter der Geburt - ein Thema, das oft im Hintergrund steht, obwohl es eine so zentrale Rolle spielt. Die meisten Frauen machen sich in der Schwangerschaft viele Gedanken über die Geburt selbst und schreiben vielleicht sogar einen Geburtsplan mit ihren eigenen Wünschen für die Zeit im Kreißsaal. In den meisten Geburtsvorbereitungskursen wird erklärt, wie eine Geburt grob abläuft und welche Geburtspositionen es gibt.

Doch was genau mit dem Beckenboden unter der Geburt passiert und wie stark er dabei beansprucht wird, ist selten Thema. Dabei hat die Geburt selbst und wie sie verläuft große Auswirkungen auf die Regeneration und das Auftreten von Beckenbodenbeschwerden. Während der Geburt muss der Beckenboden sein gesamtes Können unter Beweis stellen. Er dehnt sich enorm, um dem Baby den Weg nach draußen zu ermöglichen. Diese Aufgabe verlangt ihm einiges ab – sowohl an Kraft als auch an Flexibilität. Gleichzeitig gibt es individuelle Risikofaktoren unter der Geburt, die den Beckenboden stark beanspruchen und langfristig schädigen können. Deshalb ist es vorab wichtig zu wissen, welche Möglichkeiten es gibt, um den Beckenboden zu schützen, und das bereits während der Geburt. In diesem Kapitel werden wir uns also genau anschauen, was unter der Geburt mit deinem Beckenboden passiert und wie du ihn unterstützen kannst, um das Risiko von Schäden zu minimieren.

Die Geburt

Die vaginale Geburt lässt sich in fünf Phasen einteilen. In der Latenzphase öffnet sich der Muttermund langsam, und erste, leichte, oft noch unregelmäßige Wehen treten auf; sie markiert den Beginn der Geburt. Darauf folgt die Eröffnungsphase, in der sich der Muttermund unter regelmäßigen und stärkeren Wehen bis auf etwa acht bis zehn Zentimeter vollständig öffnet. Während dieser Phasen steht der Beckenboden noch nicht unter Belastung, da sich die Wehen vor allem auf den Muttermund konzentrieren und dieser nicht in direktem Kontakt mit dem Beckenboden steht.

In der Übergangsphase arbeitet der Körper darauf hin, das Baby durch den Geburtskanal zu schieben. Diese Phase wird oft als intensivste Phase erlebt; hier erfolgen dann auch die letzten Zentimeter der Muttermunderöffnung. Die eigentliche Herausforderung für den Beckenboden beginnt jedoch erst in der Austrittsphase. Denn dann rutscht das Baby durch den Geburtskanal, was zu einer starken Belastung des Beckenbodens führt. Die Muskeln, die Bänder und das Bindegewebe müssen sich maximal dehnen. Dies ist notwendig, um dem Baby den Weg zu erleichtern.

Zum Schluss kommt die Nachgeburtsphase, in der die Plazenta geboren wird. In dieser Phase entspannt sich der Beckenboden allmählich, doch die Rückbildungsprozesse dauern nun viele Monate an.

Schwerstarbeit für das Gewebe

Um eine vaginale Geburt überhaupt möglich zu machen, verändert sich das Gewebe bereits in der Schwangerschaft: Es wird elastischer und weicher. Während das kindliche Köpfchen durch den Geburtskanal im Becken tritt, kommt es zu einer starken Druckentwicklung. Das Gewebe muss dem kindlichen Köpfchen weichen und wird zum einen gedehnt und zum anderen gequetscht.

Im ersten Schritt wird der Geburtskanal, also die Vagina, maximal gedehnt. Der Vaginalkanal verlängert sich durch diesen starken Druck um drei bis acht Zentimeter und weitet sich über die Beckenknochen seitlich aus. Dabei sind auch die Nerven, insbesondere der Nervus pudendus, starken Zugkräften ausgesetzt, was mit einem höheren Verletzungsrisiko einhergehen kann. Auch das knöcherne Becken wird stark beansprucht, sodass der Beckenausgang beim Durchtreten des Köpfchens um zwei Zentimeter oder mehr größer wird. Am Ende des Geburtskanals steht dann der Beckenboden, den das Kind passieren muss.

Wenn der Kopf des Babys tiefer in den Geburtskanal eintritt, steigt der Druck auf den Beckenboden signifikant, insbesondere im Bereich des Levators und des Perineums. Diese Muskelgruppen sind dafür verantwortlich, den vaginalen Ausgang zu kontrollieren, und werden in dem Moment am stärksten beansprucht, wenn der breiteste Teil des Kopfes durch den Geburtskanal tritt.

Verschiedene Modelle konnten die Belastungen des Beckenbodens mit seinen unterschiedlichen Muskelanteilen unter der Geburt messen. Dort zeigte sich, dass insbesondere die Teile des Levatormuskels, die sehr nahe an der Schambeinfuge, der Symphyse, ansetzen, während der Austrittsphase des Kindes am stärksten beansprucht werden. Der innere Teil des Musculus pubococcygeus wird dabei am stärksten gedehnt. Im Vergleich zu seinem Ausgangszustand dehnt er sich bis zum 3,26-Fachen seiner Länge. Auch andere Muskeln sind stark betroffen, allerdings mit etwas geringeren Dehnungen.

Diese intensive Dehnung ist notwendig, birgt jedoch auch das Risiko von Verletzungen und Überdehnungen. Dabei variiert die Belastung je nach Kopfgröße und Kopfposition des Kindes: Je größer der Kopfumfang, desto stärker muss sich der Beckenboden dehnen. Befindet sich das Baby zudem nicht in der vorderen Hinterhauptslage, sondern wird zum Beispiel als »Sternengucker« geboren, steigt die Belastung auf den Beckenboden um das 3,6-Fache im Vergleich zur optimalen Position. Dies führt zu einem höheren Risiko für dehnungsbedingte Verletzungen wie Muskelrisse oder eine Avulsion, wo der Levator-ani-Muskel vom Schambein abrutscht. Besonders kritisch ist, wie oben bereits erwähnt, der Bereich um das Schambein, wo die Muskulatur am stärksten beansprucht wird.

Die Dehnung und die Belastung des Beckenbodens unter der Geburt sind jedoch nicht bei allen Frauen gleich. Sie hängen stark von der Größe der Frau, der Beschaffenheit des Gewebes und der Größe des Babys ab. Bei manchen Frauen dehnt sich der Levatormuskel also weniger, bei anderen stärker, was dementsprechend mit einem höheren oder geringeren Risiko für Geburtsverletzungen einhergeht.

Funktionelle statische Veränderungen

Neben der Dehnung kommt es unter der Geburt auch zu funktionellen Veränderungen in der Statik des Beckenbodens. So nimmt durch den Druck die Beweglichkeit der Harnröhre und des Blasenhalses nochmals zu, was ein Grund für anhaltende Inkontinenzprobleme nach der Geburt sein kann. Zusätzlich sinken die vordere Vaginalwand, der Gebärmutterhals und der vordere Teil des Rektums ab, was die natürliche Stabilität des Beckenbodens weiter beeinträchtigt und das Risiko für Organsenkungen erhöht. Diese Veränderungen verdeutlichen, wie stark der Beckenboden während einer vaginalen Geburt beansprucht wird. Nicht selten kommt es während der Geburt auch zu nicht sichtbaren Mikroverletzungen im Gewebe, die dann Beschwerden verursachen können. Um langfristige Schäden zu vermeiden, sind eine gute Vorbereitung und Maßnahmen zur Prävention von großer Bedeutung.

Auch wenn es sich zunächst erschreckend anhört, was mit dem Beckenboden unter der Geburt passiert, so hat längst nicht jede Frau nach der Geburt Probleme oder Verletzungen. Um Beschwerden zu verhindern, gehört die Geburtshilfe unserer Meinung nach revolutioniert! Risiken im Geburtsverlauf müssen frühzeitig erkannt und die Frau muss besser aufgeklärt werden. Denn nur wenn wir die Faktoren kennen, die nachweislich mit einem erhöhten Risiko für Beckenbodenbeschwerden einhergehen, können wir Maßnahmen ergreifen, um präventiv gegenzusteuern.

Weniger stark belastende Faktoren

Sehen wir uns zunächst einmal an, welche Aspekte unter der Geburt mit weniger Belastungen und damit einem niedrigeren Risiko für den Beckenboden einhergehen.

1 – Wechsel aus Entspannung und Dehnung

Ein Wechsel aus Gebärmutterkontraktionen und Gebärmutterentspannung gibt dem Beckenboden die Möglichkeit, sich schrittweise anzupassen. Während der Pausen zwischen den Wehen nehmen der Druck und die einwirkenden Kräfte auf den Beckenboden ab – der Stress auf die Muskulatur reduziert sich um etwa 7,2 Prozent. In dieser Zeit kann sich der Muskel erholen und weiter entspannen, was eine bessere Dehnung ermöglicht. Fehlen diese Pausen, wie bei sehr schnellen Geburten, kann der Beckenboden stärker belastet werden, da ihm die Zeit zur Entspannung und kontrollierten Dehnung fehlt.

2 – Molding des kindlichen Kopfes

Die Fähigkeit des kindlichen Schädels, sich unter der Geburt leicht zu verformen (Molding), hilft dabei, den Widerstand, den der Beckenboden dem Kopf entgegensetzt, zu verringern. Dies erleichtert dem Kind den Weg durch den Geburtskanal und schont den Beckenboden.

3 – Optimale Kopfposition des Babys

Die vordere Hinterhauptslage des Kindes stellt die geringste Belastung für den Beckenboden dar, da der Kopf eine kompaktere Form hat und so den Geburtskanal leichter passiert.

4 – Bewusste Entspannung

Wird der Beckenboden während der Geburt bewusst entspannt, kann er sich bestmöglich dehnen. Gerade während der aktiven Austrittsperiode zeigt sich, dass ein Entspannen des Beckenbodens während des Pressens die Geburt verkürzt.

5 – Gezieltes Pressen

Kürzeres und häufigeres Pressen während einer Wehe (z. B. dreimal für etwa fünf Sekunden) ist schonender für den Beckenboden als langes, anhaltendes Pressen. Dies gibt den Muskeln die Möglichkeit, sich zwischen den Wehen wieder zu entspannen.

6 – Größe des Geburtsweges

Ein größeres Becken und ein gut dehnbarer Geburtsweg tragen zu einer reibungsloseren Geburt bei und reduzieren die Belastung des Beckenbodens. Eine stufenweise Dehnung ist wichtig, um Verletzungen zu minimieren.

Einige dieser Faktoren kannst du unter der Geburt aktiv beeinflussen. So kannst du lernen, wie du deinen Beckenboden bewusst entspannst, um dann auch gezielt pressen zu können. Ebenso kannst du versuchen, durch mentale Geburtsvorbereitung nicht in den Teufelskreis aus Angst, Spannung und Schmerz zu geraten; du lernst, die Wehenpausen aktiv zu nutzen, damit sich deine Muskeln erholen können. Auch eine aufrechte Geburtsposition kann förderlich sein (siehe Kapitel »Prävention ist besser als Nachsorge«, S. 154ff.). Die anderen Faktoren sind wenig beeinflussbar und zum Teil auch anatomisch vorgegeben. Aber auch hier kann eine gute Vorbereitung dabei helfen, dass die Geburt schonend verläuft.

Wusstest du ...?

... dass mehr als 50 Prozent der Frauen, die vaginal entbinden, nach der Geburt Symptome einer Beckenbodenschwäche zeigen? Viele dieser Symptome verschwinden zwar wieder, aber der Schwachpunkt ist da und mit ihm ein höheres Risiko für spätere Beckenbodenprobleme. Deshalb ist ein langfristiges Beckenbodentraining nach Schwangerschaften und Geburten unabdingbar!

Geburtsverletzungen und der Beckenboden

Geburtsverletzungen – allein das Wort löst bei vielen Frauen ein mulmiges Gefühl aus, und es ist verständlich, dass dieser Gedanke für viele werdende Mütter eine der größten Sorgen vor der Entbindung darstellt. Doch was genau verbirgt sich hinter dem Begriff »Geburtsverletzungen«? Es gibt viele verschiedene Arten und Ausprägungen, von kleineren Schürfwunden bis hin zu größeren Dammrissen oder -schnitten. Schätzungen zufolge erleiden etwa 60 bis 85 Prozent der erstgebärenden Frauen eine Art von Geburtsverletzung. Diese Zahlen verdeutlichen, dass Geburtsverletzungen bei vielen Frauen während des Geburtsvorgangs auftreten. Aber auch wenn das Thema beängstigend klingen mag, gibt es heutzutage viele Möglichkeiten, das Risiko zu minimieren und die Heilung zu unterstützen. Von speziellen Geburtspositionen bis hin zu gezielten Massagen des Damms – die einzelnen Methoden sehen wir uns am Ende des Kapitels genau an.

Wenn doch eine Verletzung auftritt, ist eine gute und schnelle Versorgung entscheidend. In den meisten Fällen erfolgt die Behandlung direkt im Kreißsaal, oft unter lokaler Betäubung, sodass die Frau den Eingriff kaum spürt. In der Regel wird auflösbares Fadenmaterial verwendet, sodass die Fäden nicht gezogen werden müssen und die Wundheilung meist problemlos verläuft. Mit der richtigen Nachsorge und Geduld heilt die Verletzung in den meisten Fällen gut aus. Trotzdem kann es in manchen Fällen zu anhaltenden Beschwerden wie Schmerzen an der Narbe kommen, die keinesfalls als normal hingenommen werden sollten. Neben einer Narbenmassage nutze ich in der Praxis etwa auch die Neuraltherapie oder Lasertherapie, um die Schmerzen zu lindern oder die Narbe aufzuweichen. In den seltensten Fällen ist eine Revision der Narbe notwendig.

Ein besonders empfindlicher Bereich, der bei Geburtsverletzungen oft betroffen sein kann, ist der Beckenboden. Gerade bei Dammrissen oder -schnitten werden einzelne Muskelstränge direkt verletzt. Aber auch wenn der Beckenboden nicht unmittelbar betroffen ist, können Schmerzen, Narben und Vernarbungen nach der Geburt die Funktion des Beckenbodens beeinträchtigen (siehe das Kapitel »Verspannter Beckenboden – ein unterschätztes Problem«, S. 79 ff.). Ein spezielles Thema, das in diesem Zusammenhang eine große Rolle spielt, ist der Abriss des Levatormuskels (Levatoravulsion) – eine häufige Geburtsverletzung, die sicher erst einige Zeit nach der Geburt erkannt werden kann und mit Folgen für die Beckenbodengesundheit einhergeht.

Narben und Schmerzen beim Geschlechtsverkehr

Narbengewebe, das nach Geburten durch Dammrisse oder -schnitte entsteht, kann langfristig zu Schmerzen führen. Wenn eine Narbe heilt, verändert sich die Elastizität des Gewebes, das heißt, es ist weniger flexibel und kann sich womöglich weniger dehnen, wenn es zur Penetration beim Sex kommt. Aber auch Nervenenden können sich im Narbengewebe »verfangen« oder fixiert sein und werden so durch Berührungen des Gewebes oder bei Bewegung gereizt. Diese Nerven leiten Schmerzsignale an das Gehirn weiter. Besonders nach vaginalen Geburten sind Narben häufig die Ursache für Schmerzen. Bei Dehnung kommt es dann zu einem unangenehmen Ziehen oder sogar stechenden Schmerzen, die den Sex schmerzhaft oder gar unmöglich machen.

Nicht immer sind es sichtbare Narben, die stören. Manchmal ist es notwendig, das ganze Gewebe genau zu untersuchen und auch zu bewegen, um die Stelle zu finden, von der der Schmerz ausgeht. In der Praxis sehe ich nicht nur offensichtliche Narbenwucherungen oder große verhärtete Narbenplatten, sondern auch tiefer liegende Narbenstränge in der Scheide, die oft schwer zu entdecken sind. Zeit bei der Untersuchung spielt dabei eine große Rolle, und ich kann dich nur ermutigen, sie auch einzufordern, wenn du Probleme hast. Auch selbst einmal zu tasten und zu erfühlen, von wo die Schmerzen ausgehen, kann dir dabei helfen, dass du dies bei der Untersuchung ansprechen kannst.

Narben können selbst nach vielen Jahren noch Beschwerden verursachen, und es ist nie zu spät, sie zu behandeln. Dabei stehen viele Optionen zur Verfügung, ohne dass das Problem mit einer Operation angegangen werden muss. Die Beschwerden können im Laufe der Jahre sogar zunehmen, wenn das Bindegewebe im Alter an Elastizität verliert und empfindlicher auf Druck oder Bewegung reagiert. Zusätzlich wird die vaginale Schleimhaut nach Ausbleiben der Periode trockener und dünner (Atrophie), was die Empfindlichkeit der Narbe verstärken kann.

Auch das Nervensystem an sich spielt eine entscheidende Rolle bei der sogenannten Dyspareunie, also bei Schmerzen beim Geschlechtsverkehr. Ursachen können Verletzungen zum Beispiel während der Geburt, chronischer Druck durch verspannte Becken- und Beckenbodenmuskulatur oder auch Nervenirritationen nach häufigen oder intensiven Infektionen der Vagina oder der Harnblase sein. Dies führt zu einer Irritation der Nerven, insbesondere des Nervus pudendus, der die untere Scheide und den Großteil der Vulva versorgt. Die Folge davon kann eine Überempfindlichkeit des Nervs mit Weiterleitung von Schmerzimpulsen oder eine Missempfindung wie Brennen oder Stechen sein.

Neben speziellen Narbencremes und -gels mit Silikon oder Heilpflanzen wie Zwiebelextrakt sowie einer Narbenmassage können weitere Maßnahmen wie die Lasertherapie mit einem CO_2- oder Er:YAG-Laser und gezielte interne manuelle Techniken helfen, Narbenschmerzen zu reduzieren (siehe Kapitel »Therapiemöglichkeiten für den Beckenboden«, S. 182 ff.).Für äußerliche und weniger tiefe Narben kann auch ein Low-Level-Laser zum Einsatz kommen, der von vielen Hebammen verwendet wird. Wie schon erwähnt, nutze ich zudem gerne die Neuraltherapie, um Spannungen und Schmerzen an der Narbe zu lindern. Dabei wird ein Lokalanästhetikum in die Narbe injiziert, was die Durchblutung im Gewebe anregt, den Gewebeumbau fördert und gestörte Nervenbahnen entlastet.

Die verschiedenen Arten von Geburtsverletzungen

Im Grunde genommen können Geburtsverletzungen innerhalb des gesamten Geburtskanals entstehen. Dabei können die Haut, die Schleimhäute, die Muskulatur und sogar die tiefer liegenden Strukturen betroffen sein. Wie schwer die Verletzungen jeweils ausfallen, hängt von verschiedenen Faktoren ab, etwa vom Geburtsverlauf, von der Gewebebeschaffenheit und von der Größe des Babys.

Zervixriss

Ein Zervixriss (Riss am Gebärmutterhals) tritt meist dann auf, wenn sich der Muttermund während der Geburt nicht vollständig öffnet oder das Baby den Geburtskanal sehr schnell passiert. Solche Risse werden häufig bei der Geburt von großen Babys oder nach einer vaginal-operativen Entbindung wie einer Saugglocken- oder Zangengeburt beobachtet. In der Regel wird der Riss im Kreißsaal unter lokaler Betäubung genäht, die Heilung verläuft meist unkompliziert.

Scheidenriss

Ein Scheidenriss entsteht, wenn das Gewebe der Scheide während der Geburt zu stark gedehnt wird. Dies kann insbesondere dann geschehen, wenn der Kopf des Babys schnell oder unter viel Druck oder das Kind besonders groß oder aus einer erschwerten Position heraus geboren wird. Scheidenrisse betreffen häufig die hintere Wand der Scheide und können sowohl klein als auch groß sein. Auch hier erfolgt die Versorgung im Kreißsaal, meist mit auflösbarem Fadenmaterial. Scheidenrisse tief im Gewölbe machen seltener Probleme als Scheidenrisse direkt am Eingang. Hier kann es häufig zu anhaltenden Schmerzen beim Einführen von Tampons oder beim Sex kommen, da sich am Vaginaleingang deutlich mehr Nerven befinden.

Labienriss

Ein Labienriss betrifft die Schamlippen (Labien) und kann auftreten, wenn das Gewebe während der Geburt stark belastet wird. Diese Risse sind oft oberflächlich und heilen in den meisten Fällen gut, wenn sie direkt nach der Geburt genäht und sorgfältig gepflegt werden.

Schürfungen

Schürfungen im Vaginal- und Dammbereich treten häufig während einer Geburt auf. Es handelt sich dabei um kleine, oberflächliche Verletzungen der Haut und Schleimhaut, die durch die Reibung während des Geburtsvorgangs entstehen. Diese Verletzungen müssen in der Regel nicht genäht werden und heilen meist schnell von selbst ab.

Dammriss

Der Dammriss ist eine der häufigsten Geburtsverletzungen und betrifft den Bereich zwischen der Vaginalöffnung und dem After, das sogenannte Perineum. Dammrisse entstehen, wenn das

Gewebe und die darunterliegende Muskulatur durch den Druck der Geburt überdehnt werden. Je nach Schwere wird der Dammriss in vier verschiedene Grade eingeteilt, die die betroffenen Strukturen unterscheiden.

Dammriss Grad I

Der Dammriss Grad I ist die leichteste Form der Dammverletzung, bei der – im Gegensatz zu den höheren Graden – keine Muskulatur betroffen ist, sondern die Haut des Damms und manchmal auch das darunterliegende Bindegewebe verletzt ist. Es handelt sich damit um eine relativ oberflächliche Verletzung, die meist keine großen Beschwerden verursacht. In den meisten Fällen wird eine kleine Naht zur besseren Heilung gesetzt, bei sehr kleinen Rissen klappt das auch mal ohne Naht. Der Dammriss Grad I verursacht kaum Einschränkungen im Wochenbett oder im weiteren Heilungsverlauf. Dennoch lohnt sich auch hier eine achtsame Pflege, um die Heilung zu unterstützen und Infektionen vorzubeugen.

Dammriss Grad II

Neben der Haut ist auch die oberflächliche Muskulatur des Damms, hauptsächlich der Musculus bulbocavernosus und die Musculi transversus perinei, betroffen. Diese Muskeln sind für die Stabilität des Beckenbodens verantwortlich, daher kann ein solcher Riss bereits den Beckenboden in seiner Funktion einschränken. Schon ab einem Dammriss II. Grades sollte eine rektale Untersuchung erfolgen, um Sphinkterverletzungen auszuschließen.

Dammriss Grad III

Zusätzlich zu Haut und oberflächlicher Muskulatur ist auch der Musculus sphincter ani externus, also der äußere Schließmuskel des Afters, verletzt. Es kommt zu einem teilweisen oder kompletten Riss dieses Muskels. Die richtige und sofortige chirurgische Versorgung ist hier entscheidend, um eine vollständige Wiederherstellung der Funktion des Schließmuskels zu gewährleisten. Es sollte unbedingt bereits nach wenigen Tagen und erneut nach einigen Wochen eine rektale Untersuchung erfolgen, um die Funktion des Sphinktermuskels zu überprüfen. Darüber hinaus sollte darauf geachtet werden, dass der Stuhlgang während der Heilungsphase möglichst weich ist, damit ein starkes Pressen auf der Toilette vermieden werden kann. Eine spezielle Nachsorge durch eine Beckenbodenspezialistin nach etwa drei Monaten und der frühzeitige Beginn von Beckenbodentraining sind ebenfalls wichtig. Gegebenenfalls können Maßnahmen wie eine spezialisierte Beckenbodenphysiotherapie oder ein EMS-Training sinnvoll sein.

Dammriss Grad IV

Es ist nicht nur der äußere Schließmuskel, sondern auch der Musculus sphincter ani internus und die Schleimhaut des Analkanals verletzt. Diese komplexe Verletzung erfordert eine sorgfältige chirurgische Reparatur, oftmals zusammen mit den Chirurgen im OP-Saal. Eine vollständige Heilung kann Monate dauern, und in manchen Fällen treten langfristige Beckenboden- und Stuhlkontinenzprobleme auf, weshalb eine penible Nachsorge und Maßnahmen zur Beckenbodenstärkung unerlässlich sind.

Dammrisse: Einteilung nach Schweregrad

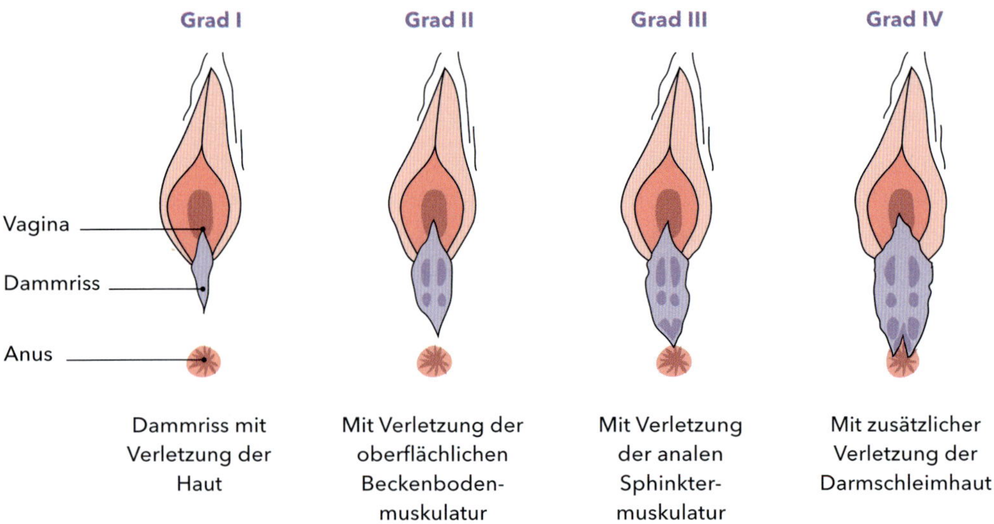

Der Damm als zentraler Kraftplatz

Der Damm – oder das Perineum, wie der Damm anatomisch korrekt heißt – ist viel mehr als nur der kleine Gewebebereich zwischen der Scheide und dem After. Er ist ein zentraler Kraftplatz im Körper der Frau, ein Ort, an dem unglaubliche Kräfte wirken und der sowohl anatomisch als auch energetisch eine besondere Bedeutung hat.

Anatomisch betrachtet ist der Damm der Punkt, an dem alle Muskelfasern des Beckenbodens zusammenlaufen. Er ist also der Knotenpunkt dieses wichtigen Netzwerks, das uns Stabilität, Kontrolle und Kraft verleiht.

Auch im Yoga und in der ganzen östlichen Philosophie spielt er eine besondere Rolle. In der Yogapraxis wird der Damm als energetisches Zentrum angesehen – als ein Bereich, der die Lebenskraft – Prana – konzentriert. Außerdem sitzt am Damm das Wurzelchakra, das sogenannte Muladhara-Chakra. Dieses Chakra gilt als Zentrum der Urkraft und Stabilität. Es wird gesagt, dass hier unsere grundlegende Lebensenergie ruht, die uns Sicherheit, Verwurzelung und Kraft schenkt. Durch die

Stärkung und bewusste Wahrnehmung des Dammbereichs können wir nicht nur körperliche Kraft entwickeln, sondern auch eine tiefere Verbindung zu unserem Körper und unserer inneren Stärke finden.

So verbindet der Damm die körperliche und spirituelle Ebene, er ist ein Bereich, der Kraft und Schutz bietet, aber gleichzeitig auch ein Ort der Verwundbarkeit und des Loslassens – besonders während der Geburt. Ihn zu verstehen, zu pflegen und bewusst wahrzunehmen, kann uns helfen, unseren Körper und seine unglaubliche Fähigkeit zur Anpassung und Heilung besser zu begreifen.

Wenn der Damm während der Geburt verletzt wird, hat dies weitreichende Folgen. Anatomisch kann eine Dammverletzung zu einer Beeinträchtigung und Schwäche der Beckenbodenmuskulatur führen. Narbengewebe, das sich nach einer Verletzung bildet, schränkt die Flexibilität und Beweglichkeit ein und kann Spannungsgefühle hervorrufen.

Energetisch gesehen bedeutet eine Verletzung des Damms auch eine Störung des Wurzelchakras. Wenn es blockiert ist oder geschwächt wird, kann sich das nicht nur körperlich, sondern auch emotional und psychisch zeigen. Frauen, die nach der Geburt an Instabilität im Beckenboden leiden, fühlen sich oft »aus der Mitte gerissen« oder haben das Gefühl, den Boden unter den Füßen zu verlieren. Dieses energetische Ungleichgewicht kann zu Ängsten, Unsicherheit und einem Mangel an Erdung führen.

Die Folgen eines verletzten oder instabilen Damms sind also sowohl körperlich als auch seelisch spürbar. Doch es gibt Möglichkeiten, diesen zentralen Kraftplatz zu heilen und zu stärken. Physische Maßnahmen wie gezieltes Beckenbodentraining, Physiotherapie und Narbenpflege helfen, den Damm zu stabilisieren und die Muskeln wieder aufzubauen. Energetisch kann Yoga, Meditation oder Atemarbeit dazu beitragen, das Wurzelchakra zu stärken und das Gefühl der Verwurzelung zurückzubringen.

Mit der richtigen Unterstützung und mit Achtsamkeit kann der Damm wieder zu einem Ort der Kraft werden – zu einem stabilen Mittelpunkt, der das Fundament für eine gesunde Rückbildung und emotionale Balance nach der Geburt darstellt.

Versteckte oder »okkulte« Verletzungen

Hinter okkulten Sphinkterverletzungen verbirgt sich ein ernstes Problem, das viele Frauen betrifft, ohne dass sie es wissen. Während offensichtliche Geburtsverletzungen in der Regel schnell erkannt und behandelt werden, gibt es auch versteckte (okkulte) Schädigungen des Schließmuskels, die häufig unerkannt bleiben. Das liegt daran, dass diese Verletzungen meist nicht sofort sichtbar sind und zur Diagnose spezielle Untersuchungen wie eine anale Endosonografie erfordern. Doch solche speziellen Ultraschalluntersuchungen werden nicht routinemäßig durchgeführt.

Studien zeigen, dass bis zu 40 Prozent der Frauen nach einer vaginalen Geburt eine okkulte Sphinkterverletzung aufweisen, die nur durch spezialisierte Diagnostik erkennbar wäre. Das bedeutet, dass viele Frauen nach der Geburt mit dem Gefühl nach Hause gehen, dass alles in Ordnung sei, obwohl sie möglicherweise eine unentdeckte (meist kleine) Verletzung des Schließmuskels erlitten haben. Eine frühzeitige Erkennung dieser Verletzungen ist jedoch entscheidend, um Komplikationen wie Stuhlinkontinenz vorzubeugen. Anfangs kompensiert der Körper oft die Schäden, doch durch zusätzliche Belastungen wie weitere vaginale Geburten, fehlende Bewegung, das fortschreitende Alter oder die hormonellen Veränderungen in den Wechseljahren kann sich eine latente Vorschädigung schleichend zu einer Analinkontinenz entwickeln. Bei vielen Frauen macht sich also erst Monate oder Jahre nach der Geburt eine Analinkontinenz bemerkbar. Dabei hätten eine frühzeitige Diagnose und Behandlung der Verletzung viele dieser Spätfolgen verhindern können.

Okkulte Sphinkterverletzungen können weitreichende Folgen für die Lebensqualität haben. Besonders nach risikoreichen Geburten – etwa bei der Anwendung von Zangen oder Vakuum, bei einem hohen Geburtsgewicht oder einer langen Austrittsphase – sollte eine genauere Untersuchung stattfinden, um verborgene Verletzungen zu erkennen und eine entsprechende Behandlung einzuleiten.

Ein weiteres großes Problem in diesem Zusammenhang stellt der Mangel an ausreichend qualifiziertem Personal oder die Überforderung im Kreißsaal dar. Dies führt dazu, dass Sphinkterverletzungen nicht diagnostiziert werden, obwohl sie eigentlich sichtbar wären. Es ist daher besonders wichtig, dass sich Frauen nach der Geburt genau erkundigen, ob eine Verletzung des Schließmuskels vorliegt, und auf einer gründlichen Untersuchung bestehen.

Episiotomie (Dammschnitt)

Ein Dammschnitt ist ein gezielter, chirurgischer Schnitt, der während der Geburt vorgenommen wird, um den Damm zu erweitern. Dies soll den Durchtritt des kindlichen Kopfes erleichtern und das Risiko für unkontrollierte Dammrisse verringern. Heutzutage wird schräg von der Mitte zur Seite hin geschnitten (mediolateral), da dies im Zweifel das Risiko für schwerwiegende Verletzungen des Schließmuskels verringert (kein garantierter Schutz). Dabei werden auch Teile der oberflächlichen Beckenbodenmuskulatur und manchmal auch Teile des Levatormuskels durchtrennt. Nach der Geburt werden die einzelnen Gewebeschichten separat vernäht. Meist erfolgt die Heilung ohne Komplikationen, es treten jedoch häufiger Narbenschmerzen auf als nach einem Dammriss. Auch die Funktion der Beckenbodenmuskulatur kann in seltenen Fällen eingeschränkt sein.

Die Levatoravulsion

Eine Levatoravulsion bezeichnet eine Verletzung des Beckenbodens, bei der sich der Levatormuskel teilweise vom Schambein löst. Dabei ist nicht der gesamte Levator ani betroffen, sondern in der Regel der Musculus pubococcygeus, ein wichtiger Teil des Levator-ani-Komplexes. Er erstreckt sich vom Arcus tendineus, einer bindegewebigen Verdickung seitlich an der inneren Beckenwand, bis zum Steißbein. Diese Region gilt als besonders anfällig, da der Arcus tendineus, also der sehnige Bogen, an dem der Muskel ansetzt, weniger elastisch ist als Muskelgewebe. Der enorme Druck, der während der Geburt, insbesondere bei der Passage des kindlichen Kopfes, auf den Beckenboden ausgeübt wird, kann diese Verbindung belasten und zum Abriss führen. Besonders bei erschwerten Geburten wie langen Austrittsphasen oder operativen vaginalen Entbindungen (z.B. Zangengeburten) steigt das Risiko einer Avulsion deutlich.

Da der Musculus pubococcygeus als wichtige Stütze für die Beckenorgane und die Aufrechterhaltung der Spannung der Vagina dient und die Kontrolle der Kontinenz mit beeinflusst, kann ein Abriss dieses Muskels zu erheblichen Funktionsverlusten führen. Wichtig zu betonen ist, dass der Muskel bei einer Levatoravulsion nicht vollständig zerstört wird – es handelt sich um eine partielle Ablösung. Ein Teil seiner Funktion bleibt erhalten; diese reicht jedoch nicht in jedem Falle aus, um die vollständige Unterstützung des Beckenbodens zu gewährleisten, was langfristig zu Problemen wie Organsenkungen, Inkontinenz und einem verminderten Gefühl in der Vagina führen kann. Eine Levatoravulsion tritt häufig einseitig auf, kann aber auch beidseitig vorkommen, was die Situation erheblich verschlimmern kann. Untersuchungen zeigen, dass die rechte Seite häufiger betroffen ist als die linke, was möglicherweise auf die typische Drehung des kindlichen Kopfes während der Geburt zurückzuführen ist, die oft einen stärkeren Druck auf die rechte Seite des Beckenbodens ausübt.

Levatoravulsion: Schematische Darstellung des Abrisses des Levatormuskels vom Schambein

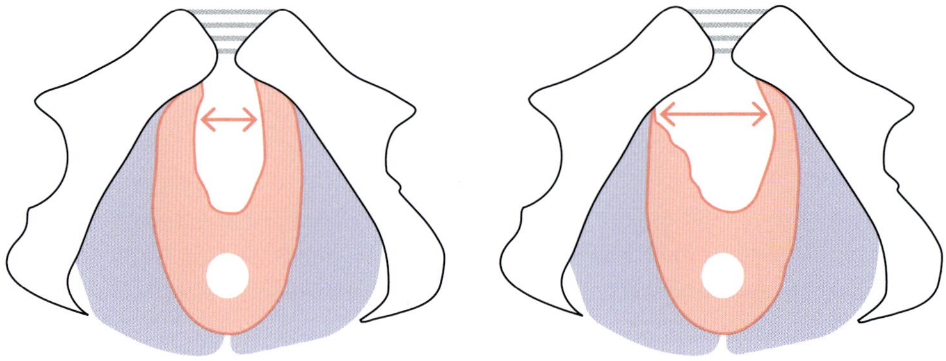

Eine möglichst frühe Erkennung ist wichtig

Lange Zeit wurde die Levatoravulsion nicht diagnostiziert, da sie nur mittels MRT-Untersuchung erkennbar war. Erst in den letzten Jahren hat der 3D-Ultraschall die Möglichkeit eröffnet, diese Verletzung schnell und zuverlässig zu diagnostizieren, ohne auf kostspielige MRTs zurückgreifen zu müssen. In einigen Fällen kann eine Avulsion auch durch eine gezielte Tastuntersuchung festgestellt werden. Für die richtige Diagnose ist außerdem der Zeitpunkt der Untersuchung entscheidend. Kurz nach der Geburt können aufgrund von Ödemen nicht alle Avulsionen sicher erkannt werden. Ein guter Zeitpunkt für eine Untersuchung ist drei bis sechs Monate nach Geburt.

Die Tatsache, dass diese Verletzungen erst in den letzten Jahren besser verstanden wurden, bedeutet, dass viele Frauen, die in der Vergangenheit geboren haben, möglicherweise unerkannt eine Levatoravulsion erlitten. Selbst heute wird noch viel zu selten nach Verletzungen des Levators geschaut, obwohl die meisten Gynäkologinnen über die nötige 3D-Ultraschalltechnik verfügen und die Durchführung der Untersuchung sehr leicht zu erlernen ist.

Laut Studien tritt eine Levatoravulsion bei etwa 22 Prozent der vaginalen Geburten auf, wobei die Zahlen je nach Studie zwischen 10 und 33 Prozent variieren. Besonders häufig tritt sie bei der ersten vaginalen Geburt auf, folgende Geburten scheinen das Risiko nur geringfügig zu beeinflussen. Es besteht ein enger Zusammenhang zwischen einer Levatoravulsion und dem gehäuften Auftreten von Organsenkungen, insbesondere der Blase und der Gebärmutter. So ist das Risiko, eine höhergradige Senkung, insbesondere eine Zystozele oder eine Senkung der Gebärmutter, zu erleiden, für Frauen mit einer Levatoravulsion doppelt so hoch wie für Frauen mit einem gesunden Levatormuskel. Auch eine begleitende Harn- oder Stuhlinkontinenz kann vermehrt auftreten. Viele Frauen leiden zudem an einer Erschlaffung der Vaginalwand verbunden mit weniger Gefühl in der Vagina. Bei betroffenen Frauen kann der Scheideneingang zudem geweitet oder auch asymmetrisch zu einer Seite verzogen sein.

Außerdem ist es wichtig, vor möglichen Senkungsoperationen eine Levatoravulsion zu erkennen, da diese mit einem erhöhten Risiko für ein Wiederauftreten der Senkung einhergeht. So kann gegebenenfalls die Operationstechnik angepasst und die Patientin entsprechend aufgeklärt werden.

Besondere Risikofaktoren für eine Levatoravulsion

Eine Levatoravulsion ist keine seltene Verletzung, und trotzdem gibt es bestimmte Faktoren unter der Geburt, die mit einem höheren Risiko einhergehen als andere. So liegt das Risiko für einen Abriss des Levatormuskels nach einem Kaiserschnitt bei lediglich einem Prozent, während es nach einer spontanen vaginalen Geburt bei ungefähr 15 Prozent liegt.

Noch höher ist das Risiko jedoch bei vaginal-operativen Entbindungen: Bei Saugglockengeburten liegt die Rate bei 21 Prozent, bei Zangengeburten sogar bei 52 Prozent. Das Risiko für eine Levatoravulsion nach einer Zangengeburt ist zudem siebenmal so hoch wie nach einer unkomplizierten vaginalen Geburt. Außerdem kommt es nach dem Einsatz einer Geburtszange wesentlich häufiger zu beidseitigen Abrissen, im Vergleich zu Spontan- oder Vakuumgeburten.

Weitere Risikofaktoren für eine Levatoravulsion gehen ebenfalls mit einer erschwerten Geburt einher. Im nächsten Kapitel werden wir uns diese genauer anschauen:

- Prolongierte Austrittsphase
- Geburtsgewicht des Babys >4000 Gramm und Körpergröße der Mutter <160 Zentimeter; Kopfumfang des Babys >35,5 Zentimeter
- Sphinkterverletzungen
- Anwendung des Kristeller-Handgriffs
- Pressen gegen einen angespannten Levatormuskel
- Kindliche hintere Hinterhauptslage (»Sternengucker«)

Neben den geburtshilflichen Faktoren steigt das Risiko für den Abriss des Levatormuskels auch deutlich mit dem Alter der Mutter bei der ersten Geburt. Besonders ab dem 35. Lebensjahr nimmt die Wahrscheinlichkeit, eine solche Verletzung zu erleiden, stark zu. Studienmodelle konnten errechnen, dass das Risiko für einen Muskelschaden pro Lebensjahr »später«, in dem die erste Geburt stattfindet, um etwa zehn Prozent steigt. Dies könnte auch damit zusammenhängen, dass es bei älteren Frauen häufiger zum Einsatz einer Saugglocke oder Geburtszange kommt als bei jüngeren Frauen. Wichtig: Das größte Risiko für eine Levatoravulsion stellt die erste vaginale Geburt dar! Studien zeigen, dass nachfolgende Geburten das Risiko kaum beeinflussen.

Zusammenfassend lässt sich sagen, dass eine erschwerte Geburt und ein höheres mütterliches Alter bei der ersten Geburt das Risiko für Levatoravulsionen erhöhen. Eine rechtzeitige

ERFAHRUNGSBERICHT

Michaela, 26 Jahre

Vor und in der Schwangerschaft: Ich fühlte mich vorbereitet

Ich war **aktiv,** habe nebenbei etwas Fitness gemacht und war durch meinen Job als Abteilungsleitung in einem Supermarkt körperlich gut ausgelastet. Mein Wunsch war immer eine **natürliche Geburt.** Ich habe mich durch Online-Kurse, Geburtsberichte und Videos von Hebammen vorbereitet und war mir sicher: **Ich wollte keine PDA.** Davor hatte ich großen Respekt. Ich schwamm noch in der 39. Woche im Rhein, war aktiv und voller Energie. Ich freute mich auf die Geburt.

Die Geburt: Es kam alles anders als geplant

Zwei Tage nach dem errechneten Termin begannen frühmorgens die Wehen. Ich konnte vor Aufregung nicht mehr schlafen. Ein großer Fehler, denn bis die Wehen richtig in Gang kamen, war es 18 Uhr abends – ich war **erschöpft.** Wir fuhren um 19 Uhr ins Krankenhaus – der Muttermund war bei vier Zentimeter, dem Baby ging es gut. Doch die Wehen wurden immer stärker, und **gegen 21 Uhr konnte ich nicht mehr.** Trotz meines Geburtsplans bat ich um eine **PDA.**

Um 3 Uhr morgens war der Muttermund dann **vollständig geöffnet,** aber ich hatte **keinen richtigen Pressdrang.** Sie gaben mir **Wehenmittel,** aber ich spürte kaum eine Veränderung. Ich sah auf dem CTG die Wehe kommen – also presste ich mit voller Kraft. Eine Stunde lang – **doch nichts passierte.**

Die Hebammen wurden unruhig. Ich spürte, dass das Baby Stress hatte. Dann plötzlich, ohne Vorwarnung:

- Eine Hebamme drückte mit voller Kraft auf meinen Bauch **(Kristeller-Handgriff).**
- **Ich schrie vor Schmerzen – ich wusste, ich bin innerlich gerissen.**
- Und dann wurde eine **Saugglocke** angesetzt.

Ich hatte **keine Presswehe** mehr, doch sie **zogen mein Kind aus mir heraus.** Es war unheimlich schmerzhaft. Doch er war da. Er lebte. Er schrie. Ich dachte: »Egal was passiert ist – er ist gesund.«

Das Wochenbett:

Ein Körper, der nicht mehr funktioniert

Ich hatte:

» Einen tiefen **vaginalen Riss**

» Einen **Dammriss II. Grades**

» Einen **Schamlippenriss**

Ich war bis **11 Uhr mittags gelähmt an den Beinen.** Ich hatte Angst, nie wieder laufen zu können. Die Schmerzen waren unbeschreiblich. Ich konnte **nicht sitzen.** Mein Beckenboden fühlte sich an, als würde alles herausfallen. Meine Hebamme warnte mich: **»Schone dich, trage dein Baby nicht.«** Zwei Wochen war mein Mann zu Hause – dann war ich allein.

Die ersten Monate:

Mein Körper war nicht mehr meiner

Ich hatte ein **Fremdkörpergefühl in der Vagina,** konnte meinen Beckenboden kaum ansteuern. Meine Frauenärztin nahm mich nicht ernst: »Das ist nur die Narbe.« Erst durch eine **Physiotherapeutin für den Beckenboden** lernte ich, meinen Körper wieder zu kontrollieren. Es dauerte ein Jahr, bis ich Besserung spürte. Doch:

» Ich **verliere** immer noch hin und wieder **Urin** – vor allem nach dem Tragen schwerer Lasten.

» Ich habe immer noch **Schmerzen beim Sex** – er ist ohne Gleitgel unmöglich.

» Meine innere **Narbe spüre ich bis heute.**

Meine Botschaft an andere Frauen:

» Sucht euch Hilfe – zum Beispiel Physiotherapie!

» Lasst euch nicht von Ärztinnen abwimmeln!

» Beckenbodenprobleme sollten KEIN Tabuthema sein!

Information über mögliche Risiken und präventive Maßnahmen ist deshalb sehr wichtig, um schwerwiegende Folgen für die Beckenbodengesundheit zu verhindern.

Therapie der Levatoravulsion

Die Behandlung der Levatoravulsion ist ein komplexes Thema, da es bislang keine klaren, etablierten Therapien gibt, die die Anatomie und Funktion des Beckenbodens vollständig wiederherstellen können. Das Nähen der Verletzung direkt nach der Geburt, bei der der Muskel abgerissen ist, hat sich in Studien als nicht erfolgreich erwiesen. Trotz Versuchen, den Muskel unmittelbar nach der Verletzung zu versorgen, konnte die ursprüngliche Funktion des Beckenbodens nicht wiederhergestellt werden. Es bleibt unklar, ob eine Reparatur die Symptome langfristig verbessern könnte, sodass in dieser Hinsicht noch weitere Forschung notwendig ist.

Am wichtigsten ist es deshalb, sich weiterhin auf die frühe konservative Behandlung zu konzentrieren. Es gibt Hinweise darauf, dass sich die Anatomie bei einigen Frauen nach der Geburt spontan verbessert, insbesondere bei nur partiellen oder kleineren Avulsionen. Frauen, die jünger als 30 Jahre sind, haben bessere Chancen auf eine solche Erholung. Deshalb wird bei milden Formen der Levatoravulsion oft zu einem abwartenden Vorgehen mit konservativen Maßnahmen wie dem Tragen eines Pessars und Beckenbodentraining geraten.

In Bezug auf operative Verfahren ist die Forschung bislang sehr begrenzt. Einige Fallberichte zeigen, dass durch eine Operation die Anatomie teilweise wiederhergestellt werden kann. Allerdings bleiben die Ergebnisse trotzdem meist unbefriedigend, da der Muskel durch Mikroverletzungen dauerhaft geschädigt ist und sich die Funktion des Muskels nicht vollständig wieder erholt.

Die Behandlung der Levatoravulsion bleibt eine Herausforderung. Langfristig ist es in der Geburtshilfe deshalb sicherlich sinnvoll, Frauen zu identifizieren, die ein hohes Risiko für eine Levatoravulsion haben könnten, um frühzeitig präventive Maßnahmen wie Lebensstiländerungen und intensives Beckenbodentraining zu empfehlen, worauf wir später noch eingehen werden.

Risikofaktoren für Beckenbodenstörungen unter der Geburt

Es gibt kaum ein Ereignis, das so lebensverändernd und emotional tiefgreifend ist wie die Geburt eines Kindes. Für viele Frauen ist es ein wundervolles Erlebnis, das sie stolz und gestärkt zurücklässt. Doch gleichzeitig bleibt die Geburt – insbesondere eine vaginale Entbindung – ein körperlich anspruchsvoller Vorgang, der nicht ohne Risiko für den Beckenboden ist. Gleichzeitig muss gesagt werden, dass nicht jede vaginale Geburt zwangsläufig zu Beckenbodenbeschwerden führt.

Die vaginale Geburt gilt als der größte modifizierbare Risikofaktor für eine spätere Organsenkung und das Auftreten von Beckenbodenverletzungen. Auch die Anzahl der Geburten ist für die Entwicklung von Beckenbodenproblemen entscheidend. So ist das Risiko für eine Organsenkung nach der ersten vaginalen Geburt um das Vierfache höher und steigt mit jeder weiteren vaginalen Geburt an. Aber auch das Risiko für eine Stuhlinkontinenz steigt bei Frauen, die mehr als eine vaginale Geburt hatten, im Vergleich zu Frauen, die nur einmal vaginal entbunden haben.

Modifizierbar heißt jedoch auch, dass der Verlauf und die Umstände der Geburt maßgeblich beeinflussen können, ob und wie der Beckenboden in Mitleidenschaft gezogen wird. Kommt es zu Verletzungen der Beckenbodenmuskulatur oder des Bindegewebes – sei es durch Nervenschädigungen oder mechanische Überdehnung –, die den Halteapparat der Organe schwächen, liegt das Risiko höher als bei einer einfachen Spontangeburt.

Wichtig: Die Faktoren, die das Risiko für Beckenbodenbeschwerden erhöhen, können du und das Personal im Kreißsaal zumindest teilweise aktiv mitsteuern. Für dich wichtig sind die richtige Vorbereitung, eine gut informierte Geburtsplanung und das Wissen um die eigenen Optionen unter der Geburt. Mit den richtigen Maßnahmen kannst du die Risiken für spätere Beckenbodenbeschwerden minimieren und gleichzeitig die Chance auf eine positive Geburtserfahrung maximieren.

Gerade für Frauen, die ihr erstes Kind erwarten, ist dies besonders wichtig. Denn die erste vaginale Geburt erhöht das Risiko für Beckenbodenbeschwerden und spätere Operationen am meisten. Studien zeigen, dass sie das Risiko für Beckenorganprolapsoperationen um das Sechsfache und für Belastungsinkontinenzoperationen um das Dreifache steigert. Nach der zweiten vaginalen Geburt nimmt dieses Risiko weniger zu.

Es geht hier nicht darum, Angst zu schüren – im Gegenteil. Ein Großteil der Frauen hat nach der Geburt keine langfristigen Beschwerden, besonders wenn sie gut vorbereitet in die Geburt gehen. Es geht darum, sich der möglichen Risiken bewusst zu sein, um diese gezielt anzugehen und die bestmöglichen Entscheidungen für sich und den eigenen Körper zu treffen.

Im Folgenden schauen wir uns nun die wichtigsten Risikofaktoren an, die während der Geburt eine Rolle spielen und Einfluss auf deinen Beckenboden haben können.

Prolongierte Austrittsphase

Eine verlängerte Austrittsphase bedeutet, dass das Baby länger als gewöhnlich im Geburtskanal verweilt. Bei der ersten Geburt sollte diese Phase nicht länger als zwei bis drei Stunden dauern, bei weiteren Geburten idealerweise nicht länger als eine bis zwei Stunden. Je länger das Baby im Geburtskanal bleibt, desto höher wird die Belastung des Beckenbodens. Das Gewebe wird über einen längeren Zeitraum gedehnt und muss dauerhaft dem starken Druck standhalten, der von oben durch die Wehen ausgeübt wird.

Diese anhaltende Belastung erhöht das Risiko für Überdehnungen des Vaginalkanals und der Muskeln und damit einhergehende Mikroverletzungen im Gewebe oder an den Nerven. Studien zeigen, dass eine Austrittsphase, die länger als eine Stunde dauert, das Risiko für eine Levatoravulsion deutlich steigert. Dies wiederum kann spätere Organsenkungen begünstigen. Ist die Austrittsphase verlängert, wird die Geburt auch häufiger durch den Einsatz von Geburtszangen oder Saugglocken abgeschlossen, was das Risiko für höhergradige Dammrisse weiter erhöht. Ein zusätzliches Problem nach einer verlängerten Austrittsphase ist das vermehrte Auftreten von Urininkontinenz.

Das zeigt, wie wichtig es ist, auch bei der Geburtsdauer den Beckenboden im Blick zu behalten, um langfristige Folgen zu minimieren, oder sich des Risikos bewusst zu werden und anschließend besonders auf den Beckenboden zu achten.

Geburtsgewicht des Babys und Körpergröße der Mutter

Das Gewicht und die Größe des Babys spielen eine wesentliche Rolle bei der Belastung des Beckenbodens während der Geburt. Wenn ein Baby ein Geburtsgewicht von über 4000 Gramm (Makrosomie) und einen Kopfumfang von mehr als 35,5 Zentimetern aufweist, erhöht sich der Druck auf den Beckenboden in der Austrittsphase deutlich. Dies führt zu einem höheren Risiko für Beckenbodenprobleme wie anhaltende Belastungsinkontinenz, Levatoravulsionen und Organsenkungen.

Besonders betroffen sind Frauen mit einer Körpergröße von unter 160 Zentimetern und einem Baby mit einem Geburtsgewicht von über 4000 Gramm. Studien zeigen, dass das Risiko für auftretende Organsenkungen dann doppelt so hoch ist wie bei kleinen Frauen, die ein leichteres Kind auf die Welt gebracht haben. Auch die Rate an Levatorabrissen ist bei dieser Gruppe von Frauen deutlich häufiger. Der Grund dafür liegt in der Anatomie: Der Geburtskanal ist bei kleineren Frauen oft enger, was den Durchtritt des Babys erschwert und den Druck auf den Beckenboden weiter erhöht.

Sphinkterverletzungen

Sphinkterverletzungen treten häufig im Zusammenhang mit Dammrissen des Grades III oder IV auf, bei denen der äußere oder innere Analsphinkter – also der Schließmuskel des Anus – während der Geburt verletzt wird. Diese schwerwiegenden Verletzungen entstehen oft bei besonders schnellen Geburten, bei prolongierten Geburtsverläufen oder wenn das Baby ein hohes Geburtsgewicht hat. Denn diese Situationen üben einen starken Druck auf das Gewebe im Bereich des Damms und des Beckenbodens aus, wodurch der Schließmuskel reißen oder beschädigt werden kann. Ein Sphinkterriss betrifft den Beckenboden in seiner Funktion akut und kann, wenn er nicht ausreichend heilt, zu anhaltenden Inkontinenzproblemen führen, die sowohl die Stuhl- als auch die Windkontinenz betreffen. So entwickeln ungefähr 30 Prozent (je nach Studie 20 bis 68 Prozent) der Frauen eine Analinkontinenz (mehrheitlich für Winde). Dabei gilt: Je schwerer der Dammriss, desto höher die Wahrscheinlichkeit, dass eine Frau später an Stuhlinkontinenz leidet.

Die Schwere der Symptomatik ist hingegen nicht unbedingt von der Schwere des Risses abhängig. Manche Frauen berichten ausschließlich von einem zunehmenden Drang, andere müssen eben schnell sein, wenn der Drang spürbar wird, und wiederum andere können dem Drang nicht standhalten. Symptome der Analinkontinenz müssen nicht unmittelbar nach der Geburt auftreten, sie können sich auch mit Verzögerung bemerkbar machen. Eine genaue Diagnose und die richtige Reparatur sowie Nachsorge sind entscheidend, um das Risiko für anhaltende Analinkontinenz zu minimieren.

Sphinkterverletzungen – ein Tabuthema im Kreißsaal?

Höhergradige Geburtsverletzungen sind ein Thema, über das nicht gerne gesprochen wird. Und das nicht nur von Frauen, die an den Folgen leiden – auch in manchen Kliniken wird das Thema eher »unter den Teppich gekehrt«. Aber warum?

Ein wichtiger Grund ist, dass eine hohe Anzahl an Dammrissen III. und IV. Grades für das Krankenhaus rufschädigend sein kann. Dabei führen viele Frauen ihre Wahl der Geburtsklinik auch nach solchen Statistiken durch. Hohe Zahlen an schweren Dammrissen schrecken werdende Mütter ab. Leider werden auch deshalb schwere Verletzungen oft vertuscht oder »weich« formuliert. Statt von einem vollständigen Sphinkterriss wird gerne mal von einem »Sphinkteranriss« gesprochen – eine Formulierung, die das tatsächliche Ausmaß der Verletzung verschleiert.

Ich habe es selbst erlebt, dass ich dazu angehalten wurde, im Mutterpass etwas anderes zu dokumentieren. Aus einem Dammriss III. Grades wurde ein Dammriss IIb oder II mit Muskelanriss. Doch da die Frau in diesem Falle selbst nicht weiß, was mit ihrem Körper geschehen ist, sich also mental und körperlich nicht auf mögliche Komplikationen einstellen kann, fehlt ihr die komplette Nachsorge.

Jede Frau, die einen höhergradigen Dammriss erlitten hat, sollte direkt nach Geburt Maßnahmen ergreifen, die den Stuhl weich halten; aber noch wichtiger ist es, eine angemessene Nachsorge zu bekommen! Diese wird den Frauen mit »vertuschten« Sphinkterverletzungen jedoch vorenthalten.

Aber auch wenn die Verletzungen erkannt und versorgt werden, bleibt das Risiko für anhaltende Schäden und damit für die Entwicklung einer Analinkontinenz im weiteren Leben bestehen. Gerade deshalb ist es so wichtig, dass die betroffenen Frauen informiert sind und wissen, dass sie sich ein Leben lang um ihren Beckenboden kümmern sollten.

Ebenso leiden Frauen mit Sphinkterriss häufiger an komplexen Beckenbodenproblemen wie einer Belastungsinkontinenz oder Organsenkung. Wissenschaftliche Studien zeigen außerdem, dass es häufiger zu Levatorabrissen kommt, wenn der Sphinktermuskel während der Geburt beschädigt wird. Die Heilung eines solchen Risses ist meist langwierig, und Narbenbildung oder längerfristige Beschwerden wie Schmerzen beim Sitzen oder Bewegen sind mögliche Folgeerscheinungen.

An dieser Stelle möchte ich die Risikofaktoren für eine Sphinkterverletzung noch einmal auf einen Blick zusammenfassen:

- Erste vaginale Entbindung
- Hohes mütterliches Alter
- Komplizierte Geburten (Geburtsgewicht des Babys über 4000 Gramm, Verwendung eines Wehentropfs, großer Kopfumfang des Babys, lange Austrittsphase, instrumentelle Geburt mit Geburtszange oder Vakuum)
- Kurzer Damm
- Mediane Episiotomie (Dammschnitt) – deutlich höheres Risiko im Vergleich zu einer mediolateralen Episiotomie (seitlicher Schnitt)

Kristeller-Handgriff: Ein umstrittenes Verfahren

Der sogenannte Kristeller-Handgriff ist eine Methode, bei der während der Geburt durch eine Geburtshelferin mit dem Unterarm starker Druck auf den oberen Teil des Bauches der Mutter ausgeübt wird, um die Geburt zu beschleunigen. Obwohl diese Technik weltweit praktiziert wird, ist sie zunehmend umstritten, da sie sowohl für die Mutter als auch für das Baby erhebliche Risiken birgt. In einigen Ländern wie etwa in Großbritannien ist diese Methode sogar verboten, und auch in den USA sowie Australien wird sie von vielen medizinischen Einrichtungen nicht mehr empfohlen.

Das Problem bei dieser Methode liegt in den potenziellen Verletzungsgefahren. So kann es bei der Mutter selbst zu Organverletzungen und Rippenbrüchen kommen, und für das Baby steigt das Risiko für Hirnschäden und Armlähmungen.

Durch den starken äußeren Druck steigt der intraabdominelle Druck erheblich an, was auch eine enorme zusätzliche Belastung für den Beckenboden darstellt. So verdoppelt sich das Risiko, insbesondere bei Erstgebärenden, für Levatorabrisse bei Anwendung des Kristeller-Handgriffs. Zudem treten häufiger höhergradige Dammrisse und Schmerzen im Dammbereich auf, und es kommt öfter zu einem Dammschnitt.

Pressen gegen einen angespannten Levatormuskel

Zunächst ist es wichtig zu verstehen, dass starkes Pressen während der Geburt nicht zwingend notwendig ist, um das Baby auf die Welt zu bringen. Die Gebärmutter selbst ist ein kräftiger Muskel, der das Kind in die richtige Richtung schiebt. Wichtiger als festes Pressen ist es, den Beckenboden bewusst zu entspannen. Das gelingt am besten, wenn der Kiefer locker bleibt und du tief und ruhig atmest. Am Ende der Geburt kann der Druck, den das Baby auf den Darm ausübt, aber den sogenannten Pressdrang auslösen, der schwer zu unterdrücken ist. Anstatt jedoch fest zu drücken, solltest du dir eher vorstellen, sanft zu schieben.

Das Entscheidende dabei ist: Entspanne den Beckenboden! Auch wenn es paradox klingt, ist es enorm wichtig, dass der Beckenboden locker bleibt, während du presst. Aus meiner Erfahrung mit schwangeren Patientinnen sehe ich im Ultraschall oft, was passiert, wenn sie »pressen«: Häufig kommt es dabei zu einer unbewussten Anspannung des Levatormuskels. Doch wenn unter der Geburt zu stark gepresst wird, während der Levatormuskel angespannt ist, erhöht sich nachweislich das Risiko für eine verlängerte Austrittsperiode und Verletzungen wie zum Beispiel einen Levatorabriss. Du kannst dir vorstellen, dass der Geburtsweg nicht vollständig geöffnet ist und das Baby immer wieder gegen den angespannten Muskel drückt, statt mühelos durchzukommen.

Ein bewusstes, entspanntes und sanftes Pressen – unterstützt durch Atemtechniken – kann also helfen, den Beckenboden zu entlasten und das Risiko für Verletzungen erheblich zu reduzieren. Deshalb liegt unser Fokus in unserem Beckenboden-Intensivkurs für die Schwangerschaft neben einer sanften Kräftigung genau darauf. Durch regelmäßiges Üben ist es möglich, das reflektorische Anspannen zu verlieren und auch in der Extremsituation eine bewusste Entspannung des Muskels zu erzeugen.

Hintere Hinterhauptslage

Die sogenannte Sternenguckerposition, bei der das Baby mit dem Gesicht nach oben, also in Richtung der mütterlichen Bauchdecke liegt, kann den Geburtsverlauf erschweren. Denn der Kopf des Babys hat in dieser Position einen größeren Durchmesser, sodass er weniger optimal durch den Geburtskanal rutscht und den Beckenboden stärker belastet. So ist bei einer persistierenden hinteren Hinterhauptslage der Beckenboden während der Geburt bis zu 3,6-fach höherem mechanischen Stress ausgesetzt als bei der optimalen vorderen Hinterhauptslage. Das erhöht das Risiko für Geburtsverletzungen wie Dammrisse, Levatoravulsionen und Überdehnungen erheblich. Um solche Verletzungen zu vermeiden, versuchen Hebammen und Geburtshelferinnen oft, das Baby in eine günstigere Position zu bringen. Das kann zum Beispiel durch einen Positionswechsel der Mutter während der Geburt oder durch spezielle Geburtsmanöver geschehen. Diese Maßnahmen helfen, den Druck auf den Beckenboden zu reduzieren und die Geburt für dich und dein Baby sicherer zu machen.

Beckenendlage und der Beckenboden

Befindet sich das Baby am Ende der Schwangerschaft in Beckenendlage – also mit dem Gesäß nach unten –, wird insbesondere Erstgebärenden häufig zu einem Kaiserschnitt geraten, da eine vaginale Geburt mit einem erhöhten Risiko einhergeht. Auch in Bezug auf den Beckenboden ist die Beckenendlage mit besonderen Herausforderungen verbunden. Der größte Unterschied zur Kopflage besteht darin, dass das Gesäß des Babys in der Regel kleiner und weicher ist als der Kopf, sodass der Geburtskanal und auch der Beckenboden zunächst weniger stark gedehnt werden. Dies kann den Geburtsverlauf verlängern. Da das geburtshilfliche Team in eine Beckenendlagengeburt weniger aktiv eingreifen kann, kann es zudem zu einer verlängerten Austrittsphase kommen.

Bei einer Beckenendlagengeburt tritt der Körper des Babys meist in mehreren Schritten aus. Da der Kopf erst nach dem Körper durch den Beckenboden gleitet, wird das Gewebe nicht so gleichmäßig vorgedehnt wie bei einer Kopflage. Die größte Belastung für den Beckenboden erfolgt also erst ganz zum Schluss. Tatsächlich ist der Durchtrittsdurchmesser des Kopfes bei der Beckenendlage oft größer als bei einer normalen Schädellage, da der Kopf des Babys weniger gut gebeugt wird. Besonders im Vergleich zur optimalen vorderen Hinterhauptslage führt dies zu einer stärkeren Dehnung des Beckenbodens.

Zusammenfassend lässt sich also sagen, dass eine Beckenendlagengeburt aufgrund des größeren Durchmessers des Kopfes beim Durchtritt und der längeren Austrittsphase eine höhere Belastung für den Beckenboden darstellen kann.

Herausforderung vaginal-operative Geburt

Wird die Geburt mithilfe einer Geburtszange oder einer Vakuumextraktion beendet, nennt man dies vaginal-operative Geburt. Solche Eingriffe können notwendig werden, wenn es am Ende der Geburt zu Komplikationen kommt.

Zunächst einmal: Vaginal-operative Geburten sind gar nicht so selten. Bei etwa sieben Prozent der vaginalen Geburten kommt es dazu, dass Geburtshelferinnen mit Instrumenten wie der Saugglocke (Vakuum) oder Zange (Forceps) helfen müssen, das Baby auf die Welt zu bringen. Der Einsatz der Saugglocke ist dabei mit sechs Prozent aller Geburten deutlich häufiger als das Anwenden der Geburtszange (ein Prozent). Der Grund für eine vaginal-operative Geburt kann ganz unterschiedlich sein – manchmal kommt es zu einem Geburtsstillstand, die Wehen lassen nach oder das Baby braucht einfach einen kleinen Schubs in die richtige Richtung. Beide Methoden sollten nur zum Einsatz kommen, wenn die Geburt frühzeitig beendet werden sollte – aus mütterlicher oder kindlicher Indikation. Denn solche Eingriffe können eine Geburt zwar erleichtern, bergen aber auch Risiken für deinen Beckenboden.

Die Vakuumgeburt und der Beckenboden

Bei der Vakuumextraktion wird heute in den meisten Fällen eine kleine Silikonglocke verwendet, die sanft am Kopf des Babys angebracht wird. Durch eine Handpumpe wird dann ein leichter Unterdruck erzeugt, sodass die Silikonglocke am Kopf des Babys haftet. Bei jeder Kontraktion der Mutter wird das Baby dann unter leichtem Zug durch den Geburtskanal bewegt. Metallglocken mit einer elektrischen Pumpe sind nur noch selten im Einsatz.

Der mechanische Zug bei einer Vakuumextraktion stellt jedoch eine zusätzliche Belastung für den Beckenboden dar, weil der Druck, der normalerweise allein durch die Wehen auf den

Vaginal-operative Geburtsverfahren

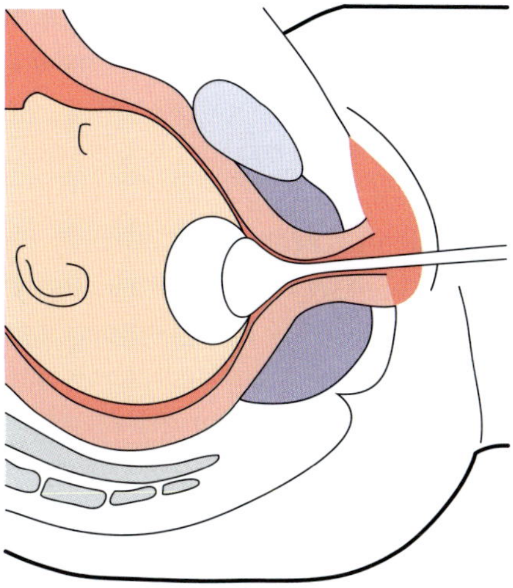

Vakuumextraktion (Saugglockengeburt): Meist unter Verwendung einer kleinen Silikonglocke, die auf dem Hinterkopf des Kindes mit Unterdruck angebracht wird.

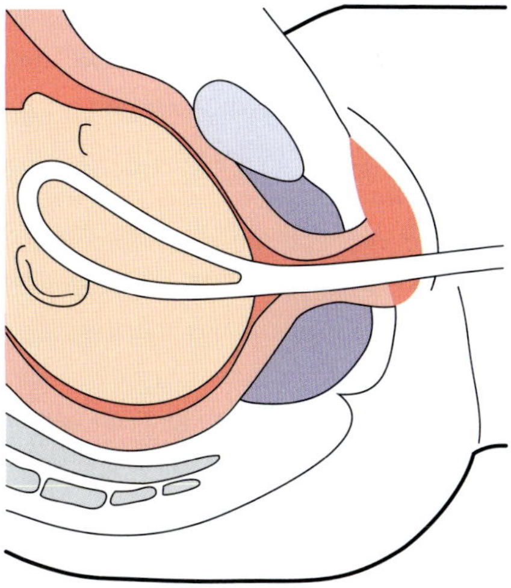

Forcepsentbindung (Zangengeburt): Zwei gebogene Metalllöffel (Geburtszange) werden vorsichtig um den Kopf des Kindes gelegt.

Beckenboden ausgeübt wird, durch das Ziehen am Kopf des Babys verstärkt wird. Das Baby wird schneller durch den Geburtskanal bewegt, was dem Gewebe weniger Zeit gibt, sich langsam zu dehnen und anzupassen. Dadurch entsteht eine abruptere und stärkere Dehnung des Beckenbodens, was das Risiko für Überdehnungen, Risse und andere Verletzungen erhöht. Diese zusätzliche Belastung kann insbesondere in der Austrittsphase, wenn der Beckenboden ohnehin maximal beansprucht wird, zu Problemen führen.

Die gute Nachricht ist: Bei einer Vakuumgeburt ist das Risiko für schwere Beckenbodenschäden geringer als bei der Zangengeburt. Allerdings erhöht sich unter der Anwendung eines Vakuums nachweislich das Risiko für einen Schließmuskelriss im Vergleich zu einer spontanen vaginalen Geburt – laut Studien ist es sogar dreimal so hoch. Sphinkterverletzungen können im Verlauf nicht selten zu Problemen wie Stuhl- oder Harninkontinenz führen. Ebenso wird häufiger ein Dammschnitt (Episiotomie) durchgeführt, wenn ein Vakuum zum Einsatz kommt. Das Risiko für Organsenkungen oder einen Abriss des Beckenbodenmuskels (Levatoravulsion) scheint jedoch bei der Vakuumgeburt nicht erhöht zu sein.

Entscheidend für die Auswirkungen der Vakuumextraktion auf den Beckenboden sind die Erfahrung der Geburtshelferin und die angewandte Technik. In einigen Kliniken und bei geübten Geburtshelferinnen sind Beckenbodenschäden nach einer Vakuumgeburt seltener, was zeigt, dass sich die Risiken durch die Anwenderin selbst verringern lassen.

Die Zangengeburt – eine echte Herausforderung für den Beckenboden

Zangengeburt, das klingt erst einmal wie aus einem alten Film – und tatsächlich wird sie heute nur noch selten angewendet. Ein Grund dafür ist, dass die Verwendung der Zange in der Fachärztinnenausbildung kaum noch gelehrt wird. Die Geburtszange (Forceps) kannst du dir wie zwei lange metallene Löffel vorstellen, die genutzt werden, um den Kopf des Babys seitlich zu greifen und ihm zu helfen, durch den Geburtskanal zu gleiten.

Auch die Verwendung einer Geburtszange belastet den Beckenboden zusätzlich, da der mechanische Druck auf das Gewebe deutlich intensiver ist. Im Gegensatz zur Vakuumextraktion wird der Kopf des Babys mit der Zange umschlossen, was mehr Kraft erfordert, um das Kind durch den Geburtskanal zu ziehen. Der Durchtrittsdurchmesser des kindlichen Kopfes ist durch die Zange größer, und der Kopf wird in einer weniger flexiblen Position gehalten, was insgesamt eine stärkere Dehnung für das Vaginalgewebe und den Beckenboden bedeutet. Da der Kopf des Babys schneller durch den Geburtskanal geführt wird, hat das Gewebe zusätzlich weniger Zeit, sich allmählich zu dehnen, was das Risiko für Verletzungen steigen lässt. Besonders betroffen ist der Bereich um den Damm und der Levator-ani-Muskel, die durch den zusätzlichen Zug und den vergrößerten Durchmesser intensiver belastet werden.

Studien zeigen, dass Frauen nach einer Forceps-Entbindung ein deutlich erhöhtes Risiko für Organsenkungen, Schließmuskelverletzungen und Dammrisse III. und IV. Grades aufweisen. Besonders gefährdet ist außerdem der Levator ani, als einer der zentralen Muskeln des Beckenbodens. Das Risiko für einen Abriss dieses Muskels ist bei der Zangengeburt bis zu viermal höher als bei anderen Geburtsmethoden. Eine Studie verdeutlicht dies: Bei Anwendung der Forceps und einer kurzen Austrittsphase lag die Rate schwerwiegender Levatordefekte bei 42 Prozent, bei Geburtsstillstand in der zweiten Phase stieg sie auf 63 Prozent, während sie bei spontanen Geburten nur sechs Prozent betrug. Insbesondere beidseitige Abrisse treten vor allem nach einer Zangengeburt auf.

Auch in Bezug auf die Entwicklung einer Stuhlinkontinenz liegt das Risiko für Frauen nach Forceps-Entbindung um 45 Prozent höher als nach spontanen vaginalen Geburten. Besonders problematisch wird es, wenn die Forceps-Entbindung zusätzlich mit einer analen Schließmuskelverletzung einhergeht. Diese Verletzungen verdoppeln fast das Risiko, langfristig an Stuhlinkontinenz zu leiden. Zusätzlich kommt es bei Zangengeburten häufiger zu Nervenschäden, insbesondere am Pudendusnerv sowie an den Nerven, die den Levatormuskel versorgen. Diese Verletzungen können langfristig die Funktion des Beckenbodens beeinträchtigen und zu anhaltenden Beschwerden führen.

Vakuum oder Zange? Der Vergleich zählt!

Der direkte Vergleich zwischen diesen beiden Methoden zeigt deutliche Unterschiede: Bei der Zangengeburt ist das Risiko für schwere Verletzungen des Beckenbodens, etwa Schließmuskelrisse oder Levatoravulsionen, signifikant höher als bei der Vakuumextraktion. Eine umfassende Studie hat gezeigt, dass die Rate an schwerwiegenden Schließmuskelverletzungen (OASI) nach einer Vakuumextraktion bei 7,5 Prozent lag, während sie bei Zangengeburten 14 Prozent erreichte. Interessanterweise variierten diese Raten stark zwischen den Kliniken, was erneut die Bedeutung der Technik und Erfahrung der Geburtshelferin unterstreicht.

Auch das Risiko für eine Analinkontinenz ist nach Vakuumentbindungen weniger eindeutig. Manche Studien zeigen kein signifikant erhöhtes Risiko für Stuhlinkontinenz, während andere darauf hinweisen, dass das Risiko bei Vakuumentbindungen zwar geringer als bei Forceps-Geburten, aber höher als bei spontanen vaginalen Entbindungen ist.

Wenn du dir nach diesen Informationen Sorgen machst oder Angst vor einer vaginal-operativen Geburt hast, ist das vollkommen verständlich. Und doch ist es wichtig, die Risiken zu kennen, denn nur so kannst du dich gut vorbereiten und nach der Geburt gezielt auf deinen Beckenboden achten. Und ganz wichtig: Nicht alle Frauen haben nach einer solchen Geburt Probleme! Viele erholen sich gut und profitieren von einer gezielten Nachsorge und regelmäßigem Beckenbodentraining. So habe auch ich meine beiden Kinder per Vakuum auf die Welt gebracht und es durch ein gezieltes Beckenbodentraining geschafft, keine Einschränkungen in Bezug auf meinen Beckenboden zu spüren.

Zudem werden Vakuum- und Zangengeburten nur eingesetzt, wenn es medizinisch notwendig ist – wenn also dein Wohl oder das deines Babys auf dem Spiel steht. Diese Techniken können in solchen Momenten entscheidend sein und tragen dazu bei, die Geburt sicher abzuschließen. Solltest du also mit einer vaginal-operativen Geburt konfrontiert werden, sieh es als eine Möglichkeit, deinem Baby auf sichere Weise zu helfen, während du dir bewusst machst, dass eine gute Nachsorge deinen Beckenboden stärken und Beschwerden vorbeugen kann.

Kaiserschnitt und Beckenboden

In den letzten Jahrzehnten ist der Kaiserschnitt immer mehr zur Routine geworden. Mittlerweile endet in Deutschland etwa jede dritte Geburt auf diese Weise. Viele dieser Eingriffe werden vorher geplant, sei es aus medizinischer Indikation heraus oder auf Wunsch der werdenden Mutter. Ein Grund für die steigende Zahl der Kaiserschnitte ist sicherlich auch der Evolution geschuldet. Betrachten wir das Becken der Frau im Laufe der Evolution vom Menschenaffen, sehen wir große Veränderungen. Es ist durch den aufrechten Gang des Menschen schmaler geworden, während die Babys, vor allem ihre Köpfe, immer größer geworden sind. Durch die Möglichkeit des Kaiserschnitts konnte zudem die mütterliche und kindliche Sterblichkeit drastisch gesenkt werden.

Der sogenannte Wunschkaiserschnitt, bei dem keine sichtbare medizinische Indikation vorliegt, ist nach wie vor umstritten. Es gibt immer noch viele Vorurteile gegenüber Frauen, die sich für diesen Weg entscheiden, obwohl es zahlreiche persönliche und emotionale Gründe geben kann, die diesen Eingriff rechtfertigen. Häufig wird den Frauen vorgeworfen, sie wollten sich vor der »echten Geburt drücken«, dabei kennt man die wahren Beweggründe der Frauen gar nicht.

Medizinische Indikationen für einen Kaiserschnitt könnten zum Beispiel eine Kindsposition sein, die nicht vaginal geboren werden kann, sowie kindliche oder mütterliche Erkrankungen. Ein Aspekt wird bei medizinischen Indikationen, die für einen Kaiserschnitt sprechen, häufig leider außer Acht gelassen: der Schutz des mütterlichen Beckenbodens. Nehmen wir einmal das Beispiel großes Baby. Obwohl die Wissenschaft klar zeigt, dass Frauen mit großen Kindern nach vaginalen Geburten ein höheres Risiko für Beckenbodenverletzungen und Folgeerkrankungen aufweisen, wird dieser Grund oft nicht als ausreichend angesehen, um einen Kaiserschnitt zu rechtfertigen. Stattdessen wird er als »Wunsch der Mutter« abgetan. Die Indikation wird nur dann gestellt, wenn es um das Risiko schwerwiegender Geburtskomplikationen wie etwa einer Schulterdystokie geht. Auch bei anderen Risikofaktoren, die den Beckenboden betreffen, etwa Beckenendlagen, Geburtsstillstand oder prolongierte Austrittsphasen, wird der langfristige Schutz des Beckenbodens selten in den Mittelpunkt gestellt. Dabei sollte doch auch das Recht der Frau auf langfristige Gesundheit und Prävention von Beschwerden wie Inkontinenz oder Organsenkungen im Fokus stehen.

Gerade nach dem vorherigen Kapitel, in dem wir uns mit den Risiken einer vaginalen Geburt für den Beckenboden ausführlich auseinandergesetzt haben, könnte der Gedanke an einen Kaiserschnitt also durchaus verlockend und als »schonendere« Methode erscheinen. Schließlich sind Organsenkungen, Inkontinenz oder größere Geburtsverletzungen nicht gerade das, worauf man sich freut. Doch ist dies wirklich die Lösung? Schon einmal vorweg: So einfach ist es leider auch nicht. Zwar wird der Beckenboden bei einem Kaiserschnitt nicht direkt durch den Geburtsvorgang belastet, aber das bedeutet nicht, dass alle Beckenbodenprobleme damit vom Tisch wären.

Auswirkungen auf den Beckenboden

Wie du bereits weißt, findet die größte Belastung für den Beckenboden während einer vaginalen Geburt in der Austrittsphase statt. Bei einem Kaiserschnitt entfällt diese Phase in der Regel, da das Baby nicht durch den Geburtskanal tritt. Es liegt also nahe, dass ein Kaiserschnitt für den Beckenboden schonender ist; schauen wir uns aber nun im Detail an, was die Wissenschaft bis heute weiß.

Zunächst einmal zeigen uns Studien, dass Frauen nach einer vaginalen Entbindung im Vergleich zu Frauen, die per Kaiserschnitt entbunden haben, eine geringere Beckenbodenmuskelkraft aufweisen. Das ist nicht verwunderlich, wenn wir uns überlegen, dass die Muskeln nach einer spontanen Geburt stark überdehnt sind und sich dementsprechend nicht so stark zusammenziehen können. Die Muskeln, die den Beckenboden stabilisieren und unterstützen, sind also nach einer vaginalen Geburt schwächer, was wiederum nachweislich zu einem schnelleren Auftreten von Beckenbodenbeschwerden wie einer Stressinkontinenz, einer überaktiven Blase und Organsenkungen führen kann.

Interessanterweise besteht nach einem Kaiserschnitt kein direkter Zusammenhang zwischen der Muskelkraft des Beckenbodens und dem Risiko für Beckenbodenstörungen. Stattdessen scheinen andere Faktoren für die Entwicklung von Beckenbodenproblemen eine größere Rolle zu spielen. Sehen wir uns nun das Auftreten verschiedener Beckenbodenstörungen nach einem Kaiserschnitt genauer an.

Inkontinenz

Aufgrund der vielen Veränderungen in der Schwangerschaft stellt diese an sich bereits ein erhebliches Risiko dar, aber auch die Art der Entbindung beeinflusst das Risiko nochmals. Eine große Registerstudie hat gezeigt, dass das Risiko für eine Belastungsinkontinenz nach einer vaginalen Geburt um das 2,5-Fache höher war als nach einem Kaiserschnitt. Doch auch Frauen nach einem Kaiserschnitt litten vermehrt an einer Urininkontinenz jeglicher Art im Vergleich zu Frauen, die noch gar nicht geboren hatten.

Auch 12 und 20 Jahre nach der Geburt war die Rate der Harninkontinenz bei Frauen, die vaginal entbunden hatten, höher (nach 20 Jahren: 40,3 Prozent) als bei Frauen, die per Kaiserschnitt entbunden hatten (nach 20 Jahren: 28,8 Prozent). Es zeigt sich also, dass ein Kaiserschnitt zwar das Risiko für Harninkontinenz senken kann, jedoch keinesfalls alle Frauen davor schützt. Vielmehr bleibt die Inkontinenz auch nach einem Kaiserschnitt für viele Frauen ein Thema, wobei die Art des Eingriffs (ob geplant oder akut) keinen Unterschied macht. Schätzungen zufolge müssten wir dementsprechend acht bis neun Kaiserschnitte durchführen, um einen Fall von Harninkontinenz zu verhindern. Sieht man sich alle Geburtsmodi an, birgt die vaginal-operative Geburt das höchste Risiko für das Auftreten einer Inkontinenz.

Überaktive Blase und Dranginkontinenz

Die Zusammenhänge zwischen Geburtsmodus und überaktiver Blase beziehungsweise Dranginkontinenz sind im Vergleich zu anderen Beckenbodenstörungen weniger klar. Studien zeigen, dass das Risiko für eine überaktive Blase bei Frauen, die vor fünf bis zehn Jahren entweder eine vaginale Geburt oder einen Kaiserschnitt hatten, keinen signifikanten Unterschied aufweist. Vielmehr weiß man, dass Frauen, die mehrere Kinder geboren haben, häufiger Symptome einer überaktiven Blase zeigen als Frauen, die nur ein Kind geboren haben; noch seltener treten die Symptome bei Frauen auf, die kein Kind zur Welt gebracht haben. Hier scheint die Schwangerschaft selbst also das Risiko für eine überaktive Blase zu erhöhen.

Levatoravulsion und Hiatusfläche

Ein Kaiserschnitt bietet im Hinblick auf das Risiko einer Levatoravulsion einen deutlichen Schutz im Vergleich zu vaginalen Geburten. Studien haben gezeigt, dass die Inzidenzrate für einen Abriss des Levatormuskels nach einem Kaiserschnitt bei nur einem Prozent liegt, während sie nach einer spontanen vaginalen Geburt auf 15 Prozent ansteigt.

Auch die sogenannte Hiatusfläche – die Öffnungsfläche im Beckenboden, die sich während der Schwangerschaft vergrößert – ist nach einem Kaiserschnitt deutlich kleiner (im Vergleich zur Schwangerschaft um 8,5 Prozent verringert). Ein Kaiserschnitt kann also vor einem Levatorabriss schützen und zeigt eine insgesamt geringere Belastung für den Beckenboden – was langfristig von Bedeutung sein kann.

Organsenkungen

Organsenkungen treten nach vaginalen Geburten zwar häufiger auf, doch bietet ein Kaiserschnitt nicht immer den umfassenden Schutz, den man sich vielleicht erhofft. Einer der Hauptgründe für die Entstehung von Organsenkungen ist die Schädigung oder Denervierung (Verlust der Nervenversorgung) und Überdehnung der Beckenbodenmuskulatur und des Bindegewebes unter der Geburt. Aber auch die Schwangerschaft selbst spielt eine wichtige Rolle (siehe das Kapitel »Der Beckenboden in der Schwangerschaft«, S. 100ff.).

Schon in frühen Phasen der Schwangerschaft kann per Ultraschall eine Abwärtsverlagerung des Beckenbodens nachgewiesen werden. In späteren Schwangerschaftswochen zeigen sogar bereits 46 Prozent der Frauen eine Organsenkung unterschiedlichen Grades, die nach Geburt häufig rückläufig ist.

Wenn wir uns Studien anschauen, fällt auf, dass Frauen, bei denen ein Kaiserschnitt im fortgeschrittenen Geburtsverlauf durchgeführt wird, ähnliche Raten von Organsenkungen aufweisen wie Frauen nach vaginalen Geburten. Vergleichen wir aber das Risiko einer Organsenkung nach einer spontanen vaginalen Geburt mit dem eines geplanten Kaiserschnitts ohne vorherige Wehentätigkeit, zeigen viele Studien, dass das Risiko nach Kaiserschnitt deutlich geringer ist (mehr als fünffach höheres Risiko für eine Organsenkung II. Grades oder höher nach vaginaler Geburt). Eine weitere Studie zeigte ein 72 Prozent geringeres Risiko nach Kaiserschnitt im Vergleich zur spontanen oder vaginal-operativen Geburt. Bei Frauen, die vor der Entbindung bereits Anzeichen einer Organsenkung hatten, verschlechterte sich diese nach einer vaginalen Geburt häufiger als nach einem Kaiserschnitt.

Ein Kaiserschnitt bietet also tatsächlich einen gewissen Schutz im Hinblick auf Organsenkungen. Besonders deutlich wird dies, wenn der Kaiserschnitt geplant vor Beginn der Austrittsphase durchgeführt wird. Schwangerschaftsbedingte Faktoren, die den Beckenboden schwächen, können aber auch nach einem Kaiserschnitt auftreten. Es bleibt also ein gewisses Risiko bestehen, auch wenn es im Vergleich zur vaginalen Geburt geringer ist.

Stuhlinkontinenz

Obwohl bei einem Kaiserschnitt in der Regel keine Schließmuskelverletzungen auftreten, sind die Studienergebnisse zu Stuhlinkontinenz uneinheitlich. Einige Studien zeigen ein geringeres Risiko, andere finden keinen Unterschied zur vaginalen Geburt. Eine Übersichtsarbeit von 2010, basierend auf 21 Studien, ergab, dass nur eine Studie eine niedrigere Inzidenz nach Kaiserschnitt zeigte, deren hohe Gesamtinzidenz jedoch Zweifel an der Datenqualität aufwarf. Hochwertigere Studien zeigten kaum Unterschiede, unabhängig davon, ob es sich um Not- oder geplante Kaiserschnitte handelte. Langfristig (sechs bis zwölf Jahre nach der Geburt) besteht kein klarer Vorteil des Kaiserschnitts zur Prävention von Stuhlinkontinenz, außer bei vaginalen Geburten mit Analsphinkterriss, bei denen das Risiko tatsächlich erhöht ist. Insgesamt gibt es also keine eindeutigen Belege, den Kaiserschnitt als präventive Maßnahme zu empfehlen.

Sexuelle Dysfunktion

Sexuelle Dysfunktion nach der Geburt ist ein Thema, das oft nicht angesprochen wird, obwohl es das Wohlbefinden vieler Frauen stark beeinflusst. Die Frage, ob ein Kaiserschnitt diese Probleme verhindern kann, wird kontrovers diskutiert. Eine Studie zeigte beispielsweise, dass Frauen nach einer vaginalen Geburt zwar häufiger über Unzufriedenheit beim Geschlechtsverkehr berichteten als Frauen nach einem Kaiserschnitt (70 Prozent versus 54 Prozent); allerdings war die Häufigkeit von Schmerzen beim Sex in beiden Gruppen identisch, und Probleme wie perineale Schmerzen oder Unzufriedenheit im Sexualleben bestanden oft langfristig.

Interessanterweise ergab eine andere Studie, dass Frauen nach einem geplanten Kaiserschnitt im Vergleich zu Frauen nach einer unkomplizierten vaginalen Geburt signifikant häufiger über Schmerzen im Unterbauch, im Genitalbereich sowie bei sexuellen Aktivitäten klagten.

Ein möglicher Grund für diese Beschwerden nach einem Kaiserschnitt könnten Verwachsungen im Bauchraum sein, die zu Schmerzsyndromen und Verspannungen im Beckenbodenbereich führen. Auch ein sekundärer Kaiserschnitt, der nach vollständiger Öffnung des Muttermundes durchgeführt wird, kann Beckenbodendysfunktionen auslösen, die sich dann negativ auf das Sexualleben auswirken. Zusätzlich kann eine Narbenbildung an der Abdominalfaszie (tiefe Bauchfaszie), die in engem Zusammenhang mit dem Halteapparat der Urethra und dem Damm steht, Spannungen verursachen und Inkontinenz sowie Schmerzen beim Geschlechtsverkehr begünstigen.

Zusammengefasst zeigt sich, dass Schmerzsyndrome und sexuelle Funktionsstörungen auch nach einem Kaiserschnitt auftreten können und nicht unterschätzt werden sollten.

Risikoberatung vor einer Geburt

In den letzten Jahrzehnten hat sich das Bewusstsein von Frauen für ihre Gesundheit und ihr Wohlbefinden nach der Geburt deutlich verändert. Wir Frauen sind heute selbstbewusster und wollen aktiv an Entscheidungen mitwirken, die unseren Körper betreffen. Sicherlich ist auch das ein Grund für die steigende Zahl an »Wunschkaiserschnitten«. Und doch wird im Kreißsaal oft nicht ausreichend über die langfristigen Folgen einer Geburt für die Frau gesprochen. Der Fokus liegt auf einem schnellen, komplikationsfreien Ablauf der Geburt und der Gesundheit des Babys – was natürlich wichtig ist. Doch die Folgen für die körperliche Gesundheit der Frau bleiben im Hintergrund. Themen wie Inkontinenz, Organsenkungen oder andere Beckenbodenprobleme, die oft erst Monate oder Jahre nach der Geburt auftreten, stehen weiterhin nicht im Mittelpunkt der Betreuung und werden selten thematisiert oder präventiv behandelt.

Vielleicht würde sich hier mehr ändern, wenn die Ärztinnen, die die Geburt betreuen, auch die langfristigen Folgen von Geburtsverletzungen und Beckenbodenproblemen in der Praxis mitverfolgen würden. Wer im Kreißsaal arbeitet, sieht selten, welche Auswirkungen eine komplizierte Saugglockengeburt oder ein Dammschnitt nach Monaten oder Jahren haben kann. Erst später, oft in der gynäkologischen Praxis, wird deutlich, welche Belastungen Frauen durch Beckenbodendysfunktionen oder Geburtsverletzungen tatsächlich erleben. Hinzu kommt, dass es damals wie heute beim medizinischen Personal, sowohl bei Hebammen als auch bei Ärztinnen, immer noch an Wissen und Aufklärung bezüglich des Beckenbodens fehlt. In der Medizin spielt die Hierarchie nach wie vor eine große Rolle, und gerade als Assistenzärztin führt man häufig nur das aus, was einem von erfahreneren Kolleginnen beigebracht wurde, ohne hinterfragen zu können, wie sich diese Methoden langfristig auf die Beckenbodengesundheit der Frau auswirken.

Mir ging es nicht anders. In meinen jungen Jahren im Kreißsaal war klar: »Das Baby muss gesund kommen, egal wie. Die Mutter wird genäht, und dann wird schon alles gut sein.« Wenn ich heute an diese Zeit zurückdenke, wird mir manchmal ganz schlecht, und ich bedauere es sehr, dass ich nicht damals schon das Wissen von heute hatte und für die Frauen einstehen konnte, die ich betreute.

Wie können wir solche Probleme vermeiden?

Meiner Meinung nach ist eine umfassende Risikostratifizierung bereits vor der Geburt entscheidend. Es ist wichtig, dass wir jene Frauen identifizieren, die ein hohes Risiko für Beckenbodenprobleme während der Geburt haben könnten. Ein offenes Gespräch und eine individuelle Aufklärung sind dabei unverzichtbar. In den letzten Kapiteln haben wir gesehen, dass es klare Faktoren gibt, die mit einem höheren Risiko für Beckenbodendysfunktionen verbunden sind. Diese müssen offen angesprochen werden, damit Frauen die besten Entscheidungen für ihre Gesundheit treffen können.

Heute gibt es verschiedene Möglichkeiten, das individuelle Risiko für Beckenbodendysfunktionen wie Inkontinenz oder Organsenkungen nach der Geburt besser einschätzen zu können. Frauen stehen vor der Wahl, ob sie eine natürliche Geburt oder einen Kaiserschnitt bevorzugen, und es gibt viele Faktoren, die diese Entscheidung beeinflussen. Wichtig zu wissen ist, dass nicht jede Frau nach einer vaginalen Geburt zwangsläufig Beckenbodenbeschwerden entwickelt, genauso wie ein Kaiserschnitt nicht alle Probleme ausschließt. Deshalb sollte der Geburtsmodus individuell und gut informiert gewählt werden – basierend auf den spezifischen Risikofaktoren jeder Frau. Es gibt hilfreiche Tools, die genau dabei unterstützen und eine fundierte Entscheidung ermöglichen, wie den UR-CHOICE-Rechner.

UR-CHOICE: Der Beckenbodenrisiko-Rechner

Die Buchstaben UR-CHOICE stehen für verschiedene Risikofaktoren, die zur Einschätzung des Risikos für Beckenbodenfunktionsstörungen nach einer Schwangerschaft und Geburt herangezogen werden. Die Abkürzung setzt sich wie folgt zusammen:

- U: Urinary Incontinence (Harninkontinenz während der Schwangerschaft)
- R: Race (Ethnische Herkunft)
- C: Childbearing Age (Gebäralter)
- H: Height (Körpergröße)
- O: Overweight (Übergewicht/Body-Mass-Index)
- I: Inheritance (Genetische Veranlagung/Familienanamnese)
- C: Childbearing (Anzahl der Geburten)
- E: Estimated Fetal Weight (Geschätztes Geburtsgewicht des Babys)

Mit diesen Faktoren wird das individuelle Risiko für Beckenbodenprobleme wie Inkontinenz, Organsenkungen und andere Dysfunktionen nach der Schwangerschaft und Geburt eingeschätzt.

Hier kann der Rechner kostenlos verwendet werden:
riskcalc.org/UR_CHOICE/

Der UR-CHOICE-Rechner ist ein frei zugängliches Online-Tool, das entwickelt wurde, um Frauen eine fundierte Einschätzung ihres Risikos für Beckenbodenfunktionsstörungen zu ermöglichen – sowohl kurz nach der Geburt als auch im langfristigen Verlauf bis zu 20 Jahre später. Dabei berücksichtigt der Rechner verschiedene Faktoren, die das Risiko beeinflussen können (siehe S. 151).

Wichtig zu verstehen ist, dass der UR-CHOICE-Rechner nicht darauf abzielt, Frauen generell zu einem Kaiserschnitt zu raten. Vielmehr möchte er aufzeigen, dass das Risiko einer vaginalen Geburt oft nicht signifikant höher ist als bei einem Kaiserschnitt – es sei denn, es liegen besondere Risikofaktoren vor. Für viele Frauen, die ein geringes Risiko aufweisen, kann diese Erkenntnis beruhigend sein und sie darin bestärken, eine vaginale Geburt anzustreben. Der Rechner gibt dabei konkrete Risikoeinschätzungen für 12 und 20 Jahre nach der Geburt, was es Frauen ermöglicht, eine langfristige Perspektive auf ihre Gesundheit zu gewinnen.

Ein weiteres Hilfsmittel zur Risikobeurteilung ist das Ampelsystem. Dieses System, das bereits in ähnlicher Form auf Fachkongressen vorgestellt wurde, kategorisiert Frauen anhand ihrer Risikofaktoren in drei Gruppen: niedriges, moderates und hohes Risiko. Ähnlich wie eine Ampel signalisiert das System, in welchem »Bereich« sich die Frau befindet. Grün steht für ein niedriges Risiko – Frauen in dieser Gruppe weisen keine der bekannten Risikofaktoren auf. Gelb weist auf ein moderates Risiko hin, einige Risikofaktoren treffen also auf sie zu. Rot zeigt ein hohes Risiko für Beckenbodendysfunktionen nach Geburt an.

Dieses Ampelsystem dient vor allem dazu, Frauen und ihre medizinischen Betreuungsteams bei der Entscheidung für den Geburtsmodus zu unterstützen. Außerdem lässt sich anhand des Ampelsystems die Beckenbodenprävention effektiv gestalten. Es lässt sich auch von Frauenärztinnen anwenden, die in Bezug auf dieses Thema nicht ausreichend sensibilisiert oder informiert sind. So können Frauen mit einem hohen Risiko (rote Ampel) oder einem mittleren Risiko

Ampelsystem zur Prävention von Beckenbodenstörungen durch eine vorgeburtliche Risikobewertung

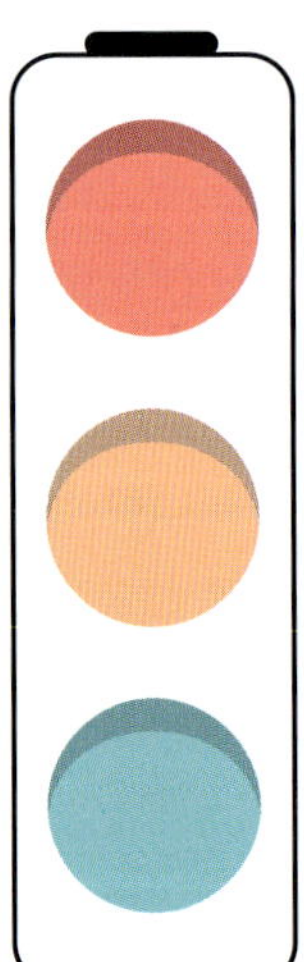

HOHES RISIKO:
Mütterliche Größe < 160 cm
und kindliches Schätzgewicht > 4000 g

MODERATES RISIKO:
- Inkontinenz in der Schwangerschaft
- Mütterliches Alter > 35 Jahre
- BMI > 25
- Auffällige Familienanamnese
- Chronische Verstopfungen
- Kein willentliches Ansteuern des Beckenbodens möglich

NIEDRIGES RISIKO:
Keine der genannten Faktoren vorhanden

(gelbe Ampel) frühzeitig identifiziert werden. Der UR-CHOICE-Risikokalkulator kann dann eine objektive Einschätzung liefern und gegebenenfalls die möglichen Vorteile eines geplanten Kaiserschnitts aufzeigen. In Fällen eines moderaten Risikos sollten bereits vor der Geburt gezielt präventive Maßnahmen ergriffen werden. Hierzu gehören unter anderem spezielle Beckenbodenübungen und die Steigerung der Sensibilität für den Beckenboden, die das Risiko von Funktionsstörungen senken können.

Zusätzlich sollten bei den Frauen mit einem moderaten Risiko unter der Geburt selbst beckenbodenschonende Maßnahmen angewendet werden, zum Beispiel indem die Austrittsphase nicht unnötig verlängert wird. Doch auch alle anderen Frauen – unabhängig vom Risiko – profitieren von prä- und postpartalen Maßnahmen, die den Beckenboden stärken und möglichen Problemen vorbeugen. Wichtig ist zudem, dass bereits sechs Wochen nach der Geburt im Rahmen der Nachsorge gezielt nach Beckenbodenproblemen gefragt werden sollte. Frauen, die dann Symptome zeigen, können zunächst konservative Maßnahmen in Anspruch nehmen, etwa ein spezielles Beckenbodentraining, ein EMS-Training oder auch die Anwendung eines Pessars. Wenn diese Therapien nicht ausreichen, können bei Leidensdruck auch operative Lösungen in Betracht gezogen werden, selbst wenn eine weitere Familienplanung noch offen ist. Hierfür ist eine Überweisung an ein spezialisiertes Beckenbodenzentrum sinnvoll.

Zusammengefasst bietet das Ampelsystem eine klare Übersicht: Frauen im hohen Risikobereich sollten über die Möglichkeit eines geplanten Kaiserschnitts und zusätzliche Präventionsmaßnahmen informiert werden. Frauen mit einem moderaten Risiko profitieren von Aufklärung und präventiven Maßnahmen, die schon vor der Geburt beginnen. Und selbst Frauen ohne erkennbare Risikofaktoren sollten über den Zusammenhang zwischen Schwangerschaft, Geburt und Beckenbodenbeschwerden informiert und auf vorbeugende Maßnahmen hingewiesen werden.

Umfassende Beratung und Vorbereitung

Im Endeffekt geht es bei der Risikoeinschätzung also nicht nur darum, ob eine vaginale Geburt oder ein Kaiserschnitt »besser« ist, sondern um eine umfassende Beratung und Vorbereitung. Frauen, die keine oder nur wenige Risikofaktoren aufweisen, können eventuell dahingehend beruhigt werden, dass eine vaginale Geburt in den meisten Fällen keine schwerwiegenden Folgen für den Beckenboden hat. Sie profitieren laut Studien hinsichtlich des Beckenbodens nicht von einem geplanten Kaiserschnitt. Es wird angenommen, dass in solchen Fällen acht bis zehn zusätzliche Kaiserschnittoperationen notwendig wären, um einen Fall der Beckenbodenerkrankung zu vermeiden.

Frauen mit vielen Risikofaktoren sollten hingegen gezielt beraten und über Präventionsmöglichkeiten informiert werden – ganz gleich ob sie sich für einen Kaiserschnitt oder eine spontane Geburt entscheiden. Der Schlüssel liegt in der individuellen Betreuung und der rechtzeitigen Information, um langfristig die Gesundheit des Beckenbodens zu schützen und der Frau die Möglichkeit zu geben, aufgeklärt eine Entscheidung zu treffen.

Prävention ist besser als Nachsorge

Die wichtigste Maßnahme, die wir in der Hand haben, ist die Prävention von Beckenbodenproblemen. Anstatt sich also nur auf die Nachsorge zu konzentrieren, ist es sinnvoll, bereits in der Schwangerschaft, während der Geburt und auch danach präventiv zu handeln. Maßnahmen, die den Beckenboden unterstützen und schützen, können das Risiko für spätere Beschwerden erheblich senken. Dabei gilt: Je früher man beginnt, desto besser. Schon während der Schwangerschaft lassen sich viele wichtige Schritte unternehmen, um den Beckenboden zu entlasten. Ebenso spielen während der Geburt bestimmte Techniken eine große Rolle. Und auch nach der Entbindung sollte man gezielte Maßnahmen ergreifen, um den Beckenboden wieder aufzubauen. Schauen wir uns nun einmal an, welche präventiven Maßnahmen den Frauen in der Schwangerschaft und unter der Geburt zur Verfügung stehen und welchen Effekt diese erzielen können.

Präpartale Maßnahmen: Vorbereitung während der Schwangerschaft

Neben speziellen Maßnahmen, die bereits vor der Geburt von der schwangeren Frau selbst durchgeführt werden können, gibt es einige Risikofaktoren, die nachweislich den Beckenboden belasten – und die du zum Teil aktiv beeinflussen kannst. Die wichtigsten davon hast du bereits im Kapitel zur Schwangerschaft (siehe S. 114 f.) kennengelernt: Dazu gehören vor allem das Erreichen eines normalen Körpergewichts vor der Schwangerschaft, das Vermeiden von chronischer Verstopfung, ein gut eingestellter Vitamin-D-Spiegel, das Nicht-Rauchen sowie – wenn es die Lebensumstände erlauben – ein junges mütterliches Alter beim ersten Kind. Diese Grundlagen tragen nicht nur zur allgemeinen Gesundheit bei, sondern können auch das Risiko für spätere Beschwerden wie Inkontinenz oder Senkungen deutlich senken.

In diesem Abschnitt geht es nun um die konkreten, gezielten Maßnahmen, mit denen du deinen Beckenboden schon in der Schwangerschaft aktiv unterstützen kannst. Denn je besser du vorbereitet bist, desto leichter kann dein Körper mit den Herausforderungen von Schwangerschaft und Geburt umgehen – und desto stärker ist die Basis für die Zeit danach. Dabei kommt es nicht auf Perfektion an, sondern auf bewusste Entscheidungen, die du in deinem Tempo treffen darfst.

1 – Dammmassage

Die Dammmassage ist eine einfache Methode, die Frauen bereits ab der 34. Schwangerschaftswoche zu Hause durchführen können. Sie soll das Gewebe rund um den Damm weicher und elastischer machen, um die Geburt zu erleichtern und das Gewebe zu schützen. Studien haben gezeigt, dass Frauen, die regelmäßig Dammmassagen durchführen, eine verkürzte zweite

Geburtsphase aufweisen und seltener an Schmerzen im Bereich des Dammes leiden. Bezüglich des Auftretens von Dammrissen ist die Studienlage unterschiedlich mit Tendenz zu einem geringfügig niedrigeren Auftreten nach regelmäßiger Dammmassage. Bezüglich der Rate an durchgeführten Dammschnitten zeigt die Dammmassage einen deutlichen Vorteil. Ziel der Massage ist es, die Durchblutung und Elastizität des Damms zu verbessern, um das Gewebe optimal auf die Geburt vorzubereiten. Bezüglich der Rate an Inkontinenz nach Geburt zeigte sich kein Vorteil.

2 – EPI-NO (Geburtstrainingsgerät)

Das EPI-NO ist ein Geburtstrainingsgerät, das speziell entwickelt wurde, um den Beckenboden schon vor der Geburt zu dehnen und die Muskulatur zu stärken. Ab der 37. bis 38. Schwangerschaftswoche wird dazu der kleine Ballon in die Vagina eingeführt und händisch bis unter die Schmerzgrenze aufgepumpt, um die Dehnfähigkeit des Beckenbodens zu fördern. Die Ergebnisse nach regelmäßiger Anwendung sind gemischt. So zeigt sich häufiger ein intakter Damm nach Geburt, aber kein Schutz vor höhergradigen Dammrissen mit Sphinkterverletzungen. Ebenso kam es auch nicht seltener zu Beckenbodenverletzungen wie Levatoravulsionen. Auch auf die Länge der Austrittsperiode, den Schmerzmittelbedarf und die Rate an Dammschnitten hatte die Verwendung des EPI-NO-Trainers keinen Effekt. Zusammenfassend zeigt sich also kein positiver Effekt auf Beckenbodenstörungen nach Geburt, jedoch kann das Gerät (unter vorsichtiger Anwendung) das Vertrauen der Frau in ihren Körper stärken und ihr das Gefühl geben, gut auf die Geburt vorbereitet zu sein.

3 – Beckenbodentraining und spezialisierte Physiotherapie

Beckenbodentraining in der Schwangerschaft hat für die Frauen viele positive Effekte, die wir auch schon in den vorherigen Kapiteln erläutert haben. Leider gibt es immer noch viele Mythen, die dafür sorgen, dass Beckenbodentraining in der allgemeinen Geburtsvorbereitung viel zu selten praktiziert wird. So kann ein trainierter Beckenboden nachweislich sowohl die Eröffnungs- als auch die Austrittsphase verkürzen. Frauen, die bereits vor der Geburt physiotherapeutische Übungen für den Beckenboden machten, erlebten einer großen Studie zufolge seltener eine verlängerte Austrittsphase von mehr als 60 Minuten. Wichtig ist, dass das Training unter einer guten Anleitung erfolgt, um den Beckenboden gezielt zu kräftigen, ohne ihn zu überlasten.

Große Metaanalysen haben gezeigt, dass Frauen, die regelmäßig Beckenbodentraining während der Schwangerschaft durchführen, seltener an postpartaler Inkontinenz leiden und eine verbesserte Muskelkraft des Beckenbodens aufweisen. Außerdem war die Rate an Dammschnitten und höhergradigen Dammrissen nach regelmäßigem Beckenbodentraining in der Schwangerschaft geringer. Die frühere Befürchtung, dass ein trainierter Beckenboden den Geburtsprozess negativ beeinflussen könnte, wurde widerlegt. Im Gegenteil: Die Stärkung des Beckenbodens bereitet den Körper optimal auf die Geburt vor und schützt gleichzeitig vor möglichen langfristigen Problemen. Dieser Fakt ist einer der Gründe, warum wir unseren Schwangerschaftsbeckenboden-Intensivkurs ins Leben gerufen haben, in dem sich Frauen über ihre ganze Schwangerschaft hinweg mit spezialisiertem Beckenbodentraining auf die Geburt vorbereiten können.

4 – Beckenbodenyoga in der Schwangerschaft

Das gezielte Wahrnehmen des Beckenbodens und das Erlernen der Kontrolle über die Steuerung des Beckenbodens durch Yoga kann für Frauen sehr hilfreich sein, um die Geburt positiv zu beeinflussen. In Studien konnte gezeigt werden, dass dies den natürlichen Verlauf der Geburt verbesserte, dass weniger Interventionen notwendig und die Eröffnungs- sowie die Austrittsperiode kürzer waren. Übungen zur Förderung der Beckenbodensteuerung helfen den Frauen also, sich auf das Loslassen und Öffnen unter der Geburt vorzubereiten.

5 – Phytotherapie

Phytotherapie, also die Anwendung von Kräutern wie Himbeerblättertee oder Heublumenbädern, wird häufig zur Geburtsvorbereitung und Vermeidung von Dammverletzungen empfohlen. Nachgewiesen werden konnte der positive Effekt einer geringeren Rate von Geburtsverletzungen jedoch nicht. Sowohl für das Trinken von Himbeerblättertee ab der 36. Schwangerschaftswoche als auch für das regelmäßige Heublumen-Dampfbad konnte kein Vorteil in Bezug auf den Beckenboden aufzeigt werden, jedoch könnte beides die mentale Geburtsvorbereitung durch das Einführen von Ritualen unterstützen.

Intrapartale Maßnahmen: Schutz während der Geburt

Auch während der Geburt können bestimmte Maßnahmen dazu beitragen, den Beckenboden vor übermäßiger Belastung und möglichen Verletzungen zu schützen. Einige davon kannst du selbst beeinflussen, andere können vom begleitenden Personal übernommen werden. Ziel ist es, die Geburt möglichst schonend zu unterstützen und mechanische Überbelastungen des Gewebes zu vermeiden. Im Folgenden schauen wir uns unterschiedliche Strategien an, die helfen können, den Beckenboden unter der Geburt bestmöglich zu entlasten.

1 – Dammschutz

Der Dammschutz gilt als eine traditionelle Methode, die von Hebammen angewendet wird, um den Damm beim Austritt des kindlichen Kopfes zu schützen. Dabei wird die Hand flach auf den Damm gelegt, um diesen zu stützen, während die andere Hand den Kopf des Babys unter der Geburt sanft abbremst und kontrolliert. Das Ziel ist es, den Kopfaustritt zu verlangsamen, um das Gewebe des Damms langsam zu dehnen und den Kopf mit seinem kleinsten Umfang austreten zu lassen, um Rissverletzungen zu vermeiden. In der Praxis gibt es unterschiedliche Ansätze zum Dammschutz: »Hands on« bedeutet, dass der Damm aktiv geschützt wird, »Hands off« beschreibt das Vorgehen, bei dem weder der Kopf noch der Damm berührt werden, während »Hands poised« eine sanfte Kontrolle der Austrittsgeschwindigkeit des kindlichen Kopfes durch leichten Druck beinhaltet.

Eine Kombination aus »Hands off« und »Hands poised« wird ebenfalls oft praktiziert und scheint häufiger mit einem intakten Damm und weniger Dammschnitten einherzugehen. Auch Schmerzen im Bereich des Dammgewebes nach Geburt treten weniger auf. Jedoch zeigte sich eine höhere Rate an Sphinkterverletzungen unter der Anwendung der »Hands off«-Methode. Der proaktive (»Hands on«) Dammschutz konnte eine Verringerung von schweren Geburtsverletzungen mit Sphinkterverletzungen nachweisen. Bisher gibt es allerdings keine klare Empfehlung zum Dammschutz in Bezug auf den Schutz vor Beckenbodenstörungen, da die Studienergebnisse sehr unterschiedlich sind.

2 – Warme Kompressen

Das Auflegen warmer Kompressen auf den Damm beim Durchtritt des Köpfchens unter der Geburt ist eine einfache, aber effektive Methode, um die Elastizität des Gewebes zu fördern. Studien zeigen, dass Frauen, denen warme Kompressen vorgehalten werden, weniger Dammrisse haben und häufiger einen intakten Damm nach der Geburt behalten. Außerdem werden seltener Dammschnitte durchgeführt. Diese Methode ist besonders schonend und leicht umzusetzen. Obwohl warme Kompressen einen eindeutig nachweisbaren Vorteil für den Beckenboden der Frau haben, werden sie nur selten angewandt.

3 – Gebärposition

Die Gebärposition spielt eine zentrale Rolle während der Austrittsphase, da sie sowohl den Verlauf der Geburt als auch das Wohlbefinden der Mutter beeinflussen kann. Aufrechte Positionen bieten dabei einige wesentliche Vorteile. Sie helfen dabei, die Austrittsphase zu verkürzen, was besonders für Erstgebärende wichtig ist. Zudem führen aufrechte Positionen in der Regel zu weniger operativen Eingriffen wie Zangen- oder Saugglockengeburten, und auch die Notwendigkeit einer Episiotomie – also eines Dammschnitts – verringert sich. Ein weiterer Pluspunkt aufrechter Gebärhaltungen ist, dass sich Frauen in diesen Positionen häufig wohler und mehr in Kontrolle fühlen. Das Gefühl, aktiv an der Geburt beteiligt zu sein, trägt nicht nur zu einer positiveren Geburtserfahrung bei, sondern verringert oft auch die Rate an Herzfrequenzveränderungen beim Baby.

Es gibt jedoch auch Aspekte, die bei aufrechten Positionen bedacht werden müssen. So kann das Risiko für Dammverletzungen, insbesondere für Risse II. oder III. Grades, leicht erhöht sein – besonders bei stehenden Positionen und Mehrgebärenden. Studien haben allerdings gezeigt, dass dieses Risiko deutlich gesenkt werden kann, wenn die Frau dazu ermutigt wird, das

Mitschieben spontan und ohne strenge Anweisungen der Hebamme zu gestalten. So kann der Kopf des Babys kontrollierter und sanfter geboren werden. Auch wenn aufrechte Gebärpositionen insgesamt viele Vorteile bieten, ist es wichtig, die Möglichkeit eines erhöhten Blutverlustes und Dammrisse im Blick zu behalten. Hebammen sollten deshalb aufmerksam sein und gegebenenfalls Maßnahmen ergreifen, um Risiken zu minimieren. Es ist wichtig, Frauen über die verschiedenen Optionen aufzuklären und sie zu ermutigen, eine Position zu wählen, in der sie sich wohlfühlen und die den Geburtsverlauf optimal unterstützt.

4 – Kürzere Austrittsphase

Wie wir bereits wissen, kann eine zu lange Austrittsphase das Risiko für operative Eingriffe während der Geburt und Verletzungen des Beckenbodens erhöhen. Doch bis heute ist es schwierig, die optimale Länge der physiologischen Austrittsphase festzulegen. Zu oft wird in den natürlichen Geburtsprozess eingegriffen, damit die Geburt schneller beendet werden kann. Das Ziel ist es also, die Dauer der Austrittsphase so zu gestalten, dass möglichst viele vaginale Geburten erfolgreich verlaufen, während gleichzeitig das Risiko für gesundheitliche Beeinträchtigungen minimiert wird.

Mehrere Studien konnten zeigen, dass eine Austrittsphase von mehr als 150 Minuten verschiedene Risiken in Bezug auf den Beckenboden birgt, darunter ein erhöhtes Risiko für vaginal-operative Eingriffe und schwerwiegende Dammverletzungen (Grad III/IV). Auch eine verlängerte Phase der Regeneration bei analen Funktionsstörungen kann damit verbunden sein. Interessant ist auch das Ergebnis einer Studie, die besagt, dass das Risiko für Verletzungen des Musculus levator ani mit jeder zusätzlichen Viertelstunde der aktiven Austrittsperiode (beim Pressen) um fast neun Prozent ansteigt.

Am Ende bleibt jedoch die Frage, ob ein frühzeitigeres Eingreifen in der Austrittsphase diese Komplikationen hätte verhindern können oder ob die Komplikationen selbst die Verlängerung der Phase verursacht haben. Um das besser verstehen zu können, sind in Zukunft noch weitere Untersuchungen notwendig, damit die optimale Balance zwischen Abwarten und rechtzeitigem Eingreifen erreicht werden kann.

5 – Episiotomie (Dammschnitt)

Mittlerweile sollte die Durchführung des Dammschnittes im Kreißsaal keine Routine mehr sein. Die allgemeine Empfehlung ist es, die Episiotomie gezielt und zurückhaltend einzusetzen. Die früher häufig durchgeführte mediane Episiotomie, die also mittig im Damm geschnitten wird, sollte aufgrund des deutlich höheren Risikos für schwere Dammverletzungen, insbesondere für Risse des analen Schließmuskels, nicht mehr angewendet werden.

Die mediolaterale Episiotomie, bei der der Schnitt schräg vom Scheidenausgang weggeführt wird, senkt dieses Risiko erheblich, wird jedoch oft als schmerzhafter bei der Heilung angesehen. Speziell bei vaginal-operativen Geburten kann eine mediolaterale Episiotomie jedoch hilfreich sein, um schwerere Geburtsverletzungen zu vermeiden. Besonders wichtig ist dabei der richtige Schnittwinkel von mindestens 45 Grad, der das Risiko für schwere Dammrisse deutlich reduziert. Für jeden Anstieg des Schnittwinkels um sechs Grad reduziert sich das Risiko um 50 Prozent. Der optimale Schnittwinkel wird bei etwa 60 Grad zur Mittellinie empfohlen, um die besten protektiven Effekte zu erzielen. Besonders bei Frauen mit einer kurzen Dammlänge von unter 30 Millimetern, gemessen in der frühen Geburtsphase, könnte dieser Eingriff eine präventive Rolle spielen. Dennoch bleibt die Empfehlung bestehen, Episiotomien nur selektiv und nicht routinemäßig durchzuführen.

Pressen unter der Geburt

Wer kennt es nicht, das Bild von der gebärenden Frau in Rückenlage, die von den Geburtshelferinnen lautstark dazu ermutigt wird, so stark zu pressen, wie sie kann, um das Baby zu gebären. Das aktive Pressen geschieht so, dass die Frau gegen den Widerstand der geschlossenen Atemwege drückt und dabei die Bauchmuskulatur aktiviert, um das Baby durch den Geburtskanal zu schieben. Dieses forcierte Pressen wird häufig in Rückenlage mit angezogenen Knien durchgeführt. Doch obwohl es weitverbreitet ist, hat das angeleitete Pressen einige Nachteile, die man nicht außer Acht lassen sollte.

Die Weltgesundheitsorganisation (WHO) hat 2018 klare Empfehlungen zur Austrittsphase und zum Mitschieben veröffentlicht. Dabei wurde betont, dass es keine eindeutigen Vorteile des angeleiteten Pressens gibt – weder in Bezug auf die Dauer der Austrittsphase noch auf den Geburtsmodus noch auf die Vermeidung von Dammverletzungen und Harninkontinenz. Es wurde sogar hervorgehoben, dass das spontane Pressen, dem natürlichen Drang der Frau zu folgen, bevorzugt werden sollte.

Angeleitetes Pressen kann zu einer Reihe von unerwünschten Nebenwirkungen führen. Dazu gehören eine erhöhte Belastung des Brustkorbs, die zu Einblutungen im Auge führen kann, sowie eine körperliche Erschöpfung der Frau. Auch das Selbstvertrauen der Gebärenden in ihre eigene Fähigkeit, das Baby zur Welt zu bringen, kann dadurch beeinträchtigt werden. Kombiniert man diese Faktoren mit den negativen Aspekten der herkömmlichen Rückenlage während der Geburt, wird deutlich, dass es sinnvoller ist, Frauen dazu zu ermutigen, ihrem natürlichen Impuls zum Pressen zu folgen. Statt sie aktiv zum Mitschieben anzuleiten, sollte das Vertrauen in ihren Körper gestärkt werden, damit sie die Geburt instinktiv und im Einklang mit ihrem eigenen Tempo erleben können.

6 – Periduralanästhesie

Die Periduralanästhesie (PDA) wird häufig eingesetzt, um den Geburtsschmerz zu lindern, hat aber in Bezug auf den Beckenboden laut Studien unterschiedliche Effekte. Tatsächlich zeigten mehrere Untersuchungen, dass die PDA mit einer Verlängerung sowohl der ersten als auch der zweiten Phase der Geburt in Verbindung steht. Frauen, die eine PDA erhalten hatten, wiesen im Durchschnitt eine längere Geburtsdauer auf als jene, die ohne Schmerzmittel geboren hatten. Interessanterweise zeigte sich kein signifikanter Unterschied in der Häufigkeit von Dammrissen oder Episiotomien. Eine große Studie mit mehr als 214 000 Geburten konnte jedoch zeigen, dass die Rate schwerer Dammverletzungen (Grad III/IV) bei Frauen, die eine PDA erhielten, um 16 Prozent reduziert war. Der genaue Mechanismus dahinter ist noch nicht vollständig geklärt.

Dem gegenüber steht der nachgewiesene Zusammenhang zwischen der PDA und einem erhöhten Risiko für Dyspareunie, also Schmerzen beim Geschlechtsverkehr nach der Geburt. Frauen, die eine PDA erhalten hatten, berichteten häufiger über solche Beschwerden als Frauen ohne PDA.

Fazit zur Prävention von Beckenbodenbeschwerden vor und unter der Geburt

Nachdem wir uns nun die verschiedenen Maßnahmen vor und unter der Geburt angeschaut haben, wird deutlich, dass Prävention auf verschiedenen Ebenen ansetzen sollte. Einige der Maßnahmen kannst du als Frau selbst mitbestimmen, andere unterliegen dem Team der Geburtshelferinnen. Jede Phase bietet wertvolle Möglichkeiten, um den Beckenboden zu schützen und langfristige Beschwerden zu vermeiden. Besonders wichtig ist es, dass Frauen über diese Maßnahmen informiert werden und die Möglichkeit haben, sie aktiv in ihren Geburtsvorbereitungsprozess zu integrieren. Ebenso sollte das Thema in der Ausbildung von Ärztinnen und Hebammen eine größere Rolle spielen, sodass präventive Maßnahmen unter der Geburt ergriffen werden können und je nach Frau der Geburtsverlauf angepasst werden kann, um den Beckenboden bestmöglich zu schützen. Wir wissen, dass die Umsetzung in der Praxis schwierig ist, die Geburtshilfe aber genau diese Revolution braucht!

BECKENBODEN UND RÜCKBILDUNG

Während die meisten Frauen am Ende der Schwangerschaft Expertinnen auf diesem Gebiet sind und es unglaublich viele gute Informationsquellen zur Schwangerschaft gibt, so ist es beim Thema Rückbildung ganz anders.

Schauen wir uns alleine den deutschen Mutterpass an, so sehen wir, dass bei der Nachsorgeuntersuchung von den Gynäkologinnen ein einziges Kreuzchen zu setzen ist: ob der »gynäkologische Befund auffällig oder unauffällig ist«. Das war's. Kein Wort zum Beckenboden, kein Wort zur Rektusdiastase, geschweige denn zu Beschwerden wie Inkontinenz oder anderen Beckenbodensymptomatiken.

Und mehr läuft in den meisten Praxen auch nicht. Nimmt die Frau ihre Rückbildung also nicht selbst in die Hand oder hat eine tolle Hebamme an ihrer Seite, die vielleicht schon frühzeitig nach ihrem Beckenboden schaut und ihr Hinweise zu Übungen oder einem Kurs gibt, dann ist die frischgebackene Mama auf sich alleine gestellt. Dabei ist das Thema Rückbildung so unglaublich wichtig und legt die Basis für die zukünftige Beckenbodengesundheit. Dennoch wird sie von den meisten massiv unterschätzt. Vielleicht geht es dir ähnlich, und du hast mit dem Ende deines achtwöchigen Rückbildungskurses gedacht, jetzt sei alles wieder beim Alten, die Rückbildung sei abgeschlossen!

So geht es zumindest einigen, etwa auch mir nach meiner ersten Geburt, die ich dann wieder voller Motivation und mit dem Gefühl von »Ich bin fit« im High-Intensity-Kurs gelandet bin. Wo ich ernüchternd feststellen durfte, dass ich noch lange nicht wieder da war, wohin ich mich wünschte. Alleine das Wort »Rückbildungskurs« kann stark in die Irre führen: Es vermittelt den Eindruck, als sei nach diesen wenigen Wochen alles wieder an seinem Platz und der Körper funktioniere wie vor der Schwangerschaft. Doch die Vorstellung, dass der Körper nach so kurzer Zeit schon wieder vollständig regeneriert ist, stimmt leider nicht. Ein Grund, warum wir unseren Beckenbodenkurs nach der Geburt »Post Partum Power« genannt haben und den Frauen ein Jahr lang Zugang zum Kurs ermöglichen.

Der Rückbildungsprozess braucht Zeit

Du hast vielleicht schon einmal den Spruch gehört: Zehn Monate im Bauch, zehn Monate aus dem Bauch. Das fasst gut zusammen, dass der Körper etwa genauso lange braucht, um sich nach der Schwangerschaft zu erholen, wie er gebraucht hat, um sich während der Schwangerschaft zu verändern.

Die vollständige Rückbildung ist ein Prozess, der sich in jedem Fall über Monate, manchmal sogar Jahre ziehen kann, je nach Frau und individuellem Heilungsprozess. Und auch wenn viele Frauen nach außen hin schnell wieder fit aussehen, sieht es im Inneren meist ganz anders aus. Wo bei vielen Frauen der Körper äußerlich schnell wieder in Form kommt, brauchen die tiefen Muskeln und das Gewebe im Inneren – etwa die des Beckenbodens, die Bauchmuskulatur und die bindegewebigen Strukturen – deutlich mehr Zeit, um ihre ursprüngliche Stärke und Funktion zurückzugewinnen.

Nach der Geburt beginnt die Rückbildung sofort – angetrieben durch den Abfall der Schwangerschaftshormone. Dabei laufen die Rückbildungsprozesse auf zwei Ebenen ab: Es gibt eine autonome Rückbildung, das bedeutet, dass der Körper von alleine anfängt, sich zu regenerieren. Dies geschieht bei allen Frauen nach der Geburt gleichermaßen und wird durch die hormonelle Umstellung gesteuert. Es erfolgt die Rückbildung der schwangerschaftsbedingten Veränderungen der Organe und des myofaszialen Systems – also der Muskeln, der Faszien und des Bindegewebes. So wird überschüssiges Muskelgewebe abgebaut, die Bänder werden kürzer und stabiler, das Bindegewebe fester. Die andere Ebene ist die aktive Rückbildung, bei der du deinen Körper gezielt mit Übungen unterstützt und damit die Rückbildung wesentlich effektiver gestaltest.

Rückbildungskurs und aktive Rückbildung

Hier setzt auch der Rückbildungskurs an – aber er ist eben nur der Anfang. Während der Kurs wichtige Grundlagen vermittelt, um die Rückbildung aktiv zu fördern, musst du über diese ersten Wochen hinaus weiter dranbleiben. Erst wenn die überdehnten und geschwächten Strukturen des Beckenbodens und der Bauchmuskulatur eine gewisse Grundspannung erreicht haben, kann man an den gezielten Muskelaufbau denken. Aber auch wenn du bereits einige Zeit nach der Geburt bist und vielleicht noch nicht die erhoffte Stabilität und Kraft wiedergefunden hast, ist es nie zu spät, um mit gezieltem Training zu beginnen.

Das Ziel der Rückbildung ist es, die Rumpfkapsel wiederherzustellen. Das bedeutet, dass Zwerchfell, Beckenboden, Bauchmuskeln und tiefe Rückenmuskulatur wieder als funktionelle Einheit zusammenarbeiten müssen. Diese Muskeln stützen nicht nur deinen Körper im Alltag, sie sind auch essenziell für die Stabilität deiner inneren Organe. Wenn diese Einheit noch nicht vollständig regeneriert ist, kann es passieren, dass du dich zwar gut fühlst, dein Körper bei physischer Belastung aber schwach reagiert – etwa mit Rückenschmerzen, mit einer instabilen Körpermitte oder mit Inkontinenz.

Der Rückbildungsprozess verläuft individuell

Dabei darf man nicht vergessen, dass jede Frau unterschiedlich ist. Während sich der eine Körper innerhalb eines Jahres vollständig regeneriert, braucht der andere zwei Jahre oder länger. Es gibt keinen festen Zeitrahmen, der für alle Frauen gilt. Besonders nach mehreren Geburten oder mit zunehmendem Alter kann der Rückbildungsprozess länger dauern. Manche Frauen spüren erst viele Monate nach der Geburt, dass sie noch nicht ganz »zurück« sind – und das ist vollkommen normal. Nicht selten treten nach Monaten wieder Probleme wie eine Inkontinenz auf, die doch schon einmal besser waren nach Geburt. Wichtig ist, dass du deinem Körper die Zeit gibst, die er braucht, und ihn aktiv unterstützt. Die Rückbildung ist kein stringenter Prozess, es gibt Ups und Downs – Phasen, in denen du mehr machen kannst, und Phasen, in denen dich der Alltag sehr stark fordert. Das ist das Leben, aber dranzubleiben und immer wieder anzufangen, lohnt sich.

Abschließend sei gesagt: Dein Körper hat während der Schwangerschaft und Geburt Großes geleistet, und es ist nur fair, ihm ausreichend Zeit zu geben, um wieder zu Kräften zu kommen. Nutze die Möglichkeiten der aktiven Rückbildung, höre auf deinen Körper und lass dir die Zeit, die du brauchst – ganz egal wie lange es dauert. Die Rückbildung ist kein Wettlauf und endet, wenn wir ehrlich sind, wahrscheinlich nie ganz und gar. Denn Schwangerschaften und Geburten hinterlassen Schwachstellen in unserem Körper, um die wir uns ein Leben lang kümmern dürfen. Also noch einmal: Es ist nie zu spät, sich mit dem eigenen Beckenboden und der Körpermitte zu beschäftigen, selbst wenn die Geburt schon länger zurückliegt.

Die Rückbildung des Beckenbodens

Die Rückbildung des Beckenbodens beginnt schon im Wochenbett – eine Phase, die oft unterschätzt wird, aber von immenser Bedeutung für die langfristige Gesundheit und das Wohlbefinden jeder Mutter ist. Nach der Geburt beginnt der Körper auf beeindruckende Weise, sich von den physischen und hormonellen Herausforderungen der Schwangerschaft und Geburt zu erholen. Dieser Prozess, der in den Tiefen deines Körpers stattfindet, ist von außen oft kaum sichtbar. Gerade der Beckenboden, der während der Schwangerschaft und vor allem während einer vaginalen Geburt erheblichen Belastungen ausgesetzt war, benötigt in dieser Zeit intensive Regeneration.

Dafür lohnt sich ein kleiner Blick in den Körper: Viele Frauen sind sich nicht bewusst, dass sie nach der Geburt eine innere Wunde von etwa 20 Quadratzentimetern haben – die Stelle, an der die Plazenta in der Gebärmutter verankert war. Wäre diese Wunde außen am Körper sichtbar, etwa auf deinem Bauch, würdest du sicher viel vorsichtiger mit dir umgehen und dir mehr Ruhe gönnen. Und genau das solltest du auch jetzt tun! Denn obwohl du diese Wunde nicht sehen kannst, ist sie da, und dein Körper braucht Zeit, um sie zu heilen.

Wie bereits erwähnt, beginnt nach der Geburt die sogenannte autonome Rückbildung. Das bedeutet, dass dein Körper, ausgelöst durch den Abfall der Schwangerschaftshormone, automatisch mit der Heilung und Regeneration anfängt. Deine Gebärmutter, die während der Schwangerschaft enorm gewachsen ist, beginnt sofort damit, sich zurückzubilden – ein Prozess, der oft als »Nachwehen« spürbar ist. Bereits zehn Tage nach der Geburt ist die Gebärmutter von außen nicht mehr tastbar. Doch die Gebärmutter ist nur ein Teil des Ganzen. Die Bänder, die sie stützen, sind nach der Geburt noch stark gedehnt und brauchen deutlich länger, um sich wieder zu straffen. Das Organ hat also noch lange nicht den Halt, den es vor der Schwangerschaft hatte. Auch die Bauchmuskulatur und das stützende Bindegewebe, die während der Schwangerschaft enorm gedehnt wurden, benötigen viel Geduld, um wieder zu ihrer vollen Stabilität zurückzufinden.

Besonders in Mitleidenschaft gezogen: Der Beckenboden

Besonders betroffen von diesen Veränderungen ist jedoch dein Beckenboden. Bei einer vaginalen Geburt wird der Beckenboden, insbesondere der Levatormuskel mit seinen verschiedenen Anteilen, massiv gedehnt und belastet. Und auch nach einem Kaiserschnitt – obwohl bei diesem der Beckenboden weniger direkt beansprucht wurde – bleibt die Rückbildung dieser Muskelpartien ein zentrales Thema. Denn unabhängig von der Geburtsart war dein Beckenboden über viele Monate hinweg stark beansprucht, um das zunehmende Gewicht der Gebärmutter zu tragen.

Nun ist es so, dass die Rückbildung des Beckenbodens in den ersten Wochen nach der Geburt besonders dynamisch abläuft. Studien haben gezeigt, dass in den ersten drei bis sechs Wochen die größte autonome Rückbildung stattfindet. In dieser Phase erholt sich der stark beanspruchte Musculus puborectalis anatomisch weitestgehend von der Belastung der Geburt. Auch die Hiatusfläche, die Öffnung im Beckenboden, die sich unter dem Druck des durch das Becken tretenden Babys vergrößert hat, wird in dieser Zeit deutlich reduziert. Jetzt ist auch der beste Zeitraum, um mit einer Sekundärprävention zu beginnen – das bedeutet, den Beckenboden und sein umliegendes Bindegewebe in dieser regenerativen Phase zu unterstützen. Das Gewebe ist unter der Geburt stark belastet worden, vielleicht sogar verletzt. Auch nicht sichtbare Mikroverletzungen im Gewebe sind möglich. Damit die autonome Rückbildung erfolgreich stattfinden kann, sollte also keine zusätzliche Druckbelastung beispielsweise durch langes Laufen oder schweres Heben darauf einwirken. Die Schonung in den ersten drei Wochen ist eine wichtige Maßnahme, ebenso kann bereits im Wochenbett das präventive Tragen eines Pessars hilfreich sein.

Die autonome Rückbildung aktiv unterstützen

Doch es ist nicht nur die natürliche, autonome Rückbildung, die wichtig ist – auch die aktive Unterstützung durch Beckenbodenübungen spielt eine entscheidende Rolle. Studien zeigen, dass ab sechs Wochen nach der Geburt die Kontraktilität des Beckenbodens, also seine Fähigkeit, sich zusammenzuziehen, signifikant ansteigt. Das ist der ideale Zeitpunkt, um gezielt mit Übungen zu beginnen, die die Rückbildung unterstützen und die Muskulatur wieder aufbauen. Was aber nicht heißt, dass du sechs Wochen warten solltest, um mit Übungen zu beginnen. Ein gezieltes Wahrnehmungstraining zum Wiedererlernen des Ansteuerns des Beckenbodens kann schon frühzeitig nach Geburt helfen, das Gefühl für den Beckenboden wiederzuerlangen und zu stärken, um dann mit einem Kraftaufbau beginnen zu können.

Aber auch wenn sich der Beckenboden in den ersten Wochen beeindruckend schnell und effektiv erholt und sich die Überdehnung im Ruhezustand bis sechs Monate nach Geburt meist weitestgehend normalisiert hat, gibt es Veränderungen, die langfristig bestehen bleiben können. Die Vergrößerung der Hiatusfläche während eines Valsalva-Manövers, also dem Pressen, bleibt nach einer vaginalen Geburt oft bestehen. Das bedeutet, dass der Beckenboden zwar in Ruhe wieder seine alte Form annehmen kann, unter Druck aber nicht mehr denselben Widerstand bietet wie zuvor. Zudem bleibt eine stärkere Dehnbarkeit des Beckenbodens bestehen. Beides kann ein Risikofaktor für spätere Beckenbodenprobleme wie Inkontinenz oder Organsenkungen sein.

Manchmal dauert es etwas länger

Wichtig ist, sich bewusst zu machen, dass jede Frau anders ist und sich unterschiedlich schnell erholt. Dies ist sicherlich vom Ausgangsstatus der Beckenbodenfunktion und vom individuellen Geburtsverlauf abhängig. Während einige Frauen schon nach sechs Monaten nahezu ihre alte Beckenbodenfunktion wiedererlangen, dauert es bei anderen bis zu zwei Jahre, bis der Körper vollständig regeneriert ist. Beides ist jedoch wesentlich länger, als viele Frauen denken. Und auch Studien haben gezeigt, dass bei den meisten Frauen zwölf Monate nach einer vaginalen Geburt die Beckenbodenmuskulatur ihre Kraft im Vergleich zur Mitte der Schwangerschaft immer noch nicht wieder erreicht hat.

Insbesondere nach vaginal-operativen Entbindungen kann es länger dauern, bis die volle Funktionalität wiederhergestellt ist. Ein Kaiserschnitt hingegen scheint den Beckenboden in dieser Hinsicht zu schonen: In Studien konnte kein Kraftverlust im Vergleich zur Schwangerschaft (nicht vor der Geburt) gezeigt werden.

Es ist wichtig zu betonen, dass die Rückbildung des Beckenbodens nicht nur ein physischer Prozess ist, sondern auch von äußeren Faktoren beeinflusst wird. Die Anzahl der Geburten spielt dabei eine wesentliche Rolle. Studien mit Frauen zwischen 40 und 60 Jahren zeigen, dass mit jeder weiteren Geburt Kraft und Spannung des Beckenbodens weiter abnehmen. Besonders bei Frauen, die drei oder mehr Kinder bekommen haben, ist der Unterschied in der Beckenbodenstärke im Vergleich zu Frauen mit einem oder zwei Kindern signifikant. Auch das

Alter bei Geburt spielt eine Rolle: Studien zeigen, dass bei Frauen, die später im Leben Kinder bekommen, der Beckenboden länger braucht, um sich zu erholen, und das Risiko für bleibende Schäden höher ist. Machen wir uns nichts vor: Die Regenerationsfähigkeit mit 40 Jahren ist eine andere als mit 20 Jahren.

Weitere wichtige Punkte: Levatormuskel und Blasenhals

Schließlich gibt es noch eine Besonderheit, die vor allem im ersten Jahr nach der Geburt Beachtung finden sollte: Levatoravulsionen, also Muskelrisse des Beckenbodens, können die Rückbildung deutlich beeinträchtigen. Während sich Teilabrisse des Muskels in den ersten Monaten noch erholen können, heilen komplette Avulsionen oft nicht vollständig, was häufig eine lebenslange Schwäche der Muskelkraft nach sich zieht und langfristig zu Beckenbodenproblemen führen kann. Aber auch Frauen mit einer nicht mehr erkennbaren Levatoravulsion zeigen häufiger Symptome einer Beckenbodendysfunktion.

Doch nicht nur Abrisse des Muskels, auch eine Denervierung des Levatormuskels tritt unter der vaginalen Geburt in einem Drittel der Fälle auf, interessanterweise unabhängig vom Geburtsmodus. Das bedeutet, dass die Nerven, die den Muskel steuern, vorübergehend ihre Funktion verlieren. Bei rund 35 Prozent der Frauen kommt es bereits innerhalb der ersten sechs Monate nach der Geburt zu einer spontanen Reinnervation – der Muskel wird also von neuen Nervenfasern versorgt und kann sich wieder erholen. Auch wenn eine solche Erholung keine vollständige Wiederherstellung der ursprünglichen Muskelkraft garantiert, zeigt sie doch, dass der Körper die Fähigkeit hat, sich selbst zu regenerieren – vor allem wenn er die nötige Zeit und Unterstützung durch gezielte Übungen erhält.

Ein weiterer besonders empfindlicher Punkt ist die Beweglichkeit des Blasenhalses. Wie du bereits weißt, erhöht eine Schwangerschaft selbst die Beweglichkeit der Blase und der Harnröhre. Dies ist unter anderem ein Faktor, der zur Entstehung einer Belastungsinkontinenz beiträgt. Nach einer vaginalen Geburt, insbesondere wenn ein Vakuum oder eine Zange zum Einsatz kam, ist diese Beweglichkeit noch einmal signifikant höher. Beginnt der Beckenbodenmuskel bereits direkt nach der Geburt, sich zurückzubilden, scheint sich das Gewebe um die Blase erst ab etwa sechs Wochen nach Geburt wieder zu festigen. Studien zeigen jedoch, dass sich der Effekt der Beweglichkeit auch ein Jahr nach der Geburt nicht vollständig zu erholen scheint. Eine verstärkte Beweglichkeit im Bereich der Blase und Harnröhre bleibt also bei den meisten Frauen bestehen und erhöht damit auch das Risiko, langfristig eine Inkontinenz zu entwickeln oder dauerhaft daran zu leiden.

Zusammenfassend lässt sich sagen, dass die Rückbildung des Beckenbodens ein langwieriger, aber notwendiger Prozess ist, der weit über das Wochenbett hinausgeht. Neben der körpereigen gesteuerten Rückbildung ist es wichtig, den Beckenboden langfristig mit gezielten Übungen zu stärken und eine Überbelastung in dieser Zeit zu vermeiden. Egal wie fit du vor der Schwangerschaft warst und wie unkompliziert deine Geburt verlief: Es gibt Rückbildungsprozesse, die bei jeder Frau einige Monate in Anspruch nehmen.

Beckenbodenbeschwerden nach Geburt

Beckenbodenstörungen nach der Geburt sind ein häufiges Thema – manche erleben sie direkt nach der Geburt, andere bemerken erst Jahre später Symptome. Für die meisten Frauen stellen diese Beschwerden oft eine der größten Herausforderungen im Alltag als Mama dar. Die Harninkontinenz, vor allem die Belastungsinkontinenz, ist besonders häufig und betrifft etwa 31 Prozent der Frauen nach der Geburt, wobei die Zahlen in Studien stark schwanken (zwischen 10 und 61 Prozent). Etwa drei Viertel der Frauen, die drei Monate nach Geburt noch inkontinent sind, sind dies Studien zufolge auch noch nach zwölf Jahren. Dabei gilt auch hier die erste Schwangerschaft und Geburt als der größte Risikofaktor für die Entstehung einer Harninkontinenz, insbesondere in Form von Belastungs- und Mischinkontinenz. Auch die Zahl der Geburten scheint daran nichts zu ändern. Erstgebärende wie auch Mehrgebärende sind fast gleichermaßen von einer Inkontinenz betroffen. Des Weiteren weisen besonders Frauen, die schon am Ende der Schwangerschaft inkontinent waren, ein hohes Risiko auf, langfristig an Inkontinenz zu leiden oder eine zu entwickeln.

In der Praxis sehe ich dabei immer wieder ein interessantes Phänomen: Viele Frauen, die sich bei mir etwa ein Jahr nach Geburt mit Inkontinenz vorstellen, berichten, dass die Symptome bereits deutlich besser waren und sich nun wieder verstärkt haben. Dieses »Wiederaufflammen« der Beschwerden zeigt sich auch in der Wissenschaft. Die Prävalenz von Inkontinenz nach der Geburt nimmt zunächst ab, sodass in den ersten sechs Wochen nach der Entbindung die Zahl der betroffenen Frauen sinkt. Doch nach drei Monaten steigt sie wieder und erreicht ihren Höhepunkt nach zwölf Monaten.

Das bedeutet: Ein Jahr nach der Geburt sind deutlich mehr Frauen inkontinent als drei Monate nach der Geburt! Ein möglicher Grund für diese Zunahme könnte der Wiedereinstieg in den Alltag bei gleichzeitig weniger Beckenbodentraining sein. So führt der körperliche Stress durch das Zurückkehren zur Arbeit, das Tragen des schwerer werdenden Kindes und das Wiederaufnehmen gewisser Sportarten wieder zu einer stärkeren Belastung des Beckenbodens, was die Symptome verschlimmern kann. Auch die autonome Erholung des Levator-ani-Muskels bis etwa vier bis sechs Monate nach der Geburt könnte eine Erklärung für den kurzfristigen Rückgang der Symptome sein.

Darüber hinaus treten Organsenkungen insbesondere nach erschwerten vaginalen Geburten vermehrt auf. So leiden rund elf Prozent der Frauen sechs Wochen nach der Geburt an Organsenkungen II. Grades oder höher.

Neben diesen körperlichen Beschwerden sind häufig auch sexuelle Probleme vorhanden. Mehr als 30 Prozent der Frauen berichten ein Jahr nach der Geburt von Dyspareunie, also Schmerzen beim Geschlechtsverkehr. Besonders hoch ist diese Zahl bei Frauen, die eine Sphinkterverletzung erlitten haben: Hier sind mehr als 60 Prozent betroffen. Diese Zahlen zeigen deutlich, dass Geburten, auch wenn sie als natürlicher Prozess angesehen werden, erhebliche Auswirkungen auf den Beckenboden und das Wohlbefinden der Frau haben können.

Das »Lifespan Model«

Doch warum können manche Frauen problemlos mehrere Kinder bekommen, während andere nach der ersten Geburt bereits mit Inkontinenz, Organsenkungen oder anderen Beschwerden kämpfen? Um diese Frage zu beantworten, hilft uns das sogenannte Lifespan Model for Pelvic Floor Disorders, das die verschiedenen Phasen des Beckenbodens im Lebenslauf einer Frau beschreibt.

Stell dir deinen Beckenboden wie einen Muskelkomplex mit einem anfänglich relativ großen funktionellen »Reservepolster« vor. In der Kindheit und Jugend baut sich diese Reserve auf, bis sie im Alter zwischen 20 und 30 ihren Höhepunkt erreicht. Muskulatur, Bindegewebe und Nerven arbeiten perfekt zusammen, sodass wir im Alltag selten oder gar keine Probleme wahrnehmen. In dieser Zeit der Jugend und des frühen Erwachsenenalters befinden wir uns in Phase I des Lebenszyklus des Beckenbodens: bei den prädisponierenden Faktoren. Diese beinhalten die genetische Veranlagung, die Ernährungsweise, die körperliche Aktivität und die allgemeine Entwicklung des Körpers, die alle eine Rolle dabei spielen, wie robust unser Beckenboden später sein wird.

Dann kommt Phase II: die auslösenden Faktoren – Schwangerschaft und Geburt. Bereits während der Schwangerschaft verändert sich der Beckenboden und ist größeren Belastungen ausgesetzt. Unter der Geburt muss der Beckenboden dann nochmals extremen Kräften standhalten. Je nachdem wie die Geburt verläuft, kann es hierbei zu anhaltenden Schädigungen oder einer (vermeintlich) vollständigen Erholung des Beckenbodens kommen. Auch kleinere Verletzungen, die im ersten Moment nicht bemerkt werden, können später in Kombination mit anderen Faktoren zu Beckenbodenstörungen führen.

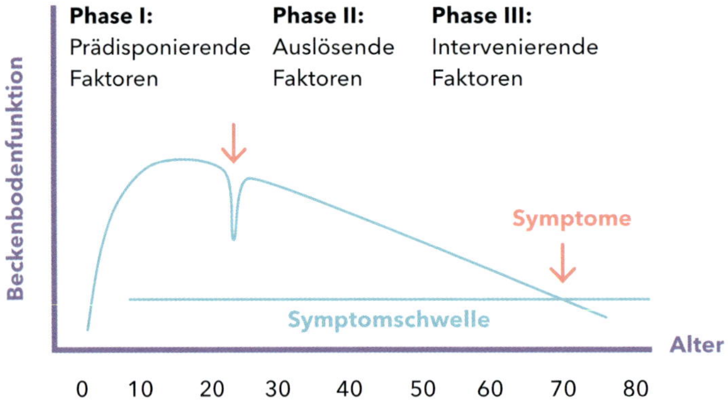

Entstehung von Beckenbodenstörungen im Lebensverlauf: Je nach Ausgangsniveau der Beckenbodengesundheit, Lebensereignissen und Lebensstil kommt es im Laufe des Lebens früher oder später zum Auftreten spürbarer Beckenbodensymptome.

Quelle: Graphic integration of causal factors of pelvic floor disorders: an integrated life span model. DeLancey, John O.L. et al. *American Journal of Obstetrics & Gynecology,* Volume 199, Issue 6

Doch was passiert, wenn der Beckenboden nach der Geburt nicht mehr so gut funktioniert? Und warum bemerken manche Frauen sofort Probleme, während andere erst Jahre später Beschwerden entwickeln? Das hat mit Phase III des Lebenszyklus des Beckenbodens zu tun: den intervenierenden Faktoren, also der Zeit nach der Geburt und der darauffolgenden Jahrzehnte. In dieser Phase beginnt der natürliche Alterungsprozess, der den Beckenboden belastet. Der Rückgang der Muskelkraft, der Verlust von Bindegewebsflexibilität und das allgemeine Nachlassen der körperlichen Leistungsfähigkeit tragen dazu bei, dass die Symptome mit der Zeit schlimmer werden können. Während Frauen, die wenig oder keine Geburtsverletzungen erlitten haben, möglicherweise erst im höheren Alter Symptome entwickeln, überschreiten andere Frauen, die bereits während der Geburt größere Verletzungen hatten, schneller die Schwelle zur Symptomatik.

Der Lebensstil – ein wichtiger Faktor

Hier spielt auch der Lebensstil eine wesentliche Rolle. Aktive Frauen, die beispielsweise viel Sport treiben, können ihren Beckenboden stärker belasten als Frauen mit einem eher sitzenden Lebensstil. Gerade nach der Geburt kann intensiver Sport ohne ausreichende Beckenbodenstabilität aber auch zusätzliche Belastungen verursachen. Er kann den Beckenboden überfordern, besonders wenn dieser sich nach einer Geburt noch nicht vollständig erholt hat. Diejenigen Frauen, die Sportarten betreiben, bei denen starke Druckbelastungen auf den Beckenboden ausgeübt werden, etwa Gewichtheben, Joggen oder Hochleistungssport, sind besonders gefährdet. Auf der anderen Seite kann ein gesunder, aktiver Lebensstil, der gezielte Beckenbodenübungen einschließt, helfen, die Muskulatur zu stärken und eine Überlastung zu vermeiden. Das bedeutet: Der richtige Sport – dosiert und beckenbodenschonend – kann durchaus vorteilhaft sein, während intensiver Sport ohne Rücksicht auf den Beckenboden langfristig Schaden anrichten kann.

Jede Frau bringt unterschiedliche Voraussetzungen mit, die bestimmen, wie gut sich ihr Beckenboden nach der Geburt erholt und wann Symptome auftreten können. Genetik, Geburtsverlauf und Lebensstil sind die entscheidenden Faktoren, die darüber bestimmen, wie lange der Beckenboden seine Funktion erhalten kann. Manche Frauen haben das Glück, dass ihre Beckenbodenfunktion auch nach mehreren Kindern stabil bleibt, während andere, bedingt durch Verletzungen, Veranlagung oder einen ungesunden Lebensstil, schneller Probleme entwickeln. Was für die eine Frau funktioniert, kann für die andere zu einer Herausforderung werden.

Rektusdiastase und Beckenboden – Rückbildung der Rumpfkapsel

Auch die Rektusdiastase ist ein Thema, das viele Frauen nach der Geburt betrifft, aber viel zu selten die notwendige Beachtung erhält. Dabei versteht man unter einer Rektusdiastase das Auseinanderweichen der geraden Bauchmuskeln. Zwischen den beiden paarig angelegten Rectus-abdominis-Muskeln entsteht also eine Trennung, die durch Überdehnung des Gewebes zwischen den Muskelsträngen entsteht. Diese Bindegewebsplatte zwischen den Muskeln wird Linea alba genannt und erstreckt sich vom Brustbein bis zum Schambein. Besonders im Verlauf der Schwangerschaft, wenn der Bauch wächst und das Gewebe zunehmend belastet wird, dehnt sich die Linea alba, um Platz für das heranwachsende Kind zu schaffen. Deshalb entwickelt jede Frau am Ende der Schwangerschaft eine gewisse Rektusdiastase. Das ist physiologisch und zunächst nichts Ungewöhnliches.

Direkt nach der Geburt ist bei ungefähr 84 Prozent der Frauen weiterhin eine Rektusdiastase tastbar. Anschließend zieht sich das Gewebe langsam wieder zusammen und gewinnt zunehmend an Stabilität. Doch nicht bei allen Frauen geschieht dies gleich gut und schnell. So hat ein Drittel der Frauen auch nach einem Jahr noch eine spürbare Rektusdiastase. Gerade wenn die Diastase über eine längere Zeit besteht, kann sie zu langfristigen Beschwerden führen und auch die Rückbildung des Beckenbodens negativ beeinflussen. Beschwerden, die im Zusammenhang mit einer Rektusdiastase auftreten können, sind Rückenschmerzen, Verdauungsstörungen, Organsenkungen und Inkontinenzprobleme.

Doch obwohl die Rektusdiastase so häufig ist, wird sie nach der Geburt und in den darauffolgenden Monaten erstaunlich selten untersucht. Ein möglicher Grund könnte sein, dass die klare Zuordnung, wer sich eigentlich um die Nachsorge der Rektusdiastase kümmern sollte, fehlt. Viele Hebammen prüfen zwar im Wochenbett, ob eine Diastase vorhanden ist, aber nicht

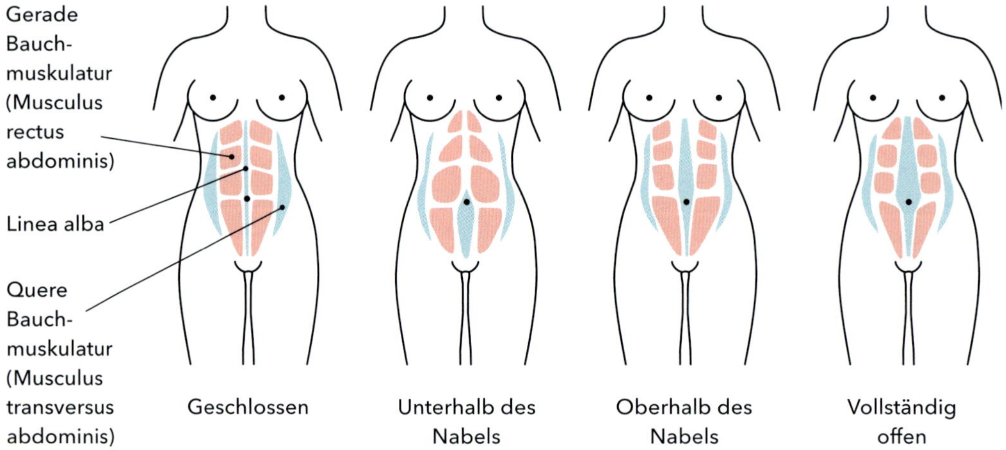

Die verschiedenen Arten der Rektusdiastase:
Die gerade Bauchmuskulatur kann im gesamten Verlauf vom Brustbein bis zur Symphyse unterschiedlich stark auseinanderweichen. Wichtig ist es deshalb, den gesamten Bauch korrekt zu untersuchen, um keine Rektusdiastase zu übersehen.

jede Frau hat Zugang zu einer Nachsorgehebamme. In der Weiterbildung zur Frauenärztin wurde ich auch nicht dahingehend ausgebildet, eine Rektusdiastase richtig und ausführlich zu untersuchen – weshalb auch bei der Nachsorgeuntersuchung durch die Gynäkologin in der Regel nicht oder nur halbherzig danach geschaut wird. Hinzu kommt, dass selbst bei der Tastuntersuchung im Wochenbett oder im Rückbildungskurs häufig Fehler passieren, weil die Ausbildung oft noch Lücken aufweist. Denn die Forschung zur Rektusdiastase hat in den letzten Jahren bedeutende Fortschritte gemacht, und alte Techniken sowie Ansätze zur Untersuchung und Behandlung sind nicht mehr up to date. Auch ich habe erlebt, dass meine Hebamme schon nach zwei Wochen meinte, meine Rektusdiastase hätte sich geschlossen, obwohl ich sie selbst noch ein paar Monate spürte.

Der größte Fehler liegt dabei in der Art und Weise des Tastens. Viele Frauen werden im Liegen untersucht mit angehobenem Kopf; hierbei aktiviert sich jedoch die äußere Bauchmuskulatur und schiebt sich über das eigentlich noch schwache Gewebe. Es liegt also oft eine Fehleinschätzung vor, wie weich und wenig belastbar das Gewebe wirklich noch ist. Wichtig ist es demnach, das Gewebe auch in Ruhe, ohne Anspannung, zu tasten und es sich auch unter der Belastung anzuschauen. Ein typisches Zeichen für eine Rektusdiastase ist zum Beispiel ein kleiner Spitzbauch oder eine Pyramide in der Mitte des Bauchs, die entsteht, wenn man langsam aus der Rückenlage nach oben kommt. Eine genaue Diagnostik ist unabdingbar und sollte bei Unsicherheit immer durch eine Expertin durchgeführt werden. Denn die Rückbildung ist ein ganzheitlicher Prozess, bei dem die Stabilität und Funktion der gesamten Rumpfkapsel, also der komplexen Einheit aus Beckenboden, Bauch- und Rückenmuskulatur sowie Zwerchfell, im Fokus stehen. Nur so können eine ausreichende Stabilität, ein Druckausgleich und eine effektive Kraftübertragung im Körper möglich werden. Wenn eine dieser Komponenten, etwa der Beckenboden oder die Bauchmuskulatur, geschwächt ist oder nicht richtig funktioniert, beeinflusst das automatisch auch die anderen Strukturen in der Kapsel. Dieser wechselseitige Zusammenhang erklärt, warum es nicht ausreicht, sich nur auf die Rektusdiastase oder nur auf den Beckenboden zu fokussieren – beide müssen gemeinsam trainiert und gestärkt werden, um ein optimales Ergebnis zu erzielen.

Ein höchst sensibles System

Wenn der Beckenboden instabil ist, bedeutet das also, dass die Rumpfkapsel als Ganzes nicht optimal arbeiten und sich eine Rektusdiastase nicht ausreichend stabilisieren kann. Ebenso kann eine verbleibende Rektusdiastase die Funktion des Beckenbodens beeinträchtigen, da der gesamte Druck- und Spannungsaufbau im Bauchraum gestört ist. Der Beckenboden fungiert dabei als »Fundament« der Rumpfkapsel, denn er trägt und stützt die Organe im Beckenbereich und reguliert den intraabdominalen Druck bei Bewegung, Heben oder Atmen. Bei einer Rektusdiastase ist die Stabilität im vorderen Rumpfbereich jedoch eingeschränkt, was die Fähigkeit des Körpers vermindert, diesen Druck korrekt zu regulieren. Dadurch erhöht sich die Belastung auf den Beckenboden, der dann möglicherweise überfordert ist, weil er den fehlenden Druckausgleich kompensieren muss. Ein schwacher Beckenboden wiederum kann nicht ausreichend Kraft und Spannung aufbauen, um die Bauchmuskulatur, insbesondere die tiefe Bauchmuskulatur und die Linea alba, stabil zu halten.

Eine gut funktionierende Rumpfkapsel mit einem stabilen Beckenboden ermöglicht es, den intraabdominalen Druck zu verteilen und den Zug auf die Linea alba zu minimieren, sodass sich die Rektusdiastase stabilisieren und das Bindegewebe festigen kann. Wenn der Beckenboden jedoch geschwächt ist, bleibt dieser notwendige Druckausgleich gestört, was zur Folge hat, dass die Bauchmuskulatur – auch bei intensivem Training – nicht die nötige Spannung in der Linea alba aufbauen kann, die für die Rückbildung der Diastase entscheidend ist. Beide Strukturen – Beckenboden und Bauchmuskeln – sind also Teil eines sensiblen Systems, die wir beim Aufbau unserer »Mitte« nicht getrennt voneinander betrachten können. Effektive Rückbildung muss daher beide Bereiche in einem ganzheitlichen Konzept berücksichtigen. Nur so kann eine vollständige funktionelle Einheit der Rumpfkapsel wiederhergestellt werden, die es ermöglicht, die Kräfte im Körper optimal zu verteilen, und die langfristig sowohl eine stabile Rumpfmitte als auch einen kräftigen Beckenboden gewährleistet.

Auch strukturell sind der Beckenboden und die tiefe Bauchmuskulatur eng miteinander verknüpft. Insbesondere mit dem tiefen Musculus transversus abdominis ist der Beckenboden über Faszien und Bindegewebsstrukturen direkt verbunden. Diese tiefe Schicht der Bauchmus-

Die Rumpfkapsel nach der Geburt:

Nach der Schwangerschaft muss die funktionelle Einheit der Rumpfkapsel wieder hergestellt werden. Das Zwerchfell muss wieder elastischer werden, die tiefe Bauchmuskulatur und der Beckenboden müssen gestärkt werden. Nur so können sie sich gegenseitig unterstützen und Beschwerden ganzheitlich behandelt werden. Fällt ein System aus, werden die anderen niemals ihr volles Potenzial entfalten können.

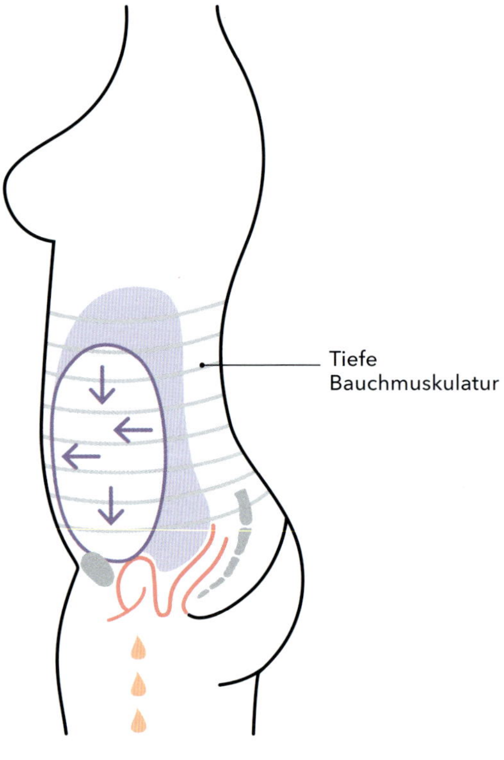

kulatur bildet sozusagen das Korsett des Rumpfs und hat eine wichtige Stabilitätsfunktion. Zwischen dem Beckenboden und dem Musculus transversus abdominis existiert eine sogenannte myofasziale Kontinuität. Das bedeutet, dass sich die Spannung, die in einer Muskelgruppe entsteht, auf die andere Muskelgruppe überträgt. Wenn also der Musculus transversus abdominis angespannt wird, zieht er die Bauchdecke nach innen und erzeugt eine Spannung, die sich entlang der Linea alba auf den Beckenboden ausdehnt. Dadurch unterstützt die Aktivierung des Transversusmuskels die Anspannung des Beckenbodens – insbesondere des Musculus levator ani, des Hauptmuskels des Beckenbodens. Bei der Aktivierung des Transversusmuskels wird also häufig auch der Beckenboden mit aktiviert. Diese gleichzeitige Aktivierung schafft eine stabile Beckenregion und hilft dabei, den Druck in der Bauchhöhle optimal zu verteilen. Wenn der Levator ani angespannt wird, zieht sich auch die Bauchdecke leicht nach innen, was zeigt, wie sehr diese beiden Muskelgruppen als Team arbeiten.

Transversusmuskel und Rektusdiastase

Der Musculus transversus abdominis ist der tiefste aller Bauchmuskeln und verläuft wie ein inneres Korsett horizontal um den gesamten Bauchraum. Diese Muskulatur hat eine entscheidende Stabilitätsfunktion und wirkt wie ein »Bauchgürtel«, der den Rumpf von innen zusammenhält und stützt. Man könnte sagen, der Transversus abdominis ist der »Stabilisator« unter den Bauchmuskeln und einer der wichtigsten Helfer bei der Rückbildung der Rektusdiastase.

In der Rückbildung ist seine Funktion besonders wichtig, weil er direkt auf die Linea alba einwirkt – das Bindegewebe in der Mitte des Bauchs, das während der Schwangerschaft gedehnt wurde und sich nun wieder straffen soll. Wenn der Transversus abdominis angespannt wird, zieht er die Bauchdecke sanft nach innen und sorgt dafür, dass die Linea alba wieder belastbar und stabil wird. Diese Spannung hilft, die Lücke zwischen den geraden Bauchmuskeln zu stabilisieren, ohne sie unbedingt schließen zu müssen.

Ein gut aktivierter Transversus abdominis baut also eine Art innere Wand auf, die nicht nur den Bauch flacher wirken lässt, sondern auch die Rumpfstabilität enorm steigert. Er arbeitet dabei eng mit dem Beckenboden und dem Zwerchfell zusammen, sodass eine starke Basis für den ganzen Körper entsteht. Ohne eine kräftige Aktivierung des Transversusmuskels bleibt die Rumpfkapsel instabil, was die Rückbildung der Rektusdiastase erschwert und die Gefahr von Fehlhaltungen oder Belastungsbeschwerden erhöht.

> Für die Rückbildung der Rektusdiastase ist also das Erlernen der Anspannung des Transversusmuskels unbedingt notwendig. Eine erfolgreiche Rückbildung der Rektusdiastase ist daher eine ganzheitliche Aufgabe, die den gesamten Körper betrifft. Es geht nicht nur um Ästhetik oder das Schließen einer Lücke, sondern darum, Stabilität und Funktionalität des Körpers wiederherzustellen. Nur wenn Bauchmuskulatur und Beckenboden als Team agieren, wird die Rumpfkapsel ihre volle Kraft zurückerlangen, und Beschwerden im Alltag, darunter Rückenschmerzen oder Harninkontinenz, können vermieden oder reduziert werden.

Warum die Lücke nicht geschlossen werden muss

Viele Frauen und sogar manche Fachleute fixieren sich bei der Rückbildung auf die Schließung der Lücke zwischen den geraden Bauchmuskeln, als sei das das alleinige Ziel. Dabei geht es bei der Rektusdiastase um weit mehr als nur um die optische Schließung einer Lücke. Denn diese Lücke an sich ist lediglich ein Symptom, ein äußeres Zeichen für tiefere strukturelle und funktionelle Veränderungen im Rumpf und in der Rumpfmuskulatur. Es ist also nicht zwingend notwendig, die Diastase vollständig zu schließen, um zu einem stabilen, funktionellen Körper zurückzufinden.

Es gibt Frauen, bei denen sich die Lücke trotz intensiver Rückbildung und Therapie nicht vollständig schließt. Das bedeutet jedoch nicht, dass sie dauerhaft instabil oder körperlich beeinträchtigt sein müssen. Die Spannung in der Linea alba ist das eigentliche Ziel. Denn durch die richtige Anspannung und Aktivierung der tiefen Bauchmuskulatur kann diese Faszienstruktur wieder Spannung aufbauen – eine Grundvoraussetzung für Stabilität und Kraftübertragung im Rumpf.

Ein häufiger Fehler, den viele machen, ist das ständige Testen und Messen der Breite der Rektusdiastase, oft mit dem einfachen Querfingertest. Auch ich werde in der Sprechstunde häufig von meinen Patientinnen gefragt, wie breit ihre Diastase noch ist. Die Messung der Breite gibt jedoch nur einen kleinen Teil der Gesamtwahrheit wieder. Genauso wichtig – wenn nicht sogar wichtiger – sind die Tiefe der Diastase und die Festigkeit des Gewebes. Denn auch wenn die Lücke noch deutlich tastbar oder sichtbar bleibt, kann eine gute Spannung in der Linea alba erreicht werden, die für die Stabilität entscheidend ist. Sobald die Tiefe der Diastase abnimmt und das Gewebe fester wird, verbessert sich auch die Funktionalität und Stabilität im Alltag. Manchmal kann es sogar als Fortschritt gewertet werden, wenn die Diastase etwas breiter, dafür aber weniger tief und deutlich fester geworden ist.

In Fällen, in denen die Diastase jedoch mehr als drei bis vier Querfinger breit ist und eine Spannung gar nicht aufgebaut werden kann, ist es ratsam, professionelle Hilfe in Anspruch zu nehmen. Spezialisierte Physiotherapeutinnen können gezielte Techniken anwenden, um die Bauchmuskeln wieder richtig zu aktivieren und in die funktionale Bahn zu lenken. Dabei kann auch das Tragen eines speziellen Gürtels oder das Tapen unterstützend wirken, um dem Rumpf und der Bauchmuskulatur eine gewisse Stabilität zu geben, während die tiefe Muskulatur aktiviert und trainiert wird. Dies hilft, das Gewebe zu »führen«, und gibt der Muskulatur die Möglichkeit, sich neu zu orientieren und die Spannung in der Linea alba wiederherzustellen.

Die Breite der Lücke an sich ist also nicht das entscheidende Maß für Erfolg oder Misserfolg in der Rückbildung. Es geht vielmehr darum, eine funktionale Stabilität im Rumpf herzustellen und eine gute Spannung in der Linea alba aufzubauen, die dem Körper die notwendige Stabilität und Kraft verleiht.

Wichtig: Es ist nie zu spät, um mit der aktiven Rückbildung der Rektusdiastase zu beginnen. Selbst wenn erst Jahre nach der Geburt mit dem Training der tiefen Bauchmuskulatur und des Beckenbodens begonnen wird, ist es möglich, Stabilität und Funktion zurückzugewinnen – auch wenn es vielleicht etwas mehr Zeit in Anspruch nimmt.

Prävention in der Rückbildung

Auch nach der Geburt – ob vaginale Geburt oder Kaiserschnitt - können wir einiges dazu beitragen, um langfristigen Beckenbodenstörungen vorzubeugen. Durch gewisse Verhaltensmaßnahmen und medizinische Interventionen können wir das Fortschreiten von Beckenbodenbeschwerden aufhalten und auch die Rückbildung aktiv unterstützen.

Zunächst ist es wichtig, insbesondere Frauen, die große Risikofaktoren für Beckenbodenschäden mitbringen, darüber zu informieren, um ihnen eine schnelle Hilfestellung durch Beckenbodenspezialistinnen zu ermöglichen. Wie oft erlebe ich es in der Sprechstunde, dass Frauen mir erzählen, wie ihre Geburt verlaufen ist und nicht mit einem Wort erwähnt wurde, dass möglicherweise der Beckenboden für sie noch ein großes Thema werden wird. Frauen, denen nicht mitgeteilt wurde, welche Verletzungen sie erlitten haben, sondern die nur Sätze wie: »Da ist nicht viel kaputt« hörten. Doch nimmt man damit den Frauen nicht die Chance, sich gut um sich zu kümmern? Verletzungen können passieren, eine Geburt kann schwer verlaufen, doch der Frau im Anschluss mitzuteilen, dass es kompliziert war, dass ihr Beckenboden mehr Aufmerksamkeit braucht, das ist doch das Mindeste, das man tun kann, damit die Frau überhaupt die Möglichkeit auf langfristige Gesundheit hat.

Die Prävention nach der Geburt ist ein entscheidender Schritt, der heute jedoch noch viel zu wenig Beachtung erfährt. So werden auch die wenigsten Frauen nach ihrer Geburt aktiv darauf hingewiesen, wie sie die Rückbildung ihres Beckenbodens gut unterstützen können oder welche Belastungen zu Beginn des Wochenbetts lieber vermieden werden sollten. Gerade im Wochenbett und in den ersten Monaten nach der Geburt kann jede Frau aktiv zur Stabilisierung und Regeneration ihres Beckenbodens beitragen.

Nach einer Geburt sind die Strukturen des Beckenbodens – dazu zählen Bindegewebe, Faszien und Muskulatur – stark gedehnt und geschwächt. Wie auch die renommierte Physiotherapeutin Professor Ingrid Nygaard erklärt: »Ligamente und Faszien sind gedehnt, Quervernetzungen der Kollagenfasern aufgehoben, Beckenbodenmuskeln abgeschwächt und zerquetscht und Hiatus genitalis sowie Nervus pudendus gedehnt.« Dies zeigt, wie sensibel und verletzlich die Strukturen des Beckenbodens direkt nach der Geburt sind.

In der frühen Rückbildungsphase geht es daher vor allem darum, die Heilungs- und Regenerationsprozesse der Gewebe zu unterstützen, statt sofort die Muskeln intensiv zu trainieren. Der erste Schritt liegt in der (Re-)Sensibilisierung der Region und im sanften Entlasten und Stärken der stabilisierenden Strukturen. Die Wahrnehmung für den eigenen Körper und die veränderten Empfindungen im Beckenbodenbereich sollte geschärft werden, bevor gezielte muskuläre Aktivierungen folgen. Viele Frauen unterschätzen diese Phase und versuchen oft zu früh, den Beckenboden intensiv zu trainieren oder zu belasten. Dabei ist es entscheidend, sich zunächst auf die Heilung der bindegewebigen Strukturen zu konzentrieren und dann die Muskulatur sukzessive wieder aufzubauen.

Präventive Pessartherapie

Ich sage meinen Patientinnen immer: »Das Bindegewebe können Sie nicht steuern wie einen Muskel.« Wir müssen also Bedingungen schaffen, unter denen das Gewebe entlastet ist und nicht ständig unter Zug gerät. Stell dir also einmal vor, du knickst mit dem Fuß um und die Bänder an deinem Knöchel sind überdehnt oder gerissen. Was tust du? Richtig. Du trägst über Wochen eine Schiene, damit die Bänder wieder heilen können. Und genau das machen wir nun auch mit dem Beckenboden. Deshalb ist eine vielversprechende Methode zur Stabilisierung des Beckenbodens in der postpartalen Phase die Pessartherapie.

Studien zeigen, dass ein Pessar nicht nur das Senkungsgefühl verbessert, es kann auch den Heilungsprozess der bindegewebigen Strukturen positiv beeinflussen. Die Anwendung im Wochenbett führt in vielen Fällen zu einer besseren Rückbildung und einem gesteigerten Stabilitätsgefühl im Beckenbereich. Eine deutsche Studie ergab, dass Frauen, die kurz nach der Geburt ein Pessar nutzten, bereits nach sechs Wochen eine Verbesserung wahrnahmen. Auch nach einem Jahr war in vielen Fällen eine stärkere Stabilität im Beckenboden nachweisbar als bei Frauen, die kein Pessar verwendeten. Zusätzlich profitierten Frauen direkt nach Geburt im Hinblick auf schon vorhandene Symptome wie eine Harninkontinenz mehr von einem Pessar als von einer Physiotherapie. Das lässt sich insbesondere auf die Ursache der Harninkontinenz zurückführen, die häufig in der verstärkten Beweglichkeit der Harnröhre und Blase liegt und nicht nur an der Beckenbodenschwäche.

Lokale Östrogentherapie

In der Schwangerschaft werden die Hormone von der Plazenta gebildet. Nach der Geburt kommt es also rapide zu einem Abfall der weiblichen Geschlechtshormone im Blut. Insbesondere wenn die Frau nach der Geburt stillt, wird der hormonelle Zyklus oft über Monate hinweg unterdrückt, was zu einem lang anhaltenden Hormonmangel und zu einer Atrophie, also zum Abbau, der Vaginalschleimhaut führt. Das Hormon Östrogen spielt dabei eine zentrale Rolle für die Wundheilung, die Elastizität und die Kontraktilität des Beckenbodens und der Vaginalschleimhaut.

Die lokale Östrogentherapie mit Östriol nach der Geburt bietet eine gezielte Unterstützung für Frauen, die an den typischen Veränderungen des Beckenbodens und der Vaginalschleimhaut leiden. Besonders in Kombination mit der Pessartherapie bietet sie eine effektive Möglichkeit, die Regeneration zu fördern und postpartale Beschwerden zu lindern. Die genaue Wirkweise von Östrogen auf das Gewebe schauen wir uns im Kapitel »Therapiemöglichkeiten für den Beckenboden« (siehe S. 182ff.) an.

Östriol und Stillen

Für die lokale Therapie der Vaginalschleimhaut eignen sich Cremes oder Zäpfchen mit dem bioidentischen Wirkstoff Östriol. Künstliche Östrogene wie Ethinylestradiol, das in kombinierten hormonellen Verhütungsmitteln enthalten ist, sollten in der Stillzeit jedoch nicht verwendet werden. Für die Anwendung von Östriol in der Stillzeit gibt es zwar bisher wenige Studien, aber Untersuchungen zeigen, dass eine lokale Anwendung nur kurzzeitig zu einem leicht erhöhten Östrogenspiegel im Blut führt. Außerdem ist Östriol im Vergleich zu dem wirksamsten Östrogen, dem Östradiol, ein eher schwaches Östrogen, da es eine geringere Affinität zu Östrogenrezeptoren aufweist. Dadurch zeigt es in bestimmten Geweben, zum Beispiel in der Brust, nur etwa ein Zehntel der biologischen Aktivität von Östradiol. Dies deutet darauf hin, dass die lokale Östrogentherapie in der Stillzeit weitgehend sicher ist, da die systemische Belastung für den Körper gering bleibt.

Beckenbodentraining

In den ersten Wochen nach der Geburt steht also insbesondere im Vordergrund, die Rückbildungsprozesse des Bindegewebes zu unterstützen, bevor aktives Muskeltraining hinzukommt. Das bedeutet jedoch nicht, dass du lange warten musst, bis du deinen Muskel wieder aktivieren kannst. Bereits im Wochenbett kannst du damit beginnen. Zunächst liegt der Fokus jedoch weniger auf der eigentlichen Kräftigung des Beckenbodens, sondern vielmehr auf der Sensibilisierung der meist spürbar veränderten Beckenbodenregion.

Das Ziel ist es, wieder ein Gefühl für den Beckenboden und seine Funktion zu entwickeln und die Verbindung zu dieser Körperregion wiederherzustellen. Sanfte Atemübungen, entstauende Bewegungen und Beckenmobilisation helfen, die Durchblutung zu fördern und Spannungen abzubauen. Die Beckenbodenaktivierung erfolgt langsam und sorgsam und kann dann nach und nach intensiviert werden. Außerdem sind Übungen wichtig, die die Stabilität der Körpermitte fördern.

Auch das regelmäßige Abtasten und Spüren des eigenen Beckenbodens kann dabei helfen, das Gefühl für deinen Beckenboden zu verbessern. Eine geschulte Hebamme kann hierbei unterstützen und im Rahmen der Wochenbettbetreuung Strukturen und Funktion des Beckenbodens durch behutsame Palpation überprüfen. Dies erleichtert das frühzeitige Erkennen von möglichen Problemen, die durch die Geburt entstanden sind. Denn nur wenn du die Kontrolle über deine Beckenbodenfunktion wiedererlangst, kannst du auch weitergehend selbstständig an der Rückbildung arbeiten. Fällt in der Nachsorgeuntersuchung auf, dass das willentliche Ansteuern nicht gelingt, ist eine 1:1-Physiotherapie durch spezialisierte Beckenbodenphysiotherapeutinnen zu empfehlen.

Die Stabilität des Rumpfs wiederherstellen

Neben dem Beckenboden ist es wichtig, auch die Stabilität des Rumpfs, insbesondere bei bestehender Rektusdiastase, frühzeitig wiederherzustellen, um Beschwerden wie Rückenschmerzen und Organsenkungen vorzubeugen. Gezielte Atembewegungen und stabilisierende Übungen für die tiefe Bauchmuskulatur können bereits im Wochenbett begonnen werden. Wichtig ist auch hier das geschulte Abtasten durch zum Beispiel die betreuende Hebamme, um einerseits den Fortschritt zu beurteilen, aber auch um Frauen mit besonders großen Diastasen früh zu erkennen. Denn ab einer Rektusdiastasenbreite von drei bis vier Querfingern sollte eine spezialisierte Physiotherapeutin hinzugezogen werden, damit eine gute Rückbildung ermöglicht werden kann.

In der späteren Rückbildungsphase, also etwa ab sechs Wochen postpartal, kann ein gezielteres Beckenbodentraining beginnen. Die Studienlage zeigt, dass funktionelle Beckenbodenarbeit eine signifikante Wirkung auf die Reduktion von Harninkontinenz und die allgemeine körperliche Regeneration hat. Kegeltraining alleine, also das bloße An- und Entspannen des Beckenbodens, ist weniger effektiv, als den Beckenboden in seiner Funktion als Teil der Rumpfkapsel zu trainieren. Wir erinnern uns: Ein gesunder Beckenboden braucht auch eine starke Körpermitte. Frauen, die regelmäßig, mehrfach die Woche, und gezielt trainieren, können auch langfristig Probleme wie Organsenkungen vorbeugen.

Zu wünschen wäre es allen Frauen, dass Frauenärztinnen, Hebammen, Physiotherapeutinnen und weitere medizinische Fachkräfte vermehrt zusammenarbeiten, um den Frauen eine optimale Unterstützung zu bieten, die nicht nur kurzfristig, sondern auch langfristig die Gesundheit und Lebensqualität der Frau sichert. Mein Wunsch wäre hier, schon in den ersten Tagen nach der Geburt eine Risikoeinschätzung für den Beckenboden durchzuführen und die Frau über Besonderheiten in ihrer Rückbildung aufzuklären. So könnten Hebammen oder Ärztinnen noch vor der Entlassung nach Hause eine Einschätzung von Risikofaktoren aus der

Schwangerschaft sowie den Verlauf der Geburt berücksichtigen, um potenzielle Risiken für den Beckenboden frühzeitig zu identifizieren. Dabei spielt auch die Einschätzung von Geburtsverletzungen oder strukturellen Veränderungen eine wesentliche Rolle. Dies kann helfen, Frauen mit besonderen Herausforderungen frühzeitig an spezialisierte Beckenbodenexpertinnen anzubinden und ihnen die bestmögliche Versorgung zu ermöglichen.

Weitere Präventionsmaßnahmen

Zusätzlich zur gezielten Beckenbodenarbeit und Pessartherapie gibt es weitere Möglichkeiten, den Heilungsprozess nach Geburt positiv zu beeinflussen. Die Neuraltherapie kann dabei die Wundheilung besonders effektiv verbessern und Schmerzen lindern. Dabei wird ein Lokalanästhetikum, zum Beispiel Procain, in die Narbe injiziert, was durch seine durchblutungsfördernde und antientzündliche Wirkung die Narbenbildung reduzieren kann. Auch eine ausreichende Versorgung mit Vitamin D ist wichtig. Frauen mit vermindertem Vitamin-D-Spiegel zeigen eine niedrigere Beckenbodenmuskelkraft. Außerdem wirkt Vitamin D antientzündlich und fördert die Wundheilung. Es übernimmt zudem eine Schlüsselrolle bei der Erhaltung starker Muskeln und Knochen. Auch eine vaginale Lasertherapie kann nach Abheilung der Geburtsverletzungen gezielt eingesetzt werden, um das Bindegewebe zu stärken.

Ebenso ist der Lebensstil ein entscheidender Faktor für die langfristige Stabilität des Beckenbodens. Schweres Heben und belastende Sportarten sollten in der Rückbildungsphase möglichst vermieden werden. High-Impact-Übungen und Sportarten, die den Druck im Bauchraum stark erhöhen, zum Beispiel Joggen, Crosstraining oder intensive Bauchmuskelübungen, können den Beckenboden belasten und sollten erst wieder aufgenommen werden, wenn der Beckenboden und die Bauchmuskulatur stabil genug sind, was einige Monate bis zu Jahre in Anspruch nimmt. Nicht selten habe ich Frauen in meiner Sprechstunde gesehen, die zunächst nach Geburt beschwerdefrei waren und sich dann ein paar Monate nach Geburt mit einer Blasensenkung vorstellten, nachdem sie wieder mit dem Joggen begonnen hatten.

Jede Frau kann also durch gezielte Maßnahmen ihre Beckenbodengesundheit selbst positiv beeinflussen und so Beschwerden vorbeugen, die oftmals auch erst Jahre nach der Geburt auftreten. Ein bewusster Umgang mit dem eigenen Körper und gezielte Übungen sind der beste Weg, um den Heilungsprozess zu unterstützen und den Beckenboden nachhaltig zu stärken. In unserem Praxisteil findest du Übungen für jede Phase nach der Geburt.

Wenn Rückbildung alleine nicht hilft

Auch wenn Beckenbodentraining eine der wichtigsten Säulen der Therapie von Beckenbodenbeschwerden ist, ist es nicht immer die Lösung für alles. In meiner Praxis erlebe ich immer wieder Frauen, die nach der Geburt mit Beckenbodenproblemen zu kämpfen haben und sich allein gelassen fühlen. Viele hören von ihren Frauenärztinnen Sätze wie: »Warten Sie mal ein Jahr ab« oder: »Machen Sie erst mal den Rückbildungskurs, das wird schon«.

Das Problem ist: Für viele Frauen reicht das schlichtweg nicht aus. Trotz Rückbildungskurs, Beckenbodentraining und Übungen im Alltag bleiben die Beschwerden bestehen. Manchmal so hartnäckig, dass die Lebensqualität stark eingeschränkt ist. Und das Tragische: Die Frauen haben das Gefühl, »versagt« zu haben oder zu wenig zu machen – ihre Probleme werden nicht ernst genommen.

In solchen Fällen wird der Beckenboden oft als »Schwachstelle« behandelt, die einfach durch Training »repariert« werden könnte. Doch viele Frauen können ihren Beckenboden gar nicht aktiv selbst anspannen, sei es wegen einer Nerven- oder Muskelschädigung oder weil sie die Verbindung zu dieser Körperregion (noch) nicht spüren. Tatsächlich zeigen Studien, dass etwa ein Drittel der Frauen ihren Beckenboden willkürlich gar nicht ansteuern kann. Für diese Frauen kann Beckenbodentraining allein nicht die Lösung sein. Es ist frustrierend und entmutigend, wenn ihnen immer wieder nur gesagt wird, dass sie mehr trainieren sollen, während sie eigentlich zusätzliche Unterstützung und eine gezielte Therapie bräuchten.

Wenn zusätzliche Unterstützung notwendig ist

In einigen Fällen kommt hinzu, dass Muskulatur und Bindegewebe durch die Geburt so stark geschädigt sind, dass sich allein durch Übungen kaum eine Verbesserung erzielen lässt. Vielleicht sind Muskeln oder Bindegewebe gedehnt oder sogar verletzt, vielleicht ist die Faszienschicht im Beckenbereich beeinträchtigt. Solche Strukturen lassen sich nicht »wegtrainieren«, sie brauchen zusätzliche Unterstützung und gezielte Maßnahmen.

Für viele Frauen geht es auch um unterschiedliche Ziele: Eine ambitionierte Sportlerin möchte vielleicht wieder die Belastungen des Laufens oder anderer Sportarten aushalten können, ohne Angst vor Inkontinenz, Schmerzen oder einer Verschlechterung ihrer Problematik zu haben. Eine andere Frau wünscht sich vielleicht einfach, dass ihr Beckenboden im Alltag stabil ist und sie keine Beschwerden hat, selbst wenn sie auf intensiven Sport verzichten würde. Jede Frau sollte in ihren Bedürfnissen ernst genommen werden – es geht nicht nur darum, den Körper »funktionell« wiederherzustellen, sondern darum, das individuelle Ziel der Frau zu fördern und ihre Lebensqualität zu verbessern.

Das Wissen ist entscheidend

Dabei ist das Wissen darüber, was wirklich hinter den Beschwerden steckt, entscheidend. Frauen brauchen Aufklärung und Unterstützung, um zu verstehen, was genau im Körper passiert und warum manche Probleme mit einfachem Training allein nicht zu lösen sind. Manchmal sind es schon kleine, konservative Maßnahmen, die einen großen Unterschied machen können. In anderen Fällen sind zusätzliche Therapien wie etwa eine Operation notwendig, um die Frau wirklich zufriedenstellend behandeln zu können.

Für viele Frauen ist es ein langer Weg, bis sie diese Antworten und diese Hilfe finden. Sie werden von Ärztin zu Ärztin geschickt, ohne eine klare Diagnose oder gezielte Therapieempfehlung zu erhalten. Viele Frauen kommen mit einer langen Leidensgeschichte zum Beckenboden-Check-up zu mir in die Praxis. Der Frust und die Unsicherheit, die diese Frauen mitbringen, zeigen, wie groß der Mangel an gezielter Beckenbodenversorgung ist – und wie wichtig es ist, dass Frauenärztinnen, Hebammen und Physiotherapeutinnen gemeinsam daran arbeiten, den Frauen eine individuell angepasste Unterstützung anzubieten. Gerade im Bereich Prävention können wir noch so viel ausrichten und sicherlich auch einige Beschwerden und Probleme verhindern. Im Anhang (siehe S. 344) erhältst du über einen QR-Code eine Übersicht, die dir hilft, professionelle Anlaufstellen in deiner Nähe zu finden.

THERAPIEMÖGLICHKEITEN FÜR DEN BECKENBODEN

In diesem Kapitel gehen wir nun auf die verschiedenen Therapieoptionen ein, die ergänzend oder dann sinnvoll sein können, wenn das Beckenbodentraining allein nicht ausreicht. Mit diesem Wissen hast du die Möglichkeit, selbst aktiv auf deine Bedürfnisse aufmerksam zu machen und auch eigenständig nach spezialisierten Therapeutinnen zu suchen, die dich bestmöglich unterstützen können. Denn für eine gezielte Therapie ist eine ausführliche Untersuchung und eine gute Anamnese unabdingbar.

Pessartherapie

Pessare sind medizinische Hilfsmittel, die in die Vagina eingeführt werden, um die Beckenbodenmuskulatur und umliegende Strukturen zu unterstützen. Sie bestehen in der Regel aus weichem, flexiblem Silikon und sind in unterschiedlichen Formen und Größen erhältlich, um individuell auf die Bedürfnisse der Patientin angepasst werden zu können. Zudem gibt es Einmalpessare, die aus Polyvinylalkohol(PVA)-Schaumstoff gefertigt sind. Pessare wirken mechanisch, indem sie abgesenkte Organe wie die Blase, den Darm oder die Gebärmutter stützen und ihre Position korrigieren. Dadurch werden Beschwerden wie ein Druckgefühl im Becken, Inkontinenz oder Schmerzen gelindert.

In der Schwangerschaft oder nach der Geburt können spezielle Pessare eingesetzt werden, um den Beckenboden präventiv zu entlasten, ihn bei der Rückbildung zu unterstützen oder die Heilung nach Verletzungen zu fördern. Sie tragen dazu bei, die Strukturen zu stabilisieren und die Belastung auf die geschwächte Muskulatur zu reduzieren. Die Anpassung eines Pessars sollte professionell durch erfahrene Gynäkologinnen oder Physiotherapeutinnen erfolgen, da das richtige Modell und die passende Größe entscheidend für den Erfolg der Therapie sind. Wird dies nicht beachtet, ist die Abbrecherquote unter den Frauen sehr hoch, da das Pessar gegebenenfalls verrutscht oder drückt. Frauen, die sich an den Einsatz eines Pessars gewöhnt haben, profitieren oft langfristig von einer gesteigerten Lebensqualität und einem deutlich besseren Körpergefühl.

Anwendung

Nach einer genauen Untersuchung werden das passende Modell und die richtige Größe ausgewählt. Ist das Pessar einmal angepasst, kann die Patientin es oft selbst einführen und entfernen, wobei die genaue Handhabung individuell besprochen wird.

Pessare sollten regelmäßig gereinigt und kontrolliert werden, um Infektionen oder Irritationen zu vermeiden. Ein Pessar sitzt gut, wenn die Frau es nicht spürt oder sogar vergisst, dass sie ein Pessar trägt, sodass die Patientin ihren Alltag ohne Einschränkungen fortführen kann.

Korrekte Anwendung und Lage der Pessare

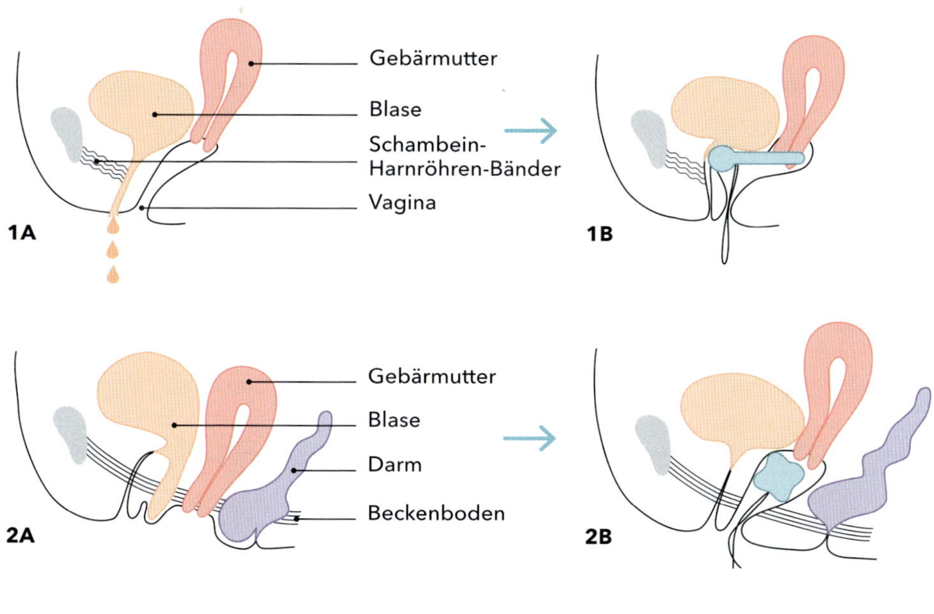

1A: Belastungsinkontinenz mit Trichterbildung. 1B: Zur Behandlung der Belastungsinkontinenz liegt die Pilotte des Urethralpessars im oberen Drittel der Harnröhre; auch PVC-Tampons sollten unter der Harnröhre liegen, um die Trichterbildung zu verhindern und die Harnröhre zu stützen.

2A: Senkung von Blase, Gebärmutter und Darm. 2B: Repositionierung der Organe durch ein Würfelpessar. Würfelpessare liegen tief im hinteren Scheidengewölbe und spannen so die Vaginalwand auf, die die Organe zurückhalten kann.

EXPERTENBEITRAG

Dr. med. Thomas Fink
Leiter des Beckenbodenzentrums Sana-Klinikum in Berlin-Lichtenberg

Wer im Internet schon einmal nach möglichen Behandlungsmethoden einer Harninkontinenz oder einer Gebärmuttersenkung gesucht hat, ist dabei bestimmt auf die Therapie mit Pessaren gestoßen. Während die Farbe des Pessars bei der Auswahl keine Rolle spielt, tun es Form und Größe schon. Es gibt verschiedene Typen von Pessaren, die auch unterschiedlich angewendet werden:

Raumfüllende Pessare (Würfelpessare): Das Würfelpessar wird vor allem bei Senkungsbeschwerden eingesetzt. Es gibt perforierte Würfel mit Löchern und ohne. Mit Perforation ist es auch durchlässig für Vaginalsekret oder Periodenblut. Durch seinen Vakuumeffekt hat es einen so guten Halt in der Vagina, dass es sich ab und an nur mit Mühe entfernen lässt und auch bei Belastungen stabil sitzt. Daher ist es mit einem Rückholfaden ausgestattet, der beim Herausholen hilft. Durch vorsichtiges Hin-und-her-Bewegen sollte erst einmal das Vakuum gelöst werden, damit dann durch vorsichtigen Weiterzug am Faden das Pessar herauskommen kann. Ein Würfelpessar hat durch seinen »Sogeffekt« eine therapeutische Wirkung, und es kann sein, dass im Verlauf ein kleinerer Würfel angebracht ist.
Wenn du lediglich bei der sportlichen Betätigung das Gefühl hast, dass die Gebärmutter oder Blase nach unten rutscht und stört, kannst du das Würfelpessar auch situativ eben nur beim aktiven Sport wie Laufen oder Schwimmen tragen und sonst weglassen. Es gibt keine Sportart, bei der man das Pessar nicht anwenden darf.

Ring- und Siebschalenpessare: Manche Frauen bevorzugen das Tragen von Ring- oder Siebschalenpessaren, um Symptome einer Senkung zu beheben. Der Halt ist weniger stark, deshalb eignen sich diese Pessare eher für leichtere Organsenkungen. Die Pessare sind für die meisten Frauen einfacher einzusetzen und zu entfernen als ein Würfelpessar. Ein Tipp für ein leichteres Herausnehmen ist auch hier das Anbringen eines stärkeren Zugfadens an den Ring. Da sich die Vaginalwand auf Dauer unter Anwendung eines Ringpessars dehnt, ist es für junge Frauen nicht für den Dauereinsatz geeignet. Ist ein selbstständiges Wechseln nicht möglich, können zum Beispiel ältere Patientinnen das Pessar auch in Absprache mit ihrer Therapeutin einige Wochen liegen und anschließend professionell wechseln lassen.

Urethra-/Urethraschalenpessare: Verlierst du bei körperlichen Belastungen wie Husten oder Niesen, Trampolinspringen oder Heben deines Kindes Urin, würde ich dir ein Urethrapessar empfehlen. Dieses Pessar besteht aus einem Ring, der eine Verdickung aufweist, die unter der Harnröhre zum Liegen kommt. Diese Verdickung wird Kalotte genannt und hilft, die Harnröhre zu stabilisieren und im Falle von erhöhtem Druck im Bauchraum zu verschließen. Auch diese Pessare werden nachts aus der Scheide herausgenommen und tagsüber oft nur situativ getragen. Da das Urethrapessar kein Raumfüller ist wie das Würfelpessar, ist das Belassen beim Sex möglich. Die meisten Frauen nehmen das Pessar allerdings vor dem Geschlechtsverkehr heraus, weil sie es als störend empfinden oder denken, dass sich der Partner durch das Pessar irritiert fühlt. Kommt zur Belastungsinkontinenz eine leichte Senkung hinzu, könnten Urethraschalenpessare eine Alternative darstellen. Sie sind eine Mischform aus einer stützenden Schale mit einer Kalotte für die Stabilisierung der Harnröhre.

Für die Behandlung einer Inkontinenz **in der Schwangerschaft** setze ich Urethraschalenpessare ein. Für die Behandlung einer Senkung in der Schwangerschaft habe ich gute Erfahrungen mit Siebschalenpessaren ohne Pilotte gemacht. Ein Würfelpessar empfehle ich während der Schwangerschaft eher nicht, unter der Annahme, dass Sekret weniger gut abfließen kann und möglicherweise ein hoher Druck auf den verschließenden Gebärmutterhals ausgeübt wird.

Das Tragen von Pessaren kann bei Vorliegen einer Beckenbodenschwäche oder auch rein prophylaktisch in der **Zeit der Rückbildung** angewendet werden und diese unterstützen. Besonders gut eignen sich dafür gerüstförmige Pessare wie restifem oder Würfelpessare. Sie können bereits nach Abheilung der Geburtsverletzungen am Ende des Wochenbetts eingesetzt werden. Somit werden die gebärmutterhaltenden Bänder sowie das Bindegewebe entlastet, und das Beckenbodengewebe kann regenerieren.

Ein in der Pessartherapie sehr erfahrener Kollege sagte einmal, dass die Pessartherapie eher eine Kunst sei als eine Wissenschaft, und mittlerweile verstehe ich, was er damit gemeint hat. Manchmal muss man das geeignete Pessar einfach durch Ausprobieren finden. Nicht selten spüren Frauen, dass das Pessar, das in der Praxis gut saß, im Alltag doch stört. Dann ist vielleicht eine andere Pessargröße oder -form besser geeignet. Neben den genannten Pessarformen gibt es eine Fülle anderer Pessare. Ziel ist es, dass das Pessar im Alltag gut hilft, ohne dass du es überhaupt bemerkst. Auch Schaumstoffpessare können eine gute Option darstellen.

Die Anwendung von Pessaren ist ausgesprochen komplikationsarm. Die häufigste Nebenwirkung ist der vermehrte vaginale Ausfluss, verursacht durch eine Reizung. Am besten wird das Pessar mit einem Gleitmittel wie einer milchsäurehaltigen Creme bestrichen, damit es sich leichter in die Scheide einführen lässt. Sie hilft auch, Irritationen zu behandeln oder im

Idealfall zu verhindern. In der Menopause und in der Stillzeit empfiehlt es sich, zusätzlich eine lokale Östrogencreme zu verwenden.

Ringförmige Pessare erlauben auch den Abfluss von Fluor und Blut und können daher während der Periode getragen werden. Nach dem Stoppen der Blutung ist es sinnvoll, das Pessar zu wechseln, auszuwaschen und eventuelle Fibrinbeläge mit einer weichen Zahnbürste zu entfernen. Auch Würfelpessare mit Löchern können während der Periode getragen werden, sie sollten jedoch routinemäßig während der Periode täglich, gegebenenfalls mehrmals, ausgewaschen werden. In der Regel wird das Pessar morgens eingesetzt und abends vor dem Schlafengehen wieder entfernt. So kann das Scheidenepithel nachts gut regenerieren. Nach dem Herausnehmen wird das Pessar mit fließendem, lauwarmem Wasser abgespült. Einsteigerinnen sollten zunächst die dem Pessar beiliegende Gebrauchsanweisung lesen, in der die Handhabung des Pessars erläutert wird.

Pessare können durch Gynäkologinnen oder Urologinnen per Hilfsmittelrezept oder per Privatrezept verordnet werden. Sie stehen im Hilfsmittelverzeichnis der gesetzlichen Krankenversicherungen, somit besteht für dich ein Kostenerstattungsanspruch. Das Pessarrezept kann in der Apotheke eingelöst werden, gegebenenfalls muss eine kleine Zuzahlung geleistet werden.

»Pessare sind nur was für alte Frauen« – dieser Mythos hält sich leider immer noch. Doch dem ist nicht so. Pessare sind für alle da und eine unkomplizierte Hilfe in unterschiedlichen Lebenssituationen. Die Beschwerden treten unabhängig vom Lebensalter auf und üben einen hohen Leidensdruck auf die Patientinnen aus. Das Alter spielt also keine Rolle, und ein gut sitzendes Pessar, das unangenehme Symptome im Becken verhindert, wird ganz unabhängig vom Lebensalter sehr geschätzt.

Die Dauer der Anwendung hängt von der Indikation ab – während der Schwangerschaft oder zur Prävention nach der Geburt können die Pessare für mehrere Wochen bis Monate getragen werden, bei chronischen Beschwerden auch länger.

Indikationen

Pessare sind vielseitig einsetzbar und eignen sich bei:

- Organsenkungen
- Inkontinenz (vor allem Belastungsinkontinenz)
- In der Schwangerschaft zur Entlastung oder Prävention einer Beckenbodenschwäche
- Nach der Geburt als präventive Maßnahme und Unterstützung der Rückbildung

Einschränkungen

Obwohl Pessare eine effektive und nicht invasive Lösung darstellen, sind sie nicht für jede Patientin geeignet. Frauen, die an Infektionen, Vaginaltrockenheit oder empfindlicher Schleimhaut leiden, können das Pessar als unangenehm empfinden. Auch die regelmäßige Pflege und Kontrolle erfordern Disziplin und Eigenverantwortung.

Für viele sind sie jedoch eine wertvolle Unterstützung bei der Behandlung und Prävention von Beckenbodenbeschwerden, die als Teil eines ganzheitlichen Therapieansatzes verwendet werden, der auch aktive Maßnahmen zur Stärkung der Beckenbodenmuskulatur umfasst. So können Pessare die Lebensqualität der Patientin verbessern und gleichzeitig dazu beitragen, langfristige Erfolge zu sichern.

Elektrische Muskelstimulation (EMS)

Die Elektrostimulation des Beckenbodens, kurz EMS, stellt eine bewährte Methode dar, um die Muskulatur zu aktivieren und funktionell zu verbessern. Dabei gibt es zwei wesentliche Ansätze: die klassische EMS mit niederfrequentem Strom und die neuere Methode der mittelfrequenten Elektrostimulation, auch bekannt als EEMA (externe elektro-muskuläre Aktivierung). Beide Verfahren bieten spezifische Vorteile und kommen bei unterschiedlichen Indikationen zum Einsatz.

Klassische Elektrostimulation (EMS)

Die klassische EMS arbeitet mit niederfrequentem Strom (meist 80 bis 100 Hertz). Die ausgesendeten Stromimpulse aktivieren die unter der Haut liegenden motorischen Nerven. Diese

Nerven leiten die elektrischen Impulse dann direkt an die Beckenbodenmuskulatur weiter, wodurch eine Kontraktion der Muskeln ausgelöst wird.

Durch die wiederholte elektrische Stimulation wird der Muskeltonus gesteigert. Die Muskulatur wird gestärkt, und es kommt zur sogenannten Hypertrophie der Muskelfasern, bei der diese dicker und kräftiger werden, was zu einer verbesserten Stabilität und Funktion des Beckenbodens führt. Ein weiterer zentraler Effekt ist die Verbesserung der Kontraktionsfähigkeit der Muskulatur, sodass diese schneller und kraftvoller auf Reize reagieren kann.

Darüber hinaus trägt die EMS zur Normalisierung des Reflexmusters bei, indem sie das Gleichgewicht zwischen hemmenden und aktivierenden Reflexen im kontinenzerhaltenden System unterstützt. Dies könnte langfristig zu einer besseren Funktion von Beckenboden und Blase beitragen. Gleichzeitig wird durch die Stimulation die Aussprossung erhaltener Motoneurone angeregt, was die Reinnervation – also die Wiederherstellung der Nervenversorgung – geschwächter Muskeln fördert.

Ein besonders bedeutender Effekt der EMS ist die reflektorische Hemmung des Nervus pelvicus. Dies führt zu einer Entspannung des Blasenmuskels (Detrusor), was speziell bei Frauen mit Dranginkontinenz oder einer überaktiven Blase von Vorteil ist, da das unkontrollierte Zusammenziehen der Blase reduziert werden kann. Insgesamt bietet die EMS somit ein breites Spektrum an therapeutischen Vorteilen für verschiedene Beckenbodenprobleme.

Anwendung

Die Behandlung erfolgt in der Regel mit länglichen Sonden, die vaginal oder anal eingeführt werden. Die Elektroden liegen in direktem Kontakt zur Schleimhaut, was eine präzise Stimulation der relevanten Muskelgruppen ermöglicht. Alternativ können bei manchen Patientinnen auch Klebeelektroden auf der Haut im Bereich des Beckenbodens verwendet werden, wenn die Sonde nicht zum Einsatz kommen kann. Je näher die Sonde am Beckenbodenmuskel liegt, desto effektiver das Training. Die Stromintensität und die Dauer der Behandlung werden individuell angepasst.

Indikationen

- Schwäche der Beckenbodenmuskulatur und Belastungsinkontinenz
- Akontraktiler Beckenboden (Biofeedback): für Frauen, die keine bewusste Anspannung des Beckenbodens ausführen können
- Dranginkontinenz und überaktive Blase (OAB)
- Stuhlinkontinenz

Nervus-tibialis-Stimulation

Eine besondere Anwendung der EMS ist die sogenannte Nervus-tibialis-Stimulation. Über Klebeelektroden, die am Knöchel angebracht werden, wird der Nerv am Unterschenkel gezielt stimuliert. Dieser Nerv steht über das zentrale Nervensystem mit den Nervenbahnen in Verbindung, die die Blase und den Beckenboden steuern. Durch die elektrische Stimulation des Nervus tibialis werden die Signale in den Nervenbahnen moduliert, was eine beruhigende Wirkung auf die Überaktivität der Blase zum Beispiel bei einer Dranginkontinenz hat. Die Methode ist nicht invasiv, schmerzarm und wird häufig in Sitzungen von etwa 30 Minuten oder zweimal 15 Minuten am Tag durchgeführt. Da sie direkt auf die Nervenregulation wirkt, ist sie besonders effektiv bei einer überaktiven Blase und einer Dranginkontinenz.

Mittelfrequente Elektrostimulation (EEMA)

Die mittelfrequente Elektrostimulation, oft als EEMA (externe elektro-muskuläre Aktivierung) bezeichnet, nutzt modulierte mittelfrequente Ströme (Trägerfrequenz von 2000 Hertz), um eine gezielte Muskelstimulation zu erreichen. Im Gegensatz zur klassischen EMS, die primär die Nerven stimuliert, wirkt die EEMA direkt auf die Muskelzellen, indem sie elektrische Impulse an deren Membranen auslöst. Dies ermöglicht eine intensivere Tiefenwirkung und ist besonders bei nervalen Schäden oder chronischen Funktionsstörungen vorteilhaft.

Die Impulse setzen an der Zellhülle der Muskeln an und erzeugen eine direkte Muskelkontraktion. Die langsame Signalübertragung an den Muskel erlaubt zudem eine präzise Modulation, die für ein effektiveres Training sorgt.

Ein weiteres charakteristisches Merkmal ist die Volumenwirkung des mittelfrequenten Stroms. Da der Strom zwischen den Elektroden direkt in die tiefer liegenden Muskelschichten eindringt, können alle Muskelfasern im Wirkungsgebiet gleichzeitig aktiviert werden. Dadurch wird die Muskulatur nicht nur gezielt trainiert, sondern auch gleichmäßiger beansprucht. Die tiefere und gleichmäßigere Muskelaktivierung trägt nicht nur zur Kräftigung der Beckenbodenmuskulatur bei, sondern fördert auch die allgemeine muskuläre Balance und Stabilität im Beckenbereich. Mittelfrequente Ströme erfassen zudem sowohl schnelle (Fast-Twitch-) als auch langsame (Slow-Twitch-)Muskelfasern, was sie ideal für die Behandlung sowohl von phasischen als auch tonischen Muskeln macht.

Anwendung

Die EEMA wird oft in Form eines personalisierten Trainings durchgeführt. Hierbei trägt die Patientin spezielle Elektrodenanzüge oder Pads, die mit einem Impulsgeber verbunden sind. Die Therapeutin leitet dann während der Behandlung Übungen an, die durch die elektrischen Impulse verstärkt werden. Diese Methode eignet sich insbesondere für Frauen mit komplexen Beckenbodenbeschwerden, die eine intensivere Tiefenstimulation erfordern.

Indikationen

- Nervale Schäden, etwa nach Geburten oder bei neurologischen Erkrankungen
- Beckenbodenprobleme wie Belastungsinkontinenz
- Chronische Muskelschwäche, wenn die klassische EMS zu wenig Effekt zeigt
- Koordinationsstörungen: Gezielte Muskelansprache in Kombination mit verschiedenen Bewegungsübungen
- Verspannungen oder Spastizität

Das Ziel beider Therapien der Elektrostimulation ist es, die Beckenbodenmuskulatur so zu stärken, dass die Frauen in ein funktionelles Beckenbodentraining übergehen können.

Beckenbodenphysiotherapie

Die Beckenbodenphysiotherapie zielt darauf ab, die Funktion und Stärke der Beckenbodenmuskulatur zu verbessern. Häufig wird dabei auch die Atmung integriert, um die natürliche Synergie zwischen Zwerchfell und Beckenboden zu nutzen. Ziel ist es, Spannungen zu reduzieren, die muskuläre Kontrolle zu verbessern und die Beckenregion nachhaltig zu stabilisieren. Ein weiteres zentrales Thema ist es, den Frauen ein besseres Körperbewusstsein für die Beckenbodenregion zu vermitteln. Viele Frauen haben nach der Geburt Schwierigkeiten, diese Region bewusst anzusteuern – oft fehlt sogar die Fähigkeit, den Beckenboden aktiv zu kontrahieren oder zu entspannen. Die Physiotherapie ermöglicht es, diese verloren gegangene Verbindung wiederherzustellen, sowohl durch visuelle Hilfsmittel wie Ultraschall als auch durch verbale und manuelle Anleitung.

Anwendung

Die Beckenbodenphysiotherapie umfasst eine Vielzahl an Methoden, die individuell auf die Bedürfnisse der Patientin abgestimmt werden. Zu Beginn erfolgt meist eine gründliche Anamnese und eine funktionelle Untersuchung des Beckenbodens, oft in Kombination mit einer Tastuntersuchung und Einordnung der Ergebnisse (z. B. nach dem PERFECT-Schema oder dem PECY-System). In den Therapieeinheiten können verschiedene Techniken zum Einsatz kommen:

- **Manuelle Techniken:** Hierbei wird die Muskulatur gezielt gelockert oder aktiviert, Verspannungen werden reduziert und die Wahrnehmung wird verbessert.
- **Gezielte Übungen:** Diese dienen dem Muskelaufbau oder der Verbesserung von Koordination und Entspannung.
- **Biofeedback-Training:** Über Geräte, die Muskelaktivität sicht- oder hörbar machen, können Frauen lernen, die Anspannung und Entspannung ihrer Beckenbodenmuskulatur besser zu kontrollieren.
- **Atemtechniken:** Die Atmung wird genutzt, um den Beckenboden sanft in Bewegung zu bringen und die natürliche Dynamik zwischen Zwerchfell und Beckenboden zu fördern.
- **Übungen zur Rumpfstabilität:** Die enge Verbindung zwischen Beckenboden und tiefer Bauchmuskulatur wird berücksichtigt, um eine ganzheitliche Stabilisierung zu ermöglichen.
- **Alltagsintegration:** Ein weiterer wichtiger Bestandteil der Therapie ist das Training beckenbodenschonender Bewegungsabläufe im Alltag, darunter das richtige Heben, Bücken und Aufstehen.

Indikationen

Eine Beckenbodenphysiotherapie ist bei einer Vielzahl von Beschwerden indiziert, darunter:

- Harn-/Stuhlinkontinenz
- Senkungsprobleme
- Verspannungen und Schmerzen
- Rückbildung der Rektusdiastase
- Geburtsvorbereitung (Erlernen des gezielten Entspannens)
- Postpartale Rehabilitation

Wichtig ist, dass die Physiotherapie von spezialisierten Therapeutinnen durchgeführt wird, die auch das Tasten des Beckenbodens erlernt haben. Eine Übersicht über qualifizierte Physiotherapeutinnen findest du unter www.ag-ggup.de. In Kombination mit anderen Therapieansätzen ist sie ein zentraler Baustein bei der Behandlung und Prävention von Beckenbodenfunktionsstörungen, die sich an den Bedürfnissen und Zielen der Frauen orientiert.

Medikamente zur Behandlung von Beckenboden- und Blasenproblemen

Medikamente können eine wertvolle Unterstützung in der Therapie von Beckenboden- und Blasenfunktionsstörungen sein. Dabei sollte immer individuell entschieden werden, welches Medikament die beste Balance zwischen Wirksamkeit und Verträglichkeit bietet. Die Kombination aus medikamentöser Therapie und ergänzenden Ansätzen wie Beckenbodentraining oder Pessartherapie ermöglicht meist die besten Ergebnisse.

Anticholinergika

Anticholinergika gehören zu den klassischen Medikamenten in der Behandlung der überaktiven Blase (OAB) und Dranginkontinenz. Sie wirken, indem sie die Aktivität des Blasenmuskels (Detrusor) hemmen. Dies geschieht durch die Blockade bestimmter Rezeptoren, die für die Kontraktion der Blasenmuskulatur verantwortlich sind.

Das Ergebnis ist eine Entspannung des Detrusors, wodurch die Häufigkeit des Harndrangs reduziert wird. Anticholinergika haben sich in vielen Fällen als wirksam erwiesen, bringen jedoch häufig Nebenwirkungen mit sich, etwa Mundtrockenheit, Verstopfung, verschwommenes Sehen oder in seltenen Fällen kognitive Beeinträchtigungen, besonders bei älteren Menschen. Die schlechte Verträglichkeit ist ein häufiger Grund für Patientinnen, die Therapie abzubrechen. Eine gezielte Auswahl des Präparats und das Einschleichen der Medikation kann die Verträglichkeit etwas verbessern.

Mirabegron

Mirabegron ist ein Beta-3-Adrenozeptor-Agonist und stellt eine modernere Alternative zu den Anticholinergika dar. Es wirkt ebenfalls entspannend auf die Blasenmuskulatur, erreicht dies jedoch über eine andere Signalbahn (Sympathikus). Es erhöht das Fassungsvermögen der Blase und vermindert unkontrollierte Kontraktionen des Detrusors. Ein großer Vorteil von Mirabegron ist, dass es häufig besser vertragen wird als klassische Anticholinergika. Eine Kombination beider Medikamente scheint eine noch bessere Wirkung erzielen zu können.

Duloxetin

Duloxetin ist ein Serotonin-Noradrenalin-Wiederaufnahmehemmer (SNRI) und wird bei Belastungsinkontinenz eingesetzt. Es erzielt eine verstärkte Stimulation der Rezeptoren an den motorischen Pudendusnerven. Dies führt zu einem erhöhten Ruhetonus und einer verstärkten Kontraktionskraft der Schließmuskeln der Harnröhre. Die verstärkte Kontraktion dieser Muskeln wiederum führt zu einer besseren Verschlussfunktion und reduziert so ungewollten Urinverlust bei körperlicher Anstrengung wie Husten, Niesen oder Lachen. Duloxetin ist in Europa für diese Indikation zugelassen und kann besonders bei Frauen mit moderater Belastungsinkontinenz hilfreich sein. Zu den möglichen Nebenwirkungen gehören Übelkeit, Schwindel und Schlafstörungen, die jedoch über ein Ein- und Ausschleichen der Therapie verringert werden können.

Botulinumtoxin A

Botulinumtoxin A, allgemein bekannt als Botox, wird zunehmend zur Behandlung der überaktiven Blase und Dranginkontinenz eingesetzt. Dabei werden etwa 100 I. E. Botox über eine dünne Nadel in die Blasenwand injiziert, wo es die Nervenenden blockiert, die die Kontraktion der Blasenmuskulatur auslösen. Das Resultat ist eine Entspannung des Detrusors, wodurch der Harndrang verringert und die Kapazität der Blase erhöht wird. Die Wirkung von Botox ist temporär und hält in der Regel etwa sechs bis neun Monate an, bevor eine erneute Injektion notwendig wird. Die Behandlung wird von einer spezialisierten Ärztin unter örtlicher Betäubung oder leichter Sedierung durchgeführt. Häufige Nebenwirkungen sind vorübergehender Harnverhalt und Harnwegsinfektionen.

Anwendung

Die meisten der genannten Medikamente werden oral eingenommen und von Ärztinnen verschrieben. Botox hingegen erfordert einen invasiven Eingriff, der in einer spezialisierten Praxis oder Klinik durchgeführt wird. Die Dosierung und Wahl des Medikaments hängen von der individuellen Diagnose und den spezifischen Symptomen der Patientin ab. Wichtig ist eine kontinuierliche ärztliche Begleitung, um die Wirksamkeit des Medikaments zu überprüfen und Nebenwirkungen zu minimieren.

Hormontherapie

Die lokale bioidentische Hormontherapie mit Östriol unterstützt gezielt die vaginale Schleimhaut, das Bindegewebe und die Beckenbodenstrukturen. Östriol bindet an Östrogenrezeptoren, die nicht nur in der Vaginalschleimhaut, sondern auch in der Beckenbodenmuskulatur und im umliegenden Bindegewebe sowie in den stabilisierenden Bändern der Gebärmutter (Ligamenta sacrouterinae) reichlich vorhanden sind. Über diese Bindung wird der Kollagenstoffwechsel angeregt, was die Fibroblasten aktiviert und die Synthese von Kollagen Typ I und III fördert. Diese Kollagentypen sind essenziell für die Elastizität und Stabilität des Gewebes und unterstützen die Kontraktionsfähigkeit der Muskulatur. Der Effekt: Die Scheidenwand wird belastbarer, und das Gewebe im Beckenbodenbereich ist deutlich besser in der Lage, seine stützende Funktion wiederherzustellen.

Zusätzlich verbessert Östriol die Durchblutung der Vaginalschleimhaut und unterstützt die Wiederherstellung der normalen Epithelzellschicht, indem es die Zellproliferation anregt und die Wundheilung fördert. Es wirkt auf die sogenannten Metalloproteinasen, die für die Gewebsremodellierung verantwortlich sind, und trägt damit zur Epithelialisierung und zur Regeneration der Schleimhaut bei. Dadurch wird nicht nur die Gewebequalität verbessert, sondern auch die lokale Immunabwehr gestärkt.

Anwendung

Östriol wird in Form von Cremes, Zäpfchen oder Vaginaltabletten verabreicht, die direkt in die Scheide eingeführt werden. Diese lokale Anwendungsform ermöglicht eine gezielte Wirkung am Beckenboden und an der Vaginalschleimhaut, ohne den Körper einer hohen systemischen Hormonbelastung auszusetzen.

Die Anwendung erfolgt in der Regel abends, um eine optimale Aufnahme des Wirkstoffs zu gewährleisten. Zu Beginn der Therapie wird häufig eine tägliche Anwendung über zwei bis drei Wochen empfohlen, um eine Grundversorgung sicherzustellen. Danach kann die Dosis auf ein bis zwei Anwendungen pro Woche reduziert werden, um den Therapieerfolg aufrechtzuerhalten.

Indikationen

Die lokale bioidentische Hormontherapie mit Östriol wird vor allem bei Frauen nach der Menopause und in der Stillzeit angewendet, wenn die Vaginalschleimhaut durch den Östrogenmangel geschwächt ist. Typische Symptome, die durch Östriol gelindert werden können, sind:

- Vaginale Trockenheit und Brennen
- Schmerzen beim Geschlechtsverkehr (Dyspareunie)
- Juckreiz oder Reizungen in der Scheide
- Leichte Belastungs- oder Dranginkontinenz
- Unterstützung der Regeneration des Gewebes nach einer Geburt oder nach einer Operation
- Verbesserung der Beckenbodenfunktion durch Stärkung des bindegewebigen Halteapparats

Die bioidentische Hormontherapie mit Östriol ist eine effektive und schonende Möglichkeit, den durch Östrogenmangel geschwächten Beckenboden und die Vaginalschleimhaut gezielt zu unterstützen. Besonders vorteilhaft ist die geringe systemische Belastung, die Östriol zu einer sicheren Therapieoption macht.

Beckenbodenoperationen

Wenn konservative Therapieoptionen nicht ausreichen, um Beschwerden wie Harninkontinenz oder Beckenbodensenkungen zu lindern, können im Verlauf operative Maßnahmen notwendig werden. Die Entscheidung für eine Operation ist stets individuell und hängt von den Symptomen der Frau, der Lebenssituation und den Wünschen der Patientin ab. Es gibt eine Vielzahl an Operationsmethoden, die je nach Indikation und Ziel der Behandlung zum Einsatz kommen. Grundsätzlich lassen sich diese Verfahren in zwei Hauptgruppen unterteilen: Operationen mit Eigenmaterial und solche mit synthetischem Material wie Netzen.

Operationen bei Harninkontinenz

Zur operativen Behandlung der Harninkontinenz können verschiedene Operationstechniken zum Einsatz kommen. Je nach Ursache der Beschwerden und individuellen persönlichen Faktoren wird nach einer genauen Untersuchung die richtige Therapiemethode ausgewählt. Im Folgenden findest du eine Übersicht über die operativen Behandlungsmethoden der Belastungsinkontinenz.

1 – Bändchenoperationen (TVT und TOT)

Bei dieser Methode wird ein schmaler Kunststoffstreifen (meist aus Polypropylen) unter die Harnröhre gelegt, um sie zu stützen und den Verschlussmechanismus zu verbessern. Das Bänd-

chen wird entweder von vorne (TOT, transobturatorisch) oder von unten nach oben (TVT, Tension-free Vaginal Tape) eingebracht.
Indikation: Belastungsinkontinenz, die durch eine erhöhte Mobilität der Harnröhre hervorgerufen wird

2 – Bulking Agents (Injektionen)

Hierbei werden Gel- oder Kollagensubstanzen in die Schleimhaut der oberen Harnröhre injiziert, um den Verschlussmechanismus zu stärken. Unter sichtbarer Kontrolle werden dazu meist in lokaler Betäubung drei Depots mit dem Füllstoff angelegt, die die Harnröhre verengen. Eine regelmäßige Auffrischung ist notwendig.
Indikation: Belastungsinkontinenz, insbesondere bei Patientinnen, die keine größere Operation wünschen oder bei denen ein operatives Risiko besteht

3 – Burch-Kolposuspension

Bei dieser Methode wird die Vaginalwand seitlich gefasst und an einem Band des Schambeins (Cooper-Ligament) mit Nahtmaterial locker fixiert. So wird eine hängemattenartige Aufhängung der Harnröhre erzielt, und der Blasenhals wird stabilisiert.
Indikation: Belastungsinkontinenz, gegebenenfalls mit Zystozele

Operationen bei Beckenbodensenkungen

Die chirurgische Therapie von Senkungen wird nach den drei Hauptkompartimenten unterteilt: das vordere Kompartiment (Zystozelen), das mittlere Kompartiment (Descensus uteri oder Vaginalstumpfsenkung) und das hintere Kompartiment (Rektozelen und Enterozelen). Jedes Kompartiment erfordert spezifische operative Ansätze, die je nach Art und Schwere der Senkung individuell angepasst werden. Im Folgenden findest du eine Übersicht über die chirurgischen Optionen für jedes Kompartiment.

Vorderes Kompartiment: Zystozelen

Hier unterscheidet man zwischen Pulsionszystozelen und Traktionszystozelen.

1 – Pulsionszystozele

Die Pulsionszystozele entsteht durch einen Schwächezustand der vorderen vaginalen Faszien und führt dazu, dass sich die Harnblase in Richtung der Vaginalwand vorwölbt.
Anteriore Kolporrhaphie (Raffung der vorderen Vaginalwand): Hier wird die Vaginalwand eröffnet, die darunterliegenden Faszien werden gerafft oder verstärkt und die Vaginalwand wird anschließend neu modelliert. Bei ausgeprägten Defekten oder Rezidiven können biologische

ERFAHRUNGSBERICHT

Christine, 34 Jahre

Vor und in der Schwangerschaft: Ich fühlte mich stark und bereit

Ich war **sportlich,** habe regelmäßig Krafttraining gemacht, bin gelaufen, geschwommen, geklettert. Ich dachte: Mein Körper ist stark. Ich bin fit. Ich bin vorbereitet. **Über den Beckenboden? Habe ich kaum nachgedacht.** Über mögliche Geburtsverletzungen? Wurde nicht gesprochen. Ich hatte keine Angst vor der Geburt – und keine Vorstellung davon, was kommen würde.

Die Geburt: Mein Körper im Ausnahmezustand

Die Wehen begannen abends um 20 Uhr. Um 5 Uhr 24 wurde mein Kind geboren. Eine **flotte Geburt,** sagten die Ärztinnen. Am Ende bekam ich Oxytocin, weil mein Baby immer wieder vor- und zurückrutschte. Die Geburt war für mich ein **schönes Erlebnis.**
Nach der Geburt aber hatte ich starke Schmerzen – viel schlimmer als unter der Geburt. Ich bat um Schmerzmittel und bekam keine. Man sagte mir: »Das kann nicht so wehtun, haben Sie sich nicht so.« Am dritten Tag konnte ich **nicht mehr aufstehen.** Ich brach bei dem Versuch zusammen, mein Kreislauf kippte. Mein Kopf fühlte sich leer und wattig an. Man überlegte, mich in eine andere Klinik zu verlegen – mein Baby sollte hier bleiben. Eine einfühlsame Hebamme setzte sich für mich ein. **Am fünften Tag wurde ich entlassen – als »gesund und unauffällig«.**

Das Wochenbett: Schmerzen, aber kein Gehör

Ich konnte nicht aufrecht gehen, mein Beckenboden fühlte sich wie ein schwarzes Loch an – kein Halt, keine Kontrolle. Ich fragte, ob das normal sei. Die Antworten:

- **»Das dauert eben nach der Geburt.«**
- **»Das wird sich schon geben.«**
- **»Sie müssen Geduld haben.«**

Doch ich wusste: Da stimmt etwas nicht.

Die ersten Wochen: Mein Körper funktionierte nicht mehr

Nach drei Wochen fand ich ein »Hühnerei« in meiner Scheide: **Meine Blase war abgesackt.** Ich versuchte zu laufen, aber nach zehn Minuten musste ich mich stützen. Mein Kind tragen? Nur für Sekunden, dann zuckte ich vor Schmerz zusammen. Jeder Tag war ein **Kampf.**
Die Diagnose kam nach Wochen:

» **Zystozele III. Grades (Blasensenkung)**
» **Descensus uteri I. Grades (Gebärmuttersenkung)**
» **Rektozele I. Grades (Senkung des Enddarms)**

Doch statt Hilfe bekam ich nur eine zynische Prognose: **»Das wird immer schlimmer, irgendwann brauchen Sie sowieso eine OP.«** Niemand sagte mir, dass es Pessare oder Physiotherapie, sprich: echte Hilfe, gibt.

Der Wendepunkt: Ich ließ mich nicht mehr abspeisen

Ich suchte nach Lösungen **– nicht nach Ausreden.** Physiotherapie half ein wenig, die Osteopathie wenigstens beim Schmerzmanagement. Ein Beckenbodentraining brachte keine Linderung **– meine Nerven waren zu stark geschädigt.** Nach anderthalb Jahren voller Schmerzen entschied ich mich für eine OP – gegen ärztlichen Rat. Es war die beste Entscheidung meines Lebens.
Die OP brachte mir zurück, was ich verloren hatte:

» **Ich konnte wieder gehen, wenn auch nicht wie vorher.**
» **Die Schmerzen waren erträglicher – endlich Momente ohne Qual.**
» **Ich konnte mein Kind heben, ohne zu weinen.**

Doch ich musste mein Leben anpassen: Ich konnte nicht mehr Laufen gehen. Ich durfte nicht mehr springen. Ich durfte mich schlicht nicht mehr unbeschwert bewegen.

Meine Botschaft an andere Frauen:

» **Sucht euch frühzeitig Hilfe, etwa in einem Beckenbodenzentrum.**
» **Habt keine Scheu vor einer OP, wenn eure Lebensqualität ohne OP schlecht ist.**
» **Besteht auf Untersuchungen – auf eine echte Diagnose!**

oder synthetische Netze zur Verstärkung verwendet werden. Diese sollten jedoch aufgrund potenzieller Komplikationen wie Erosionen und Infektionen sorgfältig abgewogen werden.

2 – Traktionszystozele

Eine Traktionszystozele entsteht, wenn die seitliche Aufhängung der Vaginalwand nicht mehr intakt ist und sich die Blase mitsamt der Harnröhre in die Vagina senken kann. Diese Art der Senkung wird meist durch die sogenannte Lateral-Repair-Operation behoben. Bei dieser Methode wird die Blase wieder angehoben, dann erfolgt die Re-Adaptation der seitlichen Vaginalwand beidseits mit nicht resorbierbarem Nahtmaterial an den Arcus tendineus, den seitlichen Sehnenbogen des Levatormuskels, eine Faszienverdickung, die auch als »weiße Linie« bezeichnet wird.

Wichtig: Das Risiko für ein Wiederauftreten der Blasensenkung nach der Operation wird durch die zusätzliche Fixation der Gebärmutter deutlich gesenkt.

Mittleres Kompartiment: Uterus- oder Vaginalstumpfdescensus

Eine Gebärmuttersenkung stellt Frauen häufig vor die Entscheidung, ob die Gebärmutter erhalten bleiben soll oder ob eine Entfernung (Hysterektomie) nötig ist. Die Wahl der geeigneten Operationstechnik hängt von mehreren Faktoren ab, darunter begleitende Erkrankungen der Gebärmutter (z.B. Myome oder Blutungsstörungen), die individuellen Wünsche der Patientin und der allgemeine Gesundheitszustand. Die Operationstechnik besteht darin, das Organ oder den Vaginalstumpf (nach Hysterektomie) an ausgewählten knöchernen oder ligamentären Punkten des Beckens zu fixieren. Die häufigsten Operationstechniken sind die folgenden.

1 – Sakrospinale Fixation

Diese Technik ist eine der etabliertesten Methoden zur Stabilisierung der Gebärmutter oder des Vaginalstumpfs. Dabei wird das Organ oder der Vaginalstumpf einseitig oder beidseitig am Ligamentum sacrospinale, einem stabilen Band, das vom Kreuzbein bis zur Sitzbeinspitze verläuft, verankert. Durch die Fixation an dieser stabilen Struktur kann eine dauerhafte Unterstützung des mittleren Kompartiments gewährleistet werden. Oft wird die sakrospinale Fixation mit einer Raffung der vorderen und/oder hinteren Scheidenwand kombiniert, um zusätzlich Funktionalität und Stabilität der Beckenorgane zu verbessern.

2 – Uterosakrale Fixation

Diese Technik ist eine weitere Möglichkeit, die Gebärmutter oder den Vaginalstumpf zu stützen. Sie nutzt die natürlichen uterosakralen Bänder (Ligamenta sacrouterinae), die die Gebärmutter mit dem Kreuzbein verbinden. Dazu werden die uterosakralen Bänder gerafft und zur Stabilisierung an den Vaginalstumpf oder die Gebärmutter genäht. Diese Technik kann sowohl transvaginal als auch minimalinvasiv mittels Laparoskopie durchgeführt werden.

3 – Sakropexie

Diese Technik ist der Goldstandard unter den Operationstechniken der Gebärmuttersenkung und bietet langfristig die beste Stabilität. Auch diese Operation kann laparoskopisch durchgeführt werden. Hierbei wird ein synthetisches Netz genutzt, um den Vaginalstumpf oder die Gebärmutter mit dem Promontorium (vorderster Teil des Kreuzbeins) zu verbinden. Die Netzimplantation sorgt für eine starke und dauerhafte Stabilisierung. Bei komplexeren Beckenbodensenkungen kann im gleichen Zuge auch eine Stabilisierung der Blase und oder des Enddarms erfolgen, mit oder ohne Netzeinlage.

Hinteres Kompartiment: Rektozele und Enterozele

Hier unterscheidet man zwischen der Rektozele (Aussackung der Mastdarmvorderwand in die Scheide) und der Enterozele (Dünndarmsenkung).

1 – Rektozele

Die häufigste operative Methode ist die Raffung des Gewebes zwischen Rektum und Scheide, der Fascia rectovaginalis. Man nennt die Methode auch posteriore Kolporrhaphie. Dazu wird die Vaginalwand eröffnet, die darunterliegenden Strukturen werden verstärkt und die Vaginalwand wird gerafft und vernäht. Zusätzlich erfolgt die Rekonstruktion der perinealen Struktur (Damm), eine sogenannte Perinealplastik, um eine stabile Barriere wiederherzustellen. Bei starken Defekten kann ein Netz zur Unterstützung eingebracht werden. Der Vorteil der Methode besteht in einer Verbesserung der Defäkation, also des Stuhlgangs, und der Stabilität. Als Nachteil ist das Risiko von Narbenbildung oder Schmerzen beim Geschlechtsverkehr zu nennen.

2 – Enterozele

Die operative Behandlung einer Enterozele erfolgt durch die Verstärkung der geschwächten Strukturen im Beckenboden. Sie wird auch als abdominale oder vaginale Reparatur bezeichnet. Häufig wird die Vaginalwand eröffnet, der Dünndarm vorsichtig zurückverlagert und der Defekt in der Beckenbodenfaszie repariert. Dies kann mit einer Raffung der Fascia vaginalis oder mit der Unterstützung durch ein Netz erfolgen, um die Stabilität zu verbessern. Die Wahl zwischen einer vaginalen oder abdominalen (z.B. laparoskopischen) Zugangsweise hängt von der Schwere der Enterozele und der Präferenz der Chirurgin ab.

Abschließend muss gesagt werden, dass jede der beschriebenen Methoden ihre spezifischen Vorteile, aber auch ihre Risiken hat. Die Wahl der Operationsmethode hängt von der Art und Schwere der Senkung, den individuellen Symptomen und den Wünschen der Patientin ab. Neben den anatomischen Gegebenheiten ist es essenziell, auch die Lebensqualität und die persönlichen Ziele der Betroffenen zu berücksichtigen. Dabei sind eine ausführliche Aufklärung und Beratung vor der Operation unerlässlich, um die beste Therapieoption zu finden.

EXPERTENBEITRAG

Prof. Dr. med. Boris Gabriel,
Chefarzt der Frauenklinik St. Josefs-Hospital,
Wiesbaden

Laut Weltgesundheitsorganisation (WHO) ist man erst mit 75 Jahren »alt«. Wer über 90 Jahre ist, zählt zu den Hochbetagten, und ab dem 100. Lebensjahr gilt man als Langlebiger. Nach der Definition des Europarates zählt man ab 65 Jahren zur Gruppe der älteren Menschen. Es zeigt sich also, dass es viel mehr jüngere Betroffene gibt, als wir denken.

Sie leiden besonders stark unter Beckenbodenproblemen wie Senkungen oder Harninkontinenz. Der Leidensdruck ist hoch, da jüngere Frauen in der Regel aktiv im Leben stehen und funktionelle Einschränkungen als deutlich schwerwiegender empfinden als ältere Frauen. Hinzu kommen mögliche sexuelle Funktionsstörungen bei Beckenbodenerkrankungen. In dieser Gruppe ist der Anspruch auf einen langfristigen Therapieerfolg dementsprechend hoch. Die Suche nach nachhaltigen Lösungen spielt für die jüngere Patientin eine besondere Rolle, und niemand sollte aufgrund seines Alters prinzipiell von einer operativen Therapie ausgeschlossen werden. Dies gilt sowohl für ältere und hochbetagte, aber auch für jüngere Patientinnen, die möglicherweise noch einen Kinderwunsch haben.
Häufig werden im Bekannten- oder Verwandtenkreis, aber auch unter Ärztinnen gut gemeinte Ratschläge erteilt, zum Beispiel: »Lass dich bloß nicht operieren, du bekommst sowieso ein Rezidiv!« oder: »Das Risiko einer Operation ist viel zu groß«.

Insbesondere sogenannte multikompartimentäre Beckenbodendefekte (also Probleme im Bereich mehrerer Lokalisationen wie Harnblase, Gebärmutter, Scheide oder Enddarm) erhöhen das Risiko eines Scheiterns der konservativen Therapie (ohne Operation).

Die jüngere Patientin – und dies schließt durchaus die sportliche oder aktiv im Leben stehende Frau nach den Wechseljahren, zum Beispiel mit Anfang oder Mitte 60 ein – braucht ein nachhaltiges und stabiles Operationsergebnis mit einem niedrigen Rezidivrisiko. Prinzipiell gibt es abdominale und vaginale Operationsverfahren. Dabei gilt die sogenannte Sakropexie als »Goldstandardverfahren« bei der jüngeren, aktiven Patientin, da das Risiko eines Rezidivs hierbei deutlich geringer ist als bei vaginalen Verfahren. Zudem werden Vernarbungen in der Scheide vermieden und das Risiko einer Dyspareunie (Schmerzen beim oder nach dem Ge-

schlechtsverkehr) gesenkt. Daher sollte der vaginale Zugangsweg eher der älteren Patientin vorbehalten bleiben.
Heutzutage sollte jede urogynäkologische Operation auf minimalinvasiven Wegen durchgeführt werden. Der Bauchschnitt als Zugangsweg ist out! Denn auch die Erfolgsraten nach Bauchschnitt sind niedriger als nach minimalinvasiver Operation. Die in den letzten Jahren in den großen gynäkologischen Zentren zunehmend etablierte robotisch-assistierte Chirurgie bietet vor allem für die jüngeren Patientinnen, die eine komplexe und nachhaltige Rekonstruktion des Beckenbodens benötigen, große Vorteile. Es ergeben sich klinisch fassbare Vorteile wie schnellere Rekonvaleszenz, weniger Schmerzen und ein noch sichereres Operieren.

Eine besondere Belastung für Frauen stellt neben der Senkung auch eine Harninkontinenz dar. Hier spielt auch die sogenannte koitale Inkontinenz (Urinverlust beim Geschlechtsverkehr), von der über 40 Prozent der belastungsinkontinenten Frauen betroffen sind, eine wesentliche Rolle. Diese wird durch die operative Therapie der Belastungsinkontinenz gleichzeitig therapiert, und den Betroffenen wird die zuvor stark eingeschränkte Lebensqualität zurückgegeben.

Aus Studien ist bekannt, dass die Einlage eines suburethralen Bandes und auch eine Descensus-Operation selbst bei noch nicht abgeschlossener Familienplanung möglich ist. Ein Kaiserschnitt scheint dabei nach Bandeinlage und gebärmuttererhaltender operativer Therapie einer Genitalsenkung keine Vorteile bezüglich Rezidiven im Vergleich zur Vaginalgeburt zu bieten. Dennoch kann – je nach individueller Situation und OP-Verfahren – gegebenenfalls doch ein Kaiserschnitt sinnvoll oder geboten sein.
Natürlich wird man bei noch bestehendem Kinderwunsch in erster Linie immer versuchen, den Zeitpunkt einer Operation mittels konservativer Therapie hinauszuzögern – aber nicht um jeden Preis. Sollte kein Kinderwunsch mehr bestehen, gibt es keinen Grund, warum die Frauen jahrelang wegen ihres Beckenbodenproblems leiden sollten, bevor sie einer kausalen operativen Therapie unterzogen werden.
Viele Frauen mit kleinen Kindern können ihren Alltag aufgrund des Beckenbodenproblems kaum noch mit Freude bewältigen, geschweige denn Sport machen oder mit ihren Kindern Spaß erleben. Bei bestehendem Kinderwunsch und gescheiterter konservativer Therapie ist abzuwägen, ob eine komplexere, nachhaltige minimalinvasive Operationsmethode mit sehr hoher Erfolgsrate unter Einsatz von Gewebeersatz durchgeführt oder zunächst eine Methode mit Eigengewebekonstruktion gewählt wird, die zwar niedrigere Erfolgsraten aufweist, die Symptome der betroffenen Frauen jedoch in einem »kleineren Ansatz« zunächst beheben kann und jeglichen Spielraum für eine gegebenenfalls später notwendige, komplexere rekonstruktive Beckenbodenoperation offenlässt. Dies ist immer eine sehr individuelle, partizipative Entscheidungsfindung, die auch von der Wahrscheinlichkeit des Eintretens einer potenziellen Schwangerschaft und dem diesbezüglichen konkreten oder eben weniger konkreten Wunsch der Patientin abhängt.

Im Jahr 2024 ist zu fordern, dass jüngere Frauen und insbesondere jene mit noch bestehendem Kinderwunsch und symptomatischer Beckenbodenerkrankung eine hochspezialisierte und individualisierte Beratung über alle möglichen Optionen und Verfahren – vorzugsweise durch eine nach Stufe 2 oder 3 der AGUB zertifizierte Beckenbodenspezialistin – erhalten und selbstbestimmt mitentscheiden dürfen, welchen individuellen Weg sie für sich in Anspruch nehmen wollen.

Ihnen eine Linderung der Beschwerden und des Leidensdrucks vorzuenthalten, mit dem Argument, es käme später ohnehin zu einem Rezidiv, ist weder wissenschaftlich noch gesellschaftspolitisch haltbar. Das operative Risiko eines urogynäkologischen Eingriffs ist laut einer großen dänischen Registerstudie extrem gering, die »Risiko-Benefit-Ratio« liegt in der Regel klar aufseiten des Benefits. Voraussetzung ist eine korrekte Indikationsstellung. Aus den genannten Gründen sollte heute keine Frau mehr jahrelang an Beckenbodenbeschwerden leiden, weil ihr eine letztlich kausale, operative Therapie vorenthalten wird.
Viele der Beckenbodenoperationen können entweder mit der Einlage von synthetischen Netzen oder durch die Fixation beziehungsweise Raffung von Eigengewebe durchgeführt werden. Diese beiden Ansätze unterscheiden sich grundlegend in ihrer Technik, ihren Vorteilen und ihren Herausforderungen.

Netzimplantate kommen besonders dann zum Einsatz, wenn das Bindegewebe stark geschwächt oder bereits erheblich geschädigt ist. Sie bieten eine zusätzliche Stabilisierung der Beckenbodenstrukturen und können in verschiedenen Bereichen des Beckenbodens angewendet werden. Die Netze, die bei Beckenbodenoperationen verwendet werden, bestehen in der Regel aus synthetischen Materialien, meist aus Polypropylen (teilweise mit Titanisierung) oder anderen Kunststofffasern wie Polyvinylidenfluorid (PVDF). Einer der größten Vorteile von Netzimplantaten ist ihre Langlebigkeit. Für Frauen mit ausgeprägter Bindegewebsschwäche kann das Netz eine dauerhafte Lösung darstellen, da es die Wahrscheinlichkeit eines erneuten Vorfalls erheblich reduziert.
Dennoch sind Netzimplantate nicht frei von Risiken. Eine häufige Komplikation sind Wundheilungsstörungen (sogenannte Erosionen, die eventuell in einer kleineren Operation herausgeschnitten werden müssen), die zu Schmerzen führen können. Komplikationen durch das Netz selbst sind meist Folgen falscher Indikationen oder fehlerhafter operativer Techniken. In einigen Fällen berichten Patientinnen von chronischen Schmerzen, die ihre Lebensqualität beeinträchtigen. Zudem sind Netzoperationen in bestimmten Ländern wie zum Beispiel Großbritannien für vaginale Operationen stark reglementiert oder sogar verboten. Hier zeigt sich, wie entscheidend die Erfahrung und Expertise der operierenden Ärztinnen für den Erfolg dieser Methode ist.
Die Wahl des Netzmaterials hängt von der individuellen Situation der Patientin ab, einschließlich des Schweregrades des Defekts, der Gewebebeschaffenheit und der medizinischen Vorgeschichte. Es gibt permanente Netze, die aus nicht resorbierbaren Materialien bestehen und im

Körper dauerhaft verbleiben, sowie resorbierbare Netze, die sich im Laufe der Zeit auflösen, und teilresorbierbare Netze, bei denen ein Teil des Netzes dauerhaft erhalten bleibt, während andere Bestandteile resorbiert werden und Narbengewebe den Halt übernimmt. Permanente Netze bieten dabei eine hohe Stabilität, aber auch das höchste Risiko für Erosionen oder Schmerzen, während resorbierbare Netze weniger Stabilität bieten und das Risiko für eine erneute Senkung höher ist. Ein guter Kompromiss sind da die teilresorbierbaren Netze, die eine langfristige Stabilität bei gleichzeitig geringeren Fremdkörperreaktionen gewährleisten.

Fixationen mit Eigengewebe hingegen nutzen körpereigene Strukturen wie Bänder oder Muskeln, um die geschwächten Organe zu stützen. Diese Methode ist besonders geeignet für Frauen, die synthetische Materialien ablehnen oder für die diese aus medizinischen Gründen nicht infrage kommen. Ein großer Vorteil dieser Technik ist, dass keine Fremdmaterialien verwendet werden, wodurch das Risiko für Komplikationen durch Fremdkörper, wie sie bei Netzimplantaten auftreten können, entfällt. Der Heilungsverlauf ist in der Regel natürlicher, da der Körper die Eigengewebsstruktur besser akzeptiert. Doch auch diese Methode hat ihre Einschränkungen: Die Stabilität, die durch Eigengewebe erreicht werden kann, ist bei Frauen mit stark geschädigtem Gewebe oft begrenzt. Das Risiko für ein Rezidiv ist höher, und es kann zu Narbenbildungen und Einengungen des Scheidenkanals kommen, mit einhergehenden Schmerzen. Zudem ist die Heilungszeit in der Regel länger als bei Netzoperationen.

Letztlich hängt die Wahl zwischen Netzimplantaten und Eigengewebefixationen von vielen Faktoren ab, und jede Patientin sollte gemeinsam mit ihren Ärztinnen eine informierte Entscheidung treffen, um die beste Lösung für ihre persönliche Situation zu finden.

Vaginallaser (Erbium:YAG- und CO_2-Laser)

Die vaginale Laserbehandlung mit einem Erbium:YAG- oder CO_2-Laser stellt eine innovative, nicht invasive Therapieoption bei Beckenbodenstörungen dar. Sie wird insbesondere bei vaginaler Atrophie, leichter Belastungsinkontinenz, leichten Senkungen von Blase oder Enddarm, einem vaginalen Relaxationssyndrom und zur Behandlung von Narben zum Beispiel durch Geburtsverletzungen eingesetzt.

Bei vaginaler Atrophie – häufig ein Problem in der Menopause oder nach einer Geburt – wirkt die Laserbehandlung gezielt auf die Schleimhaut. Sie fördert die Neubildung einer dickeren und besser durchbluteten Epithelzellschicht. Dies lindert typische Beschwerden wie Trockenheit, Brennen und Juckreiz. Die verbesserte Gewebespannung kann zudem Symptome einer begleitenden Dranginkontinenz deutlich reduzieren.

Unterschiedliche Wirkungsweisen

Erbium:YAG- und CO_2-Laser unterscheiden sich in ihrer Wirkungsweise. Der Erbium arbeitet mit präziserer, weniger tief eindringender Energie, wodurch die Behandlung schonender ist. Der CO_2-Laser dringt etwas tiefer ins Gewebe ein und erzeugt eine stärkere thermische Wirkung, was in der Oberfläche mit mehr Nebenwirkungen einhergeht, sich aber gegebenenfalls bei besonders ausgeprägten Gewebeveränderungen als vorteilhaft erweisen kann. Beide Lasertypen bewirken eine kontrollierte Remodellierung des Gewebes, ohne Schnitte oder Narbenbildung zu verursachen.

Anwendung

Die Behandlung erfolgt ambulant in der gynäkologischen Praxis und dauert meist nicht länger als 20 Minuten. Während der Sitzung wird ein speziell geformtes Handstück (ähnlich einem transvaginalen Ultraschallkopf) in die Scheide eingeführt, das die Laserenergie gezielt auf die betroffenen Bereiche abgibt. Durch Drehbewegungen des Handstücks kann die gesamte Vaginalwand rundum gelasert werden. Insbesondere die Therapie mit dem Erbium:YAG-Laser ist schmerzfrei. In der Regel sind zwei bis drei Sitzungen im Abstand von vier bis sechs Wochen erforderlich, um optimale Ergebnisse zu erzielen. Da es sich um ein nicht invasives Verfahren handelt, ist keine Narkose notwendig und die Patientin kann direkt danach ihren Alltag wieder aufnehmen. Es wird lediglich empfohlen, für einige Tage auf Geschlechtsverkehr, das Tragen von Tampons und intensiven Sport zu verzichten, um die Heilung zu fördern.

Indikationen

Die vaginale Lasertherapie eignet sich besonders für:

- Leichte Formen der Belastungsinkontinenz (Grad I–II)
- Vaginales Relaxationssyndrom, zum Beispiel nach Geburten
- Leichte Senkungen der Blase oder des Darmgewebes

- Vaginale Atrophie in der Menopause, häufig mit begleitender Dranginkontinenz
- Behandlung von Narben durch Geburtsverletzungen oder Episiotomien
- Unterstützung der Geweberegeneration nach vaginaler Geburt

Ich selbst verwende den Erbium:YAG-Laser in meiner Praxis und konnte sehr gute Erfahrungen mit ihm sammeln. Viele Frauen berichten bereits nach wenigen Sitzungen von einer deutlichen Verbesserung der Gewebespannung, einer Reduktion ihrer Symptome und einer gesteigerten Lebensqualität. Auch bei noch nicht abgeschlossener Kinderwunschplanung kann die Lasertherapie eingesetzt werden. Die schnelle Wirkung und der geringe Aufwand machen sie zu einer attraktiven und effektiven Behandlungsmöglichkeit, Elastizität und Funktion des Beckenbodens zu verbessern, ohne eine längere Erholungszeit oder größere Risiken in Kauf nehmen zu müssen.

Beckenbodentrainer per App

Beckenbodentrainer, die per App gesteuert werden, kombinieren moderne Technologie mit einem effektiven Beckenbodentraining. Die Geräte sind aus medizinischem Silikon gefertigt, klein und ergonomisch geformt, sodass sie sich problemlos in die Vagina einführen lassen. Zusätzlich sind die Modelle mit kleinen Sensoren oder Kontaktflächen ausgestattet, die präzise die Muskelaktivität und -anspannung während der Übungen messen. Über Bluetooth oder andere kabellose Verbindungen werden die Daten in Echtzeit an eine App übertragen, die den Fortschritt anzeigt und individuelles Feedback gibt.

Anwendung

Die Patientin führt den Trainer vorsichtig in die Vagina ein, öffnet die entsprechende App und folgt den angezeigten Übungen. Diese Übungen umfassen oft das Anspannen und Entspannen der Beckenbodenmuskulatur in festgelegten Rhythmen oder auch verschiedene Muskelfunktionen wie Schnellkraft, maximale Kraft und Ausdauer. Die App misst dabei die Stärke und Dauer der Muskelkontraktionen und zeigt an, ob die Übungen korrekt ausgeführt werden. Viele Programme bieten Fortschrittsberichte, die die Erfolge über die Zeit dokumentieren, und motivieren durch spielerische Elemente wie Punkte oder Level-Aufstiege.

Indikationen

Beckenbodentrainer per App sind vor allem für Frauen geeignet, die eine grundlegende Kontrolle über ihre Beckenbodenmuskulatur besitzen und diese gezielt stärken möchten. Sie eignen sich für Patientinnen, die Motivation und regelmäßiges Feedback brauchen, um konsequent zu trainieren.

Einschränkungen

Eine wichtige Voraussetzung zur Nutzung des Beckenbodentrainers per App ist, dass die Frau ihren Beckenboden sicher ansteuern kann und bereits ein gutes Körpergefühl entwickelt hat. Für Frauen mit einer stark geschwächten oder kaum aktivierbaren Beckenbodenmuskulatur ist die Anwendung ungeeignet, da der Trainer keine grundlegende Aktivierung oder das Erlernen der richtigen Ansteuerung des Beckenbodens leistet.

Viele Modelle unterscheiden nicht zwischen der gezielten Beckenbodenanspannung und einer Druckveränderung durch die Aktivität der Bauchmuskeln oder der Pomuskulatur. Zudem ersetzt das Training mit einem Beckenbodentrainer per App kein umfassendes funktionelles Training, das die gesamte Rumpfkapsel einbezieht. Ein ganzheitlicher Ansatz ist besonders wichtig, um die Stabilität und Funktion des gesamten Körpers zu fördern und langfristige Erfolge zu erzielen.

Die Kombination mit einem gezielten funktionellen Trainingsprogramm bleibt daher unerlässlich, um den Beckenboden im Zusammenspiel mit anderen Muskelgruppen zu stärken und Überlastungen oder Fehlfunktionen zu vermeiden.

Vaginalkonen

Vaginalkonen sind kleine, tropfen- oder kegelförmige Gewichte, die in die Vagina eingeführt werden, um die Beckenbodenmuskulatur gezielt zu trainieren. Sie bestehen in der Regel aus medizinischem Kunststoff oder Silikon und sind in verschiedenen Gewichtsklassen erhältlich, sodass das Training individuell angepasst werden kann. Der Grundgedanke hinter den Konen ist einfach: Die Muskulatur muss aktiviert werden, um das eingeführte Gewicht an Ort und Stelle zu halten. Diese bewusste Anspannung soll die Kraft des Beckenbodens und das Bewusstsein für ihn verbessern.

Anwendung

Die Patientin wählt einen Konus mit einem Gewicht, das sie halten kann, ohne dass dieser herausrutscht. Der Konus wird wie ein Tampon in die Vagina eingeführt und für eine bestimmte Zeit getragen, typischerweise 10 bis 15 Minuten. Während dieser Zeit sollte die Patientin stehen oder sich bewegen, da die Schwerkraft die Muskulatur dazu zwingt, aktiv zu bleiben. Das Training erfolgt oft schrittweise, indem nach und nach schwerere Konen verwendet werden, um die Belastung zu steigern. Es ist wichtig, die Anwendung regelmäßig durchzuführen, um nachhaltige Effekte zu erzielen.

Indikationen

Beckenbodenkonen können insbesondere bei Frauen eingesetzt werden, die ihre Sensibilität für den Beckenboden verbessern möchten oder eine grundlegende Stärkung ihres Beckenbodens anstreben. Die Vaginalkonen können zur Unterstützung der Rückbildung nach der Geburt sowie zur Verbesserung der Wahrnehmung und Koordination der Beckenbodenmuskulatur dienen.

Einschränkungen

Trotz ihrer Einfachheit und breiten Verfügbarkeit haben Beckenbodenkonen auch klare Grenzen und Nachteile. Ein häufiges Problem beispielsweise besteht darin, dass das langfristige Tragen der Konen oft zu Verspannungen und Überlastungen der Beckenbodenmuskulatur führen kann, insbesondere wenn die Gewichte zu schwer gewählt werden.

Anstatt die Beckenbodenmuskulatur in ihrer vollen Funktion zu fördern, wird sie oft in einen statischen Haltezustand versetzt, was nicht die unterschiedlichen Muskelfunktionen wie Schnellkraft, Maximalkraft oder Koordination trainiert. Das Training mit den Vaginalkonen konzentriert sich in erster Linie auf das Bewusstsein und die statische Haltekraft, was für manche Frauen zwar ein Einstieg sein kann, jedoch kein umfassendes Beckenbodentraining darstellt. Funktionelle Übungen, die auch die Dynamik und das Zusammenspiel mit anderen Muskelgruppen wie Bauch-, Rücken- und Zwerchfellmuskulatur einbeziehen, sind wesentlich effektiver für eine langfristige Funktionsverbesserung.

Für viele Frauen können die Konen auch schlicht zu schwer sein, was Frustration oder sogar Beschwerden verursacht. Frauen mit stark geschwächter Muskulatur oder einem tief abgesenkten Beckenboden haben häufig Schwierigkeiten, selbst leichte Konen zu halten, was die Anwendung für sie ungeeignet macht.

Abschließend zusammengefasst können Beckenbodenkonen eine sinnvolle Ergänzung im Training sein, vor allem für Frauen, die ihre Sensibilität und Wahrnehmung für den Beckenboden steigern möchten. Allerdings ersetzen die Konen kein umfassendes funktionelles Training, das alle Aspekte der Beckenbodenfunktion abdeckt. Für Frauen mit schwacher oder schwer ansteuerbarer Muskulatur sowie für jene, die zu Verspannungen neigen, sind Beckenbodenkonen eher ungeeignet.

Manuelle interne Behandlung

Die manuelle interne Behandlung ist eine Methode, die gezielt auf die Muskulatur, die Faszien und die Triggerpunkte des Beckenbodens einwirkt. Dabei arbeitet die Therapeutin direkt über die Vagina oder, bei bestimmten Indikationen, auch über das Rektum. Mit geschulten Händen werden Verspannungen ertastet, Triggerpunkte gelöst und die Durchblutung sowie die Funktion des Gewebes verbessert. Vor der Therapie erfolgt eine sorgfältige Analyse der Beckenbodenmuskulatur, der Faszien und der angrenzenden Strukturen, um individuell auf die Beschwerden der Patientin eingehen zu können.

Durch sanften Druck, Mobilisation oder spezielle Massagetechniken können nicht nur Schmerzen reduziert, sondern auch Elastizität und Koordination der Muskulatur verbessert werden. Zusätzlich bietet die Behandlung eine Möglichkeit, die eigene Wahrnehmung für den Beckenboden zu schulen, was eine wichtige Grundlage für weitere Übungen und langfristige Besserung darstellt.

Funktionsweise

Die Therapeutin führt die Finger vorsichtig in die Vagina oder das Rektum ein, um die Muskeln zu ertasten und die Spannungszustände zu beurteilen. Im Anschluss werden gezielte Techniken angewendet, um verkürzte oder verspannte Muskeln zu dehnen und Triggerpunkte zu lösen. Gleichzeitig können Schwachstellen erkannt und Übungen zur Stärkung dieser Bereiche vermittelt werden.

Auch Organgewebe und die umliegenden Faszien rund um Harnröhre, Blase, Darm und Gebärmutter können behandelt und die Organe so in ihrer Funktion gestärkt werden. Die Behandlung erfolgt stets in engem Austausch mit der Patientin, um sicherzustellen, dass sie sich wohlfühlt und die Maßnahmen als hilfreich empfindet.

Die Sitzungen dauern in der Regel zwischen 20 und 60 Minuten und werden je nach Beschwerden in regelmäßigen Abständen wiederholt. Oft wird die manuelle Therapie mit weiteren Maßnahmen kombiniert, beispielsweise mit Übungen zur Stärkung oder Entspannung des Beckenbodens.

Indikationen

Die manuelle interne Behandlung eignet sich besonders bei:

- Chronischen oder akuten Becken(boden)schmerzen (z. B. Chronic Pelvic Syndrome, Vulvodynie, Dyspareunie, Symphysenschmerzen)
- Verspannungen der Beckenbodenmuskulatur
- Beschwerden nach Geburtsverletzungen oder Operationen
- Narbenbehandlungen (z. B. nach Episiotomie oder Kaiserschnitt)
- Beckenbodenfehlfunktionen wie Inkontinenz oder einer Senkung
- Vorbereitung oder Nachsorge von Operationen im Beckenbereich
- Geburtsvorbereitend zur Lösung von Verspannungen

Von einer manuellen internen Behandlung profitieren besonders Patientinnen mit Schmerzen, Narben oder Verspannungen, die andere Maßnahmen oft nur begrenzt lösen können. Gleichzeitig fördert sie das Körperbewusstsein und schafft die Grundlage für ein langfristig erfolgreiches Training. Wichtig für den langfristigen Therapieerfolg ist es, den Auslöser, der zu den Verspannungen des Beckenbodens geführt hat, aufzulösen. Dazu sind unter anderem funktionelle Übungen und Anpassungen im Alltag – beispielsweise eine Atemschulung oder gegebenenfalls eine Bruxismusbehandlung – nötig.

Elektromagnetische Beckenbodentherapie (HIFEM)

Geräte für die elektromagnetische Beckenbodentherapie sind ergonomisch gestaltete Stühle, die mit einer integrierten HIFEM-Technologie (High-Intensity Focused Electromagnetic Technology) ausgestattet sind. Sie erzeugen gezielte elektromagnetische Impulse, die auf die Beckenbodenmuskulatur wirken, ohne dass sich die Patientin entkleiden oder aktiv mitarbeiten muss. Die Therapie ist nicht invasiv und findet in einer entspannten Sitzposition statt. Die HIFEM-Technologie erzeugt supramaximale Muskelkontraktionen, die tief in die Beckenbodenmuskulatur wirken. Diese intensiven Kontraktionen stärken die Muskeln und verbessern ihre Funktion. Gleichzeitig wird die Durchblutung im Beckenbodenbereich gefördert. Der Effekt ähnelt einem hochintensiven Training, wodurch die Beckenbodenmuskulatur gekräftigt und stabilisiert wird.

Anwendung

Die Patientin nimmt vollständig bekleidet auf dem Gerät Platz, während die Behandlung gestartet wird. Eine Sitzung dauert 20 bis 30 Minuten, während der das Gerät elektromagnetische Impulse abgibt, die die Beckenbodenmuskulatur zu rhythmischen Kontraktionen anregen. Diese Kontraktionen sind intensiver, als sie durch bewusstes Anspannen erreicht werden könnten. Eine vollständige Therapie umfasst in der Regel mehrere Sitzungen pro Woche über mehrere Wochen hinweg. Während der Behandlung verspürt die Patientin ein leichtes Kribbeln oder rhythmische Muskelbewegungen, die jedoch nicht schmerzhaft sind.

Indikationen

Die elektromagnetische Beckenbodentherapie eignet sich insbesondere bei:

- Belastungs- und Dranginkontinenz
- Allgemeiner Beckenbodenschwäche, zum Beispiel nach der Schwangerschaft und nach der Geburt
- Leichten Senkungen der Blase oder Gebärmutter
- Präventiver Beckenbodenstärkung

Einschränkungen

Obwohl diese Technologie vielversprechende Ergebnisse bietet, gibt es auch Einschränkungen. Da die Behandlung passiv ist, werden die aktive Wahrnehmung und Ansteuerung der Beckenbodenmuskulatur durch die Patientin selbst nicht trainiert. Diese bewusste Kontrolle ist für die langfristige Funktion und Stabilität des Beckenbodens jedoch entscheidend.

Die elektromagnetische Beckenbodentherapie bietet eine zeiteffiziente Möglichkeit, die Beckenbodenmuskulatur zu trainieren. Für ein lang anhaltendes Ergebnis ist ein anschließendes aktives Training durch die Patientin selbst notwendig.

TEIL 3

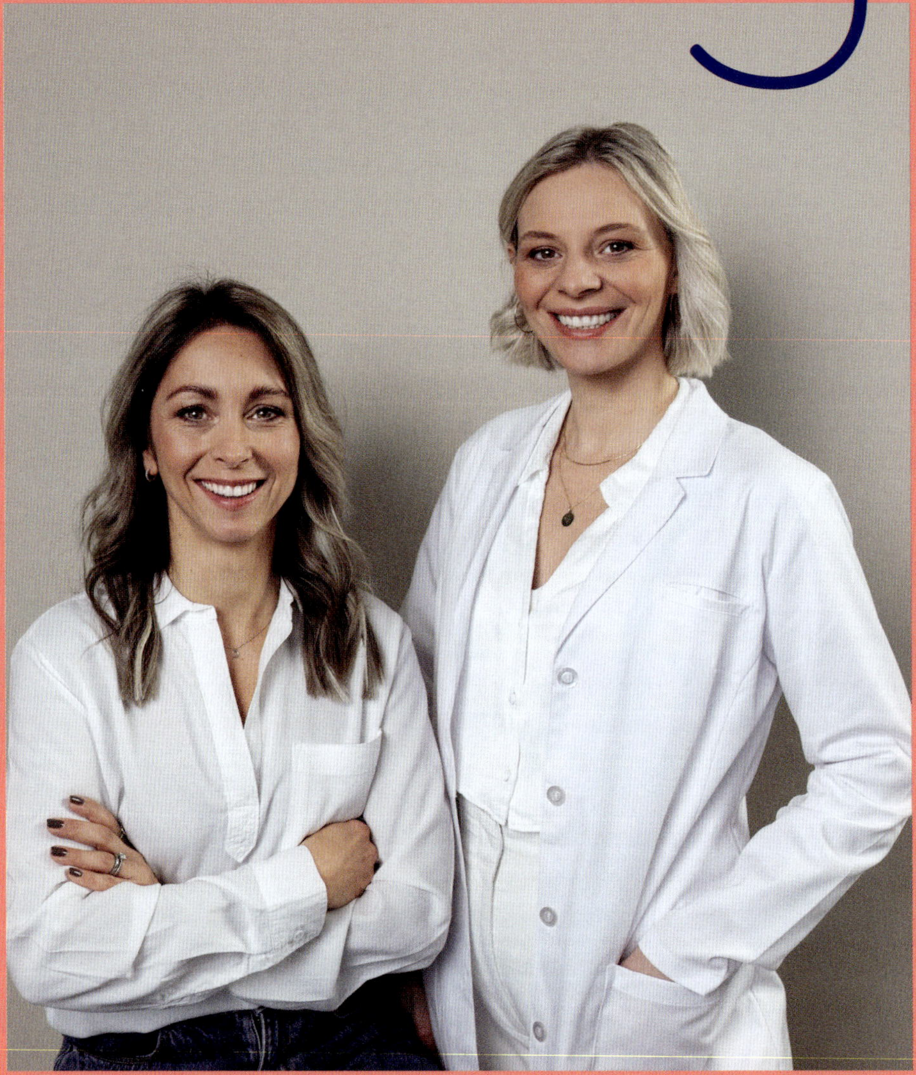

BECKENBODEN FOREVER

Sex, Hormone, Lifestyle –
und wie du selbst
den Unterschied machst

BECKENBODEN UND SEX: WARUM ER EINE SCHLÜSSELROLLE SPIELT

Der Beckenboden ist nicht nur ein verborgenes Kraftzentrum, das unsere inneren Organe stützt, Inkontinenz vorbeugt und für Stabilität sorgt – er hat auch einen enormen Einfluss auf unser sexuelles Erleben. In meiner Sprechstunde sehe ich viele Frauen, die an Libidoverlust, Schmerzen beim Sex oder ausbleibenden Orgasmen leiden. Dabei sind sich viele Frauen gar nicht bewusst, welche entscheidende Rolle der Beckenboden beim Sex spielt und wie stark Erregung und Lustgefühle vom Zustand des Beckenbodens abhängen.

Viele Frauen sprechen auch nicht gerne über ihr Sexleben; sie schämen sich, ihre Probleme anzusprechen oder akzeptieren sie als normal. Ich bin überzeugt davon, dass ein gesunder Beckenboden die Grundlage für ein erfülltes Sexualleben darstellt, gleichzeitig können Probleme wie Verspannungen oder eine Schwäche dieser Muskulatur zu Beschwerden wie Schmerzen, verminderter Erregbarkeit und Unzufriedenheit führen. Deshalb darf dieses Kapitel auch nicht fehlen.

Der Beckenboden als Zentrum der Erregung

Dein Beckenboden reagiert unmittelbar auf sexuelle Erregung, indem sich die Muskeln anspannen und entspannen. Dies geschieht zum einen unwillkürlich, zum anderen kannst du sie aber auch bewusst einsetzen, um das Lustempfinden zu steigern. Beim rhythmischen Anspannen und Entspannen passiert dann Folgendes:

1. Erhöhte Durchblutung: Jede Kontraktion fördert den Blutfluss in den Beckenbereich, was die Klitoris und die Vagina empfindlicher für sexuelle Reize macht.
2. Steigerung der Erregung: Durch das Anspannen der Beckenbodenmuskeln wird die Reibung während des Geschlechtsverkehrs erhöht und Nerven werden stimuliert, was die Intensität der Empfindungen steigert.
3. Intensivere Orgasmen: Der Orgasmus selbst besteht aus einer Serie von unwillkürlichen Beckenbodenkontraktionen. Wenn du diese Muskeln während des Geschlechtsverkehrs bewusst einsetzt, kannst du die Intensität und Dauer der Kontraktionen beeinflussen.
4. Entspannung und Wohlbefinden: Nach dem Sex hilft das bewusste Entspannen des Beckenbodens, Schmerzen oder Reizungen vorzubeugen und ein Gefühl der Erholung zu fördern.

Du kannst diese Techniken aktiv in dein sexuelles Erleben einbauen. Beispielsweise kannst du den Beckenboden vor dem Eindringen bewusst entspannen, um Schmerzen vorzubeugen, und während des Geschlechtsverkehrs gezielt rhythmisch oder auch haltend anspannen, um die Lust zu steigern. Diese bewusste Steuerung ist nicht nur hilfreich, sie kann dein sexuelles Selbstbewusstsein deutlich stärken.

Lustkiller verspannter Beckenboden

Während ein gesunder Beckenboden Lustgefühle verstärken und den Geschlechtsverkehr erleichtern kann, ist ein verspannter Beckenboden oft ein Hindernis. Wie schon ausführlich im Kapitel »Der Beckenboden und seine Funktionsstörungen« (siehe S. 41ff.) beschrieben, kann ein verspannter Beckenboden zu Schmerzen, Hautirritationen und Missempfindungen wie einem »Brennen« führen, die oft noch lange nach dem Sex spürbar sind.

Ein verspannter Beckenboden schränkt außerdem die Fähigkeit ein, sich während des Sex zu entspannen – eine Voraussetzung für Erregung und Orgasmus. Die eingeschränkte Durchblutung und die ständige Spannung können das Lustempfinden deutlich reduzieren und sogar dazu führen, dass Orgasmen ausbleiben. In extremen Fällen kann ein stark verspannter Beckenboden den Geschlechtsverkehr unmöglich machen, was als Vaginismus bezeichnet wird.

Schmerzen beim Geschlechtsverkehr

Weltweit sind 8 bis 35 Prozent der Frauen von Dyspareunie betroffen. Dabei sind die Zahlen nach Geburten und während der Schwangerschaft nochmals höher. Die Ursachen sind vielfältig und lassen sich nicht auf einen simplen Faktor reduzieren. Was häufig als vorübergehendes Problem abgetan wird, hat oft tiefere medizinische Hintergründe, die nicht selten eng mit dem Beckenboden verbunden sind. Leider haben viele Frauen einen sehr langen Leidensweg hinter sich, bis die Ursache gefunden ist. Ich erlebe in der Praxis auch immer wieder Frauen, die denken, es sei normal, nach einer Geburt Schmerzen zu haben, oder die erst dann erzählen, dass sie noch nie schmerzfreien Sex hatten. Es ist wichtig, die zugrunde liegenden Mechanismen zu verstehen, um die Symptome richtig einordnen zu können. Besonders die Beckenbodenmuskulatur, verklebte Faszien, die Beschaffenheit der vaginalen Schleimhaut und damit einhergehende Nervenreizungen sowie emotionale Faktoren spielen eine große Rolle.

Auch während der Schwangerschaft berichten viele Frauen von Schmerzen beim Geschlechtsverkehr. Dabei nimmt die Zahl der Betroffenen im Laufe der Schwangerschaft zu. Durch das wachsende Gewicht und eine Veränderung der Last im Becken kommt es zum Beispiel zu Verspannungen im Beckenbodenbereich, die den Schmerz auslösen. Aber auch emotionale Faktoren wie Angst und Erschöpfung können Schmerzen nach sich ziehen. Dass es häufig auftritt, heißt aber keinesfalls, dass man nichts dagegen tun kann. Auch bereits in der Schwangerschaft kann durch eine genaue Untersuchung die Ursache häufig gefunden und oftmals auch eine Verbesserung erzielt werden. Nach der Geburt ist Dyspareunie ebenfalls ein häufiges Phänomen. Studien zeigen, dass 85,7 Prozent der Frauen beim ersten vaginalen Geschlechtsverkehr nach der Geburt Schmerzen verspüren. Selbst nach 18 Monaten hatten 23,4 Prozent der Frauen beim Sex noch Schmerzen. Diese Zahlen verdeutlichen, dass es sich um ein längerfristiges Problem handelt, das nicht ignoriert werden sollte. Frauen, die einen Notkaiserschnitt oder eine Vakuumextraktion hatten, sind doppelt so häufig von Dyspareunie betroffen wie Frauen, die eine spontane Geburt erlebten. Aber auch ein geplanter Kaiserschnitt schützt nicht vor Dyspareunie: So leiden auch knapp zehn Prozent der Frauen in der Folge eines geplanten Kaiserschnitts an Schmerzen beim Sex.

Auch durch Hormonmangel bedingt

Einer der Hauptgründe für Schmerzen beim Geschlechtsverkehr nach der Geburt ist der Hormonmangel, der indirekt durch das Stillen ausgelöst wird. So zeigen Studien, dass stillende Frauen sechs Monate nach Geburt fast doppelt so häufig eine Dyspareunie hatten wie Frauen, die nicht stillten. Durch den erhöhten Prolaktinspiegel, der die Milchproduktion fördert, kommt es häufig über mehrere Monate zu einer Unterdrückung des Eisprungs und infolgedessen zu einem Östrogenmangel. Die Schleimhaut wird dadurch sehr dünn und auch trockener. Es kann zu kleinen Rissen oder Abschürfungen kommen, die ein anhaltendes Brennen nach dem Sex nach sich ziehen und durch den Östrogenmangel schlechter verheilen. Ich sage meinen Patientinnen immer liebevoll, dass sie, solange ihre Periode ausbleibt, eine ähnliche hormonelle Situation erleben wie nach den Wechseljahren. Denn da treten mit dem Ausbleiben der Periode dieselben vaginalen Veränderungen auf. Meist beginnt es zwei bis drei Monate nach der Geburt, dass der Östrogenmangel in der Scheide sichtbar (dünne Haut mit durchschimmernden Gefäßen) und spürbar wird. Glücklicherweise gibt es Behandlungen, die genau hier ansetzen: lokale Östrogencremes oder -zäpfchen (bioidentische Präparate) und die vaginale Lasertherapie, die das Bindegewebe der Vagina stärkt und die Schleimhautregeneration fördert.

Es ist entscheidend, dass Frauen ihre Beschwerden ernst nehmen und sich nicht mit dem Schmerz abfinden. Egal ob es durch eine Schwangerschaft, durch eine Geburt oder aus anderen Gründen zu den Schmerzen gekommen ist: Es gibt immer Möglichkeiten, etwas zu tun und den Weg zu einem schmerzfreien, erfüllten Sexualleben zu finden. Besonders belastend ist es, wenn Ärztinnen die Beschwerden nicht ernst nehmen und sagen: »Da ist nichts, ich sehe nichts, entspannen Sie sich mal mehr.« Oftmals wird auch nur eine Empfehlung für ein Gleitgel gegeben, was die Beschwerden alles andere als lindert.

Der erste Schritt, um den Teufelskreis aus Schmerz, Angst und Anspannung zu durchbrechen, besteht darin, sich Hilfe zu holen und das Thema anzusprechen. Sichtbare körperliche Befunde wie Narben, Verspannungen oder dünne Schleimhäute sollten in jedem Fall gezielt behandelt werden. Meditationen und Atemübungen können helfen, Angst und Anspannung im Körper zu lösen und eventuelle emotionale Themen aufzudecken.

Die Bedeutung eines gesunden Beckenbodens für schmerzfreien Sex

Ein gesunder Beckenboden zeichnet sich durch eine Balance aus Stärke und Elastizität aus. Diese Flexibilität ermöglicht es den Muskeln, sich während der Erregung anzuspannen und so die Lust zu steigern und sich anschließend zu entspannen, um das Eindringen angenehm zu gestalten. Diese Wechselwirkung ist entscheidend für schmerzfreien Sex.

Frauen mit einem geschwächten Beckenboden können das Gegenteil erleben: Die Muskulatur bietet möglicherweise nicht genug Halt, um die Vagina eng genug zu umfassen, was die Reibung und damit das Lustempfinden reduziert. Ein schwacher Beckenboden kann auch die Durchblutung verringern, was die Empfindlichkeit und die Fähigkeit zur Erregung mindert.

Der Beckenboden ist weit mehr als nur ein unsichtbarer Muskel – er ist eine Schaltzentrale, die dein sexuelles Erleben entscheidend beeinflusst. Ein gesunder, trainierter Beckenboden ermöglicht intensivere Lustgefühle, schmerzfreien Geschlechtsverkehr und stärkere Orgasmen.

Besonders wichtig: Frauen, die eine emotional negative Erfahrung mit Sex gemacht haben, berichten deutlich häufiger von Schmerzen beim Sex. Der Beckenboden steht in der Tradition des Yoga für das energetische Zentrum und den Träger der Lebensenergie. Er reagiert stark auf Emotionen wie Angst und Stress – oft unbewusst. In der yogischen Philosophie wird dieser Bereich mit dem Wurzelchakra in Verbindung gebracht, das für Sicherheit und Stabilität steht. Wenn dieser Bereich durch negative Emotionen oder traumatische Erlebnisse aus dem Gleichgewicht gerät, kann es zu anhaltenden Verspannungen und Blockaden kommen. Die dann wiederum zu Schmerzen führen, auch wenn es vordergründig keinen Grund (mehr) für die Verspannung gibt. Wenn du lernst, deinen Beckenboden bewusst wahrzunehmen und einzusetzen sowie emotionale Blockaden zu lösen, kannst du dein sexuelles Erleben auf eine völlig neue Ebene heben. Und das Beste: Es ist nie zu spät, ihn zu entdecken und zu pflegen!

VITAMIN D: DER UNTERSCHÄTZTE HELFER DES BECKENBODENS

Vitamin D ist weitaus mehr als nur ein Unterstützer für gesunde Knochen - es spielt eine zentrale Rolle in der Muskelfunktion und beeinflusst damit auch die Gesundheit des Beckenbodens. Ein Vitamin-D-Mangel kann die Funktion der muskulären und bindegewebigen Struktur des Beckenbodens erheblich beeinträchtigen und das Risiko für verschiedene Beckenbodenerkrankungen wie Inkontinenz und Organsenkungen erhöhen.

Wissenschaftliche Studien haben gezeigt, dass ein ausreichender Vitamin-D-Spiegel die Muskelkraft und die Stabilität der Muskulatur verbessert, die Größe der Muskelfasern beeinflusst und den Abbau von Muskelfasern verhindert. Die Mechanismen hinter diesen Effekten umfassen nicht nur eine Stärkung der Muskulatur, sondern auch eine verbesserte Funktion der Blase durch die Aktivierung von Vitamin-D-Rezeptoren in der Beckenboden- und Detrusormuskulatur. Dies kann dazu beitragen, eine Blasenüberaktivität zu regulieren und die Kapazität der Blase zu verbessern.

Studienergebnisse: Vitamin-D-Supplementation

In einer klinischen Beobachtung wurde festgestellt, dass Frauen mit Symptomen von Beckenbodenfunktionsstörungen wie Harninkontinenz, Stuhlinkontinenz oder Beckenorganprolaps häufig niedrige Vitamin-D-Spiegel aufwiesen. Dabei wurde auch ein klarer Zusammenhang zwischen höheren Vitamin-D-Spiegeln und einem verringerten Risiko für Beckenbodenerkrankungen beobachtet. So zeigte sich, dass Frauen mit ausreichendem Vitamin-D-Spiegel eine deutlich geringere Wahrscheinlichkeit haben, an Harninkontinenz zu leiden.

In einer weiteren Studie zeigte sich, dass Frauen über 50 mit Vitamin-D-Werten über 30 Nanogramm pro Milliliter ein um 45 Prozent geringeres Risiko für Harninkontinenz hatten als gleichaltrige Frauen mit niedrigeren Vitamin-D-Spiegeln.

In einer Untersuchung, bei der postmenopausale Frauen über acht Wochen 50 000 I. E. Vitamin D pro Woche einnahmen, reduzierte sich die Häufigkeit von nächtlichem Wasserlassen sowie die Schwere der Harninkontinenz deutlich. Vor der Behandlung berichteten mehr als 70 Prozent der Frauen über eine starke Beeinträchtigung ihrer Lebensqualität durch die Symptome – nach der Behandlung war diese Zahl signifikant gesunken.

Darüber hinaus wurde bei postmenopausalen Frauen ein Zusammenhang zwischen einem Vitamin-D-Mangel (25-OH-Vitamin-D < 50 nmol/l) und einer höheren Prävalenz von Beckenorganprolaps beobachtet. Interessanterweise zeigte sich, dass auch umgekehrt ein Vitamin-D-Mangel ein signifikanter systemischer Faktor für die Entwicklung eines Beckenorganprolapses sein kann.

Den Speicher optimal füllen

Um den Vitamin-D-Spiegel zu optimieren, gibt es verschiedene Wege. Regelmäßige Sonnenexposition ist eine der effektivsten Methoden, da sie die körpereigene Vitamin-D-Produktion anregt. Dabei ist entscheidend zu wissen, dass nur in den Monaten April bis Oktober die Sonnenstrahlung hierzulande ausreicht, um die Vitamin-D-Synthese anzuregen. In den Herbst- und Wintermonaten ist dies nicht möglich. Auch Sonnenschutzmittel verhindern die ausreichende Bildung von Vitamin D.

Neben der Sonne spielt auch die Ernährung eine wichtige Rolle: Fettreicher Fisch wie Lachs, Makrele und Hering sowie Eier und angereicherte Lebensmittel wie Milchprodukte oder pflanzliche Alternativen können helfen, den Vitamin-D-Spiegel geringfügig zu erhöhen. Bei bekannten Defiziten oder in Regionen mit geringer Sonneneinstrahlung, insbesondere in den Wintermonaten, sind Vitamin-D-Präparate eine wertvolle Ergänzung, um eine ausreichende Versorgung sicherzustellen. Hierbei empfehle ich immer eine Bestimmung des Vitamin-D-Spiegels, um die Dosierung genau anzupassen.

Zusammenfassend lässt sich sagen, dass Vitamin D ein zentraler Faktor sowohl bei der Prävention von Beckenbodenschwäche als auch bei bestehenden Problemen wie Harninkontinenz oder Beckenorganprolaps ist. Besonders in der Schwangerschaft, nach einer Geburt und für postmenopausale Frauen, die ein erhöhtes Risiko für Beckenbodenprobleme aufweisen, ist die Bestimmung und die Auffüllung des Vitamin-D-Spiegels ein wichtiger Bestandteil der Prävention und Therapie.

GESUNDER DARM: WARUM VERSTOPFUNGEN SO SCHÄDLICH SIND

Ein gesunder Verdauungstrakt ist essenziell für die Gesundheit und die Belastbarkeit des Beckenbodens. Chronische Verstopfungen belasten die Beckenbodenmuskulatur erheblich und können langfristig zu schwerwiegenden Problemen führen. Wissenschaftliche Studien zeigen, dass bei bis zu 30 Prozent der Menschen mit chronischer Verstopfung Beckenbodenfunktionsstörungen eine Rolle spielen.

Das wiederholte Pressen über einen längeren Zeitraum hinweg kann die Beckenbodenmuskulatur überdehnen, ihre natürliche Spannkraft schwächen und so die Grundlage für verschiedene Beschwerden schaffen. Zu den häufigsten Problemen, die durch chronische Verstopfungen und den damit verbundenen Druck auf den Beckenboden entstehen, gehören eine allgemeine Beckenbodenschwäche, Inkontinenz und Organsenkungen.

Beckenbodenschäden durch Verstopfung

Eine geschwächte Beckenbodenmuskulatur verliert ihre Fähigkeit, den Druck auf die inneren Organe abzufangen, was das Risiko erhöht, dass Blase, Darm oder Gebärmutter absinken. Auch ein ungewollter Harn- oder Stuhlverlust tritt häufiger auf, da die Muskeln nicht mehr stark genug sind, um die nötige Kontrolle auszuüben. Darüber hinaus können Analfissuren oder Hämorrhoiden entstehen, da der erhöhte Druck auf die Schleimhaut des Analkanals zusätzliche Reizungen oder Verletzungen verursacht.

In Studien zeigte sich sogar, dass Verstopfungen als ein ebenso wichtiger Risikofaktor für Beckenbodenschäden gelten wie geburtstraumatische Ereignisse. Dies macht deutlich, wie wichtig es ist, dem Verdauungstrakt Beachtung zu schenken – nicht nur für das allgemeine Wohlbefinden, sondern auch um den Beckenboden langfristig zu schützen.

Ballaststoffe und Bewegung für eine gute Verdauung

Die gute Nachricht ist, dass es einfache und ausgesprochen effektive Maßnahmen gibt, um Verstopfungen vorzubeugen und so den Beckenboden zu entlasten. Eine ballaststoffreiche Ernährung ist dabei entscheidend. Ballaststoffe, die in Vollkornprodukten, Obst, Gemüse, Hülsenfrüchten und Nüssen vorkommen, binden Wasser und fördern die Stuhlmasse, wodurch der Stuhlgang erleichtert wird. Mindestens 30 Gramm Ballaststoffe täglich sollten das Ziel sein. Gleichzeitig ist es wichtig, ausreichend Flüssigkeit zu sich zu nehmen. Eine Wasseraufnahme von mindestens anderthalb bis zwei Liter pro Tag hilft, die Ballaststoffe im Darm aufquellen zu lassen und den Stuhl geschmeidig zu halten.

Gerade in der Schwangerschaft und nach der Geburt kann auch eine Magnesiumsubstitution dabei unterstützen, die Darmtätigkeit sanft anzuregen. In dieser Zeit besteht ein erhöhter Bedarf an Magnesium, den der Körper über eine ergänzende Zufuhr gut ausgleichen kann. Überschüssiges Magnesium wird nicht gespeichert, sondern über den Darm ausgeschieden – was gleichzeitig zu einer natürlichen Stuhlaufweichung führen kann.

Auch Bewegung spielt eine ganz zentrale Rolle. Regelmäßige körperliche Aktivität, sei es durch Spaziergänge, Yoga oder andere sanfte Übungen, regt die Darmtätigkeit an und unterstützt auf diese Weise eine regelmäßige Verdauung. Eine entspannte Toilettenroutine ist ebenfalls hilfreich. Zeitdruck und falsche Haltungen sollten vermieden werden.

Ein gesunder Verdauungstrakt und ein achtsamer Umgang mit dem eigenen Körper sind der Schlüssel zu einem starken und belastbaren Beckenboden. Indem wir Verstopfungen vermeiden und unseren Alltag bewusst gestalten, schützen wir nicht nur unsere Verdauung, sondern auch die Basis unseres Wohlbefindens.

BECKENBODEN UND HORMONE: EINE FASZINIERENDE VERBINDUNG

Der weibliche Zyklus ist ein fein abgestimmtes Zusammenspiel von Hormonen, die nicht nur die Fortpflanzung, sondern auch viele andere Prozesse im Körper beeinflussen – darunter die Gesundheit und Funktion des Beckenbodens. Dein Beckenboden ist nicht statisch, sondern reagiert sensibel auf hormonelle Veränderungen während der verschiedenen Phasen deines Zyklus.

Egal ob du Menstruationsbeschwerden hast, dich auf eine Schwangerschaft vorbereitest oder einfach mehr über deinen Körper erfahren möchtest – das Verständnis dieser Zusammenhänge ist der Schlüssel, um bewusster mit deinem Beckenboden umzugehen. Zahlreiche Frauen, die uns schreiben oder sich in meiner Praxis vorstellen, spüren diese Veränderungen nach einer Schwangerschaft noch intensiver und waren sich dieser Veränderungen vorher gar nicht bewusst. Mit diesem Wissen kannst du auch deinen Alltag und deinen Sport besser auf deinen Beckenboden abstimmen.

Die Grundlagen

Der Menstruationszyklus wird in zwei Hauptphasen unterteilt: die Follikelphase (erste Zyklushälfte) und die Lutealphase (zweite Zyklushälfte). Die beiden Phasen sind durch den Eisprung voneinander getrennt. Dabei kann die erste Zyklushälfte in ihrer Länge variieren, während die zweite Zyklushälfte im gesunden Zyklus stabil 12 bis 14 Tage lang ist. Während dieser Phasen verändern sich nicht nur die Hormonspiegel von Östrogen und Progesteron, sondern auch die Position und Konsistenz des Gebärmutterhalses sowie die Durchblutung, die Spannkraft und die Elastizität des Beckenbodens.

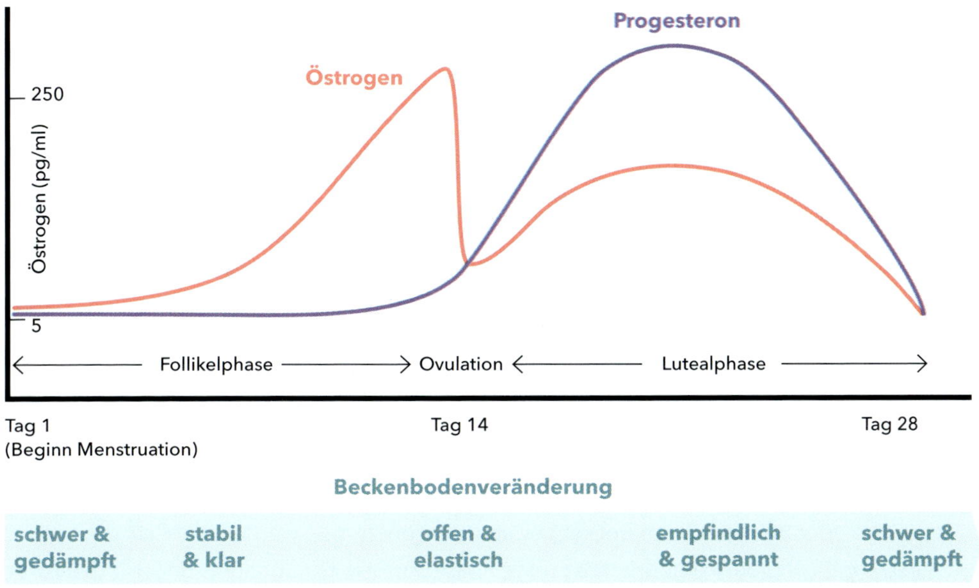

Die verschiedenen Phasen des weiblichen Zyklus und zyklische Beckenbodenveränderungen

Follikelphase: Unter Einfluss von Östrogen wird der Beckenboden zunehmend stabiler. **Ovulationsphase:** Kurzzeitiger Hormonabfall mit gegebenenfalls spürbarer Beckenbodenschwäche. **Lutealphase:** Geprägt vom Progesteronanstieg und weniger starkem Östrogenanstieg mit gegebenenfalls weniger belastbarem Beckenboden. **Menstruationsphase:** Hormonelles Tief mit deutlicher Schwäche des Beckenbodengewebes.

Der Beckenboden im Verlauf des Zyklus

Im Verlauf des weiblichen Zyklus verändert sich nicht nur der Hormonspiegel, sondern auch die Beschaffenheit des Beckenbodens. Die hormonellen Schwankungen beeinflussen Kraft, Spannung und Stabilität. Ein Verständnis dieser Zusammenhänge ist wichtig, um Training und Therapie optimal auf den Zyklus abzustimmen.

Erste Zyklushälfte: Follikelphase (Tag 1 bis Eisprung)

Nach der Menstruation beginnt der Östrogenspiegel aufgrund der neu heranreifenden Eizellen allmählich anzusteigen. Östrogen hat eine stärkende und straffende Wirkung auf das Bindegewebe und die Muskulatur, einschließlich die des Beckenbodens. Im Laufe dieser Phase fühlen sich viele Frauen kräftiger und stabiler, sowohl körperlich als auch mental. Die Durchblutung und Elastizität des Beckenbodens wird verbessert, was ihn widerstandsfähiger gegenüber Belastungen macht.

Auch die Zervixposition und -beschaffenheit verändert sich: Sie steigt nach der Menstruation höher und wird zum Eisprung hin weicher.

Ovulationsphase (Eisprung)

Um den Eisprung herum kommt es zu einem vorübergehenden hormonellen Umschwung. Der Östrogenspiegel erreicht seinen Höhepunkt und fällt dann abrupt ab, bevor er noch einmal flacher ansteigt. Dieser abrupte Hormonabfall vor allem des Östrogens kann von vielen Frauen als Schwäche oder Instabilität im Beckenboden wahrgenommen werden, ähnlich wie kurz vor der Menstruation. Biologisch gesehen ist diese Phase eine Art Übergang, in der sich der Körper darauf vorbereitet, entweder eine Schwangerschaft zu unterstützen oder in die Lutealphase überzugehen.

Die Zervix ist in dieser Phase des Eisprungs am weichsten, am höchsten positioniert und leicht geöffnet, um die Spermien optimal durchzulassen. Der Zervixschleim wird klar und spinnbar, oft mit der Konsistenz von rohem Eiweiß, um optimale Bedingungen für die Befruchtung zu schaffen. Für Frauen, die ihren Zyklus beobachten, ist dies ein deutlicher Hinweis auf die fruchtbaren Tage.

Zweite Zyklushälfte: Lutealphase (nach dem Eisprung)

Nach dem Eisprung übernimmt Progesteron die führende Rolle. Dieses Hormon bereitet den Körper auf eine mögliche Schwangerschaft vor, indem es die Muskulatur entspannt und das Gewebe weicher macht.

Der Beckenboden kann sich in dieser Phase, der Lutealphase, »lockerer« oder weniger stabil anfühlen. Dies ist biologisch auch sinnvoll, da der Körper Platz für ein wachsendes Baby schaffen würde. Aber nicht alle Frauen spüren in dieser Zeit eine bewusste Schwäche. Denn auch Östrogen ist in dieser Phase präsent – wenn auch in geringeren Mengen als vor dem Eisprung: Es wirkt weiterhin stabilisierend auf das Bindegewebe und den Beckenboden. Manche Frauen fühlen sich deshalb sogar noch einige Tage kräftig und fit, bevor die Hormonspiegel dann weiter absinken.

In der Lutealphase, also in der Zeit nach dem Eisprung, wird die Zervix wieder fester. Sie verschließt sich und wandert nach unten, um eine möglicherweise eingetretene Schwangerschaft zu schützen.

Kurz vor und während der Menstruation

In den letzten Tagen vor der Periode fallen sowohl Östrogen als auch Progesteron deutlich ab. Dieses hormonelle »Tal« kann dazu führen, dass sich der Beckenboden noch einmal deutlich schwächer anfühlt. Frauen berichten oft von einem Gefühl der Schwere oder einem Rückgang der Kraft und Spannung im Beckenboden. Gleichzeitig sinkt die Zervix noch einmal tiefer, sie wird weicher und öffnet sich leicht, um die Menstruationsblutung zu ermöglichen. Dies kann das Gefühl von Druck oder Schwere im Beckenboden noch verstärken.

Während der Menstruation bleiben diese Veränderungen zunächst bestehen. Viele Frauen nehmen in dieser Phase eine erhöhte Sensibilität oder Verspannung im Beckenboden wahr, möglicherweise begleitet von Krämpfen oder Schmerzen.

Fazit: Die hormonellen Schwankungen im Zyklus haben einen direkten Einfluss auf den Beckenboden und die Zervixposition. Indem du dich mit diesen Veränderungen vertraut machst, kannst du gezielt darauf reagieren. Dein Zyklus ist ein wertvoller Leitfaden, um die Verbindung zu deinem Beckenboden zu stärken und deinen Körper besser zu verstehen.

ÜBUNG
Beobachte deinen Beckenboden im Zyklus

Der Zyklus bietet eine tolle Gelegenheit, die Veränderungen in deinem Beckenboden bewusst wahrzunehmen. Nimm dir für einen Monat Zeit, um täglich einen Beckenbodencheck durchzuführen. Notiere dir folgende Beobachtungen:

- Wo im Zyklus befindest du dich (Menstruation, vor/während/nach dem Eisprung)?
- Wie fühlt sich dein Beckenboden heute an (stark, schwach, verspannt)?
- Kannst du deinen Beckenboden gut ansteuern (fällt dir die Aktivierung oder Entspannung schwer)?
- Was bemerkst du an deiner Zervixposition (niedrig/hoch, weich/fest, offen/geschlossen)?

Diese tägliche Übung hilft dir, die Verbindung zwischen deinem Zyklus und deinem Beckenboden besser zu verstehen. Mit der Zeit kannst du Muster erkennen, die es dir ermöglichen, deine Übungen und Aktivitäten gezielt an die Bedürfnisse deines Körpers anzupassen.

Beckenbodentraining und Sport im Zyklus: Was eignet sich wann?

Der weibliche Zyklus beeinflusst nicht nur, wie du dich körperlich fühlst, sondern auch welche Übungen und Bewegungsformen dir guttun. Du kannst dein Beckenbodentraining und deinen Sport gezielt an die jeweilige Zyklusphase anpassen, um das Beste für Wohlbefinden, Stabilität und Kraft herauszuholen.

Erste Zyklushälfte: Follikelphase

Klingt die Periode ab, eignet sich diese Phase ideal für kräftigende Übungen und Sportarten, die Kraft, Ausdauer und Dynamik fördern. Der Körper fühlt sich oft belastbarer an, da die Muskulatur stärker und das Bindegewebe widerstandsfähiger ist. Diese Aktivitäten und Übungen eignen sich besonders:

- **Kräftigende Beckenbodenübungen:** Aktive Kontraktionen des Beckenbodens (in Kombination mit der Ausatmung) fördern die Muskelkraft.
- **Krafttraining und HIIT:** Der Beckenboden kann in dieser Phase gut Stabilität liefern, um intensivere Work-outs zu unterstützen.
- **Core-Übungen:** Bauch-, Rücken- und Beckenbodenübungen harmonieren gut und ergänzen sich gegenseitig.
- **Ausdauersport:** Laufen, Radfahren oder Schwimmen fühlen sich oft leicht an und fördern die allgemeine Fitness.

Ovulationsphase

In der Ovulationsphase, wenn der Östrogenspiegel seinen Höhepunkt erreicht, fühlen sich viele Frauen energiegeladen. Wiederum andere spüren den abrupten Hormonwechsel, der ein Gefühl von Instabilität oder Schwäche im Beckenboden auslösen kann. Diese Phase eignet sich gut für Aktivitäten und Übungen, die sowohl Kraft als auch Mobilität fördern, jedoch keine Überbelastung darstellen:

- **Balance- und Stabilitätsübungen:** Übungen, die auf die Körpermitte und den Beckenboden abzielen, fördern die Ausgeglichenheit (z. B. Plank-Varianten, Balanceübungen im Stand).
- **Sanfte Mobilisation:** Beckenbewegungen wie Beckenschaukeln oder das Kreisen der Hüfte sind wohltuend und fördern die Durchblutung.
- **Yoga oder Pilates:** Hier liegt der Fokus auf fließenden Bewegungen und einer bewussten Atmung zur Unterstützung des Beckenbodens.

Zweite Zyklushälfte: Lutealphase

In dieser Phase dominiert Progesteron, was entspannend auf die Muskulatur und das Bindegewebe wirkt und zu einem weniger straffen oder stabilen Gefühl im Beckenboden führen kann. Übungen sollten darauf abzielen, Stabilität und sanfte Aktivierung zu fördern, ohne starke Belastung. Diese Aktivitäten und Übungen eignen sich besonders:

- **Sanfte Beckenbodenübungen:** Leichte Aktivierungen und bewusstes Loslassen fördern die Wahrnehmung und helfen, Spannungen auszugleichen.
- **Stabilitätsübungen:** Übungen im Vierfüßlerstand (z.B. Katze-Kuh oder Beckenbodenaktivierung mit Arm-/Beinheben) unterstützen die Stabilität des Rumpfes.
- **Gelenkschonende Aktivitäten:** Spazierengehen, Schwimmen oder leichtes Radfahren entlasten und fördern die Bewegung.
- **Stretching und Mobilisation:** Dehnungen, die sanft die Hüfte, den Rücken und den Beckenboden öffnen, sind ideal.

Kurz vor und während der Menstruation

Der hormonelle Tiefpunkt geht oft mit dem Gefühl der größten Schwäche im Beckenboden und einem vermehrten Schweregefühl einher. Viele Frauen verspüren ein Bedürfnis nach Ruhe oder sanfter Bewegung, die die Durchblutung fördert und Krämpfe lindert. Diese Zeit ist ideal, um den Fokus auf Entspannung, Regeneration und Selbstfürsorge zu legen. In dieser Phase eignen sich die folgenden Aktivitäten und Übungen:

- **Beckenbodenentspannung:** Atemtechniken und Übungen, die das bewusste Loslassen des Beckenbodens fördern, sind besonders wohltuend.
- **Sanftes Yoga:** Positionen wie die Kindshaltung, die tiefe Hocke oder der Schmetterling helfen, Spannungen im Becken zu lösen.
- **Achtsame Bewegung:** Spaziergänge oder sanfte Mobilisation fördern die Durchblutung und lindern Beschwerden.
- **Meditation und Atemübungen:** Bewusstes Atmen beruhigt das Nervensystem und kann Spannungen im Beckenbereich lösen.

Beckenboden und Wechseljahre: Veränderungen verstehen

Die Wechseljahre sind eine Phase tiefgreifender Veränderungen im weiblichen Körper, die sich auch auf den Beckenboden auswirken. Mit dem Absinken des Östrogenspiegels nach dem Ausbleiben der Periode verlieren das Bindegewebe und die Beckenbodenmuskulatur an Spannkraft und Elastizität.

Wenn dieser hormonelle Schutz zurückgeht, können Beschwerden wie Inkontinenz, Organsenkungen oder ein allgemeines Gefühl von Instabilität im Beckenbereich häufiger auftreten oder auch (wieder) verstärkt spürbar sein. Die nachlassende Kollagenproduktion in den Wechseljahren verstärkt diesen Prozess zusätzlich, da das Bindegewebe weicher wird und weniger Widerstand leisten kann.

Eine häufige Begleiterscheinung dieser Phase sind auch verstärkte Drangsymptomatiken, die mit einer überaktiven Blase einhergehen können bis hin zu einer Dranginkontinenz. Diese Symptome entstehen häufig, weil der reduzierte Östrogenspiegel Einfluss auf die Nerven- und Muskelsteuerung der Blase nimmt. Der Blasenmuskel wird überempfindlich und signalisiert bereits bei sehr geringen Füllmengen einen ausgeprägten Harndrang. Zusätzlich können Schwäche oder Dysfunktionen im Beckenboden die Fähigkeit vermindern, den Druck in der Blase zu kontrollieren.

Zusätzliche Herausforderungen

Aufgrund dieser zusätzlichen Herausforderungen sind regelmäßige Beckenbodenübungen, die helfen, die Muskulatur zu kräftigen, die Kontrolle über die Blase zu verbessern und die allgemeine Stabilität des Beckens zu fördern, ein zentraler Baustein, um langfristig einen stabilen Beckenboden zu behalten. Was an Bindegewebe geschwächt ist, muss muskulär kompensiert werden. Dabei ist es wichtig, nicht nur die Anspannung, sondern auch die Entspannung des Beckenbodens zu trainieren, um eine optimale Funktion zu gewährleisten. Bewegungsformen wie Yoga oder Pilates, die den Beckenboden sanft in das Training integrieren, fördern zusätzlich die Stabilität und Elastizität.

Auch die richtige Haltung und Atmung spielen eine Rolle, um Spannungen im Beckenboden zu lösen und den Druck auf die Blase zu verringern. Gleichzeitig sollte der Alltag so gestaltet werden, dass Belastungen wie beispielsweise schweres Heben minimiert werden, da diese den Beckenboden zusätzlich schwächen können. Ein bewusster Umgang mit der Blase, zum Beispiel durch Blasentraining, hilft, die Kapazität zu erhöhen und den Harndrang besser zu regulieren. Eine gesunde Verdauung und das Anpassen des Trinkverhaltens können die Blasenfunktion ebenfalls verbessern.

Therapieoptionen nutzen

Darüber hinaus kann, wie bereits ausführlich beschrieben, eine lokale bioidentische Östrioltherapie in Form von Cremes, Vaginalzäpfchen oder Ringen die Durchblutung der Vaginal- und Beckenbodenregion verbessern und das Gewebe wieder elastischer und widerstandsfähiger machen. Ebenso kann eine vaginale Lasertherapie eine sichere und effektive Option darstellen, insbesondere für Frauen, die an vaginaler Trockenheit, Schmerzen beim Sex, häufigen Infektionen, vermehrtem Harndrang oder einer geschwächten Beckenbodenmuskulatur leiden. Durch den Laserreiz wird die Kollagenproduktion in der Vaginalschleimhaut angeregt, wodurch das Gewebe gestrafft und gestärkt wird, was zu einem angenehmeren Gefühl in der Vagina und einem stabileren Beckenbodensystem beiträgt.

Die Wechseljahre sind eine Zeit des Wandels, aber auch eine Chance, den eigenen Körper bewusster wahrzunehmen und aktiv zu unterstützen. Durch eine Kombination aus gezielten Beckenbodenübungen, achtsamer Lebensweise und modernen Therapiemöglichkeiten kannst du Beschwerden effektiv entgegenwirken und die Gesundheit deines Beckenbodens langfristig fördern. Bei Bedarf kann auch professionelle Unterstützung durch Physiotherapie oder medizinische Beratung helfen, intensivere Beschwerden zu lindern und das Gefühl von Stärke und Stabilität wiederzuerlangen. Es ist nie zu spät, etwas zu verändern, und egal in welchem Alter du dich befindest: Du hast Lebensqualität verdient.

Perimenopause – spürst du erste Veränderungen?

Bereits ab Mitte 30 kann sich der Körper langsam umstellen: Die Periode kommt unregelmäßiger, der Schlaf wird leichter, du bist schneller gereizt, spürst Brustspannen oder ein neues Druckgefühl im Beckenbereich. Dann könnten das Zeichen der Perimenopause sein – also die Übergangszeit, bevor die Periode ganz ausbleibt. In dieser Phase sinkt oft zuerst das Progesteron, was sich direkt auf dein Nervensystem, dein Bindegewebe und auch auf deinen Beckenboden auswirken kann. Die Symptome können subtil sein, vielleicht spürst Du, dass sich »untenrum« nicht mehr alles so stabil anfühlt wie früher oder du vermehrt Harndrang oder ein verändertes Empfinden in der Scheide hast.

Das alles ist keine »Einbildung«, sondern Ausdruck einer echten hormonellen Umstellung. Und: Du kannst etwas tun. Jetzt ist der ideale Moment, um deinen Körper bewusster wahrzunehmen, gut für deinen Beckenboden zu sorgen und dich selbst durch Bewegung, Entspannung und – wenn nötig – hormonelle Unterstützung zu stärken. Du musst nicht warten, bis »die Wechseljahre richtig losgehen«. Dein Körper beginnt längst, sich neu zu sortieren – und du darfst ihn dabei unterstützen.

BECKENBODEN UND SPORT: STARK, BEWUSST UND GESCHÜTZT TRAINIEREN

Du liebst es, dich auszupowern, dein Training zu spüren und dabei an deine Grenzen zu gehen? Ob Joggen, CrossFit, Krafttraining oder HIIT – Sport ist ein unglaublicher Boost für Körper und Geist. Doch was, wenn dein Beckenboden nicht Schritt halten kann?

Gerade nach Schwangerschaften, Geburten oder bei bereits bestehenden Beschwerden wird der Beckenboden schnell zur Schwachstelle, die oft übersehen wird. Kein Grund zur Panik: Das bedeutet nicht, dass du auf deinen Lieblingssport für immer verzichten musst – aber es kommt darauf an, wie du trainierst. Und darauf wollen wir nun etwas genauer eingehen.

Gewusst, wie

Der Beckenboden trägt bekanntermaßen die Organe im Bauchraum; er reguliert durch seine Trampolinfunktion den Druck im Bauch und wirkt stabilisierend. Aber hier liegt das Problem: Viele Sportarten, vor allem solche mit High-Impact-Belastung – etwa Joggen, Springen oder schweres Krafttraining –, setzen den Beckenboden enorm unter Druck. Jedes Mal, wenn du auf den Boden auftriffst, ein schweres Gewicht hebst oder deine Bauchmuskeln stark anspannst, entsteht eine Druckwelle, die auf den Beckenboden trifft. Ist dieser nicht stark genug oder fehlt die richtige Ansteuerung, kann das langfristig zu Schäden führen. Dass viele Leistungssportlerinnen aus diesen Sportarten bereits an Inkontinenz leiden, bevor sie jemals schwanger waren, zeigt deutlich, wie stark die Belastung auf den Beckenboden ist.

Vor allem Frauen nach einer Schwangerschaft oder Geburt sollten wissen, dass der Beckenboden und das umliegende Gewebe Zeit brauchen, um sich vollständig zu regenerieren. Selbst wenn du dich körperlich wieder fit fühlst, braucht das Gewebe viele Monate, oft sogar länger, um wieder stabil zu sein. Wie du bereits weißt, hat die Muskulatur des Beckenbodens ihre ursprüngliche Spannkraft bei vielen Frauen auch nach einem Jahr noch nicht vollständig zurückgewonnen. Ist diese Zeit vorbei, könntest du zwar theoretisch wieder loslegen – aber ohne die richtige Ansteuerung und Stabilität riskierst du, die Belastung deines Beckenbodens zu verschlimmern.

Die Gefahr durch Pressen und hohe Belastung

Ein häufiges Problem beim Sport ist das unbewusste Pressen – besonders wenn die Übung oder das Gewicht zu schwer ist. Viele Frauen halten die Luft an, drücken nach unten und erzeugen so einen hohen Druck im Bauchraum. Wenn der Beckenboden diese Druckwelle nicht halten kann, wird das Gewebe zusätzlich überdehnt. Dies kann langfristig zu Problemen wie einer Beckenbodenschwäche, Inkontinenz oder sogar Senkungen führen. Deshalb ist es entscheidend, den Beckenboden aktiv in dein Training einzubeziehen. Das bedeutet, dass du lernst, ihn bewusst anzusteuern, ihn in der Anspannung mit deinem Core zu verbinden und die Belastung so zu kontrollieren, dass dein Beckenboden geschützt bleibt. Also lieber weniger Gewicht, dafür kontrolliert arbeiten.

Joggen ist eine der beliebtesten Sportarten – und gleichzeitig eine der herausforderndsten für den Beckenboden. Bei jedem Schritt wirken beim Laufen Kräfte, die das Dreifache deines eigenen Körpergewichts betragen. Wenn dein Beckenboden und das umliegende Gewebe schwach sind oder noch nicht vollständig regeneriert, kann diese Belastung langfristig Schäden verursachen. Beim Einstieg in das Training ist es wichtig, Folgendes zu wissen:

1. **Dein Beckenboden hat keine Schmerzrezeptoren.** Das bedeutet, dass du eine Überlastung nicht sofort spürst – sie zeigt sich oft erst Stunden später oder sogar erst am nächsten Tag durch ein Schweregefühl, Blasenschwäche oder Unwohlsein.
2. **Joggen ist nicht grundsätzlich tabu. Aber es kommt auf die Voraussetzungen an:** Ein geschwächter Beckenboden oder instabiles Bindegewebe kann durch die wiederholte High-Impact-Belastung überstrapaziert werden und langfristig die Gefahr für Inkontinenz oder Organsenkungen erhöhen.

Wenn du unbedingt laufen möchtest, du aber Beschwerden dabei spürst oder unsicher bist, ob dein Beckenboden bereit ist, könnte dir ein angepasstes Pessar helfen, während des Joggens zusätzlichen Halt zu bekommen und dein Gewebe zu schützen. So können Beschwerden wie Inkontinenz beim Joggen oder ein Schweregefühl verhindert und die Belastung auf den Beckenboden verringert werden, sodass du dich sicher und bequem bewegen kannst.

Wie du in der Einleitung gelesen hast, kennen wir sie nur zu gut: die Ungeduld nach der Geburt. Viele Frauen fühlen sich oft schneller fit, als der Körper es tatsächlich ist. Auch wenn du dich gut fühlst, ist dein Beckenboden in den ersten Monaten besonders anfällig für Überlastung. Dabei gilt: Was du jetzt schonst und aufbaust, wird dir langfristig helfen. Wer zu früh wieder mit intensivem Training beginnt, riskiert, die Erholung zu verzögern oder bestehende Probleme zu verschlimmern.

Das bedeutet aber nicht, dass du nie wieder laufen, springen oder schwer trainieren kannst! Mit der richtigen Vorbereitung, einem guten Aufbau von Core und Beckenboden und dem bewussten Hineinspüren in deinen Körper kannst du deinen Sport angepasst und beckenbodenschonend wieder aufnehmen.

Idealbild Fitnessinfluencerinnen

Viele Frauen sehen in Sportlerinnen das absolute Idealbild von Fitness und Gesundheit – ein Vorbild, dem man nacheifern möchte, insbesondere nach der Geburt. Social Media sei Dank wird der Druck auf viele Frauen noch erhöht. So denken sie etwa: »Wenn sie das schafft, kann ich es auch.« Doch jeder Körper und vor allem jeder Beckenboden ist anders, und jeder Körper braucht Zeit zur Erholung.

Es ist wichtig, ehrlich mit sich selbst zu sein und sich zu fragen: Was tut meinem Körper wirklich gut? Nicht jedes sportliche Idealbild passt zu jeder Frau, und nicht jeder Sport ist gut für deinen Beckenboden. Viele dieser Athletinnen und Fitnessinfluencerinnen kämpfen im Stillen mit Inkontinenz. Die extremen Belastungen, die sie ihrem Beckenboden zumuten, sind nicht immer »besser«.

Leistungssportlerinnen verdienen ihr Geld mit ihrem Sport und nehmen dabei oft körperliche Einschränkungen in Kauf – sie arbeiten unter anderen Voraussetzungen und stehen oft unter enormem Druck.

Dein Beckenboden aber ist eine empfindliche und lebenslange Stütze – du solltest gut auf ihn achten, ihn trainieren und ihm die Zeit geben, die er etwa nach einer Geburt zur Regeneration braucht, anstatt ihn unnötig zu belasten. Es ist ratsam, bei Beschwerden professionelle Hilfe zu suchen, um möglichst gesund und eventuell mit Hilfsmitteln zu trainieren, damit du deinem Körper keinen zusätzlichen Schaden zufügst.

Sport mit Eigenverantwortung: Stark trainieren, aber richtig

Beckenbodenschonender Sport ist kein Verzicht – es ist eine neue Art, bewusster mit deinem Körper zu arbeiten. Ob du joggst, Krafttraining machst oder dich in einem HIIT-Work-out auspowerst: Es kommt auf das Wie an. Lerne, deinen Beckenboden aktiv in jede Bewegung einzubeziehen, atme gezielt (keine Pressatmung!) und achte auf deine Grenzen. Wenn du merkst, dass du ins Pressen gerätst oder dich nach dem Training schwer fühlst, könnte die Belastung zu hoch sein. Passe dein Training an, reduziere die Intensität oder nutze Hilfsmittel, um deinem Beckenboden zusätzlichen Schutz zu bieten.

Auch während der Schwangerschaft ist Sport möglich – und in vielen Fällen sogar förderlich. Aber gewisse Belastungen können das Bindegewebe überfordern und langfristig Folgen wie eine verstärkte Blasenbeweglichkeit oder ein erhöhtes Risiko für Inkontinenz haben. Geeignete Alternativen zum Joggen sind zum Beispiel Schwimmen, Radfahren, Crosstraining oder Walken.

Egal welchen Sport du liebst – dein Beckenboden muss ein Teil davon sein, so kannst du weiterhin aktiv bleiben und deine Ziele erreichen, ohne deinen Beckenboden zu gefährden. Hör auf deinen Körper, gib ihm die Zeit und Unterstützung, die er braucht, und scheue dich nicht, bei Unsicherheiten professionelle Hilfe in Anspruch zu nehmen. Es geht nicht darum, weniger zu machen – es geht darum, richtig zu trainieren. Denn dein Beckenboden verdient genauso viel Aufmerksamkeit wie jeder andere Muskel in deinem Körper.

TEIL 4

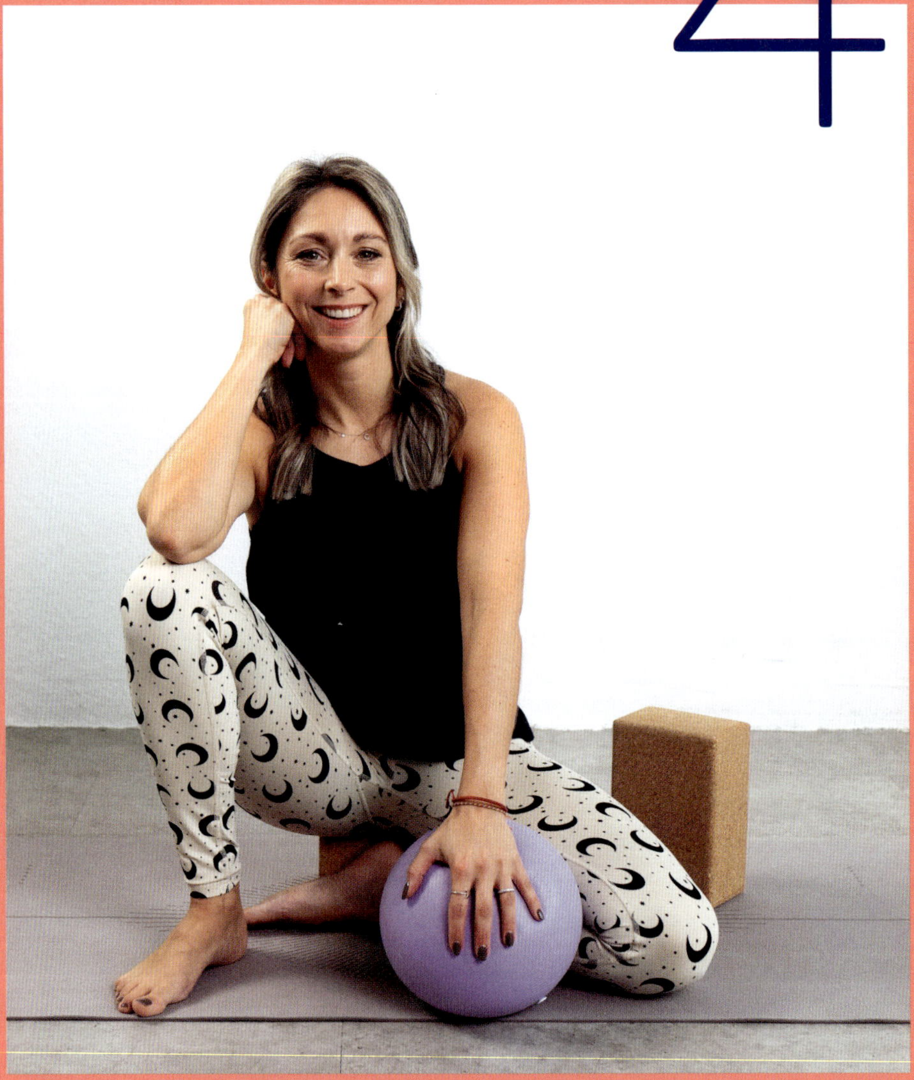

BECKENBODEN TRAINING

Stark, sexy
und alles andere
als langweilig

ALLGEMEINE GRUNDLAGEN

Seien wir ehrlich: Beckenbodentraining hat nicht den Ruf, besonders sexy zu sein. Niemand geht ins Fitnessstudio und sagt stolz: »Seht mal, wie stark mein Beckenboden ist!« Im Gegensatz zu einem definierten Bizeps oder einem Sixpack, den du im Spiegel bewundern kannst, bleibt der Beckenboden unsichtbar. Vielleicht ist genau das der Grund, warum viele Frauen ihn vernachlässigen – obwohl er die wahre Heldin in unserem Körper ist.

Beckenbodentraining ist nicht nur besonders wichtig, sondern auch super effektiv. Wir haben in unserer Ausbildung zur Prä- und Postnatalyogalehrerin so viele Frauen getroffen, die 10 oder 30 Jahre nach Geburt und Rückbildung erst gelernt haben, wie Beckenboden- und Core-(Rumpf-)Training wirklich funktioniert – und dass es nicht langweilig, sondern richtig anstrengend und befreiend sein kann! Bei vielen hat es Klick gemacht: Sie erkannten plötzlich, dass der Beckenboden die Basis für jedes Training ist und ein starker Core sie nicht nur körperlich, sondern auch mental stabil und selbstbewusst macht. Mit einer stabilen Mitte fühlt man sich von innen heraus stark, und das wirkt sich auch auf die äußere Kraft aus, sei es im Alltag beim Heben und Laufen oder beim Kraftsport.

Zu Unrecht ein schlechtes Image

Leider wird Beckenbodentraining in den Medien oft als »mühsam« oder »langweilig« dargestellt. Aber das Gegenteil ist der Fall! Wenn du einmal verstanden hast, wie dein Beckenboden funktioniert, wirst du merken, wie viel Spaß es macht, dieses unsichtbare Kraftzentrum zu aktivieren und zu stärken. Es gibt so viele kreative Möglichkeiten, Beckenbodentraining in deinen Alltag oder in deine Sportroutine zu integrieren – ob in fließende Yogasequenzen, dynamische Core-Work-outs oder im Fitnessstudio. Ein starkes Fundament macht nicht nur dein Training effektiver, es gibt dir auch das Gefühl, wirklich in deinem Körper zu Hause zu sein.

Warum also noch warten? Dein Beckenboden ist das Powerhouse deines Körpers – und es wird Zeit, ihn genauso zu feiern wie jeden anderen Muskel. Stärke deine Mitte, entdecke die Freude an diesem Training und spüre, wie du mit jedem Atemzug und jeder Bewegung an innerer und äußerer Stabilität gewinnst. Beckenbodentraining ist alles andere als langweilig – es ist der Schlüssel zu einem starken, stabilen und selbstbewussten Körper. Bereit, es auszuprobieren? Let's go!

Dein Fundament für ein erfolgreiches Training

Den Beckenboden richtig zu verstehen und steuern zu können, ist die Grundlage für jedes effektive Training. Doch viele Frauen spannen beim Beckenbodentraining unbewusst die falschen Muskeln an – zum Beispiel die Pomuskulatur oder die Bauchmuskeln – und verpassen so die eigentliche Wirkung. Es kann sehr frustrierend sein, wenn man monatelang trainiert und keine Verbesserung der Beschwerden spürt. Um den Beckenboden gezielt zu trainieren, musst du also zunächst wissen, wo er sich befindet, wie er arbeitet und vor allem wie du ihn bewusst ansteuern kannst.

Dieses Kapitel legt den Grundstein, damit du eine klare Verbindung zu deinem Beckenboden aufbauen kannst. Selbst wenn du schon Übungen gemacht hast, lohnt es sich, diese Grundlagen noch einmal durchzugehen. Denn nur wenn du deinen Beckenboden wirklich fühlst und verstehst, kannst du ihn gezielt trainieren und seine volle Kraft entfalten. Dein Beckenboden ist die Basis für Stabilität und Stärke – lass uns dieses Fundament gemeinsam festigen.

Auf den nächsten Seiten findest du zahlreiche Übungen, die sich für die Schwangerschaft, das Wochenbett und die Rückbildung eignen. Einige Übungen für die Schwangerschaft können auch in der Rückbildungsphase gemacht werden; diese sind besonders gekennzeichnet. Zu den einzelnen Übungen gibt es unterschiedliche Varianten – viele mit Hilfsmitteln oder auch als Steigerungsformen in den Runden. So hast du die Möglichkeit, dein Training je nach körperlicher Verfassung anzupassen und gezielt Übungen in deine persönliche Routine einzubauen. Ab Seite 334 stehen dir kleine Flows für deine Übungsroutine zur Verfügung. Viel Spaß dabei!

Becken tasten

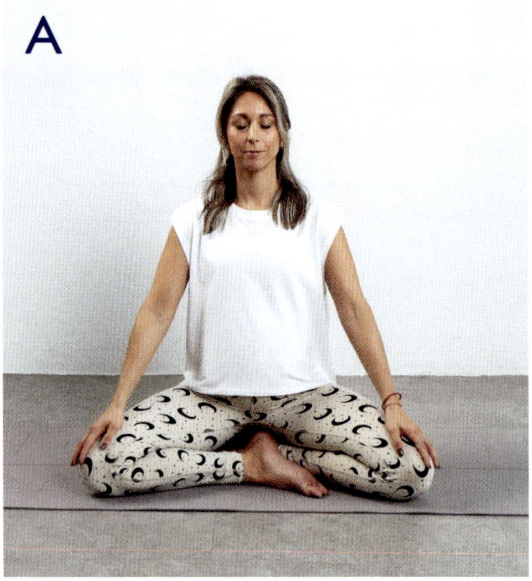

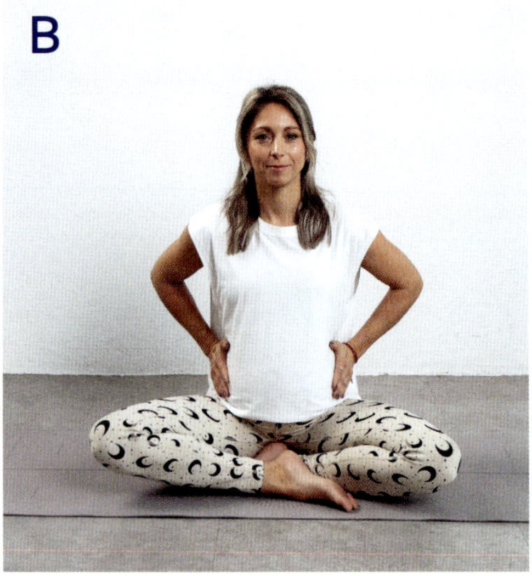

Diese grundlegende Übung eignet sich dafür, dein Becken und deinen Beckenboden besser zu verstehen und eine Verbindung zu diesem Bereich deines Körpers herzustellen. Nimm dir beim ersten Mal in einer ruhigen Umgebung einige Minuten Zeit.

Schritt 1 – Finde eine bequeme Sitzposition: Setz dich in einen bequemen und stabilen Schneidersitz und schließe deine Augen. Richte deine Aufmerksamkeit ganz auf deinen Körper – nimm dafür gerne ein paar bewusste und ruhige Atemzüge. Es geht darum, dass du dein Becken wahrnimmst und durch jede kleine Bewegung tiefer in deinen Körper hineinspüren kannst (A).

Schritt 2 – Erkunde deine Beckenschaufeln: Lege nun deine Hände auf deine seitlichen Beckenschaufeln, die Knochen, die du seitlich deines Beckens fühlen kannst. Beginne, dein Becken sanft kreisen zu lassen: zuerst in die eine Richtung (z.B. gegen den Uhrzeigersinn), dann in die andere. Kippe anschließend dein Becken langsam nach vorne und hinten sowie von Seite zu Seite. Spüre, wie sich die unterschiedlichen Bewegungen in deinem Körper anfühlen (B).

Schritt 3 – Wahrnehmung der äußeren Beckenbodenschicht: Bringe nun eine Hand auf deine Symphyse – das ist der Knochen, den du vorne an deinem Schambein fühlen kannst. Mit deiner anderen Hand wandere über

C

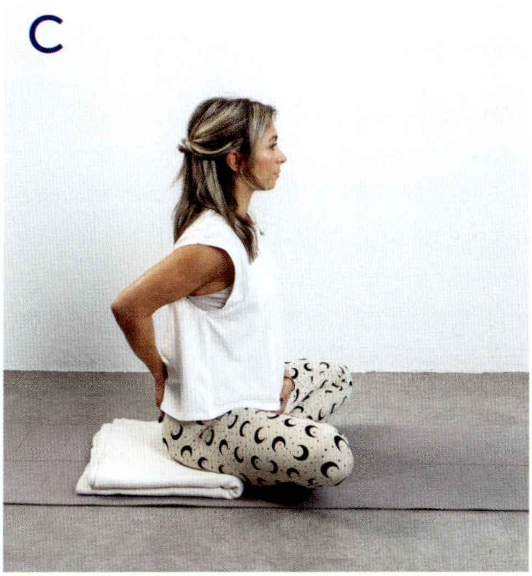

D

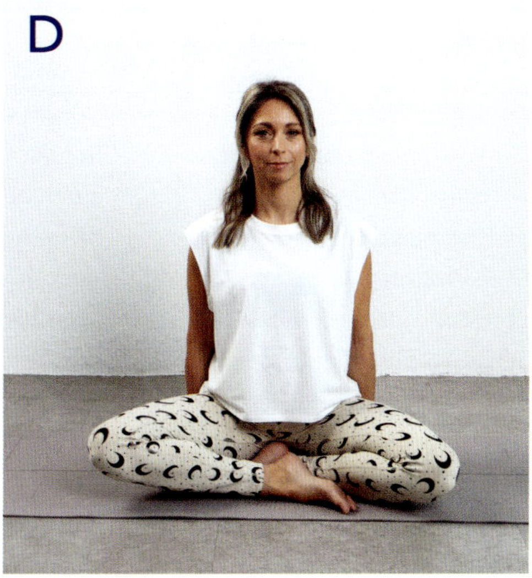

den Rücken über das Kreuzbein hinunter zum Steißbein. Zwischen diesen beiden Bereichen befindet sich deine äußere Beckenbodenschicht. Du kannst dir vorstellen, dass diese in Form einer Acht hinten um den Anus und vorne um die Harnröhre verläuft. Wiederhole nun die Bewegungen aus Schritt 2 und spüre die sanften Bewegungen im Becken (C).

Schritt 4 – Entdecke die mittlere Beckenbodenschicht: Schiebe deine Hände mit den Handflächen Richtung Decke unter deine Sitzbeinhöcker. Dazwischen befindet sich deine mittlere Beckenbodenschicht. Lass auch hier die gleichen sanften Bewegungen wie zuvor zu (D).

Nimm dir abschließend einen Moment, um nachzuspüren. Das bewusste Ertasten deines Beckens und die sanften Bewegungen unterstützen dich dabei, ein besseres Körpergefühl zu entwickeln und deinem Beckenboden die notwendige Aufmerksamkeit zu schenken.

Aktivierung und Visualisierung der drei Beckenbodenschichten

Der Fokus dieser Übung liegt auf der sanften und bewussten Aktivierung der drei Beckenbodenschichten. Je öfter du übst, desto mehr Gefühl für die Schichten wirst du bekommen. Es gibt zahlreiche Visualisierungen der Aktivierung, dieser Mix zählt zu der gemischten Variante, die wir in unseren Klassen und Kursen am liebsten unterrichten.

Schritt 1 – Finde eine bequeme Sitzposition: Setz dich in einen bequemen und stabilen Schneidersitz und schließe deine Augen. Richte deine Aufmerksamkeit ganz auf dein Becken – nimm dafür gerne ein paar bewusste und ruhige Atemzüge. Atme durch die Nase ein und lass mit jeder Ausatmung jegliche Anspannung in deinem Körper los.

Schritt 2 – Aktiviere die äußere Beckenbodenschicht:
Lass die Atmung weiter fließen und lenke dabei die Aufmerksamkeit auf die äußere Beckenbodenschicht, die wie eine Acht um den Anus und vorne um die Harnröhre verläuft. Stell dir dazu vor, du hast einen Tampon in der Scheide, der nicht herausrutschen soll.
Atme entspannt ein und beginne, mit der Ausatmung die äußere Schicht zu aktivieren. Halte diese leichte Spannung ohne große Anstrengung für 2 bis 3 Atemzüge und löse sie mit der nächsten Ausatmung sanft.

Wiederholung: Bevor du zur nächsten Schicht übergehst, wiederhole die Aktvierung der äußeren Schicht für ein paar Runden.

Schritt 3 – Aktiviere die mittlere Beckenbodenschicht:
Schiebe deine Hände unter deine Sitzbeinhöcker, sodass sie in deinen Handflächen liegen. Stell dir vor, wie du bei der Aktivierung der mittleren Schicht deine Sitzbeinhöcker aufeinander zubewegst, ohne dabei die Gesäßmuskulatur zu aktivieren. Atme entspannt ein und beginne, mit der Ausatmung zunächst die äußere und dann die mittlere Schicht zu aktivieren. Halte die Aktivierung und atme für 2 bis 3 Atemzüge entspannt ein und aus, bevor du bei einer abschließenden Ausatmung sanft löst.

Visualisierungsalternativen zu den Schichten:

Lift: Stell dir statt eines Seidentuchs einen Lift vor, der sich bei der Aktivierung sanft nach oben bewegt.

Rose: Visualisiere eine Rose, die sich bei jeder Ausatmung zu einer Knospe zusammenzieht und bei der Einatmung als Blume vollständig aufblüht.

Wiederholung: Auch diese beiden Schichten (äußere und mittlere) darfst du für ein paar Runden wiederholen, bevor wir uns der letzten, noch fehlenden Schicht widmen.

Schritt 4 – Aktiviere die innere Beckenbodenschicht: Um die tiefste Beckenbodenschicht zu aktivieren, stell dir ein weiches und zartes Seidentuch vor, das am Boden deines Beckens liegt. Atme entspannt ein und aktiviere zunächst die äußere und mittlere Schicht. Bei der Ausatmung stellst du dir vor, wie du das Seidentuch sanft nach oben ziehst, bis zu deinen Rippenbögen. Diese innere, sanfte Hebebewegung aktiviert deine innere Beckenbodenschicht ohne Anstrengung.

Halten und Lösen: Halte die Aktivierung der Schichten wieder für 2 bis 3 Atemzüge und löse dann vollständig und langsam.

Tipps für die Beckenbodenaktivierung

- Du merkst, wenn du eine Pause benötigst! Entspanne deinen Beckenboden gerne zwischen der Aktivierung der einzelnen Schichten, um ihn besser ansteuern zu können.
- Für viele Frauen stellt die Unterscheidung der drei Schichten und deren Aktivierung eine Herausforderung dar. Wenn du dir unsicher bist, empfehlen wir dir, eine Expertin zu kontaktieren (siehe S. 345) – die korrekte Aktivierung bildet die Grundlage und ist essenziell für den langfristigen Erfolg deines Trainings.
- Für Schwangere: Stell dich ohne T-Shirt vor den Spiegel und beobachte, wie sich dein (Baby-)Bauch durch die Aktivierung der inneren Beckenbodenschicht leicht anhebt.

Bauchatmung – Entspannung des Beckenbodens

Diese Atemtechnik und Visualisierung hilft dir nicht nur, deinen Beckenboden zu entspannen. Sie lehrt dich auch, welche Atemtechnik du in den kommenden Übungen zur Entspannung einsetzen kannst. Sie eignet sich sowohl während der Schwangerschaft als auch in deiner Rückbildung. Generell ist die Bauchatmung die einfachste, aber wichtigste Atemtechnik, um den Beckenboden zu entspannen.

Schritt 1 – Finde eine bequeme Sitzposition: Setz dich in einen bequemen und stabilen Schneidersitz. Du kannst dich gerne auf ein Sitzkissen oder eine gefaltete Decke setzen. Schließe deine Augen und richte deine Aufmerksamkeit auf deine Atmung und deinen Körper. Nimm ein paar bewusste Atemzüge und spüre, wie dein Körper ruhiger und entspannter wird.

Schritt 2 – Visualisiere deinen Beckenboden: Stell dir nun deinen Beckenboden als Netz vor, das dein Becken von unten stützt. Bei jeder Einatmung dehnt sich dieses Netzt leicht aus und sinkt ein wenig nach unten. Mit der Ausatmung zieht es sich sanft zusammen und hebt sich leicht nach oben an.

Schritt 3 – Atme bewusst: Beginne nun, über die Nase einzuatmen, und spüre dabei, wie sich deine Bauchdecke leicht nach vorne anhebt. Atme über den leicht geöffneten Mund aus und lass den Bauch intuitiv Richtung Wirbelsäule zurücksinken. Schicke mit der Einatmung bewusst Entspannung in dein Becken und löse mit jeder Ausatmung jegliche Anspannung.

Schritt 4 – Bleibe in der Entspannung: Bleibe für einige Atemzüge in dieser Atmung und spüre, wie dein Körper mit jedem Atemzug ruhiger und weicher wird. Erlaube dir, immer mehr loszulassen und Anspannung im Becken und Beckenboden abzugeben.

Wichtige Hinweise für dein Training in der Schwangerschaft

Yoga in der Schwangerschaft bietet eine wunderbare Möglichkeit, den Körper auf sanfte Weise zu stärken, zu mobilisieren und auf die Geburt vorzubereiten. Dennoch gibt es einige wichtige Punkte zu beachten, um die Sicherheit und dein Wohlbefinden zu gewährleisten:

Rückenlage bei Unwohlsein vermeiden: Nach der 20. Schwangerschaftswoche kann in der Rückenlage das Vena-cava-Syndrom auftreten, bei dem der Druck auf die Hohlvene (Vena cava) zu Schwindel oder Atemnot führen kann. In solchen Fällen sollte die Rückenlage gemieden oder angepasst werden.

Lange Rückenlage gepolstert halten: Falls längere Rückenlagen notwendig sind, sollten sie durch Kissen oder Bolster unterstützt werden, um eine Hyperlordose (starke Krümmung im unteren Rücken) auszugleichen und den Rücken zu entlasten.

Sehr muskelintensive Asanas vermeiden: Übungen, die viel Muskelkraft erfordern, können den Körper überfordern. Der Fokus sollte auf sanfter Stärkung und Mobilisation liegen.

Extreme Dehnungen vermeiden: Durch die erhöhte Produktion von Relaxin während der Schwangerschaft wird das Bindegewebe weicher. Überdehnungen können die Muskulatur und Gelenke belasten, da die muskuläre Gegenspannung fehlt.

Vorsicht bei Umkehrhaltungen nach der 34. Schwangerschaftswoche: Umkehrhaltungen können dazu führen, dass sich das Baby in eine ungünstige Position dreht. Diese Asanas sollten daher in dieser Phase vermieden oder mit Bedacht ausgeführt werden.

Hüftöffner bei vorzeitig geöffnetem oder verkürztem Muttermund vermeiden: Hüftöffnende Übungen sollten mit Vorsicht praktiziert werden, da sie Druck auf den Beckenboden ausüben können. Diese Asanas sind bei entsprechenden medizinischen Diagnosen kontraindiziert.

Vorsicht bei langer Triggerpunktierung: Triggerpunktarbeit wie zum Beispiel intensive Fußreflexzonenmassagen kann frühzeitige Wehen auslösen und sollte daher mit Bedacht oder gar nicht angewandt werden.

Üben und Schwangerschaft: Drei wichtige Grundregeln

In unseren Yogalehrerinnenausbildungen und Yogaklassen unterrichten wir drei wichtige Grundregeln, die in der Schwangerschaft beachtet werden sollten.

Grundregel 1: Der Bauch muss weich bleiben

Was heißt das?

- Spätestens ab dem 2. Trimester keine Bauchlage
- Kein zu langes Anspannen des Bauchs, keine Bauchpresse
- Freiraum für den Bauch – ab dem 3. Trimester völlige Bauchfreiheit
- Kein zu starkes Strecken und Dehnen

Wie?

- Breiter Stand
- Drehung von der Enge weg und nicht zu stark
- Keine Rückbeugen aus der Bauchlage
- Keine Übungen für die geraden Bauchmuskeln
- Keine extremen Rückbeugen
- Hilfsmittel einsetzen

Grundregel 2: Der Atem sollte ruhig fließen können

Was heißt das?

- Kein Hyperventilieren
- Kein Gefühl von Kampf oder Durchhalten
- Nie die Luft anhalten

Wie?

- Bauchfreiheit gewähren
- Kurze Sequenzen
- Bei Kurzatmigkeit oder Schwindel: Kindshaltung
- Hilfsmittel einsetzen

Grundregel 3: Bei Unwohlsein Pause einlegen

Was heißt das?

- Kein falscher Ehrgeiz
- Nicht über die eigenen Grenzen gehen

Wie?

- Achtsam mit sich selbst umgehen – jeder Tag ist anders
- Entspannungsposition einbauen

BECKENBODENÜBUNGEN IN DER SCHWANGERSCHAFT

Ein starker Beckenboden ist dein Powerpartner für Schwangerschaft und Geburt! Mit gezieltem Training legst du schon jetzt die Basis für eine leichtere Geburt, mehr Körpergefühl und einen besseren Einstieg in die Rückbildung – wie das geht, zeigen wir dir hier.

Allgemeine Übungen

Bevor es losgeht, noch ein Hinweis: Einige Übungen für die Schwangerschaft eignen sich auch für die Geburtsvorbereitung und die Rückbildung. Du erkennst sie an den folgenden Symbolen, die nach dem Namen der Übung abgebildet sind:

Geburtsvorbereitende Übung:
Diese Übung eignet sich für die Vorbereitung oder unter der Geburt.

Übung für die Rückbildung:
Diese Übung eignet sich nach der Schwangerschaft auch für die Rückbildung.

Berghaltung

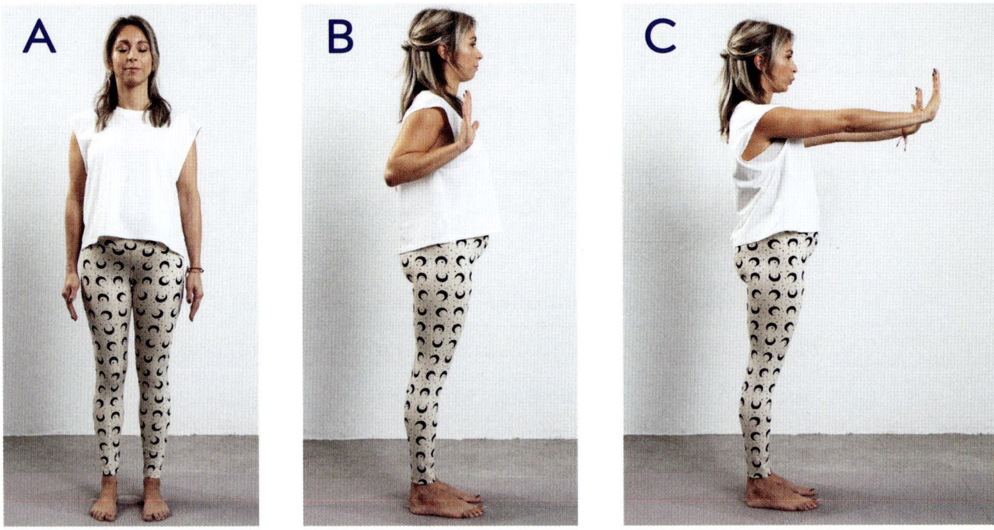

ZIEL: Kräftigung und Verbesserung der Haltung

HALTEN/WIEDERHOLEN: 10 Atemzüge pro Runde

Achte immer wieder auf die Beckenhaltung. Sobald du ins Hohlkreuz fällst, korrigiere nach.

Finde einen stabilen Stand: Die Beine sind hüftbreit geöffnet. Schiebe die Fersen und Zehen bewusst in die Matte. Die Knie sind leicht gebeugt. Lege eine Hand auf dein Schambein und die andere Hand auf den unteren Rücken. Komme aus dem natürlichen Hohlkreuz, indem du das Becken so kippst, dass dein Schambein leicht Richtung Bauchnabel zieht.

Schultern entspannen: Bringe deine Hände wieder neben deinen Körper. Ziehe deine Schultern sanft zu deinen Ohren und lass sie nach hinten unten sinken.

Runde 1 – Basisübung: Atme aus, spanne den Beckenboden sanft an, atme ein und löse ihn (A).

Runde 2 – Dynamisch: Komme einatmend auf die Zehenspitzen und strecke die Arme dabei über vorne nach oben. Senke ausatmend die Fersen ab und führe die Arme über vorne zurück neben den Körper.

Runde 3 – »PFF«-Atmung: Bringe die Hände vor die Schultern (B) . Schiebe sie beim Ausatmen mit einem »PFF«-Laut nach vorne, als drücktest du eine Wand weg, und aktiviere dabei den Beckenboden (C) . Optional: Klemme einen Klotz zwischen die Oberschenkel und drücke ihn beim Ausatmen leicht zusammen.

Einbeiniger Stand

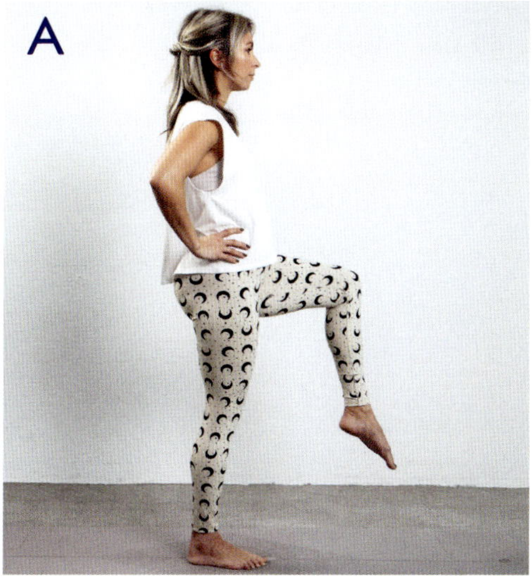

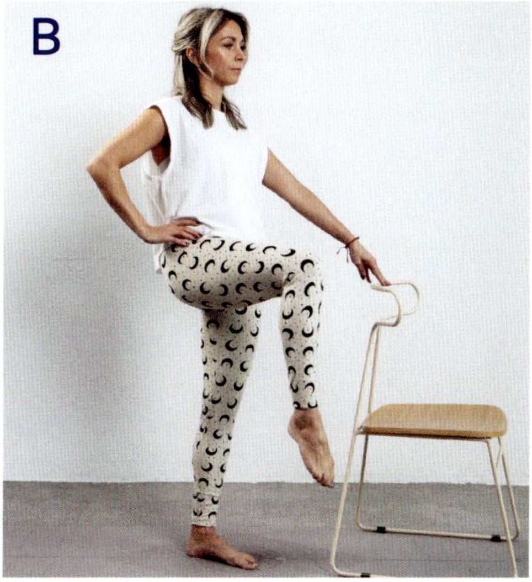

ZIEL: Kräftigung und Verbesserung der Haltung
KONTRAINDIKATION: Starke Symphysenschmerzen oder Kreislaufprobleme
HILFSMITTEL: Stuhl/Wand zum Festhalten (B)
WIEDERHOLEN: 5- bis 10-mal Kreisen pro Runde/Seite

! Deine Hüfte sollte gerade ausgerichtet bleiben. Achte darauf, nicht ins Hohlkreuz zu fallen, während du das Bein hebst.

Finde einen stabilen Stand: Die Beine sind hüftbreit geöffnet. Schiebe deine Fersen und Zehen bewusst in die Matte. Deine Knie sind leicht gebeugt. Dein Oberkörper ist aufrecht, dein Nacken ist lang und die Schultern sind entspannt. Kippe dein Becken so, dass dein Schambein leicht Richtung Bauchnabel zieht.

Ein Bein anheben: Aktiviere deinen Beckenboden, stabilisiere deine Körpermitte und hebe langsam ein Bein an, bis der Oberschenkel maximal auf 90 Grad Höhe kommt (dein Knie ist maximal auf Höhe deiner Hüfte). Deine Hände ruhen dabei auf deinem Becken, damit du das Gleichgewicht halten kannst.

Runde 1 – Fuß sanft kreisen lassen: Lass deinen Fuß zuerst in die eine und dann in die andere Richtung kreisen. Die Kreise sollten gleichmäßig und kontrolliert sein. Dein Becken bleibt stabil, während du deinen Beckenboden aktivierst (A). Wechsle die Seite.

Runde 2 – Arme anheben: Du kannst zum Fußkreisen die Arme über den Kopf heben oder zur Seite ausstrecken.

Stuhlstellung

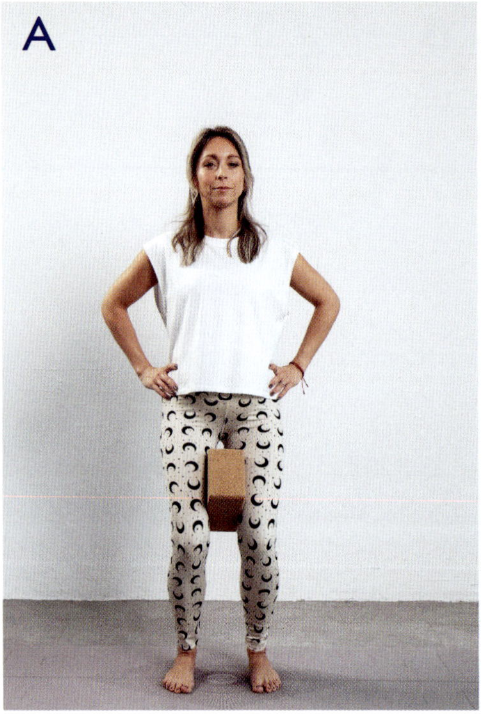

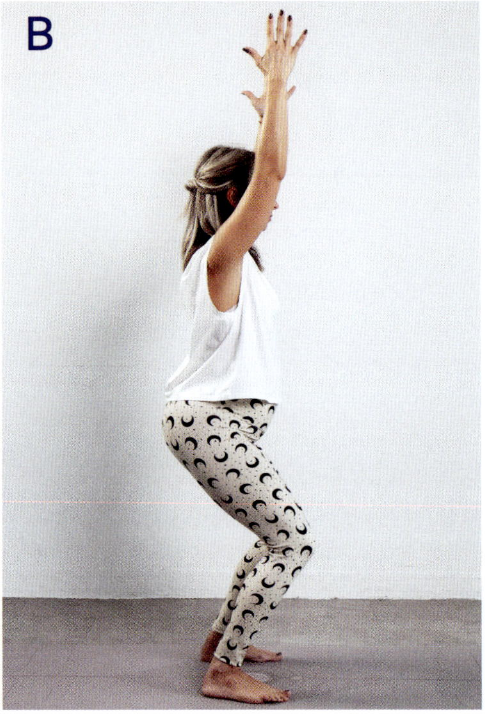

ZIEL: Kräftigung der Bein-, Gesäß- und Beckenbodenmuskulatur
KONTRAINDIKATION: Probleme oder Schmerzen in den Knien
HALTEN/WIEDERHOLEN: 10 Atemzüge pro Runde

Finde einen stabilen Stand: Die Beine sind hüftbreit geöffnet. Platziere einen Yogaklotz zwischen deinen Oberschenkeln, knapp oberhalb der Knie. Lege deine Hände an die Hüfte.

Kraft aufbauen: Lass dein Gesäß tiefer sinken, während du dein Schambein leicht Richtung Bauchnabel kippst. Du musst nicht so tief in die Haltung sinken, um die Übung fordernd und kraftvoll zu gestalten. Drücke deine Füße aktiv nach unten in die Matte, während du mit den Oberschenkeln gegen den Klotz drückst. Spüre die Aktivierung deiner Oberschenkel und deines Beckenbodens (A).

Runde 1 – Basisübung: Wiederhole dies – nur ohne den Klotz. Bring deine Füße weiter auseinander und stell dir nur vor, du drücktest diesen zwischen den Oberschenkeln zusammen, auch wenn sich die Knie nicht berühren. Dein

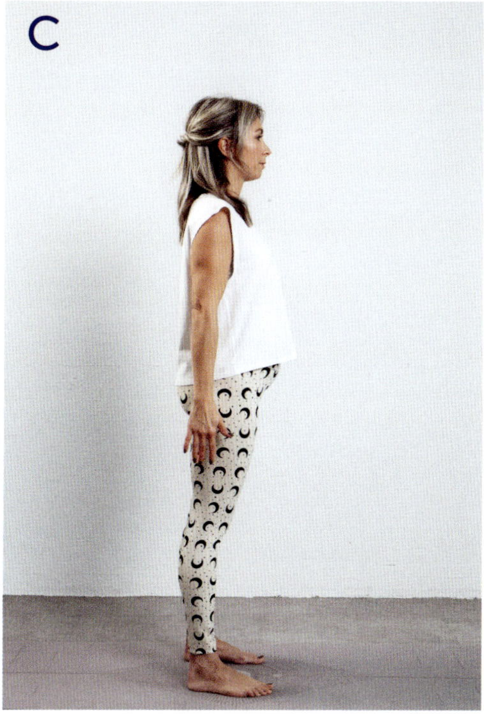

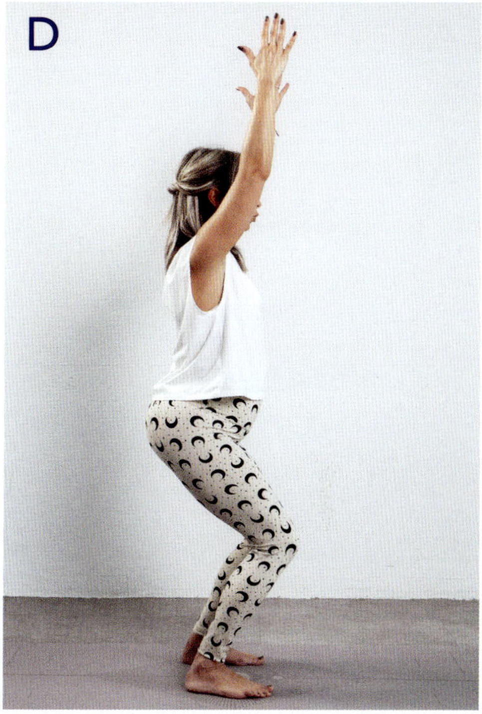

Achte darauf, dass deine Knie nicht nach innen kippen – kannst du diese Position nicht halten, darf der Yogaklotz zwischen den Oberschenkeln bleiben. Dein Oberköper sollte aufrecht sein, ohne dass du in ein Hohlkreuz fällst.

Oberkörper bleibt aufrecht, deine Arme sind lang noch oben ausgestreckt, die Handflächen nach innen gedreht. Lass die Schultern entspannt und achte darauf, dass du nicht ins Hohlkreuz fällst (B).

Runde 2 – Dynamisch: Starte in der Berghaltung (siehe S. 244). Kippe dein Becken so, dass dein Steißbein nach hinten unten sinkt und dein Schambein Richtung Bauchnabel zieht (C) . Aktiviere mit der nächsten Ausatmung deinen Beckenboden, während du dein Gesäß nach hinten unten sinken lässt und gleichzeitig deine Arme über vorne nach oben hebst (D) . Mit der Einatmung bringst du die Hände wieder zurück neben den Körper, während du dein Gesäß in die Ausgangsposition zurückschiebst. Lass die Anspannung des Beckenbodens erst los, wenn du oben angekommen bist.

Tempelsitz

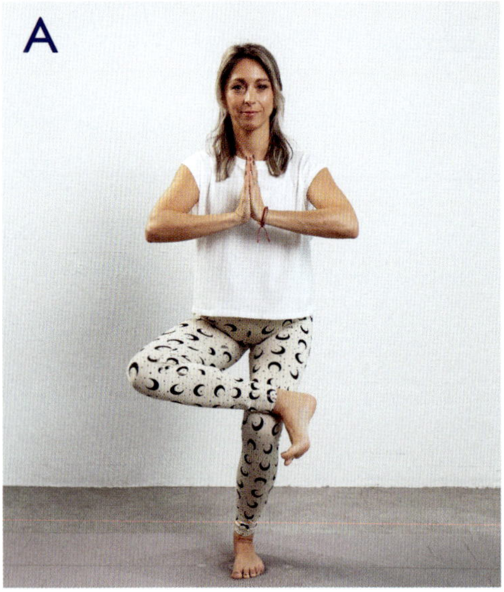

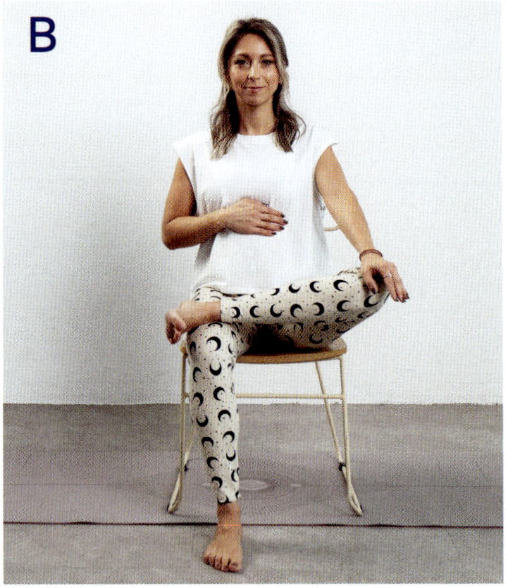

ZIEL: Dehnung
KONTRAINDIKATION:
Probleme oder Schmerzen in den Knien
HALTEN: 10 Atemzüge pro Seite

! Achte darauf, dass die Beckenknochen parallel bleiben, um die Stabilität zu wahren. Halte deinen Fuß immer geflext, um das Knie zu schützen.

Finde einen stabilen Stand: Verankere die Zehen deines Standbeins fest in der Matte und drücke die Ferse bewusst in den Boden. Hebe das andere Bein an und platziere den Fuß über dem Knie auf dem Oberschenkel deines Standbeins. Flexe den Fuß (Zehen Richtung Schienbein) und lege die Hände an die Hüfte oder in Gebetshaltung vor dein Herz.

Standbein beugen: Fokussiere einen Punkt am Boden oder in der Ferne. Stabilisiere dich einatmend; beim Ausatmen beugst du das Standbein leicht und senkst das Gesäß ab. Das angewinkelte Knie zieht nach unten und außen, was eine Dehnung in der äußeren Hüfte erzeugt (A). Zum Seitenwechsel richtest du dich mit der Einatmung langsam und kontrolliert auf.

In der fortgeschrittenen Schwangerschaft: Übe auf einem Stuhl – auch bei Balanceproblemen (B). Setz dich auf die vordere Stuhlkante, beide Füße befinden sich im rechten Winkel. Falls nötig, kannst du einen Yogaklotz unter den Fuß legen.

Baum

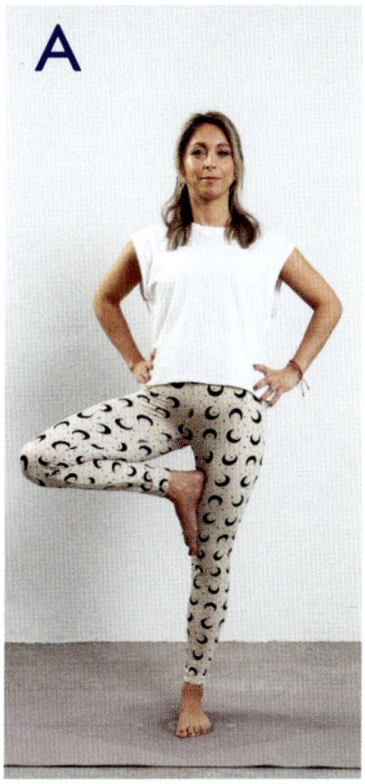

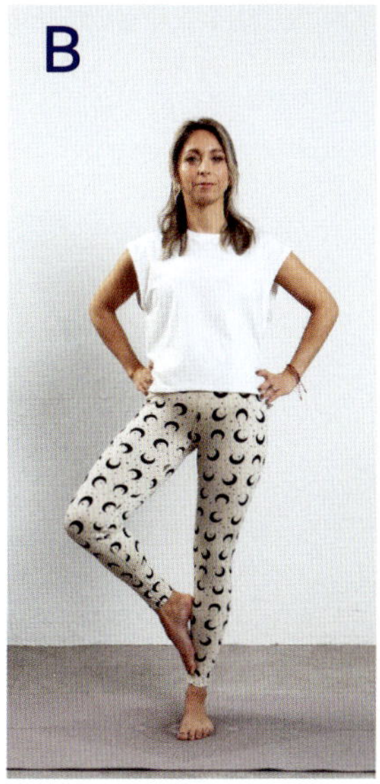

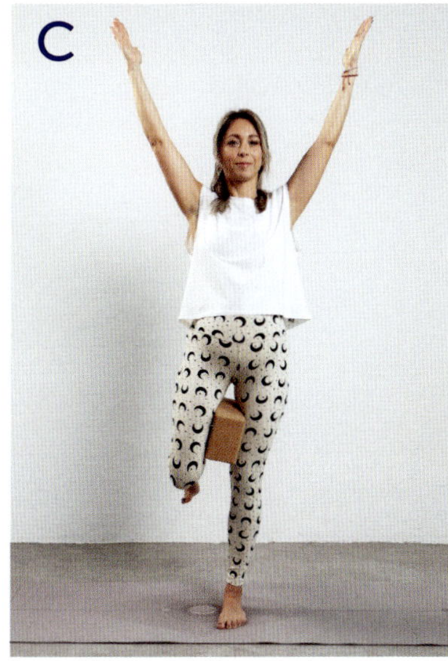

ZIEL: Stärkung, Dehnung und Balance
KONTRAINDIKATIONEN: Symphysenschmerzen, Knöchel- und Knieprobleme
HILFSMITTEL: Yogaklotz, wenn hüftöffnende Position unangenehm ist; angewinkeltes Bein zeigt nach hinten, Fuß geflext (C); Wand/Stuhl (Stabilisierung)
HALTEN: 10 Atemzüge/Seite

Nicht ins Hohlkreuz fallen, der Oberkörper ist aufrecht, die Schultern sind entspannt. Liegt der Fuß an der Beininnenseite, sollte kein Druck gegen das Kniegelenk erzeugt werden. Das Knie des angewinkelten Beins zieht nach hinten, um die Hüftöffnung zu fördern.

Finde einen stabilen Stand: Verankere die Zehen deines Standbeins in der Matte und drücke deine Ferse ebenfalls bewusst in den Boden. Such dir einen festen Punkt, den du fokussieren kannst, um deine Balance besser zu halten.

Fußposition des angewinkelten Beins: Hebe dein anderes Bein an und greife mit den Händen nach deiner Fußfessel. Setze die Fußsohle entweder an die Innenseite deines Oberschenkels (A) oder an die Innenseite deiner Wade (B). Alternativ kannst du den Fuß mit der Ferse an die Innenseite deines Knöchels stellen, wobei die Zehen auf der Matte bleiben. Drehe dein Knie nach außen und öffne sanft deine Hüfte.

Beckenbodenaktivierung und Armposition: Lass dein Steißbein nach unten sinken und dein Schambein Richtung Bauchnabel ziehen. Dein Beckenboden ist dabei aktiv. Lege deine Hände an die Hüfte, bringe sie vor dein Herz oder strecke deine Arme nach oben zur Decke. Wähle die Armposition, die dir am meisten Stabilität gibt. Halte hier und wechsle anschließend die Seite.

Krieger I

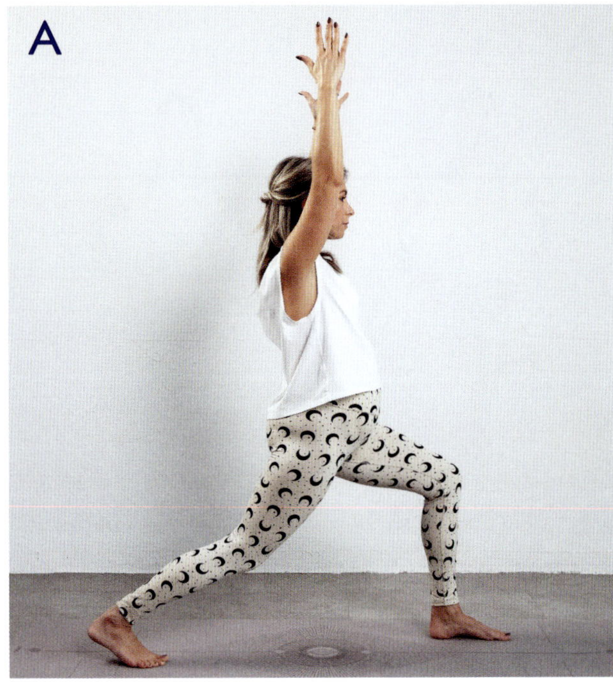

ZIEL: Stärkung der Beinmuskulatur, Dehnung der Hüftbeuger
KONTRAINDIKATION: Starke Symphysenschmerzen
WIEDERHOLEN: 10 Atemzüge pro Runde/Seite

! Achte darauf, dass dein vorderes Knie nicht nach innen fällt und es in der Ausrichtung nicht über dein Sprunggelenk nach vorne zieht. Dein Oberköper bleibt aufrecht, während du immer wieder an die Ausrichtung deines Beckens denkst.

Beginne in der Berghaltung: Lege deine Hände an deine Hüfte und mach mit einem Fuß einen weiten Schritt nach hinten. Deine Füße sind hüftweit voneinander entfernt. Dein vorderes Knie bleibt oberhalb des Sprunggelenks ausgerichtet, während es stabil nach außen zur Seite führt. Das hintere Knie bleibt leicht gebeugt – die Ferse deines hinteren Fußes hebt leicht vom Boden ab. Strecke dein hinteres Bein nur so weit, dass deine Hüfte gerade bleibt.

Kippe dein Becken: Lass dein Steißbein nach unten sinken und dein Schambein Richtung Bauchnabel ziehen. Dein Beckenboden ist dabei aktiv. Durch die Bewegung wirst du möglicherweise ein leichtes Ziehen in deinem Hüftbeuger des hinteren Beins spüren. Das soll so sein und zeigt die Dehnung. Deine Beckenknochen bleiben parallel zueinander.

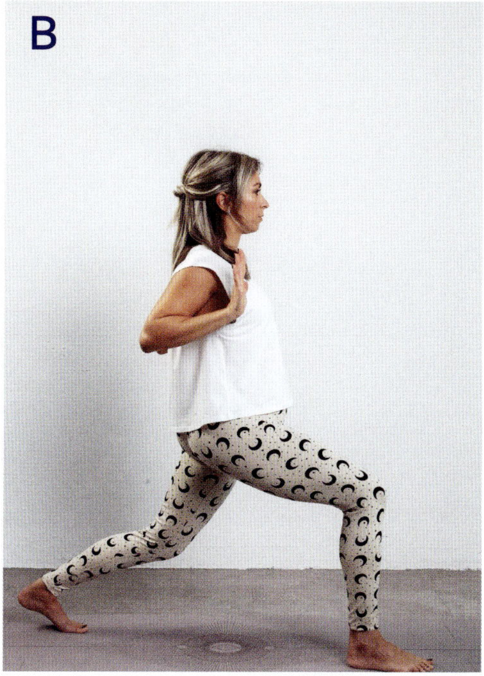

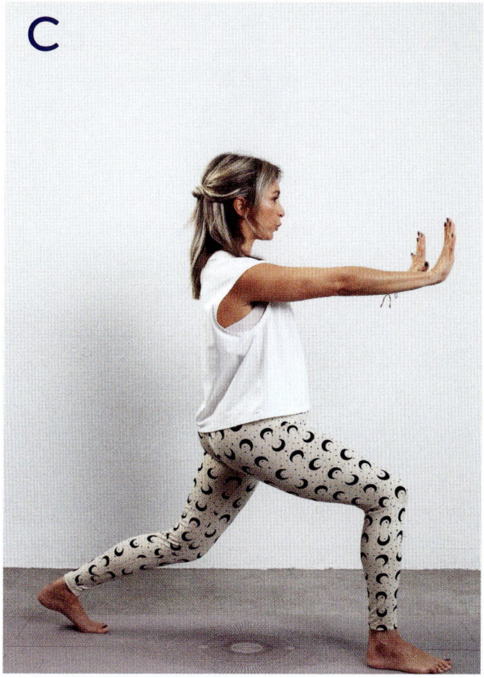

Bei fortgeschrittener Schwangerschaft: Benötigst du mehr Stabilität durch deinen Babybauch, bringe beide Füße weiter in Richtung der langen Mattenkante und verkleinere deinen Schritt.

Runde 1 - Basisübung: Strecke deine Arme über vorne lang nach oben Richtung Decke aus. Deine Schultern bleiben dabei weich und entspannt (A). Stell dir vor, du wolltest die Matte zwischen deinen Füßen zusammenschieben. Diese Vorstellung hilft, Kraft und Stabilität aus deinen Beinen zu generieren. Bleibe hier für ein paar Atemzüge.

Runde 2 – Krieger I mit »PFF«-Atmung: Bringe in der Grundhaltung einatmend die Hände vor die Schultern (B) . Beim Ausatmen auf einen »PFF«-Laut schiebst du sie aktiv nach vorne, als drücktest du eine unsichtbare Wand weg. Dabei aktivierst du gleichzeitig deinen Beckenboden (C).

Wechsle nach jeder Runde die Seite: Bringe die Hände zurück an dein Becken und verkleinere den Schritt, um an den Anfang deiner Matte zurückzukehren.

Krieger III

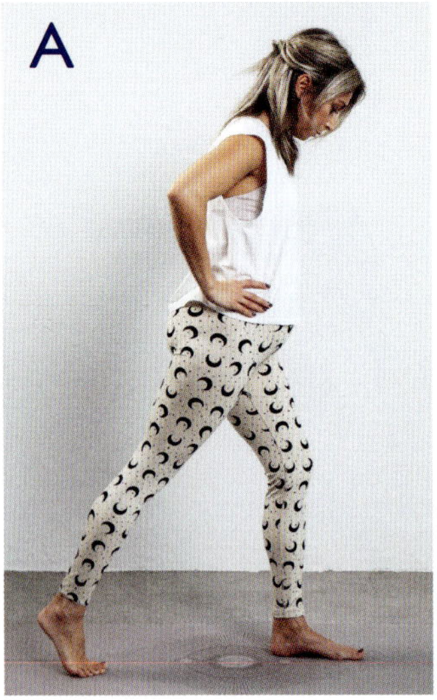

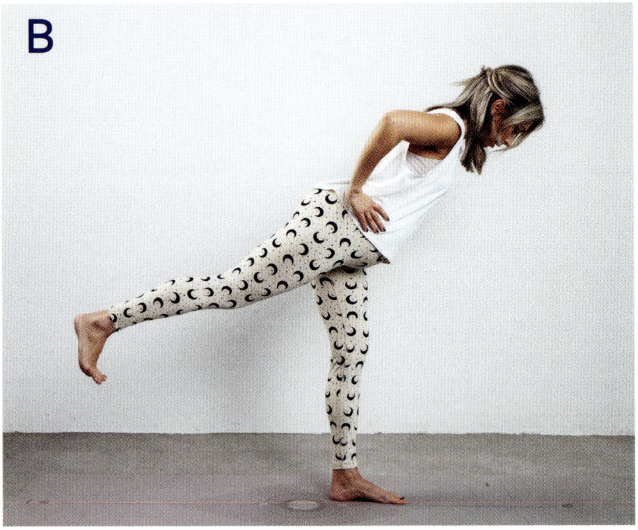

ZIEL: Stabilität, Balance, Core-Kraft und Beinstärke
KONTRAINDIKATIONEN: Symphysenschmerzen; bei Gleichgewichtsproblemen Wand oder Stuhl zur Stabilisierung verwenden
HILFSMITTEL: Mit Händen oder Unterarmen an Stuhllehne abstützen (C)
HALTEN: 10 Atemzüge pro Seite

Achte darauf, dass deine Hüften parallel zum Boden bleiben und nicht nach außen kippen. Vermeide ein Hohlkreuz und halte den Rücken lang, indem du die Körpermitte aktivierst. Die Stabilität in deinem Standbein sorgt für eine bessere Balance.

Beginne in der Berghaltung: Lege deine Hände an deine Hüfte und verlagere das Gewicht auf dein Standbein. Drücke deine Ferse und Fußaußenkante fest in die Matte und halte das Standknie minimal gebeugt. Setze den anderen Fuß auf den Zehenspitzen hinter dir auf und aktiviere die Beinrückseite (A).

Bein anheben: Suche dir für mehr Gleichgewicht einen festen Punkt auf dem Boden. Verlagere dein Gewicht mit der nächsten Ausatmung vollständig auf das Standbein und hebe das hintere Bein an. Flexe den oberen Fuß und halte deine Hüften parallel zum Boden. Um die Ausrichtung zu stabilisieren, drehe die hinteren Zehen leicht nach innen. Dein Rücken bleibt lang, deine Körpermitte ist aktiv. Aktiviere deinen Beckenboden (B).

Positioniere deine Arme: Du kannst deine Hände an der Hüfte lassen oder die Arme entweder lang neben dem Körper oder nach vorne ausstrecken, wobei die Handflächen zueinander zeigen. Wähle die Position, die dir die beste Balance ermöglicht.

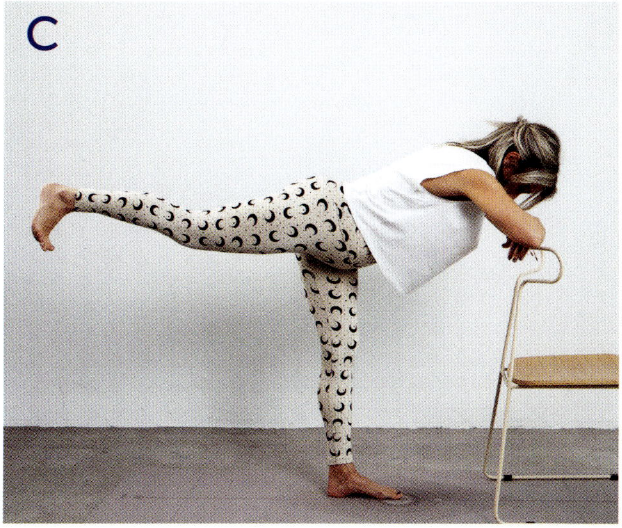

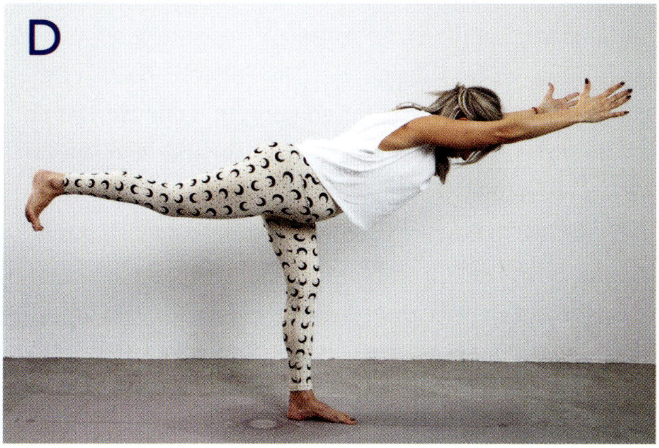

Halte im Krieger III: Drücke dein Standbein fest und stabil in den Boden, während du die gesamte Körperrückseite vom geflexten Fuß bis zu den Fingerspitzen aktivierst. Deine Beckenknochen bleiben parallel. Halte den Nacken in einer Linie mit dem Rücken. Dein Blick geht sanft nach unten. Abhängig davon, wie gut du die Balance halten kannst, kannst du deinen Oberkörper und dein hinteres Bein parallel zum Boden ausrichten (D) . Der Fokus liegt auf der Körperspannung und Stabilität im Standbein. Selbst wenn das hintere Bein nur leicht angehoben ist, bleibt die Übung kraftvoll und stabilisierend. Seitenwechsel nicht vergessen.

Göttin

A
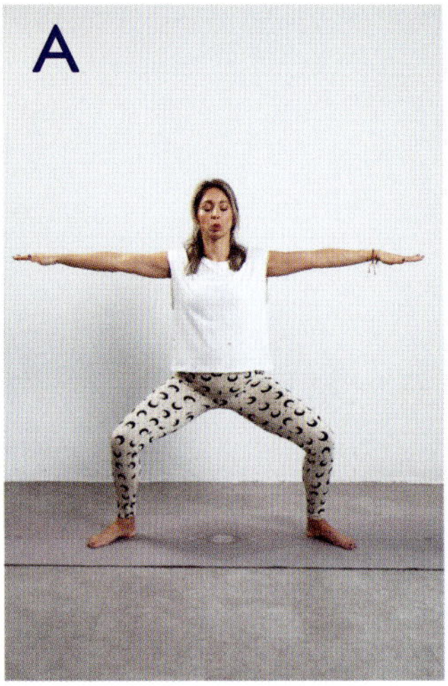

B
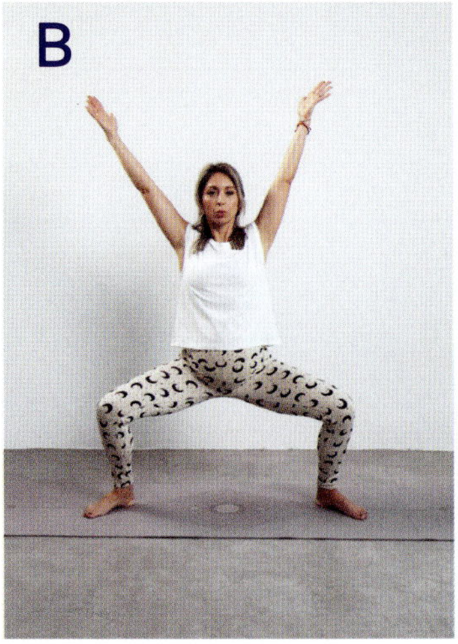

C
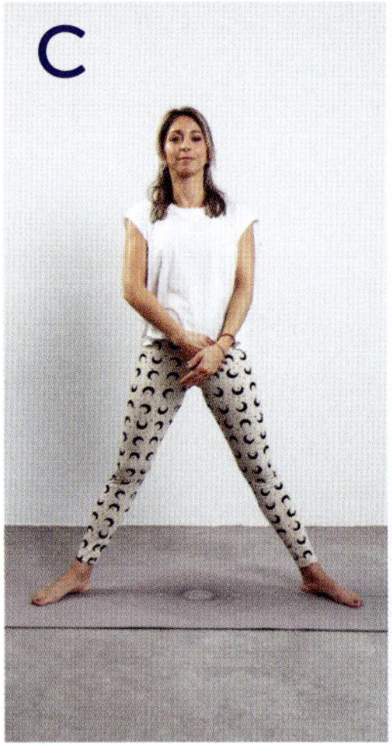

ZIEL: Stärkung der Körperrückseite, Verbesserung von Balance und Core-Stabilität
KONTRAINDIKATIONEN: Schwindel, Symphysenschmerzen, Knie- und Hüftprobleme, akute Rückenschmerzen, Zervixinsuffizienz
HILFSMITTEL: Mit Händen oder Unterarmen an Stuhllehne abstützen
HALTEN/WIEDERHOLEN: 10 Atemzüge pro Runde

Achte darauf, dass deine Knie stabil bleiben und nicht nach innen kippen. Halte den Rücken aufrecht und vermeide eine Rundung in der Wirbelsäule. Schiebe das Becken nicht zu weit nach vorne, sondern achte auf eine neutrale Ausrichtung.

Finde einen stabilen und weiten Stand: Stelle deine Füße etwa einen Meter auseinander. Die Fußsohlen sind gut geerdet und leicht nach außen gedreht. Lege die Hände an die Hüfte. Beuge die Knie, sodass sie über den Fußgelenken bleiben. Das Steißbein sinkt, das Schambein zieht Richtung Bauchnabel. Der Beckenboden ist aktiv.

Positioniere deine Arme: Lass die Hände an der Hüfte oder strecke die Arme seitlich aus, wobei die Handflächen nach unten zeigen. Die Schultern bleiben entspannt und weit weg von den Ohren. Wähle die Armposition, die dir Stabilität und Aktivierung schenkt.

Runde 1 – Haltung wahrnehmen: Nutze die Göttin für dein Mindset. Atme tief über die Nase ein und über den leicht geöffneten Mund aus. Entspanne Hände, Kiefer und Zunge (A).

Runde 2 – Dynamisch: Beuge mit der Ausatmung die Knie tief und strecke die Arme über die Seite nach oben. Richte das Becken korrekt aus, aktiviere den Beckenboden (B). Strecke einatmend die Beine und richte dich auf. Fließe im Atemrhythmus. Halte kurz (C).

Tiefer Ausfallschritt

ZIEL: Dehnung
KONTRAINDIKATIONEN:
Probleme in den Knien oder der Hüfte, Gleichgewichtsprobleme
HILFSMITTEL: Gefaltete Decke zur Knieentlastung
HALTEN: 10 Atemzüge pro Seite

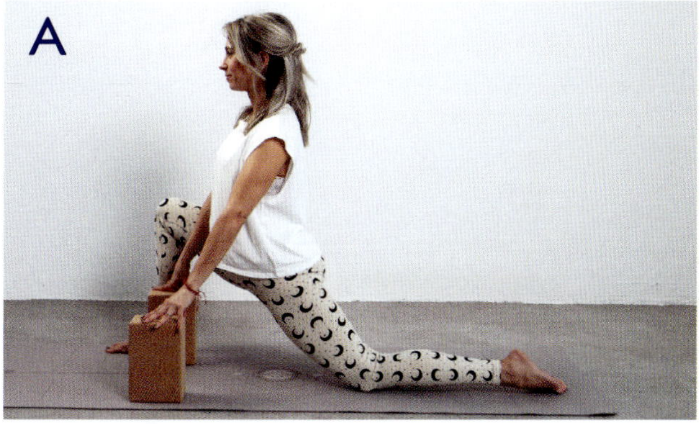

Achte darauf, dass du nicht zu tief in den Ausfallschritt sinkst. In der Schwangerschaft sind wir flexibler, weshalb wir hier sehr achtsam sein dürfen. Dein vorderes Knie sollte sich immer über dem Sprunggelenk deines Fußes befinden.

Beginne im Vierfüßlerstand (siehe Kasten S. 266): Bringe einen Fuß über die Seite nach vorne zu deinen Händen. Wandere mit deinem vorderen Fuß zur Mattenseite, um genügend Platz für deinen Babybauch zu schaffen. Dein vorderes Knie befindet sich oberhalb deines Fußgelenks. Nimm Yogaklötze und bringe sie auf die Innenseite deines vorderen Beins. Mit deinem hinteren Knie wanderst du ein kleines Stück nach hinten. Dein Fußspann liegt auf der Matte. Lege deine Hände nun so auf die Yogaklötze, dass dein Rücken lang bleibt – dafür kannst du sie näher zu deinem Becken bringen. Ziehe dein Schambein leicht Richtung Bauchnabel, um aus dem natürlichen Hohlkreuz zu kommen (A). Dadurch kannst du eine Dehnung im Hüftbeuger des aufliegenden Beins spüren.

Verstärke die Aktivierung: Um den Hüftbeuger weiter zu aktivieren, stell dir vor, wie dein vorderer Fuß zum Beckenknochen des ausgestreckten Beins zieht.

Hüfte kreisen lassen: Mach in der Position sanfte kreisende Bewegungen mit deiner Hüfte – erst mit dem und dann gegen den Uhrzeigersinn. Die Kreise müssen nicht groß sein.

Sinke tiefer: Lass dich nun sanft nach unten sinken. Wichtig: Wenn du unten bist, schiebe dich durch Unterstützung der Klötze minimal nach oben zurück, um nicht zu stark in die Dehnung zu gehen. Löse bei jeder Ausatmung bewusst die Anspannung in der Hüfte und im Beckenboden.

Wechsle die Seite: Löse die Haltung, indem du dein Gesäß nach hinten schiebst, dein vorderes Bein ausstreckst und auf deine Ferse kommst. Bring dein vorderes Bein über die Seite nach hinten, um über den Vierfüßlerstand die Seite zu wechseln.

Schmetterling

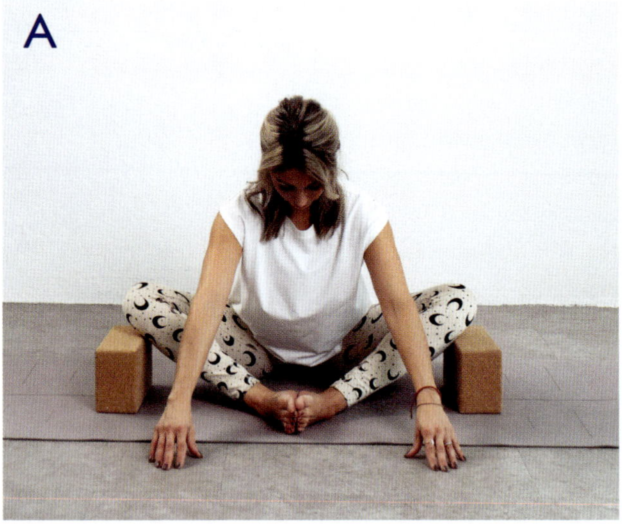

ZIEL: Dehnung und Entspannung von Hüfte, Adduktoren, Beckenbodenmuskulatur, unterem Rücken, Gesäßmuskulatur
KONTRAINDIKATIONEN: Knieprobleme, ISG-Schmerzen, Rückenprobleme
HILFSMITTEL: Yogaklötze/gefaltete Decke unter den Knien, falls Knie in der Luft schweben
HALTEN: 10 Atemzüge

! Solltest du in der sitzenden Variante merken, dass dein Rücken rund wird, lege dir eine gefaltete Decke unter dein Gesäß. Gehe nicht zu tief in die Vorbeuge, insbesondere in der Schwangerschaft, um ausreichend Platz für den Babybauch zu lassen.

Variante im Sitzen:

Bringe im Sitzen die Fußsohlen aneinander: Um eine stabile Basis zu schaffen, ziehe dein Sitzfleisch unter den Sitzbeinhöckern nach außen. Sollten deine Knie schweben, unterfüttere sie mit Yogaklötzen oder einer gefalteten Decke.

Oberkörper sinken lassen: Lege deine Hände auf deine Knöchel oder Unterschenkel. Halte deinen Rücken lang und die Schultern entspannt, sodass sie weit weg von den Ohren sind. Lass dein Gesäß tief in die Matte sinken. Beuge dich mit der Ausatmung sanft nach vorne und halte dabei den Oberkörper lang. Stelle deine Hände vor dir auf. Gehe nur so weit nach unten, dass dein Babybauch genügend Platz hat (A). Bleibe für ein paar tiefe Atemzüge und spüre, wie dein Becken weiter und entspannter wird.

B

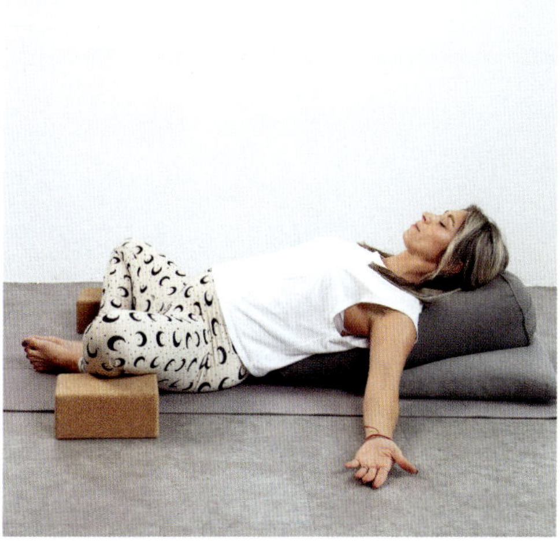

C

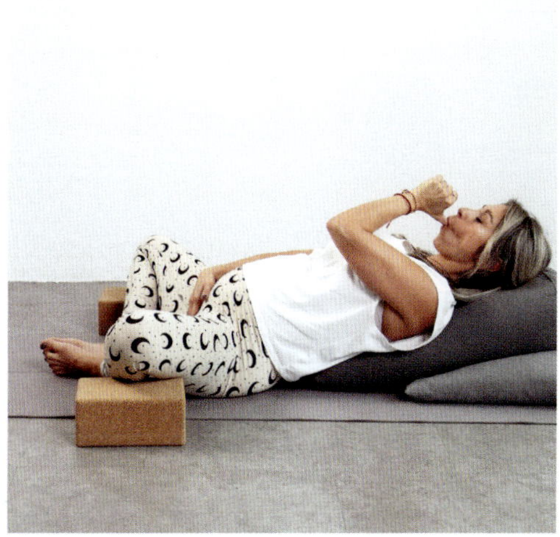

Variante im Liegen mit Bolster:

Komm in die Rückenlage (siehe Kasten S. 274): Lege mehrere Kissen und ein Bolster hinter deinen Rücken, um eine Schräge zu schaffen, auf der du dich bequem ablegen kannst. Ziehe deine Füße nah an dein Becken heran. Sollten deine Knie schweben, unterfüttere sie mit Yogaklötzen oder einer gefalteten Decke. Während deine Fußsohlen aneinanderliegen, lass deine Knie nach außen sinken. Deine Hände kannst du entspannt neben deinem Körper oder auf deinem Babybauch platzieren (B).

Beckenboden wahrnehmen: In der liegenden Schmetterlingshaltung kannst du die Verbindung zwischen Kiefer und Beckenboden erforschen. Platziere eine Hand auf deinem Damm. Nimm den Daumen der anderen Hand in deinen Mund und beginne, daran zu saugen. Durch den reflektorischen Zusammenhang wirst du spüren, wie sich dein Beckenboden dabei leicht zusammenzieht. Wenn du den Saugreflex löst, entspannt sich auch dein Beckenboden (C).

Aufzug

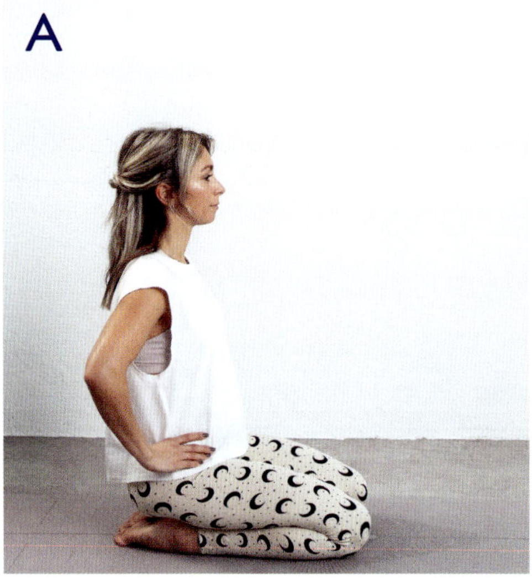

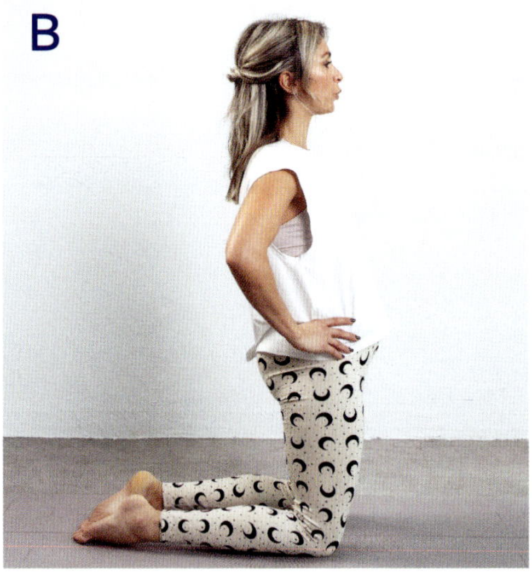

ZIEL: Stärkung der Bein- und Core-Muskulatur, Verbesserung der Beckenbodenaktivierung
KONTRAINDIKATIONEN: Knie- und Rückenprobleme, Kreislaufstörungen
WIEDERHOLUNG: 10- bis 12-mal pro Runde

Achte darauf, nicht ins Hohlkreuz zu fallen, und führe die Übung langsam und kontrolliert aus. Es darf anstrengend für deine Oberschenkel und deinen Beckenboden sein, aber vermeide eine übermäßige Spannung in der Gesäßmuskulatur.

Beginne im Fersensitz: Setz dich mit angewinkelten Knien so auf deine Fersen, dass dein Gesäß auf den Fersen ruht. Lege deine Hände an die Hüfte. Lass dein Steißbein nach unten sinken und dein Schambein Richtung Bauchnabel ziehen. Du kannst wahrnehmen, wie du aus deinem natürlichen Hohlkreuz kommst und deinen unteren Rücken aufrichtest (A).

Runde 1 – Basisübung: Mit der kommenden Ausatmung spannst du deinen Beckenboden an, während dein Gesäß nach oben schiebt, bis deine Hüfte oberhalb der Knie ausgerichtet ist. Dein Oberkörper bleibt aufrecht, die Schultern sind entspannt. Achte darauf, nicht ins Hohlkreuz zu fallen. Halte die Spannung im Beckenboden und die Ausrichtung deines Beckens mit der Einatmung (B). Mit der anschließenden Ausatmung lässt du dein Gesäß langsam und kontrolliert zu den Fersen sinken. Entspanne mit der Einatmung und beginne mit der nächsten Ausatmung erneut, dein Gesäß anzuheben.

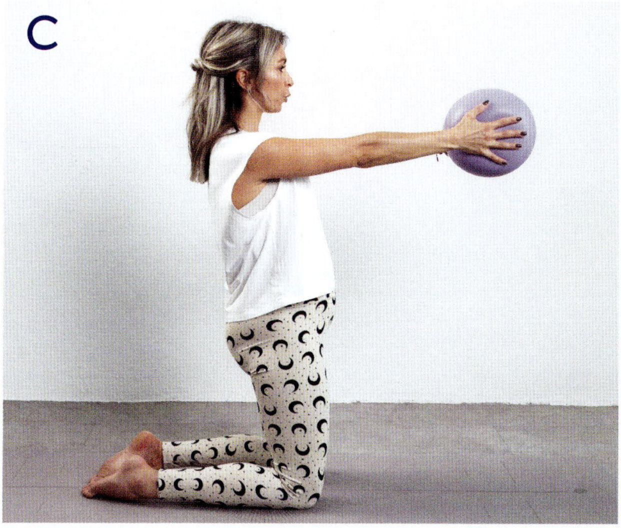

Runde 2 – Pilatesball und »PFF«-Atmung: Wenn die Übung intensiver sein darf, nimm einen Pilatesball zwischen deine Hände. Strecke die Arme nach vorne aus. Während der Grundbewegung drückst du den Pilatesball zwischen den Händen zusammen und atmest dabei auf einen »PFF«-Laut aus (C). Dies aktiviert nicht nur die Armmuskulatur, sondern unterstützt zusätzlich die Beckenbodenaktivierung.

Gegrätschte Vorwärtsbeuge

ZIEL: Dehnung der Oberschenkelinnenseiten
KONTRAINDIKATIONEN: ISG-Probleme, Bandscheibenvorfall
HILFSMITTEL: Gefaltete Decke unter dem Gesäß, falls Rücken rund wird; Bolster/Yogaklötze unter der Stirn (C)
HALTEN: 10 Atemzüge

Achte darauf, dass deine Füße nicht nach innen kippen, sondern aktiv geflext bleiben. Halte deinen Rücken lang und vermeide eine Rundung, indem du eventuell Hilfsmittel nutzt.

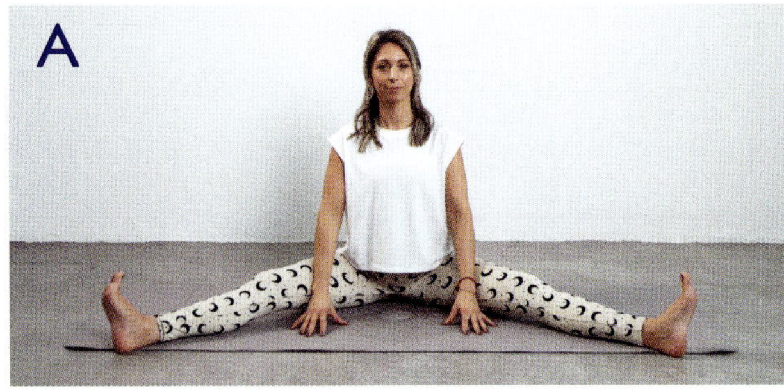

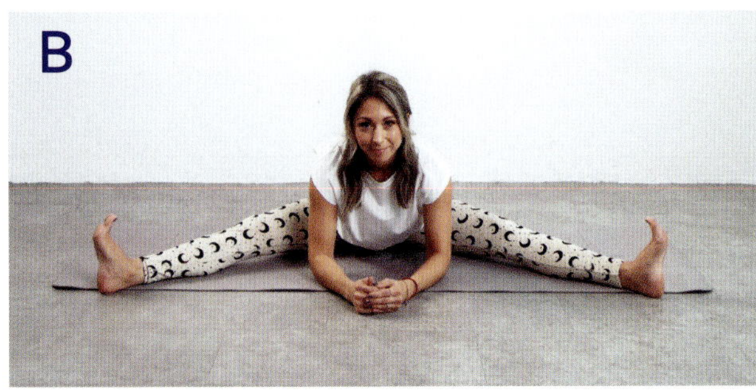

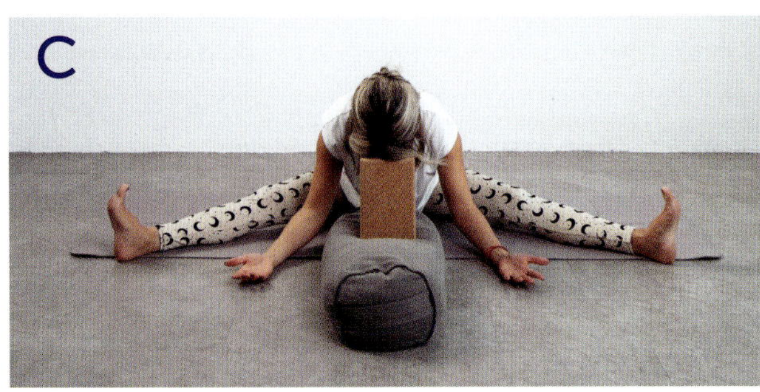

Im Sitzen: Öffne deine Beine und strecke sie lang aus. Um eine stabile Basis zu schaffen, ziehe dein Sitzfleisch unter den Sitzbeinhöckern nach außen. Stell deine Hände vor dir auf und länge deinen Rücken. Deine Füße sind geflext, die Oberschenkel rotieren leicht nach außen. Laufe mit den Fingerspitzen nach vorne und halte deinen Rücken dabei lang und aufrecht. Dein Babybauch sollte dabei genügend Platz haben (A). Du spürst bereits eine sanfte Dehnung in den Oberschenkelinnenseiten und Leisten.

Sinke tiefer: Um die Dehnung zu intensivieren, sinkst du mit deinem Oberkörper tiefer Richtung Boden. Falls du dich auf deine Unterarme stützen solltest, achte darauf, dass sich deine Schultern über den Ellenbogen befinden und du aus den Schultern heraus schiebst (B). Lass bei jeder Ausatmung bewusst mehr Entspannung in Hüfte und Becken entstehen. Setze dann deine Fingerspitzen auf den Boden und schiebe dich langsam und kontrolliert zurück in eine aufrechte Sitzposition.

Einbeinige Vorwärtsbeuge

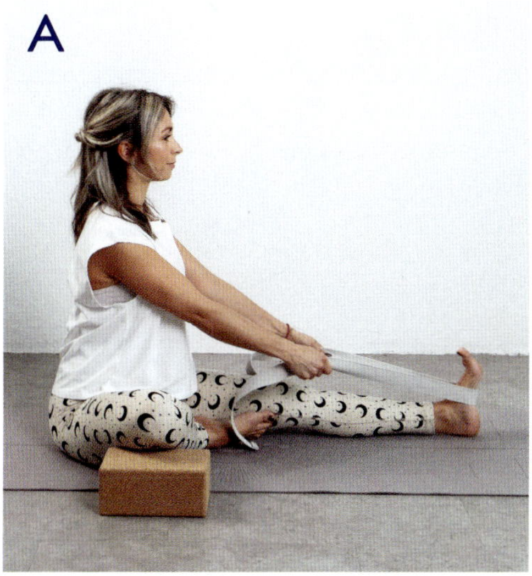

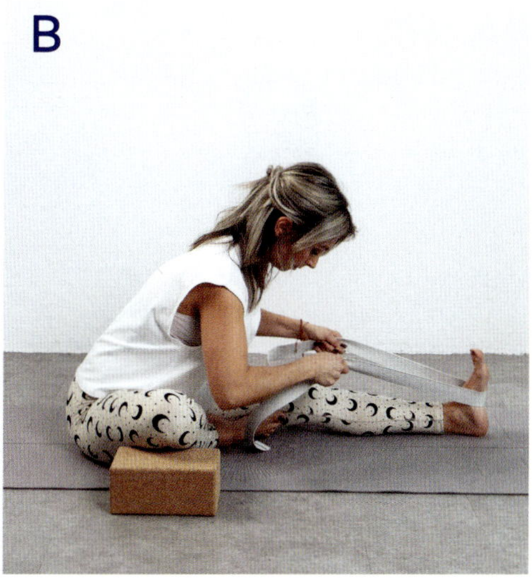

ZIEL: Dehnung der Beinrückseite und Hüften, Förderung der Beweglichkeit
KONTRAINDIKATIONEN: Knieschmerzen, Bandscheibenvorfall
HILFSMITTEL: Gefaltete Decke unter dem Gesäß, falls Rücken rund wird; Decke/Klotz, falls Knie in der Luft schweben
HALTEN: 10 Atemzüge pro Seite

! Achte darauf, dass beide Sitzbeinhöcker geerdet bleiben, um eine stabile Ausrichtung zu gewährleisten. Flexe den Fuß des ausgestreckten Beins, um das Knie zu schützen und die Dehnung zu vertiefen.

Im Sitzen: Strecke ein Bein lang nach vorne aus und beuge das andere Bein, sodass die Fußsohle an der Innenseite deines ausgestreckten Oberschenkels liegt. Um eine stabile Basis zu schaffen, ziehe dein Sitzfleisch unter den Sitzbeinhöckern nach außen. Flexe den Fuß des angewinkelten Beins leicht und halte ihn sanft in Kontakt mit dem anderen Bein. Sollte dein Knie schweben, unterfüttere es mit einem Yogaklotz oder einer gefalteten Decke.

Komme in die Vorbeuge: Lege einen Gurt um den Fuß des ausgestreckten Beins und flexe auch diesen Fuß. Mit der Einatmung machst du den Rücken lang – lass dein Brustbein sich heben und richte den Oberkörper gerade aus (A). Halte den Gurt mit beiden Händen, drehe deinen Oberkörper parallel zur kurzen Mattenseite aus und komme in eine sanfte Vorbeuge. Achte darauf, dass dein Babybauch genügend Platz und keinen Kontakt zum Oberschenkel hat (B). Halte und schiebe anschließend sanft nach oben zurück. Seitenwechsel nicht vergessen.

Tiefe Hocke

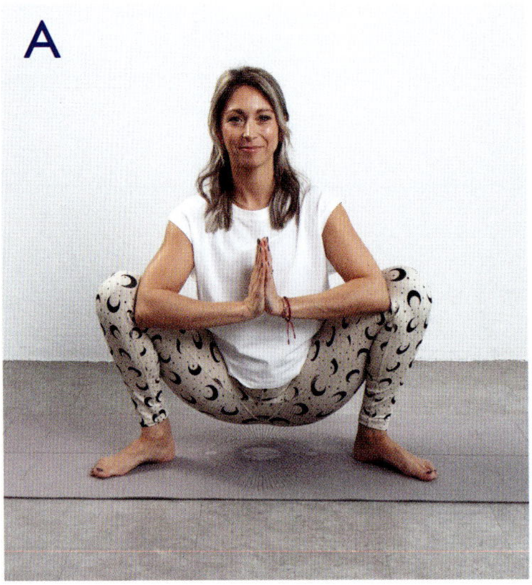

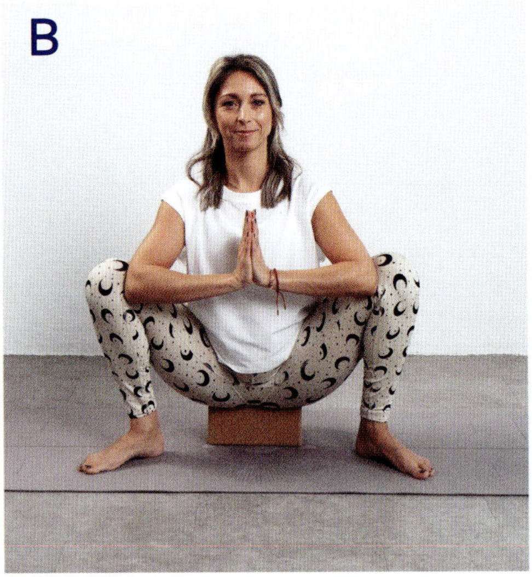

ZIEL: Dehnung der Beckenbodenmuskulatur und Adduktoren, Lockerung des Beckenbereichs, Förderung der Beweglichkeit
KONTRAINDIKATIONEN: Schmerzen im unteren Rücken, Knieprobleme, Zervixinsuffizienz
HILFSMITTEL: Auf Yogaklotz/Bolster setzen (B), um länger halten zu können
HALTEN/WIEDERHOLEN: 10 Atemzüge

! Achte darauf, dass deine Knie stabil bleiben und nicht nach innen kippen. Halte den Rücken aufrecht und vermeide eine Rundung in der Wirbelsäule. Sollten sich deine Fersen anheben, lege eine gefaltete Decke darunter.

Im Stand: Stelle die Füße weiter als hüftbreit auf. Drehe die Zehen leicht nach außen – der linke Fuß zeigt auf 11 Uhr, der rechte auf 1 Uhr. Die Fersen sind etwas nach innen ausgerichtet. Beuge deine Knie und senke dein Gesäß in die tiefe Hocke ab. Verteile dein Körpergewicht für eine stabile Position gleichmäßig auf beide Füße.

Basisübung: Bringe deine Hände in der Gebetshaltung vor dein Herz und setze deine Ellenbogen an die Innenseite deiner Knie. Drücke die Knie mit den Ellenbogen leicht nach außen, um sie zu stabilisieren und Raum im Becken zu schaffen. Dein Rücken ist lang, und die Schultern sind entspannt, während dein Gesäß tief nach unten sinkt (A).

Alternative – Halbe tiefe Hocke: Strecke ein Bein lang zur Seite aus, während das andere Bein in der Hocke bleibt. Flexe den Fuß des ausgestreckten Beins, um die Rückseite des Beins zusätzlich zu dehnen (C). Seitenwechsel nicht vergessen.

C

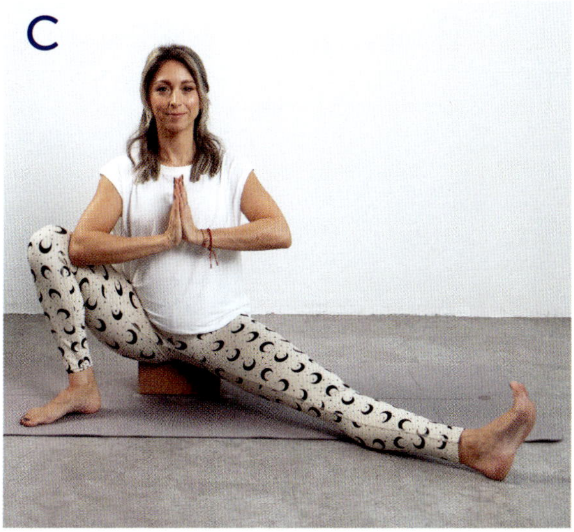

D

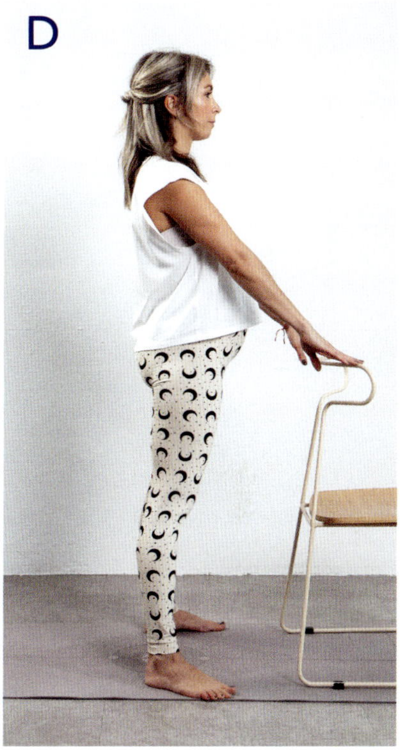

Alternative für das 3. Trimester – Dynamisch mit Stuhl: Stelle einen Stuhl vor dich und halte dich mit den Händen an der Stuhllehne fest. Atme ein und bleibe oben, mit der Ausatmung kommst du in die tiefe Hocke. Einatmend kommst du wieder hoch, ausatmend sinkst du erneut nach unten. Wiederhole diese Bewegung für ein paar Runden und halte abschließend für einige Atemzüge in der tiefen Hocke (D, E).

Haltung wahrnehmen: Konzentriere dich auf deine Atmung und lass bei jeder Ausatmung bewusst mehr Entspannung in Hüfte und Becken entstehen.

E

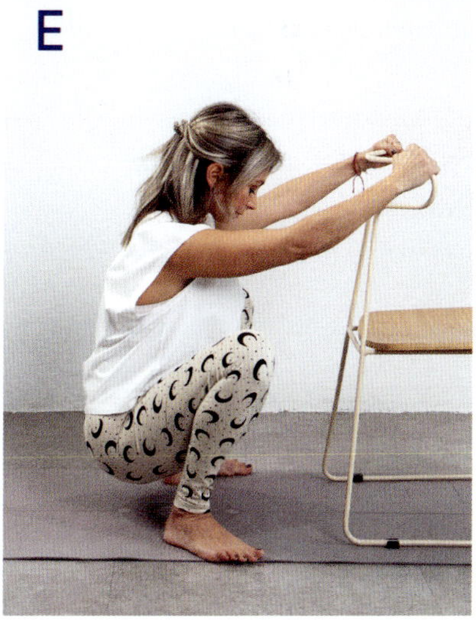

Kindshaltung

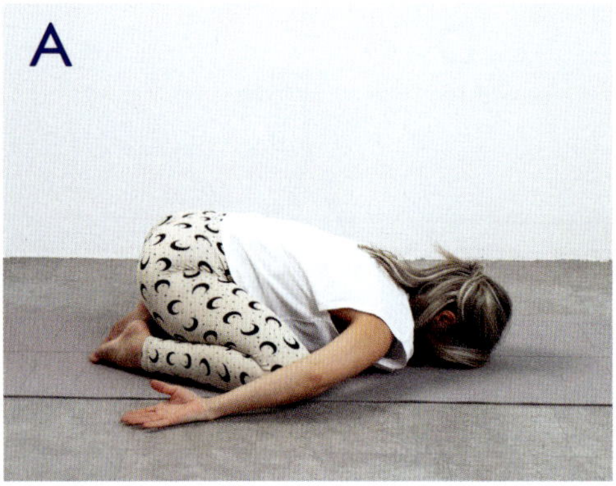

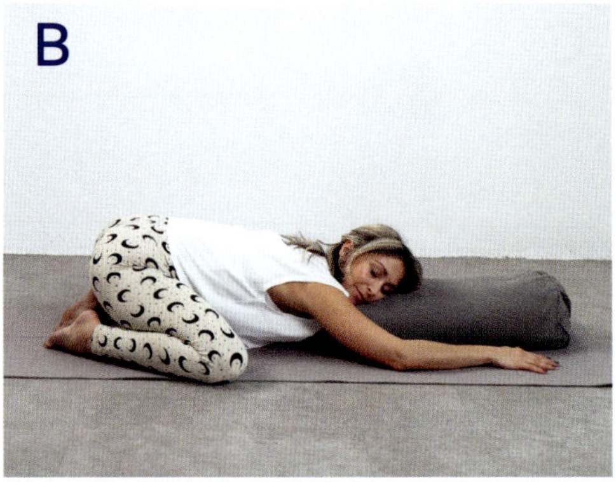

ZIEL: Entspannung in Schultern und Beckenboden, Lösen der Spannungen in Hüftbeugern und Oberschenkelinnenseiten
KONTRAINDIKATION: Große Knieprobleme
HILFSMITTEL: Bolster/Kissen für Oberkörper/Kopf (B)
HALTEN/WIEDERHOLEN: 10 Atemzüge pro Runde

! Achte darauf, dass dein Rücken lang bleibt. Dein Gesäß sollte entspannt nach hinten sinken.

Komme in die Kindshaltung: Öffne im Fersensitz die Knie nach außen, um Platz für deinen Babybauch zu schaffen. Die großen Zehen berühren sich leicht. Strecke deine Arme lang nach vorne aus, die Fingerspitzen setzen auf die Matte auf. Schiebe dein Gesäß nach hinten, um Länge im Rücken zu schaffen. Laufe mit den Fingerspitzen nach vorne, bis du die Stirn entspannt ablegen kannst.

Positioniere deine Arme: Lass deine Arme lang ausgestreckt auf der Matte liegen, die Handflächen zeigen nach unten. Alternativ liegen die Arme neben deinem Körper, wobei die Handflächen nach oben zeigen. Die Schultern bleiben entspannt (A).

Runde 1 – Basisübung Entspannung des Beckenbodens: Atme ein und löse bei jeder Ausatmung die Spannung des Beckenbodens. Stell dir bei jeder Ausatmung vor, wie dein Becken weicher und weiter wird. Lass dabei Hände, Kiefer und Zunge entspannt.

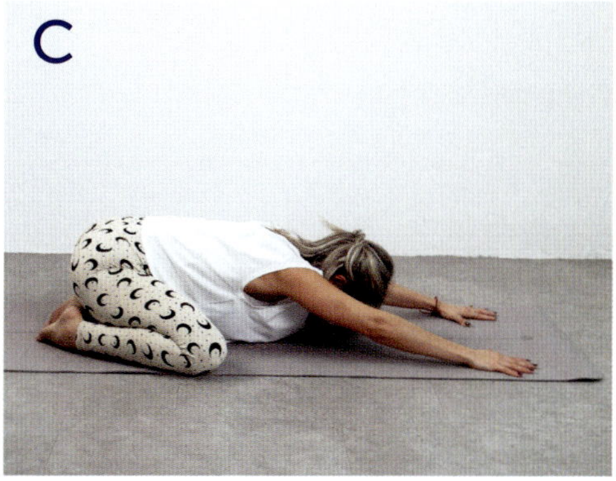

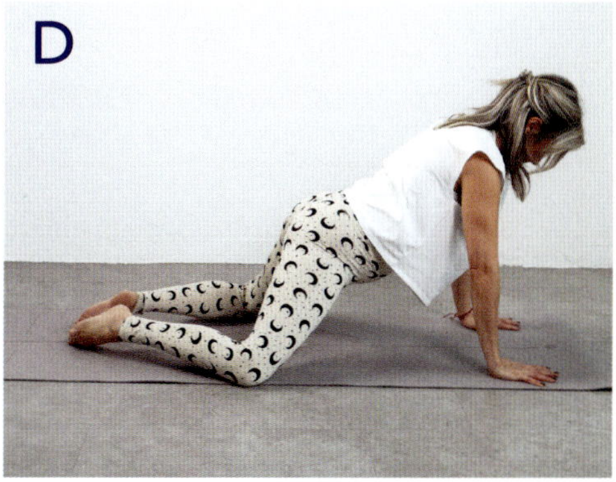

Runde 2 – Dynamisch zur Geburtsvorbereitung: Beginne in der Kindshaltung mit langen Armen, die Handflächen liegen flach auf der Matte (C). Atme ein und schiebe deinen Oberkörper nach vorne oben, sodass sich deine Schultern direkt über deinen Handgelenken befinden. Deine Hüfte schiebt dabei nach vorne, während dein Schambein Richtung Bauchnabel kippt (D). Atme aus und schiebe dich zurück in die Kindshaltung. Wiederhole diese Bewegung für mehrere Atemzüge und beende die Sequenz, indem du in der Kindshaltung zur Ruhe kommst und deinen Beckenboden entspannst.

BASISHALTUNG VIERFÜSSLERSTAND
So machst du den Vierfüßlerstand richtig

Kontraindikationen: Knieprobleme, Schmerzen in den Handgelenken

Hilfsmittel: Yogaklötze unter den Handflächen (A) oder bei Handgelenkproblemen auf Fäuste/Unterarme stützen (B); gefaltete Decke unter Knie zur Entlastung

Richte deine Schultern über den Handgelenken und deine Hüfte über den Knien aus. Schaffe Platz für deinen Babybauch, indem du deine Knie etwas weiter auseinanderbringst. Schiebe deine Handflächen kraftvoll in die Matte, sodass deine Schultern aktiv Richtung Decke nach oben schieben. Bleibe im Schultergürtel stabil. Kippe dein Becken leicht, sodass dein Schambein in Richtung Bauchnabel zieht und dein unterer Rücken lang bleibt. **Das gilt für die folgenden Übungen bis Seite 273.**

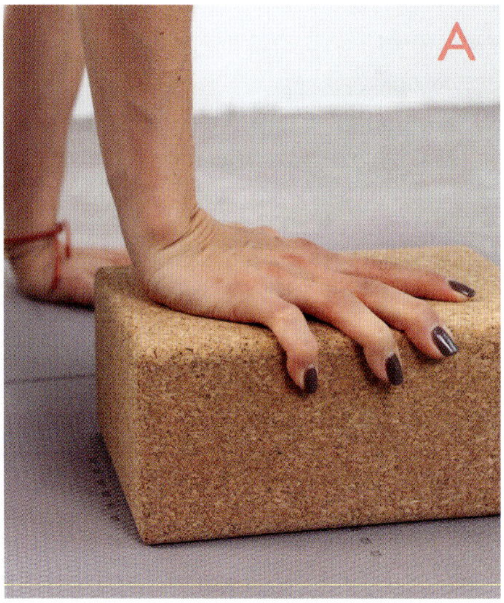

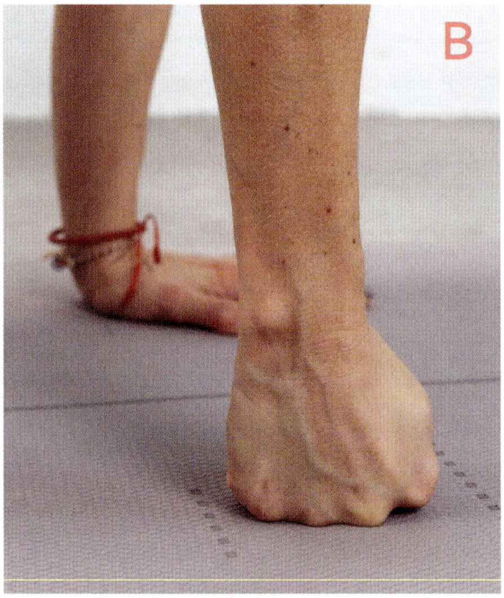

Haltung des Herzens

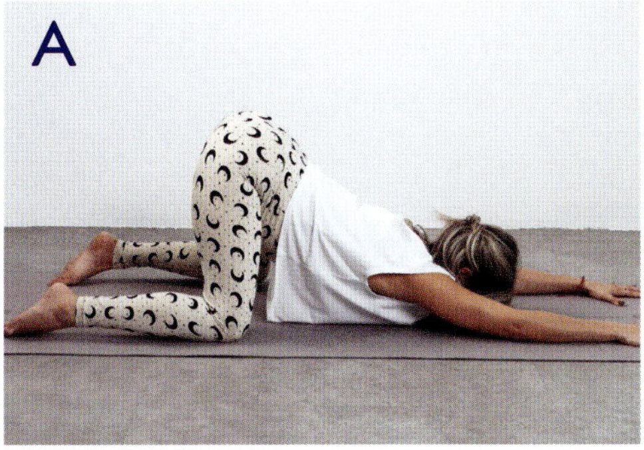

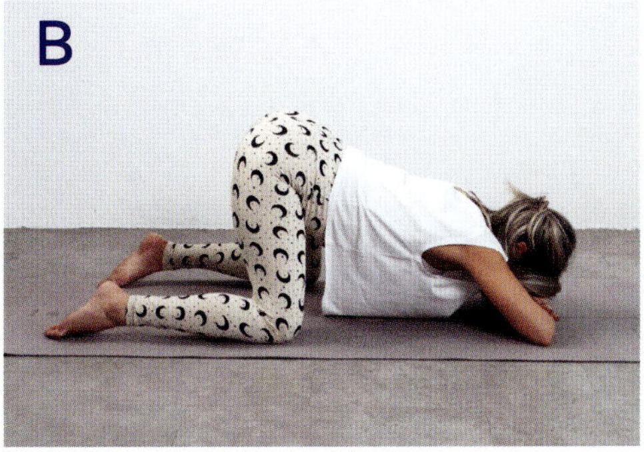

ZIEL: Öffnung und Dehnung der Schulter- und Brustmuskulatur, Entspannung des Beckenbodens
KONTRAINDIKATIONEN: Knieprobleme, akute Schmerzen im unteren Rücken
HILFSMITTEL: Yogaklotz unter Händen/Oberarmen zur Verstärkung der Dehnung
HALTEN: 10 Atemzüge

Achte darauf, dass die Hüfte über den Knien bleibt und nicht nach vorne wandert. Die Schultern sind weg von den Ohren, um Nacken- und Schulterbereich zu entspannen.

Beginne im Vierfüßlerstand (siehe Kasten S. 266): Lege bei Bedarf eine gefaltete Decke unter die Knie. Öffne die Knie für den Babybauch weiter. Wandere mit den Händen nach vorne, bis die Unterarme oder Hände aufliegen. Lege die Stirn sanft auf der Matte ab und lass das Brustbein in Richtung Matte sinken (A).

Halten: Bringe sanften Druck in Hände und Unterarme – der Nacken bleibt entspannt. Die Schultern ziehen von den Ohren weg. Spüre die Öffnung in Schultern und Brust.

Verminderte Öffnung: In der fortgeschrittenen Schwangerschaft oder bei Bedarf können die Unterarme aufeinandergelegt und der Kopf kann darauf abgestützt werden. So wird die Dehnung sanfter und die Haltung angenehmer (B).

Fokus auf den Beckenboden: Lass bei jeder Ausatmung mehr Entspannung entstehen. Stell dir vor, wie sich der Beckenboden bei jeder Ausatmung weicher und weiter anfühlt.

Vierfüßlerstand mit angehobenem Bein

Komm in den Vierfüßlerstand (siehe Kasten S. 266): Strecke ein Bein nach hinten aus. Stell den Fuß auf die Zehenspitzen und halte die Hüfte geschlossen. Während der Übung bleibt der Fuß gepointed. Achte darauf, dass dein Knie zum Boden zeigt (A). Bei Handgelenksproblemen komme gerne auf die Unterarme.

Runde 1 – Basisübung: Schiebe einatmend in die Matte und aktiviere deinen Rücken sowie die Rückseite des ausgestreckten Beins. Mit der Ausatmung hebst du das Bein kontrolliert an, bis es in einer Linie mit Schultern und Rücken steht (B). Mit der nächsten Einatmung senkst du das Bein wieder langsam Richtung Matte ab, ohne die Spannung im Rücken zu verlieren.

Runde 2 – Halten: Halte das Bein in einer Linie mit deinem Rücken und deinen Schultern für ein paar Atemzüge. Drücke die Hände weiter aktiv in die Matte, schiebe dich aus den Schultern heraus. Dein Becken bleibt stabil.

Runde 3 – Fuß kreisen lassen: Halte das Bein angehoben, während dein Becken parallel und die Hüfte geschlossen bleibt. Zeichne kleine, kontrollierte Kreise mit der Fußspitze – zunächst im Uhrzeigersinn, dann gegen ihn.

Runde 4 – Für Fortgeschrittene: Strecke gleichzeitig den entgegengesetzten Arm nach vorne aus, sodass du eine Linie vom Fuß bis zur Hand erzeugst. Diese Übung fordert zusätzlich dein Gleichgewicht und deine Core-Muskulatur (C).

Wechsle zwischen den Runden die Seite: Löse die Haltung sanft und schiebe dein Gesäß nach hinten zu den Fersen, um die Handgelenke auszuschütteln. Wiederhole die Übung auf der anderen Seite.

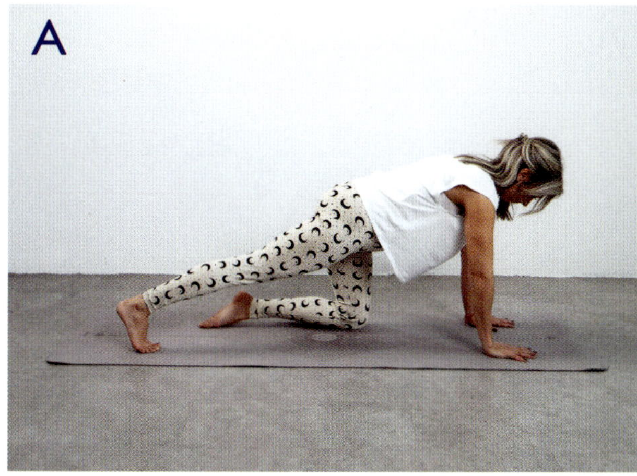

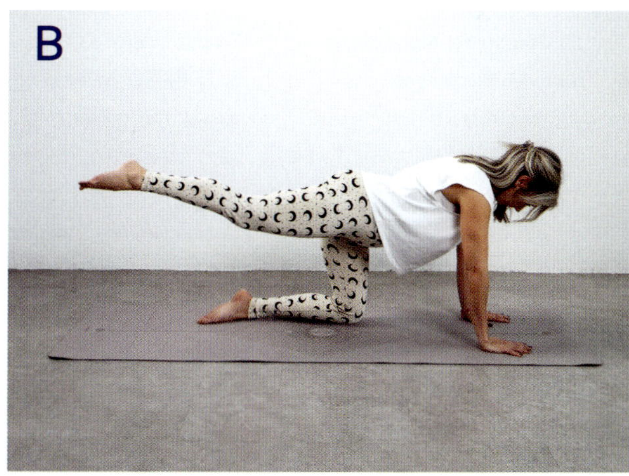

ZIEL: Aktivierung und Kräftigung des Beckenbodens sowie der Rücken-, Hüft- und Oberschenkelmuskulatur
WIEDERHOLEN: 10- bis 12-mal pro Runde/Seite

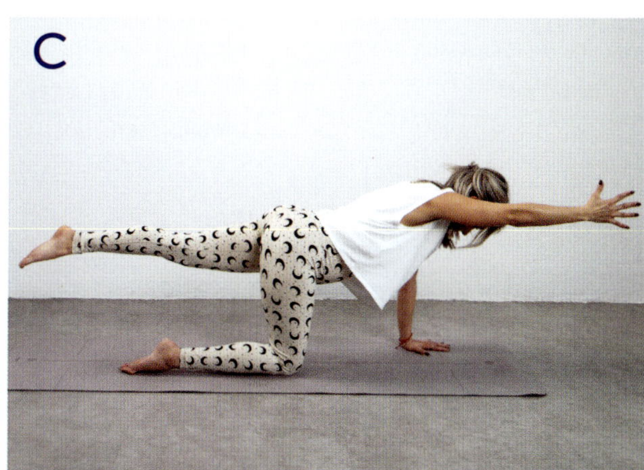

❗ Achte darauf, dass das Becken parallel zum Boden und die Hüfte geschlossen ist. Drücke die Hände oder Unterarme aktiv in die Matte, um Stabilität in den Schultern zu schaffen. Vermeide ein Hohlkreuz, indem du dein Becken leicht kippst und das Schambein Richtung Bauchnabel ziehst.

Becken kreisen lassen im Vierfüßlerstand

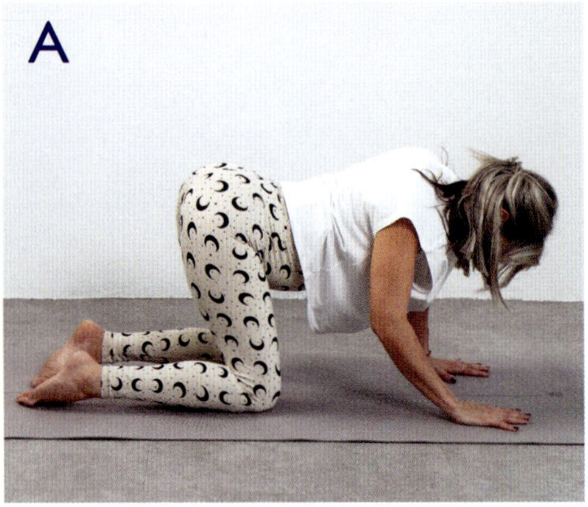

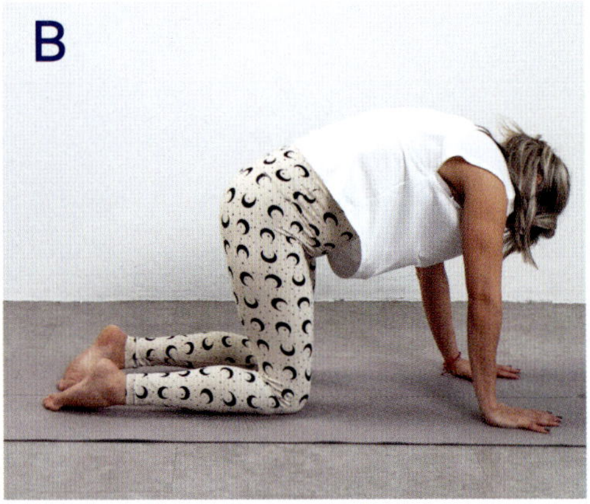

ZIEL: Förderung der Mobilität, Lockerung des Beckenbereichs und geburtsvorbereitende Bewegungen
WIEDERHOLEN: 10 Atemzüge

! Lass dein Becken locker und entspannt. Erlaube dir, jede Bewegung frei und intuitiv zu gestalten. Falls sich die Bewegungen unangenehm anfühlen, verkleinere die Kreise oder modifiziere die Position, indem du die Knie weiter auseinanderbringst.

Basisübung: Komm in den Vierfüßlerstand (siehe Kasten S. 266). Schließe deine Augen und lass deine Atmung ruhig und gleichmäßig fließen. Beginne, dein Becken langsam kreisen zu lassen. Schiebe es zur Seite, kippe es sanft nach vorne und hinten oder lass es intuitiv kleine oder große Bewegungen ausführen. Nutze dabei deine Hände, um dich sanft in die Matte zu schieben, während du deinen Rücken bewusst rund und lang werden lässt. Erlaube deinem Körper, frei und ohne festen Bewegungsplan zu mobilisieren (A, B).

Für die Geburt: Stell deine Füße über den Rand der Matte hinaus auf, sodass dein Becken weiter geöffnet wird. Diese Position kann dir während der Geburt helfen, mehr Platz für dein Baby zu schaffen und das Becken optimal zu mobilisieren.

Vierfüßlerstand mit Pilatesball und »PFF«

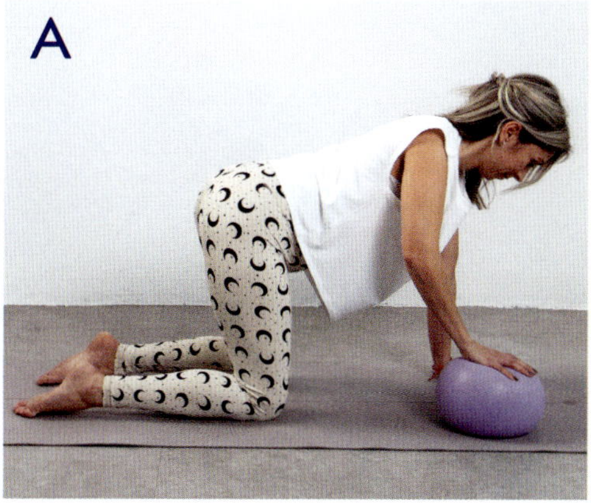

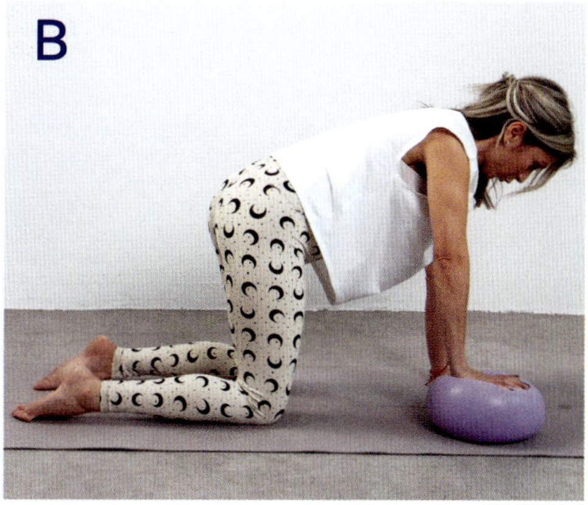

ZIEL: Kräftigung des Beckenbodens sowie Stabilisierung von Core-Muskulatur und Schulterpartie
WIEDERHOLEN: 10- bis 15-mal pro Seite

Achte darauf, bei der Ausatmung auf »PFF« den Bauchnabel sanft nach innen Richtung Wirbelsäule zu ziehen, um die Beckenbodenschichten effektiv zu aktivieren. Schiebe kraftvoll aus der Schulter heraus, um eine stabile Haltung zu bewahren. Sollte dir das schwerfallen, kannst du die hinteren Zehen aufstellen, um die Stabilität zu erhöhen.

Komm in den Vierfüßlerstand (siehe Kasten S. 266): Platziere den Pilatesball unter einer Hand. Schiebe die andere Hand mit aufgespreizten Fingern fest in die Matte, sodass dein Gewicht stabil auf dieser Hand liegt. Falls du keinen Pilatesball zur Verfügung hast oder dir die Übung mit dem Ball zu wackelig ist, schiebe stattdessen die flache Hand oder die Faust direkt in die Matte.

»PFF«-Atmung: Atme über die Nase ein, während du den Körper entspannst und leicht in ein natürliches Hohlkreuz kommst (A). Während du auf den »PFF«-Laut ausatmest, ziehst du dein Schambein sanft Richtung Bauchnabel und aktivierst dabei alle Beckenbodenschichten. Drücke gleichzeitig kraftvoll mit der Hand in die Matte und mit der anderen Hand in den Pilatesball. Zusätzlich kannst du den Fußspann sanft in die Matte drücken, um die Stabilität zu erhöhen (B).

Wechsle die Seite: Wechsle die Seite, indem du den Pilatesball unter die andere Hand legst. Zwischen den Seiten kannst du intuitiv kreisende Bewegungen im Vierfüßlerstand ausführen, um deine Hüfte und Wirbelsäule zu mobilisieren.

Tanzende Katze

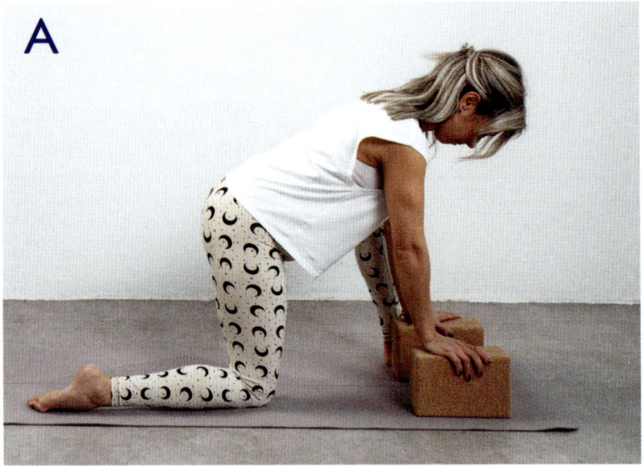

ZIEL: Mobilisation des Beckens und der Hüfte, Förderung der Flexibilität, Unterstützung der Geburtsvorbereitung
KONTRAINDIKATIONEN: Akute Rückenschmerzen, instabile Becken- und Hüftregion
HILFSMITTEL: Yogaklötze unter Handflächen, Decke unter Knie für mehr Komfort
WIEDERHOLEN: 10- bis 15-mal pro Seite

Lass den Kopf nicht hängen. Dein Nacken sollte entspannt, aber in Verlängerung der Wirbelsäule ausgerichtet sein. Dies schützt die Halswirbelsäule und unterstützt eine stabile Haltung. Achte darauf, dass dein Rücken lang bleibt und du den Babybauch nicht einengst.

Beginne im Vierfüßlerstand (siehe Kasten S. 266): Bringe einen Fuß über die Seite nach vorne zu deinen Händen und richte ihn so aus, dass dein vorderes Knie direkt oberhalb deines Fußgelenks steht. Wandere mit deinem vorderen Fuß leicht zur Seite, um Platz für deinen Babybauch zu schaffen. Dein hinteres Knie bleibt unter der Hüfte ausgerichtet, der Fußspann liegt auf der Matte. Falls es angenehmer ist, schiebe deinen hinteren Unterschenkel etwas weiter zum Mattenrand. Beide Beine sollten in einem stabilen 90-Grad-Winkel positioniert sein.

Platziere deine Hände: Bringe deine Hände unter deine Schultern. Der Rücken bleibt lang, der Babybauch hat ausreichend Platz, der Kopf schaut leicht nach vorne oder schräg nach unten. Deine Ellenbogen dürfen leicht gebeugt sein, um die Schultern zu entspannen.

Becken kreisen: Beginne, sanft dein Becken kreisen zu lassen – mit dem Uhrzeigersinn und gegen ihn. Sei intuitiv in deinen Bewegungen und finde einen Rhythmus, der dir guttut. Die tanzende Katze ist besonders unter der Geburt hilfreich, da sie dem Baby helfen kann, die richtige Geburtsposition zu finden (A). Seitenwechsel nicht vergessen.

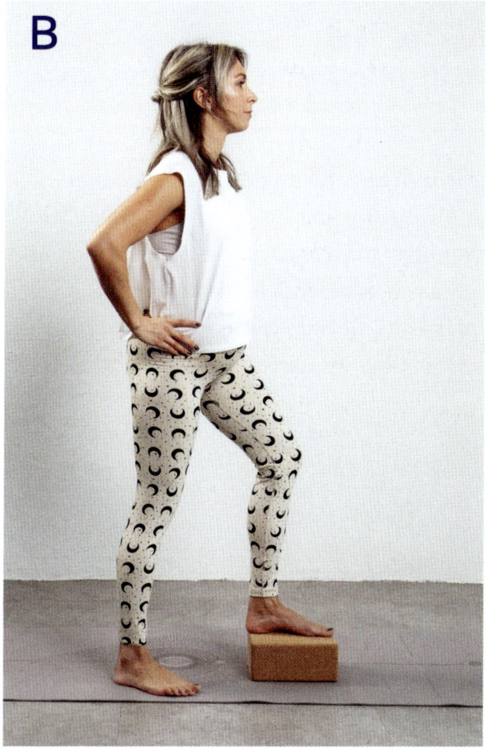

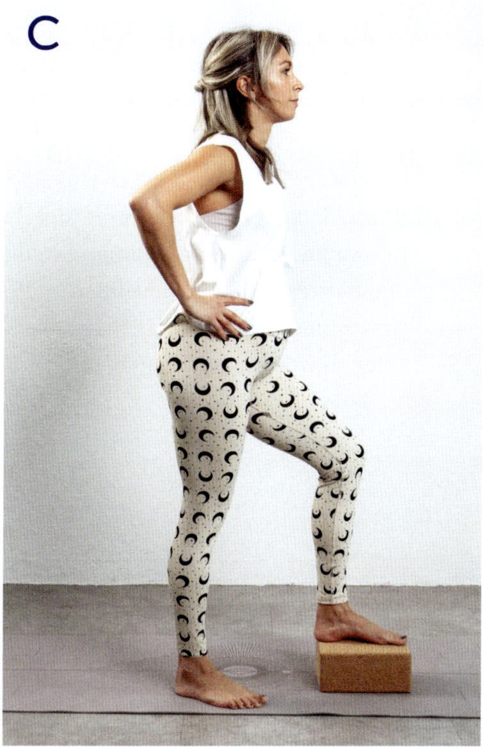

Stehende Variante – für die Geburt: Nimm dir hier als Hilfsmittel einen Yogaklotz und lege diesen vor deine Matte. Stelle nun einen Fuß vollständig auf den Klotz. Deine Hände liegen entspannt auf deiner Hüfte. Beginne nun, sanft dein Becken kreisen zu lassen – erst mit dem Uhrzeigersinn, dann gegen ihn (B, C).

GRUNDREGEL RÜCKENLAGE
So kommst du beckenbodenschonend in die Rückenlage

Für die **Rückenlage** gibt es eine wichtige Grundregel, die in den verschiedenen Übungen zum Tragen kommt und die man für die Rückbildung beibehalten sollte: Komm über die Seite schonend in die Rückenlage, um den Druck auf den Bauch und den Beckenboden zu minimieren. Rolle dich dann von der Schulter auf den Rücken. Um aufzustehen, rolle dich aus der Rückenlage auf die Schulter und komm über die Seite zum Sitzen. **Dies gilt für die folgenden Übungen bis Seite 279.**

Wahrnehmung und Aktivierung des Beckenbodens im Liegen

Komm in die Rückenlage (siehe Kasten oben): Lege die Schultern vollständig entspannt auf der Matte ab. Ziehe nacheinander die Füße hüftbreit auseinander in Richtung deines Gesäßes heran. Die Füße sind parallel und stehen flach auf der Matte, die Knie sind gebeugt. Dein unterer Rücken befindet sich in seiner natürlichen Krümmung. Du kannst deine Hände nutzen, um bewusst das leichte Hohlkreuz zu ertasten (A).

Bewegung des Beckens: Lege dann eine Hand auf deinen Babybauch und die andere Hand auf dein Schambein. Dies hilft dir, die Bewegung deines Beckens besser zu spüren und die Aktivierung deines Beckenbodens bewusst wahrzunehmen (B).

Runde 1 – Basisübung: Mit der Ausatmung aktivierst du deinen Beckenboden, indem du dein Schambein sanft Richtung Bauchnabel kippst. Diese Bewegung reduziert das Hohlkreuz, sodass dein unterer Rücken stärker Kontakt zur Matte bekommt. Mit der Einatmung löst du die Aktivierung wieder sanft und bringst dein Becken in die Ausgangsposition zurück. Halte die Bewegung entspannt und fließend.

Runde 2 – Pilatesball: Um die Übung anspruchsvoller zu gestalten, klemmst du einen Pilatesball zwischen die Oberschenkel, der bei der Ausatmung mit etwas Druck zusammengepresst werden darf (C).

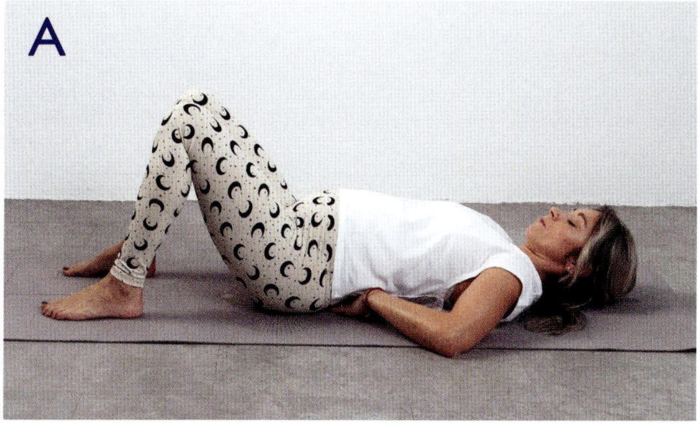

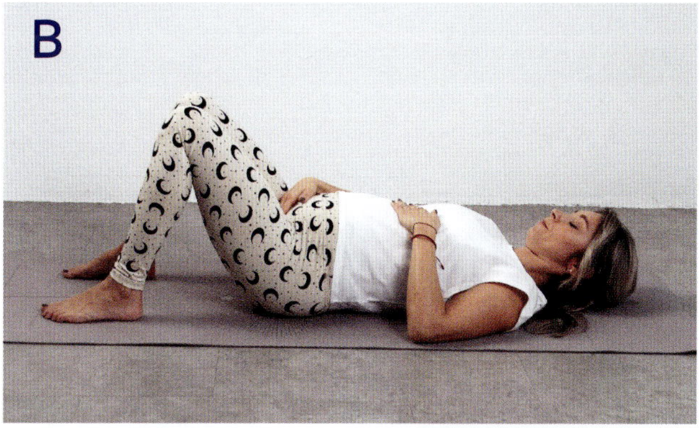

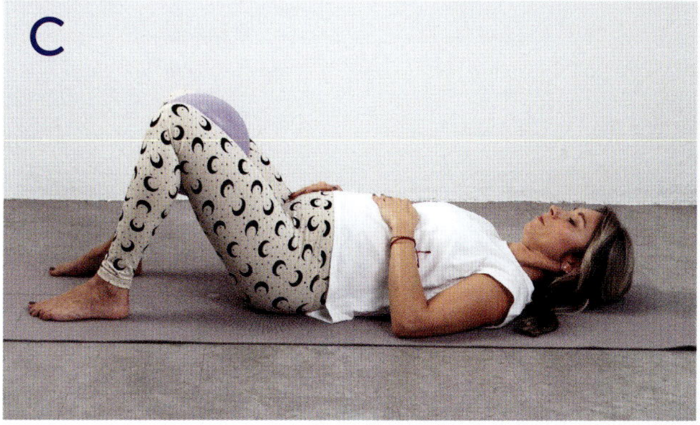

ZIEL: Kräftigung des Beckenbodens und Förderung der Körperwahrnehmung
KONTRAINDIKATION: Vena-cava-Syndrom
WIEDERHOLEN: 8- bis 10-mal pro Runde

! Lass deinen Schultergürtel und deine Gesäßmuskulatur bei der Übung entspannt. Ziehe bei der Aktivierung den Bauchnabel nach innen. Vermeide es, den Bauch nach oben Richtung Decke zu drücken.

Schulterbrücke

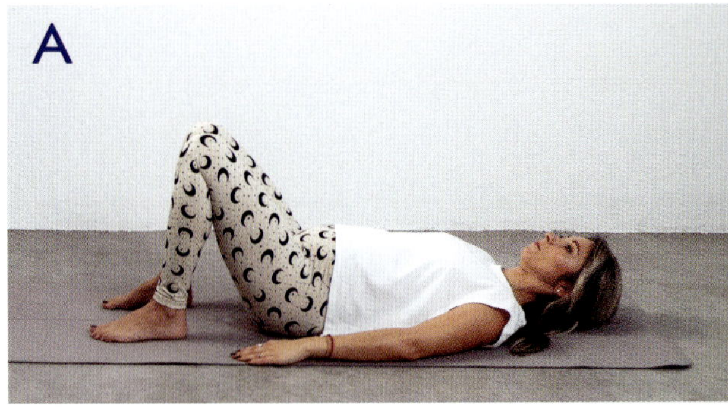

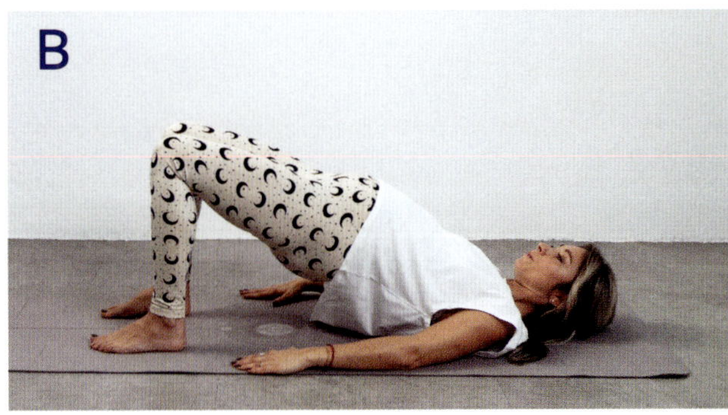

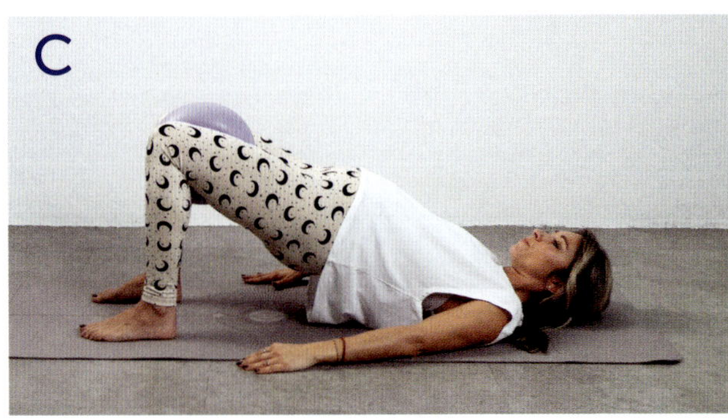

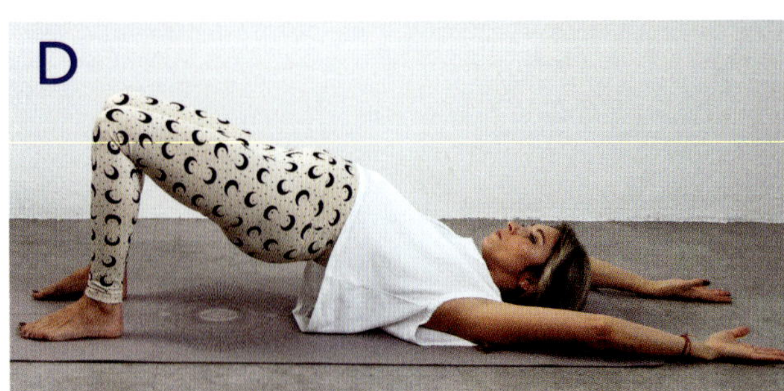

ZIEL: Stärkung der Gesäß-, Bein- und unteren Rückenmuskulatur sowie Aktivierung des Beckenbodens

KONTRAINDIKATIONEN: Knieprobleme, Bluthochdruck, akute Beschwerden im unteren Rücken

WIEDERHOLEN: 8- bis 10-mal pro Runde

Achte darauf, dass Schultergürtel und Gesäßmuskulatur bei der Übung ganz entspannt sind. Die Beine bleiben hüftbreit geöffnet.

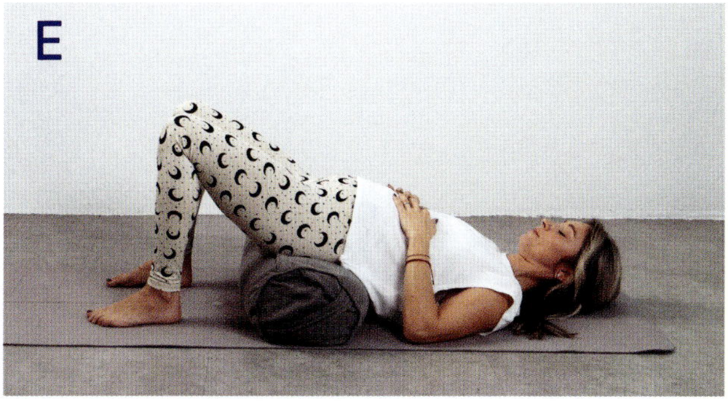

Komm in die Rückenlage (siehe Kasten S. 274): Lege die Schultern vollständig entspannt auf der Matte ab. Ziehe nacheinander die Füße hüftbreit auseinander in Richtung deines Gesäßes heran. Die Füße sind parallel und stehen flach auf der Matte, die Knie sind gebeugt. Lege deine Arme mit den Handflächen nach unten neben deinem Oberkörper ab. Dein unterer Rücken befindet sich in seiner natürlichen Krümmung (A).

Runde 1 – Basisübung: Aktiviere mit dem Ausatmen den Beckenboden, ziehe dein Schambein sanft Richtung Bauchnabel und hebe dann Wirbel für Wirbel von der Matte ab, bis dein Gesäß in der Luft schwebt (B). Halte beim Einatmen die Beckenbodenspannung, während auch das Gesäß angehoben bleibt. Achte auf die korrekte Haltung deines Nackens und deiner Schultern. Beim nächsten Ausatmen senkst du dein Becken kontrolliert auf die Matte ab, um mit der nächsten Einatmung die Spannung zu lösen und zu entspannen.

Runde 2 – Pilatesball/Yogaklotz: Um die Übung anspruchsvoller zu gestalten, klemmst du einen Pilatesball oder Yogaklotz zwischen die Oberschenkel, der bei der Ausatmung mit etwas Druck zusammengepresst werden darf (C).

Runde 3 – Dynamisch: Während du dein Becken anhebst, bringst du deine Hände lang ausgestreckt hinter den Kopf. Senkst du das Becken auf die Matte ab, werden die Arme mit den Handflächen nach unten wieder neben den Körper gelegt (D).

Runde 4 – Beckenbodenentspannung: Lege ein Bolster unter dein Gesäß, damit dein Becken leicht angehoben wird. Verweile für 10 tiefe Atemzüge passiv in dieser Haltung, ohne deinen Beckenboden aktiv anzuspannen. Lass bewusst alle Spannung im Beckenboden los und genieße die sanfte Dehnung und Entlastung (E).

Tischposition

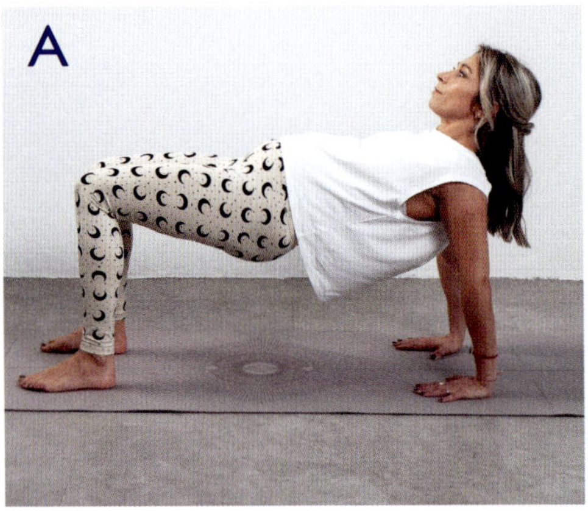

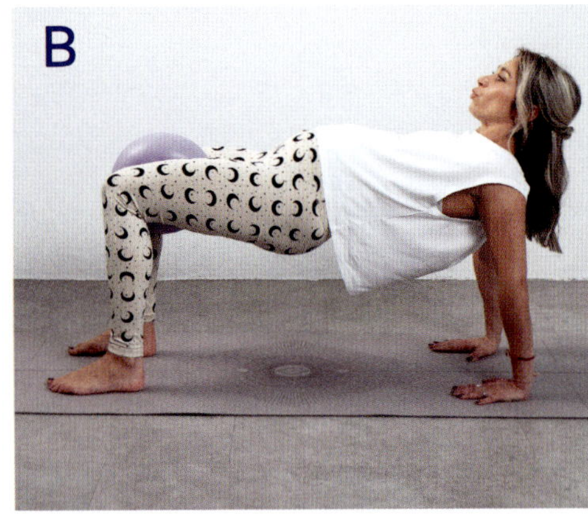

ZIEL: Kräftigung des Beckenbodens sowie der Gesäß- und Armmuskulatur und der hinteren Oberschenkel
KONTRAINDIKATIONEN: Probleme mit Handgelenken oder Schultern, starke Verspannungen im Nacken, akute Beschwerden im unteren Rücken
WIEDERHOLEN: 8- bis 10-mal pro Runde

! Der Nacken bleibt lang in einer Linie mit deiner Wirbelsäule, der Blick geht nach oben Richtung Decke. Ist dies zu intensiv, ziehe das Kinn sanft zur Brust. Schultern und Handgelenke sollten immer in einer Linie sein.

Beginne in der Rückenlage (siehe Kasten S. 274): Stell deine Füße hüftbreit auseinander unter deine Knie, sodass diese in einem 90-Grad-Winkel gebeugt sind. Setze deine Hände unterhalb deiner Schultern auf. Die Fingerspitzen zeigen in Richtung Gesäß. Der Brustkorb öffnet sich, die Schultern ziehen von den Ohren weg.

Runde 1 – Basisübung: Mit der nächsten Ausatmung aktivierst du deinen Beckenboden und hebst gleichzeitig dein Gesäß an, sodass dein Körper in einer geraden Linie von den Schultern bis zu den Knien verläuft (A). Mit der Einatmung senkst du dein Gesäß kontrolliert wieder ab. Löse die Spannung im Beckenboden erst, wenn du vollständig auf der Matte aufsetzt.

Runde 2 – Pilatesball/Yogaklotz: Um die Übung anspruchsvoller zu gestalten, klemmst du einen Pilatesball oder Yogaklotz zwischen die Oberschenkel, der bei der Ausatmung mit etwas Druck zusammengepresst werden darf (B).

Happy-Baby-Pose

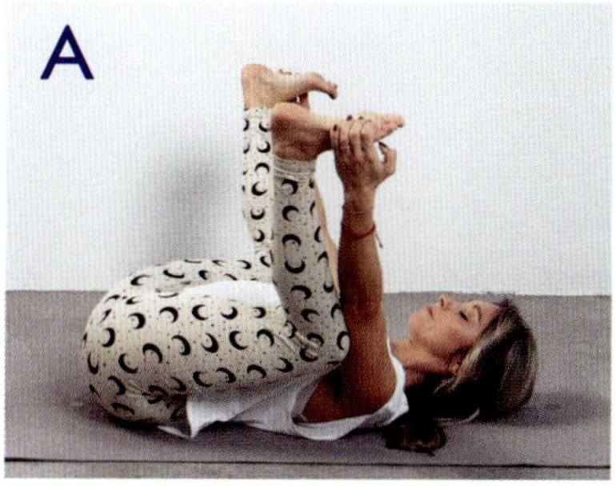

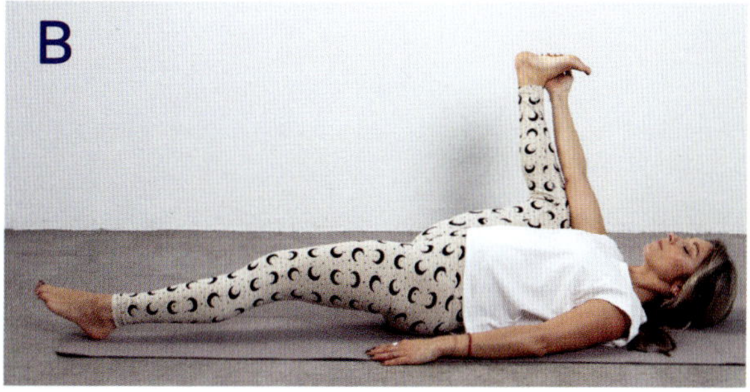

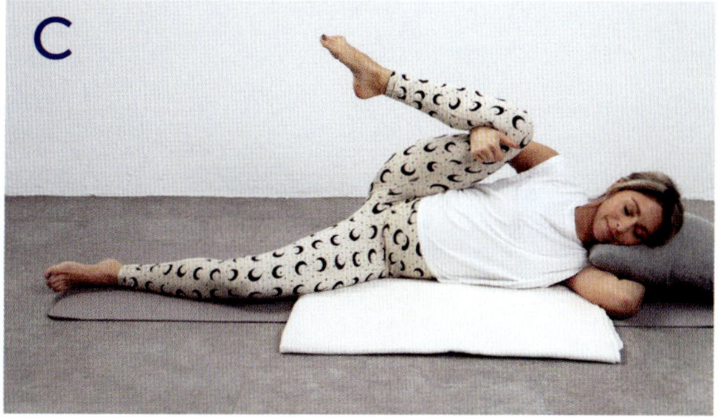

ZIEL: Entspannung, Öffnung der Hüften
KONTRAINDIKATIONEN: Hüft- oder Knieverletzungen, Vena-cava-Syndrom
HILFSMITTEL: Gurt zum Greifen der Füße
HALTEN: 10 Atemzüge

! Lass deinen Rücken lang ausgestreckt auf der Matte liegen. Halte die Schultern entspannt und vermeide, sie zu den Ohren zu ziehen.

Beginne in der Rückenlage (siehe Kasten S. 274): Ziehe beide Knie seitlich zur Brust heran. Achte darauf, dass dein Babybauch genügend Platz hat. Fasse deine Füße von außen und ziehe deine Knie sanft Richtung Achseln. Deine Knöchel bleiben in einer Linie mit deinen Knien. Entspanne dabei bewusst deine Hüfte und den Beckenboden. Nacken und Kopf bleiben entspannt liegen (A).

In der fortgeschrittenen Schwangerschaft:

Halbes Happy Baby in Rückenlage: Strecke ein Bein lang aus und ziehe nur das andere seitlich zu dir heran. Halte diese Position für ein paar Atemzüge und wechsle dann die Seite (B).

Halbes Happy Baby in Seitenlage: Dein unteres Bein bleibt leicht angewinkelt, während du dein oberes Bein seitlich zu dir heranziehst und in der Kniekehle hältst. Unterfüttere deinen Bauch bei Bedarf mit einer Decke und lege deinen Kopf auf den Oberarm oder ein Kissen (C). Seitenwechsel nicht vergessen.

Beckenbodenaktivierung in Seitenlage

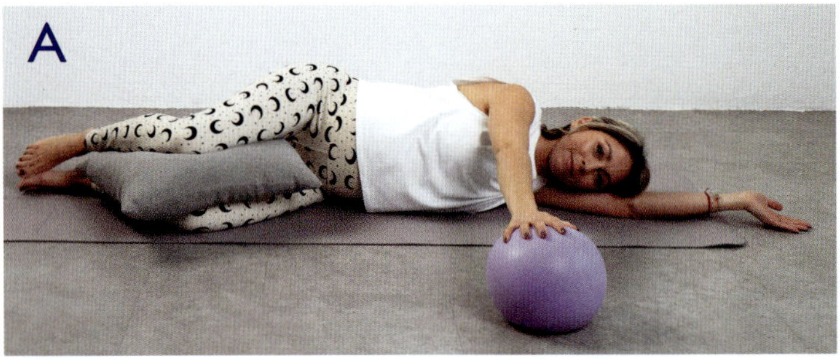

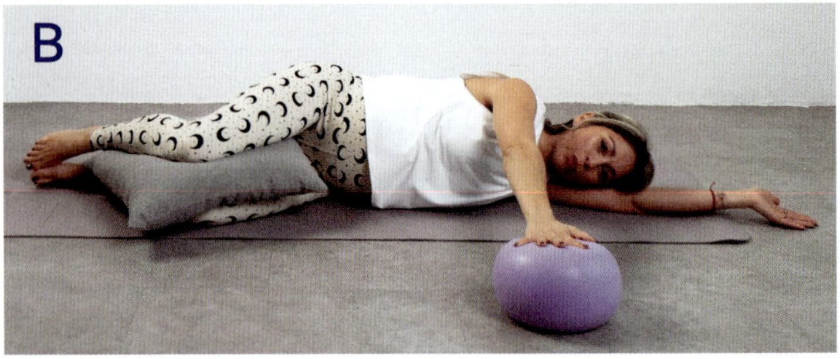

ZIEL: Kräftigung und Wahrnehmung des Beckenbodens
KONTRAINDIKATIONEN: Akute Rückenschmerzen, starke Hüftschmerzen
HILFSMITTEL: Yogaklotz/ Kissen zur Nackenentlastung; Decke zur Stützung des Babybauchs
WIEDERHOLEN: 10- bis 15-mal pro Seite

Ziehe den Bauchnabel bewusst nach innen, um die Aktivierung des Beckenbodens zu unterstützen. Achte darauf, die Schultern entspannt zu lassen und den Nacken lang zu halten.

Beginne in der Seitenlage: Bringe deine Beine leicht angewinkelt übereinander. Platziere ein Kissen zwischen deinen Knien. Dein Kopf liegt auf deinem ausgestreckten Oberarm. Kippe dein Becken leicht, indem du dein Schambein sanft Richtung Bauchnabel ziehst.

Aktiviere den Beckenboden: Lege die andere Hand auf einen Pilatesball und platziere diesen vor dem Oberkörper (A). Mit der Ausatmung aktivierst du deinen Beckenboden und ziehst den Bauchnabel nach innen Richtung Wirbelsäule. Gleichzeitig gibst du Druck auf den Pilatesball und auf das Kissen zwischen deinen Knien (B). Mit der Einatmung löst du die Spannung im Beckenboden sowie den Druck auf Ball und Kissen. Halte dabei die Ausrichtung deines Beckens stabil und leicht gekippt. Seitenwechsel nicht vergessen.

Seitstütz

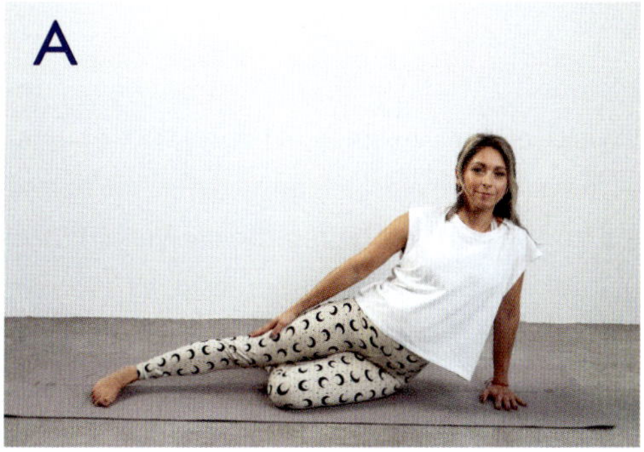

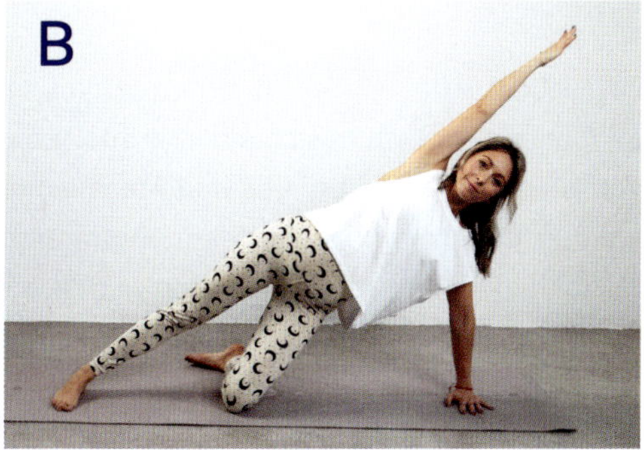

ZIEL: Kräftigung der seitlichen Bauchmuskulatur, Stabilisierung des Beckens und der Rumpfmuskulatur
KONTRAINDIKATIONEN: Schmerzen in Handgelenken und Schulter, akute Beschwerden im unteren Rücken
WIEDERHOLEN: 10- bis 12-mal pro Seite/Runde

Achte darauf, dass Schulter und Handgelenke eine Linie bilden. Vermeide, dass dein Becken nach vorne oder hinten kippt. Halte es parallel zur Matte, um die Übung effektiv und sicher zu gestalten.

Beginne in der Seitenlage: Bringe deine Beine angewinkelt aufeinander. Die Schienbeine sind parallel zur kurzen Mattenseite ausgerichtet. Setze die untere Hand direkt unter deiner Schulter auf. Die obere Hand ruht locker auf deinem Becken.

Richte dein Becken aus: Strecke dein oberes Bein lang aus, während das untere Bein angewinkelt bleibt. Setze die Fußsohle des oberen Beins parallel zum kurzen Mattenrand auf. Kippe dein Becken leicht, indem du dein Schambein sanft Richtung Bauchnabel ziehst. Diese Ausrichtung sollte während der gesamten Übung gehalten werden (A).

Runde 1 – Basisübung: Mit der Ausatmung aktivierst du deinen Beckenboden, hebst dein Becken an und streckst den oberen Arm kraftvoll über deinen Kopf (B). Senke dein Becken mit der Einatmung kontrolliert ab und bring den Arm zurück auf den Oberschenkel. Seitenwechsel nicht vergessen.

Runde 2 – »PFF«-Atmung: Um den Fokus noch stärker auf den Beckenboden zu lenken und diesen noch stärker zu aktivieren, atme gerne zusätzlich auf einen »PFF«-Laut aus.

Geburtsvorbereitende Übungen und Atemtechniken

Die Geburt eines Kindes ist ein intensives, kraftvolles und zutiefst persönliches Erlebnis – unabhängig davon, ob es sich um eine Spontangeburt oder einen Kaiserschnitt handelt. Geburtsvorbereitende Yogaübungen und Atemtechniken sind wertvolle Werkzeuge, um den Körper zu stärken, die Atmung zu vertiefen und mentale Ruhe zu fördern. Sie helfen dir, die Verbindung zu deinem Körper zu intensivieren und dich optimal auf die Geburt vorzubereiten. Wir möchten dir hier eine kurze Zusammenfassung unserer liebsten Tools mitgeben.

Bewusstes Atmen

Unter der Geburt ist eine lange Ausatmung besonders hilfreich, da sie den Parasympathikus aktiviert. Als Teil des vegetativen Nervensystems fördert dieses Ruhe- und Erholungssystem des Körpers die muskuläre Entspannung und hilft, Ängste sowie Stress zu reduzieren. Sowohl in der Eröffnungsphase der Geburt als auch während der aktiven Pressphase kann die bewusste Atmung eine große Unterstützung sein. Wir bezeichnen unsere Atmung gerne als besten Freund, der genau in diesen Momenten für uns da ist. Im Folgenden möchten wir dir eine sehr einfache Übung zum bewussten Atmen vorstellen; eine weitere, die »Tiefe Bauchatmung«, findest du im Theorieteil auf Seite 84. Mit ihr trainierst du das Loslassen und Entspannen des Beckenbodens.

Gehmeditation

Diese Übung hilft dir, den Kontakt zu deinem Körper und deinem Baby zu vertiefen, Stress abzubauen und dich auf die Geburt vorzubereiten. Mit jedem Schritt und Atemzug stärkst du deine innere Ruhe und Gelassenheit.

- **Finde einen ruhigen Ort:** Suche dir einen Raum oder einen Weg, wo du ungestört ein paar Schritte gehen kannst. Ziehe gerne Schuhe und Socken aus.
- **Beginne in einer entspannten Haltung:** Stell dich aufrecht hin und schließe für einen Moment die Augen. Lege beide Hände sanft auf deinen Babybauch und spüre die Verbindung zu deinem Kind.
- **Nimm den Kontakt zum Boden wahr:** Öffne langsam die Augen und mach kleine, bewusste Schritte. Spüre dabei, wie deine Fußsohlen sanft den Boden berühren. Beginne mit der Ferse, rolle den Fuß bewusst ab und spüre den Kontakt jedes Zehs mit der Erde. Lass dabei jeden Schritt ruhig und gleichmäßig fließen.
- **Verbinde dich mit deiner Atmung:** Atme tief durch die Nase ein und anschließend sanft durch den Mund wieder aus. Synchronisiere deine Schritte mit deiner Atmung: Mach beispielsweise zwei Schritte für die Einatmung und dann drei Schritte für die Ausatmung.

- **Konzentriere dich auf das Zählen:** Beginne, deine Schritte in Gedanken zu zählen. Konzentriere dich ganz darauf, jeden Schritt bewusst wahrzunehmen und dabei tief und gleichmäßig zu atmen. Wenn deine Gedanken abschweifen, bringe deinen Fokus liebevoll zurück zu deiner Atmung und zum Zählen.
- **Spüre die Verbindung:** Nimm wahr, wie sich dein Baby bei jedem Schritt und Atemzug sanft mitbewegt. Stell dir vor, dass jeder Atemzug dich und dein Kind mit Ruhe und Energie erfüllt.
- **Schließe die Meditation ab:** Nach einigen Minuten kannst du die Gehmeditation abschließen. Stell dich ruhig hin, lass die Arme locker seitlich hängen und schließe die Augen. Nimm für einen Moment wahr, wie entspannt und verbunden du dich fühlst, bevor du in deinen Alltag zurückkehrst.

Tönen

Die Geburt ist kraftvoll, intim, intuitiv und instinktiv. Viele Gebärende beginnen instinktiv zu seufzen, tief auszuatmen oder zu stöhnen. Diese Laute erzeugen Schwingungen im Körper, die muskuläre Anspannungen lösen und dir helfen loszulassen. Das Tönen unterstützt dich dabei, mit den Geburtswellen zu arbeiten, und es erleichtert den Geburtsprozess.

Tönen in der Göttin

- **Finde einen stabilen und weiten Stand:** Stell dich aufrecht hin, deine Füße sind etwa einen Meter auseinander. Die Fußsohlen sind gut geerdet und leicht nach außen gedreht. Die Hände liegen zunächst an deiner Hüfte. Beuge die Knie tief. Deine Knie befinden sich über deinen Fußgelenken.
- **Richte dein Becken aus:** Kippe dein Becken leicht, indem du dein Steißbein nach unten sinken lässt und dein Schambein Richtung Bauchnabel ziehst. Halte dabei deinen Beckenboden aktiv, um die Stabilität in der Haltung zu bewahren.
- **Positioniere deine Arme:** Strecke die Arme entweder lang zur Seite aus oder bringe sie in die Gebetshaltung vor dein Herz. Die Schultern sind weit weg von den Ohren.
- **Nimm deine Haltung wahr:** Bleibe für ein paar tiefe Atemzüge in dieser kraftvollen Haltung und spüre die Aktivierung deiner Beine.
- **Integriere die Atmung:** Atme über die Nase ein und über den leicht geöffneten Mund aus. Entspanne dabei Hände sowie Kiefer und lass die Zunge entspannt im Mund ruhen. Sobald du spürst, dass es anstrengend wird, beginne, über die Nase einzuatmen und anschließend über den Mund nacheinander auf folgende Töne lauter auszuatmen:
  A (für Aufmachen)
  E (für Entspannen)
  O (für offen)
  U (für unten)

Wehensimulation

Eine bewusste Atemübung hilft, den Umgang mit Wehen zu üben. Indem du dich mit der Intensität der Geburtswellen vertraut machst, kannst du unter der Geburt selbstbewusster damit umgehen. In unserer Arbeit und auch in der eigenen Geburtsvorbereitung haben wir feststellen können, dass Frauen, die diese Übung regelmäßig durchführen, auch an mentaler Stärke gewinnen. Viele Frauen arbeiten unter anderem mit Geburtsaffirmationen wie: »Ich heiße mein Baby herzlich willkommen« oder: »Jede Welle bringt mein Baby zu mir.«. Durch regelmäßiges Üben vor der Geburt verankern wir diese Affirmationen effektiv, womit sie dann unter der Geburt leichter abgerufen werden können. Sie stützen das Vertrauen in die eigene Kraft und Fähigkeit.

Wehensimulation – 7-Minuten-Atemübung

- **Finde einen stabilen Sitz:** Komm auf deiner Matte in einen angenehmen Sitz. Deine Hände liegen zunächst an deiner Hüfte.
- **Richte dein Becken aus:** Kippe dein Becken leicht, indem du dein Steißbein nach unten sinken lässt und dein Schambein Richtung Bauchnabel ziehst. Halte dabei deinen Beckenboden aktiv, um die Stabilität in der Haltung und im unteren Rücken zu bewahren. Stell dir gerne einen Timer auf 7 Minuten und beginne mit der Übung.
- **Positioniere deine Arme:** Strecke die Arme entweder lang zur Seite oder nach vorne aus (A). Die Schultern sind weit weg von den Ohren. Bringe jeweils Zeige- und Mittelfinger sowie Ring- und kleinen Finger zusammen. Die Daumen bleiben ganz entspannt.

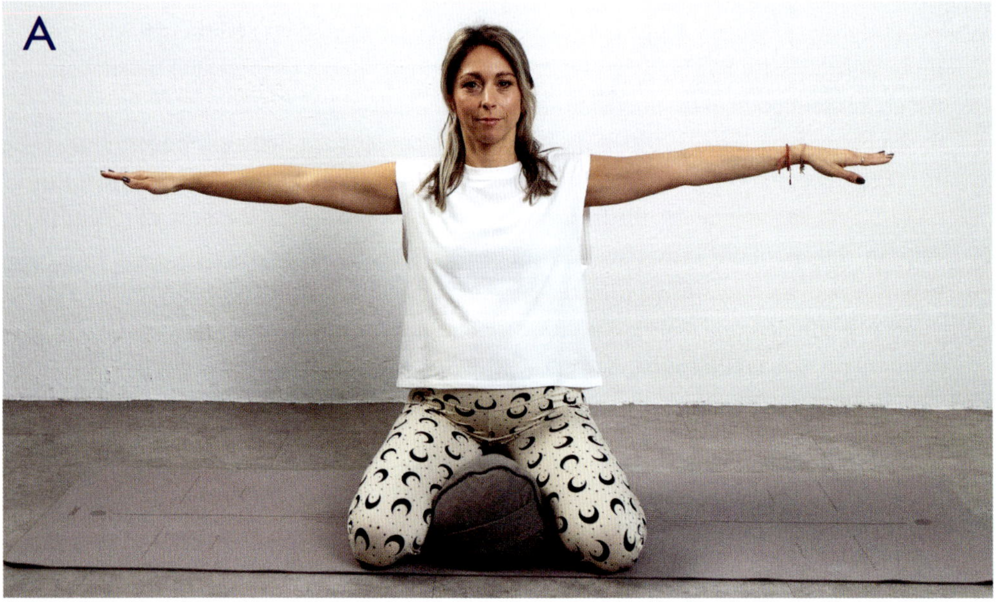

- **Simuliere eine Wehe:** Lass die Atmung ruhig fließen. Lenke die Aufmerksamkeit zu deinem Becken und deiner Gebärmutter. Schicke mit der Einatmung bewusst Entspannung in diesen Bereich und löse mit der Ausatmung jegliche Anspannung im Becken und Beckenboden. Bleibe hier für einige Atemzüge. Stell dir dann vor, wie sich deine Gebärmutter mit jeder Welle unter der Geburt zusammenzieht und nach oben anhebt. Um diese Bewegung zu unterstützen, atme lange und entspannt ein und spüre, wie sich dein Becken weitet und wie sich deine Bauchdecke anhebt. Mit der Ausatmung über den geöffneten Mund löst du entspannt und vollständig und spürst, wie sich das Becken zusammenzieht und die Bauchdecke absenkt.
- **Bleib dabei:** Diese Übung ist sehr herausfordernd. Insbesondere in den Momenten, in denen du das Gefühl hast, nachlassen zu wollen, verbinde dich mit der Atmung. Tönen kann dich ebenfalls unterstützen. Lass nach Ablauf der Zeit deine Arme ganz entspannt sinken und spüre kurz nach, bevor du leicht kreisende Bewegungen mit deinen Schultern machst.

Auch im Stehen kannst du Wehentätigkeiten simulieren:
- In der »Göttin« (siehe S. 254) – gerne auch als Paarübung praktizieren, um sich gegenseitig Halt zu geben
- Durch Druck mit dem Massageball: Stell dich barfuß auf einen harten, kleinen Ball, zum Beispiel einen Tennis- oder Massageball. Dein Körpergewicht verstärkt den Druck auf die Fußsohle.

Beckenschaukeln

Die Wahrnehmung für die Position des Beckens und ein gutes Gefühl für die Beckenbewegungen können den Geburtsverlauf positiv beeinflussen. Aus diesem Grund sind diese natürlichen und einfachen Bewegungen immer Teil unserer Unterrichtseinheiten. Als Gebärende bekommst du so unter der Geburt ein gutes Gefühl, wie du dich bewegen kannst, um deinem Baby dabei zu helfen, den Geburtsweg zu passieren. Ideal eignen sich diese Übungen für das zweite und insbesondere das dritte Trimester.
- **Übung Becken kreisen lassen im Vierfüßlerstand (siehe S. 270)**
- **Übung Tanzende Katze (siehe S. 272f.)**
- **Übung Becken kreisen lassen in der breiten Grätsche:** Bring deine Beine in eine weite Grätsche, in der du noch das Gleichgewicht halten kannst. Deine Schultern sind entspannt, deine Hände liegen an der Hüfte. Bewege nun dein Becken sanft in einem großen Kreis. Achte dabei darauf, dass nicht deine Knie, sondern deine Hüften die Bewegung anführen. Sei ganz entspannt und wechsle nach etwa 2 Minuten die Bewegungsrichtung. Spüre, wie sich dein Becken bewegt, und löse mit jeder Ausatmung bewusst die Anspannung im Beckenboden sowie die Anspannung im ganzen Körper.

Geburtsvorbereitende Asanas: Unsere Top 7

Geburtsvorbereitende Asanas fördern die Mobilität im Becken und die Dehnung der Hüfte. Sie schaffen Raum im Rumpf und stärken die Verbindung zu deinem Körper. Im Schwangerschaftsyoga haben wir zahlreiche Übungen, die sich sehr gut dafür eignen. Hier unsere sieben Lieblingsübungen:

1.
Dynamische Tiefe Hocke
(siehe S. 262 f.)

2.
Halbes Happy Baby
(siehe S. 279)

3.
Schmetterling im Sitzen oder Liegen
(siehe S. 256 f.)

4.
Gegrätschte Vorwärtsbeuge
(siehe S. 260)

5.
Haltung des Herzens
(siehe S. 267)

6.
Göttin
(siehe S. 254)

7.
Kindshaltung
(siehe S. 264 f.)

BECKENBODENÜBUNGEN FÜR WOCHENBETT, RÜCKBILDUNG UND FOREVER

Das Besondere am Yoga ist, dass es eine ganzheitliche Praxis ist, die sich immer wieder auf die neuen Aspekte des Lebens und des Selbst beziehen lässt. Gerade Neu-Mamas, die sich in ihrer Rolle erst finden müssen und nicht nur vor körperlichen, sondern auch mentalen, emotionalen und energetischen Veränderungen stehen, können von einer regelmäßigen Praxis auf der Matte profitieren.

Praktizieren hilft den meisten Frauen, sensibel und achtsam für die eigenen Bedürfnisse zu werden, denn von jetzt auf gleich dreht sich auf einmal alles um das Baby, und die Mutter muss oftmals zurückstecken. Auch Schlafmangel und Hormonschwankungen stellen auf mentaler und körperlicher Ebene eine Herausforderung dar.

Postnatales Yoga und auch Pilates wirken sich positiv auf die Rückbildung der Rumpfkapsel (vor allem der Beckenboden- und Bauchmuskulatur) aus und können je nach Angebot als Pause vom Babystress dienen – als Zeit, sich selbst etwas Gutes zu tun. Die Kombination aus Asanapraxis, Atmung, Entspannung und mentalem Training ist ein kraftvolles Werkzeug, um eine ganzheitliche Gesundheit zu erzielen.

Der Körper braucht vor allem eins: Zeit

Besonders wichtig ist, dass die Yogapraxis speziell auf die postnatalen Bedürfnisse zugeschnitten ist. Zahlreiche Frauen informieren sich in ihrer Schwangerschaft viel über die Geburt, aber zu wenig über die Zeit danach. Die körperlichen Veränderungen und die Länge der Rückbildungszeit sind den wenigsten Frauen bewusst. Ein gesundes Rückbildungs- und Beckenbodentraining, das die Besonderheiten nach der Geburt beachtet, ist wichtig, denn die hormonelle Weichheit, Organvergrößerungen, das Mehrgewicht sowie die Überdehnung der Muskulatur dauern auch nach dem Wochenbett noch an. Je nachdem ob die Mutter stillt, dauert eine vollständige Rückbildung von schwangerschafts- und geburtsbedingten Veränderungen neun Monate bis zwei Jahre.

Oftmals begegnen wir in den Kursen Frauen, die körperlich und seelisch unterschiedlich fit sind. Schwangerschaft und Geburt sind ausgesprochen individuell und haben unterschiedlich starke Auswirkungen auf die Frau. Auch die täglichen Beanspruchungen und damit Voraussetzungen (wenig Schlaf, anstrengende Zeit mit Baby, Haushalt, Familienorganisation etc.) sind sehr variabel. Zu oft noch wird den jungen Müttern im Außen suggeriert, schnellstmöglich ihre körperliche Fitness zurückerlangen zu müssen.

Doch es ist wichtig, sich bewusst zu machen, dass sowohl der Beckenboden als auch die Körpermitte nach Abschluss der Rückbildung kontinuierlich trainiert werden sollten. Eine stabile Körpermitte ist nicht nur essenziell für die physische Gesundheit, sondern auch für das allgemeine Wohlbefinden.

Hinweis: Ab Seite 334 findest du unsere Lieblingsflows für die Schwangerschaft, die Rückbildung und die Zeit danach mit ausgewählten, aufeinander abgestimmten Übungen.

Grundlegende Hinweise für das Training in Wochenbett und Rückbildung

Wochenbett und Rückbildungszeit sind eine besondere Phase der Regeneration und Neuorientierung für deinen Körper. Schwangerschaft und Geburt – egal ob vaginal oder durch Kaiserschnitt – hinterlassen Spuren, die Zeit, Geduld und Aufmerksamkeit erfordern. Dein Training in dieser Zeit sollte behutsam, achtsam und auf die individuellen Bedürfnisse deines Körpers abgestimmt sein.

Wichtig ist, dass du auf die Signale deines Körpers hörst und seine Grenzen respektierst. Spüre in jede Übung hinein und beende sie, wenn du Schmerzen oder Unwohlsein wahrnimmst. Nach einer natürlichen Geburt kannst du in der Regel vier bis sechs Wochen nach der Entbindung mit Yogaübungen beginnen. Nach einem Kaiserschnitt empfiehlt es sich, acht bis zwölf Wochen zu warten, um deinem Körper ausreichend Zeit zur Heilung zu geben. Aber auch das ist individuell. Sprich dazu mit deiner begleitenden Hebamme und deiner Ärztin.

Denk daran, dass die hormonell bedingte Weichheit des Gewebes auch nach der Geburt noch anhält – abhängig von der Stillzeit kann dies sogar ein bis zwei Jahre andauern. Daher steht Stabilität immer vor Dehnung. Dein Körper hat während der Schwangerschaft große Anpassungsleistungen erbracht, die Organe sind oft noch vergrößert und der Halteapparat wurde stark beansprucht. Übungen, die die Stabilität fördern, sind in dieser Phase besonders wichtig. Ruckartige Bewegungen oder intensive Belastungen solltest du vermeiden.

Besonders der Beckenboden braucht Zeit: Seine normale Reaktionsfähigkeit, nicht Kraft (!), kehrt frühestens nach vier bis sechs Monaten zurück. Gib dir und deinem Körper diese Zeit, um in deinem Training sicher und nachhaltig Fortschritte zu machen.

Selbsttest zur Körpermitte

Bevor wir loslegen, empfehlen wir dir, diesen Selbsttest durchzuführen, um besser zu verstehen, was im Folgenden mit einer stabilen Mitte, die den Druck gut halten kann, gemeint ist.

- **Beginne in der Rückenlage:** Komm über die Seite in die Rückenlage, um den Druck auf den Bauch und Beckenboden zu minimieren.
- **Richte deine Schultern aus:** Deine Schultern liegen vollständig und entspannt auf der Matte. Sie sind weit weg von deinen Ohren, sodass dein Nacken lang und entspannt bleibt.
- **Richte deine Beine und Füße aus:** Ziehe nacheinander die Füße hüftbreit auseinander in Richtung deines Gesäßes heran. Deine Füße stehen parallel zueinander flach auf der Matte, deine Knie sind aneinandergelehnt.
- **Runde 1 – Nimm deine Atmung wahr:** Lege deine Hände auf den Bauch und nimm deinen natürlichen Atemfluss wahr. Einatmend hebt sich deine Bauchdecke Richtung Decke nach oben, ausatmend sinkt die Bauchdecke Richtung Wirbelsäule ab.
- **Runde 2 – Taste deine Rektusdiastase:** Nimm mindestens drei Finger und platziere sie einige Zentimeter über deinem Bauchnabel in der Mittellinie deines Bauchs. Drücke nun im entspannten Zustand sanft mit deinen Fingern in die Tiefe und spüre, wie weit und einfach deine Finger in den Bauchraum einsinken. Kannst du vielleicht auch deinen Puls spüren? Wenn du nach rechts und links fühlst, kannst du deine gerade Bauchmuskulatur tasten. Wie viele Finger passen in diese Lücke hinein? Ist die Lücke breiter als drei Finger oder fällst du in eine »Kuhle«, kann dies schon ein Hinweis auf eine Rektusdiastase sein. Taste dann auch etwas weiter oberhalb und unterhalb des Bauchnabels und schau, ob es Unterschiede in Breite und Tiefe gibt. Im zweiten Schritt hebe nun leicht und langsam deinen Kopf an; lass die Schultern auf der Unterlage und aktiviere sanft deine tiefe Bauchmuskulatur und den Beckenboden. Halte deine Finger dabei wieder quer auf die Linea alba. Die Aktivierung hilft dir, die Ränder der Bauchmuskeln leichter zu spüren. Prüfe, wie weit die beiden Muskelränder auseinanderliegen, und achte dann darauf, ob deine Finger auf sanften Druck in den Bauch »hineinfallen« (was auf eine tiefere Rektusdiastase hindeutet) oder ob die Bauchdecke Widerstand bietet. Miss nun, wie viele Querfinger zwischen den Muskelrändern Platz finden. Eine Breite von drei bis vier Querfingern oder mehr ist in der Regel behandlungsbedürftig, da die Muskulatur in diesem Fall »out of alignment« ist und die Stabilität des Rumpfs beeinträchtigt sein kann. Kannst du eine gute Spannung aufbauen, verinnerliche das Gefühl, denn das Halten dieser Spannung ist für alle unsere Übungen entscheidend.
- **Runde 3 – »PFF«-Atmung:** Deine Hände liegen am Bauch. Mit der Ausatmung auf den »PFF«-Laut kippt dein Schambein leicht zum Bauchnabel, während du deinen Beckenboden aktivierst und sanft deinen unteren Rücken in die Matte schiebst. Wichtig: Spüre hier, ob du mit dem zusätzlichen Druck ebenfalls deinen Bauchnabel nach innen Richtung Wirbelsäule ziehst oder nach oben drückst. Letzteres ist falsch! Du solltest immer den Bauchnabel nach innen ziehen.

Korrektes Ausführen der Übungen

Viele der kommenden Übungen bieten dir unterschiedliche Variationen inklusive Steigerungsmöglichkeiten. Zu Beginn empfehlen wir dir, immer mit der Basisübung zu starten, um dich dann in der nächsten Runde deinem Trainingslevel entsprechend zu steigern. Um die Übungen kontrolliert und korrekt auszuführen, solltest du immer auf Folgendes achten:

- Du solltest den Druck halten können, indem du den Bauchnabel nach innen ziehst (in der Rückbildung wird es Übungen geben, bei denen das nicht möglich ist).
- Du solltest nicht in ein Hohlkreuz kippen, um dem Druck auszuweichen.
- Du solltest kontrolliert mit dem Atemfluss arbeiten: korrekte Ausführung vor Schnelligkeit!

Kannst du eine Position nicht gut halten, ist die Übung noch zu intensiv und fordert eine Anpassung, denn im Zusammenspiel mit dem Beckenboden muss gewährleistet sein, dass du die Rektusdiastase nicht weiter belastest.

Unbedingt beachten: Nach der Schwangerschaft gilt es nicht nur, den Beckenboden zu kräftigen, sondern auch die Rektusdiastase zu stabilisieren und die gesamte Bauch- sowie Rückenmuskulatur zu kräftigen. Aus diesem Grund ist es wichtig zu verstehen, was hier zu tun ist!

Rektusdiastase: Was ist wichtiger – Breite oder Tiefe?

In vielen Büchern steht immer wieder, dass es darum geht, die Rektusdiastase zu schließen. Dabei betonen auch die neuesten Standards, dass die Tiefe der Linea alba – also wie weit deine Finger in den Bauchraum einsinken – ein entscheidender Faktor für die Funktion deiner Bauchmuskulatur und die Spannung im Bauchraum ist. Eine tiefe »Kuhle« deutet auf eine geringe Spannung und Stabilität hin, auch wenn die Rektusdiastase in der Breite nur moderat ausgeprägt ist. Aber auch die Breite sollte nicht vernachlässigt werden. Mit einer sehr breiten Diastase kann niemals eine ausreichende Stabilität aufgebaut werden. Als grobes Maß gilt die Grenze von drei bis vier Querfingern. Ist die Diastase also so breit oder noch breiter, erfordert sie immer besondere Aufmerksamkeit und sollte idealerweise physiotherapeutisch begleitet werden. Eventuell ist hier auch eine Unterstützung durch einen Gurt oder Taping sinnvoll. Wenn du das Gefühl hast, dass deine Linea alba sehr wenig Widerstand bietet oder die Breite der Diastase ungewöhnlich groß ist, oder wenn du unsicher bist, ob du die tiefen Bauchmuskeln, insbesondere den Transversusmuskel, richtig ansteuern kannst, ist der nächste Schritt, eine Expertin aufzusuchen.

Los geht's im Wochenbett

Im Wochenbett solltest du deinen Fokus darauf legen anzukommen, dein Baby kennenzulernen, zu kuscheln und dem Körper Zeit zu geben, zu heilen und zu regenerieren. Eine Schwangerschaft und eine Geburt sind mehr als nur ein Marathon, der dich in deinem Wochenbett zur Heldin werden lassen darf. Zu den wichtigen Dingen, die du in dieser Zeit besonders beachten darfst, gehören die folgenden:

- Keine körperliche Anstrengung vor sechs Wochen nach Geburt (nach Kaiserschnitt acht Wochen): ausruhen und ablegen, so viel du nur kannst, also nicht viel sitzen, stehen, tragen oder Dinge im Haushalt tun (nein, auch keine Geschirrspülmaschine ausräumen)
- Im Stehen oder Sitzen aus dem Hohlkreuz kommen, also bewusst dein Schambein Richtung Bauchnabel kippen
- Hüfte und Gesäß am Tag kurz hochlagern, um den Druck auf den Beckenboden und die Geburtsverletzungen zu nehmen; Heilungsprozesse sollten abgewartet werden
- Bewusst immer über die Seite aufstehen und ablegen – das tut deiner vorhandenen Rektusdiastase und auch deinem Beckenboden gut
- Husten und Niesen immer nur, indem du deinen Kopf zur Seite drehst, um über die Schulter zu husten oder zu niesen; währenddessen spannst du deinen Beckenboden an
- Kein Schneidersitz und keine weiten Hüftöffnungen
- Übungen zur Wahrnehmung des Beckenbodens, zum Wiedererlernen des normalen Atemflusses und zur Unterstützung des Rumpfkapselsystems
- Nach zwei bis drei Wochen sanfte Kräftigung des Beckenbodens durch bewusstes An- und Entspannen der Muskulatur
- Statische Aktivierung der tiefen Bauchmuskulatur zur Förderung der Rückbildung der Rektusdiastase nach etwa sechs Wochen

Übungen für dein Wochenbett

Für dein Wochenbett haben wir hier unsere Lieblingsübungen zusammengestellt, die sich, je länger die Geburt her ist, weiter steigern lassen und erweitert werden können. Merkst du selbst, dass die Steigerung oder die erweiternden Übungen zu viel sind, gib dir mehr Zeit und geh einen Schritt zurück. Als Einstieg in die Rückbildung empfehlen wir unseren Kursteilnehmerinnen, sich zunächst mit ihrem neuen Körper zu verbinden, den Beckenboden wahrzunehmen und sich mit ihm zu beschäftigen, bis es dann mit dem Rückbildungskurs um den Aufbau von Kraft und Stabilität geht.

Rückbildung der Gebärmutter

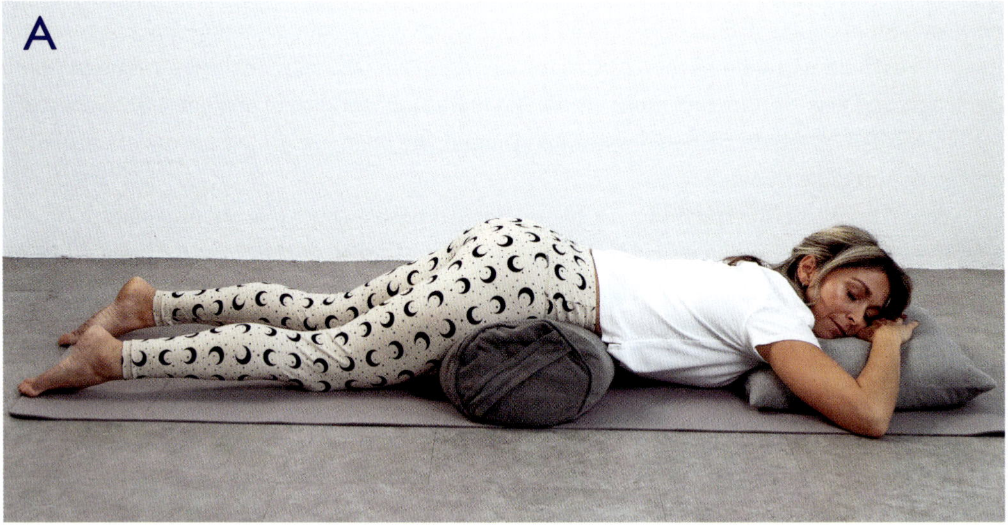

ZIEL: Unterstützung der Gebärmutterrückbildung
KONTRAINDIKATION: Kaiserschnitt – bitte hier erst mit der Hebamme Rücksprache halten, wann du damit beginnen sollst
WIEDERHOLEN: 2-mal pro Tag für je 10 Minuten

Wenn du den Eindruck hast, dass dein Wochenfluss ins Stocken geraten ist, oder andere Beschwerden auftreten, wende dich unbedingt an deine Hebamme oder eine Ärztin. Neben der Bauchlage gibt es noch weitere Möglichkeiten wie Bauchmassage, Umschläge etc. – sprich hier am besten mit deiner Hebamme, die dich im Wochenbett betreut.

Komm in die Bauchlage: Um den Wochenfluss anzuregen und sanften Druck auf den Uterus auszuüben, nimm dir ein Kissen oder ein kleines Bolster zur Hand. Platziere dieses auf deinem Bett oder auf dem Boden. Optional kannst du ein weiteres Kissen für deinen Kopf verwenden, damit du bequem liegst (A). Solltest du stillen, achte darauf, keinen großen Druck auf deine Brüste auszuüben, um Schmerzen oder einen Milchstau zu vermeiden.

Entspann dich: Leg dich mit dem Bauch auf das Kissen oder Bolster. Dein Oberkörper und Kopf liegen entspannt, dein Atem fließt ruhig.

Beckenboden im Liegen aktivieren

ZIEL: Wahrnehmung und Kräftigung des Beckenbodens
WIEDERHOLEN: 8- bis 10-mal pro Seite/Übung

Achte darauf, dass Schultergürtel und Gesäßmuskulatur in der Rückenlage ganz entspannt sind. Bei der Aktivierung des Beckenbodens zieht der Bauchnabel nach innen und wird nicht mit Druck nach oben Richtung Decke gepresst.

Grundlagen im Wochenbett – unsere 6 Top-Übungen für die ersten beiden Wochen

Beginne in der Rückenlage (siehe Kasten S. 274): Komm über die Seite schonend in die Rückenlage, um den Druck auf Bauch und Beckenboden zu minimieren. Ein Kissen oder eine gefaltete Decke unter Rücken und Becken kann dir helfen, bequemer zu liegen.
Deine Schultern liegen vollständig und entspannt auf der Matte. Achte darauf, dass sie weit weg von deinen Ohren sind, sodass dein Nacken lang und entspannt bleibt. Ziehe nacheinander die Füße hüftbreit auseinander in Richtung deines Gesäßes heran. Deine Füße stehen parallel zueinander flach auf der Matte, deine Knie sind gebeugt und aneinandergelehnt.

Übung 1 – Hände auf Unterbauch: Mit der nächsten Ausatmung aktivierst du deinen Beckenboden und kippst gleichzeitig dein Becken, sodass dein Schambein Richtung Bauchnabel zieht. Dein Hohlkreuz flacht leicht ab, dein unterer Rücken drückt sanft gegen die Matte. Mit der Einatmung löst du die Beckenbodenspannung und kippst dein Becken zurück in die Ausgangsposition. Lass die Bewegung entspannt und fließend sein. Atme sanft auf einen »PFF«-Laut aus, um den Beckenboden bewusst anzusteuern (A).

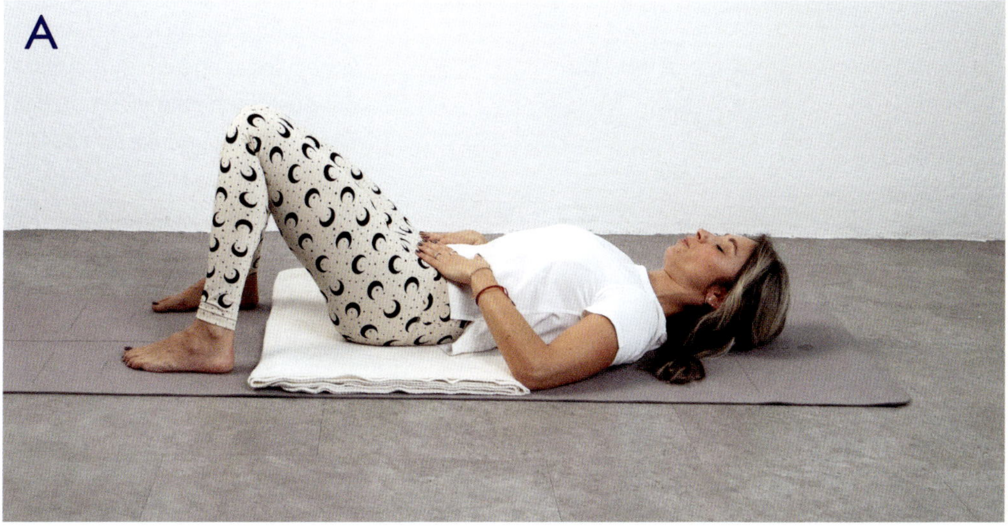

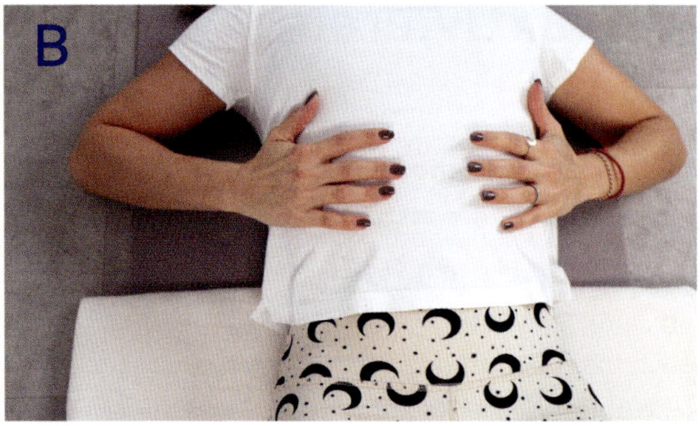

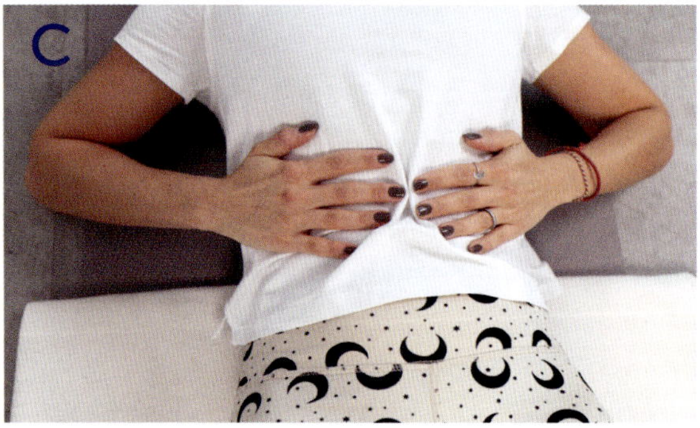

Übung 2 – Hände auf Brustkorb: Lege die Hände auf deinen Rippenbogen. Spüre während der Einatmung, wie sich deine Rippen ausdehnen (B). Ausatmend aktivierst du deinen Beckenboden und ziehst den Bauchnabel sanft Richtung Wirbelsäule. Gleichzeitig schiebst du mit deinen Händen die Rippen leicht zueinander und in Richtung deiner Beckenknochen (C).

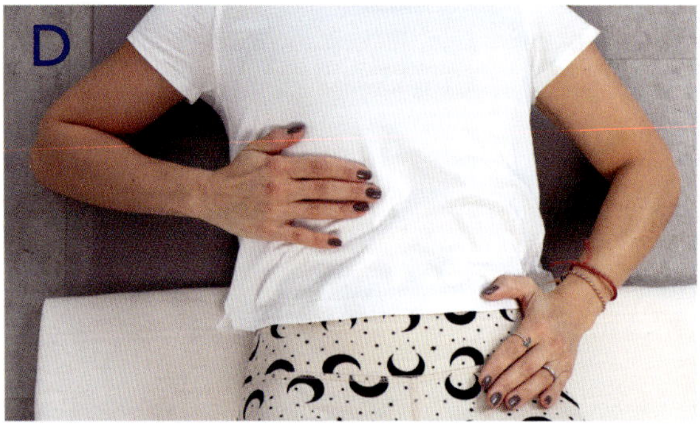

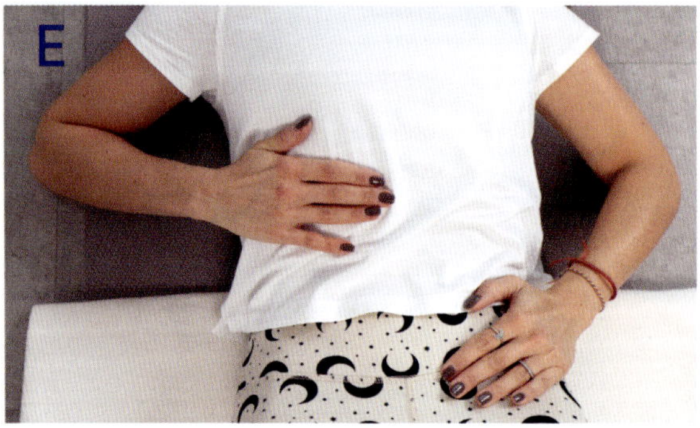

Übung 3 – Hände auf Rippenbogen und Hüfte: Lege eine Hand auf deinen Rippenbogen und die andere auf die gegenüberliegende Hüfte. Spüre bei der Einatmung, wie sich die Hände voneinander entfernen (D). Mit der Ausatmung aktivierst du den Beckenboden und die schräge Bauchmuskulatur. Unterstütze die Bewegung, indem du die Hände leicht zueinanderführst (E). Wechsle nach einigen Wiederholungen die Seite.

F

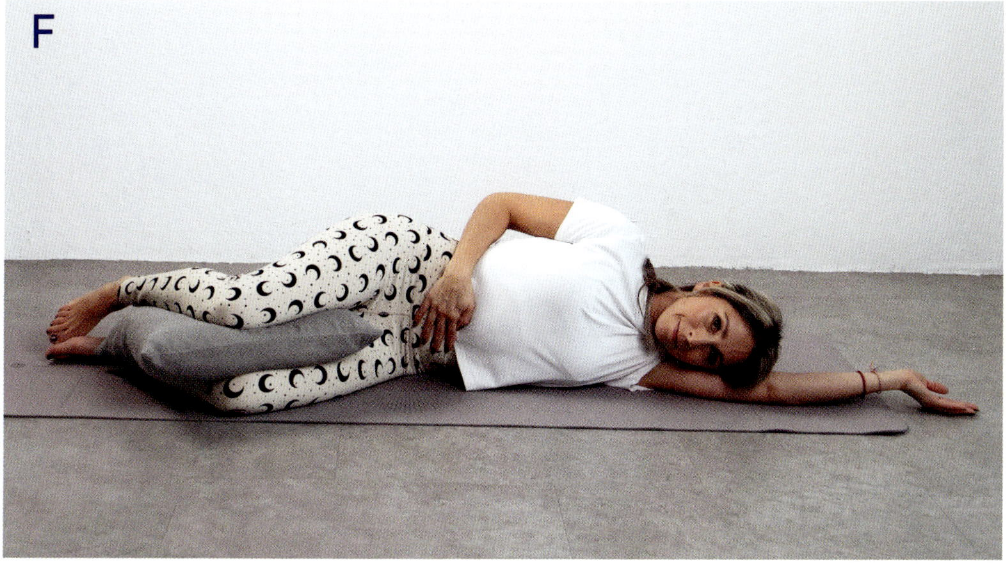

Übung 4 – Seitenlage: Lege dich auf die Seite und bring deine Beine leicht angewinkelt übereinander. Platziere ein Kissen zwischen deinen Knien. Dein Kopf ruht entspannt auf deinem ausgestreckten Oberarm, oder du stützt ihn mit einem Kissen oder Yogaklotz ab, um den Nacken zu entlasten (F). Mit der nächsten Ausatmung aktivierst du deinen Beckenboden und kippst gleichzeitig dein Becken, sodass dein Schambein Richtung Bauchnabel zieht. Durch diese Bewegung flacht dein Hohlkreuz leicht ab und dein unterer Rücken schiebt mehr auf die Matte nach unten. Mit der Einatmung löst du die Beckenbodenspannung und kehrst in die Ausgangsposition zurück. Lass die Bewegung entspannt und fließend sein. Atme auf einen »PFF«-Laut aus, um den Beckenboden bewusst anzusteuern. Wechsle anschließend die Seite.

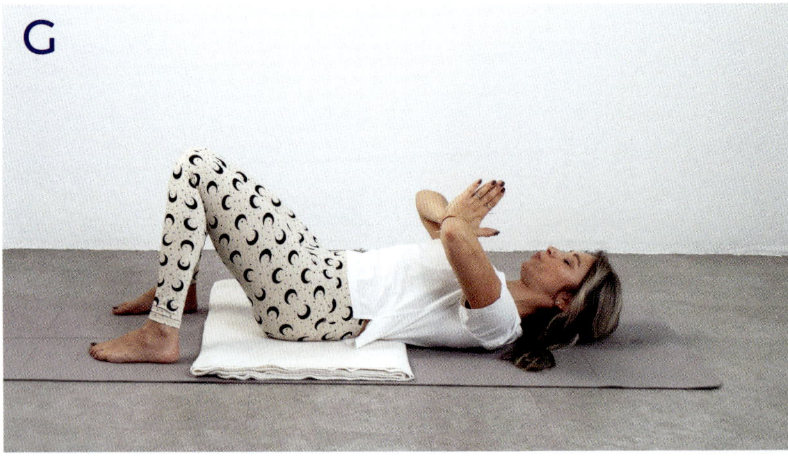
G

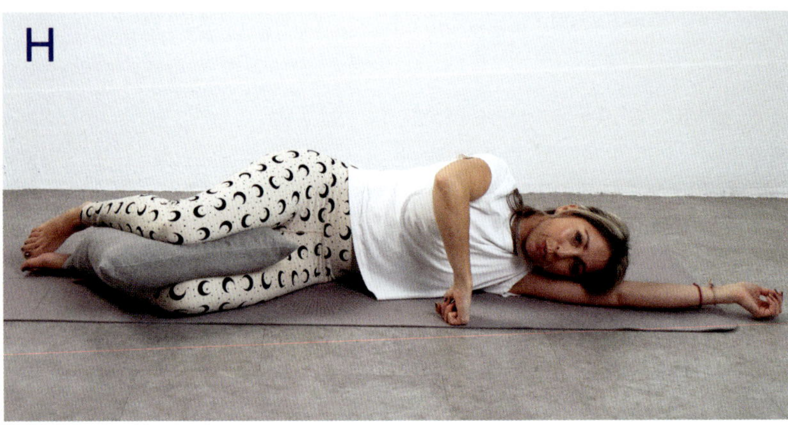
H

Steigerungsvarianten, wenn die Übungen vorher gut funktionieren:

Übung 5 – Rückenlage: Führe die Übung wie Übung 1 durch. Zusätzlich bringst du die Hände in der Gebetshaltung vor deine Brust und presst die Handflächen gegeneinander, während du auf einen »PFF«-Laut ausatmest. Um den zusätzlichen Druck halten zu können, ziehe den Bauchnabel ausatmend nach innen Richtung Wirbelsäule (G).

Übung 6 – Seitenlage: Führe die Übung wie Übung 4 durch. Bilde zusätzlich mit der oberen Hand eine Faust und platziere diese vor deiner Brust. Schiebe die Faust mit leichtem Druck in die Matte, während du auf einen »PFF«-Laut ausatmest. Halte den zusätzlichen Druck, indem du den Bauchnabel sanft nach innen Richtung Wirbelsäule ziehst (H). Wechsle anschließend die Seite.

Fersendruck in Rückenlage

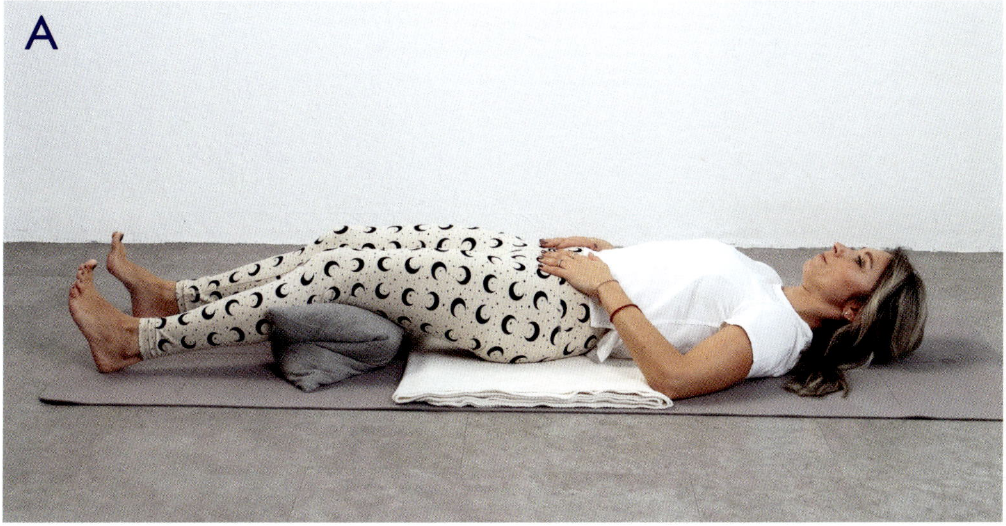

ZIEL: Kräftigung des Beckenbodens und der tiefen Bauchmuskulatur (Transversus abdominis)
KONTRAINDIKATION: Akute Schmerzen im unteren Rücken und Beckenbereich
WIEDERHOLEN: 10- bis 12-mal pro Runde ab Woche 3

Achte darauf, dass dein unterer Rücken mit der Matte in Verbindung bleibt und du beim Aktivieren des Beckenbodens den Bauchnabel nach innen ziehst. Der Fersendruck sollte gleichmäßig sein, ohne dass die Knie oder Beine übermäßig angespannt werden.

Ab der dritten Woche kommt folgende Übung dazu. Zusätzlich kann noch der Einbeinige Stand (siehe S. 245) durchgeführt werden.

Komm in die Rückenlage (siehe Kasten S. 274): Strecke deine Beine lang aus und lege ein dickes Kissen unter deine Kniekehlen. Deine Füße sind auf den Fersen aufgestellt, mit leicht geflexten Fußspitzen.

Runde 1 – Basisübung: Mit der Ausatmung kippst du dein Schambein leicht Richtung Bauchnabel, während du deinen Beckenboden aktivierst. Schiebe dabei sanft mit deinen Fersen in die Matte und ziehe gleichzeitig deinen Bauchnabel sanft nach innen Richtung Wirbelsäule (A). Mit der Einatmung löst du die Anspannung und bringst deinen unteren Rücken in die natürliche Position zurück.

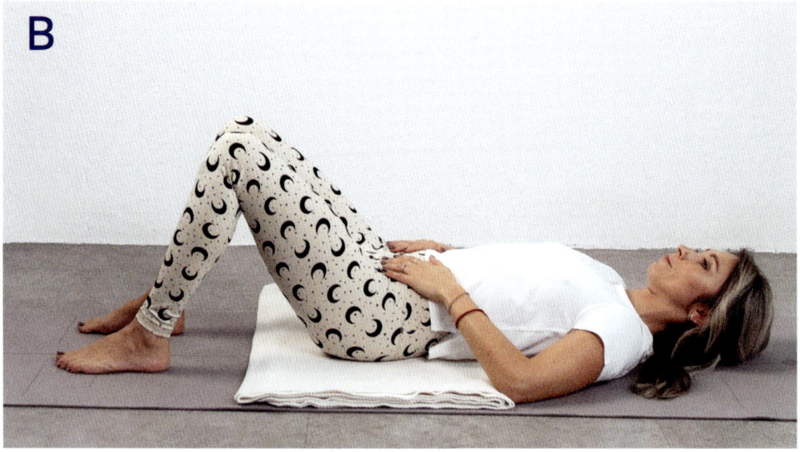

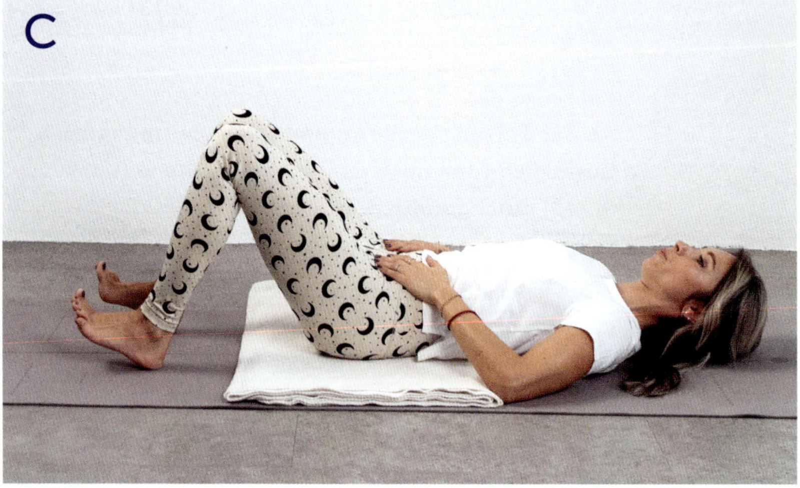

Steigerungsvarianten, wenn Runde 1 gut funktioniert:

Runde 2 – »PFF«-Atmung: Um den Fokus noch stärker auf den Beckenboden zu lenken, atme auf einen sanften »PFF«-Laut aus.

Runde 3 – Angewinkelte Beine: Ziehe in Rückenlage deine Füße nacheinander in Richtung Gesäß heran und stelle deine Beine hüftbreit auf (B). Aktiviere mit der nächsten Ausatmung deinen Beckenboden, während du auf die Fersen rollst und diese sanft in die Matte drückst (C). Löse die Anspannung mit der anschließenden Einatmung und bringe die komplette Fußsohle auf die Matte zurück.

Schräge Bauchmuskulatur in Bauchlage

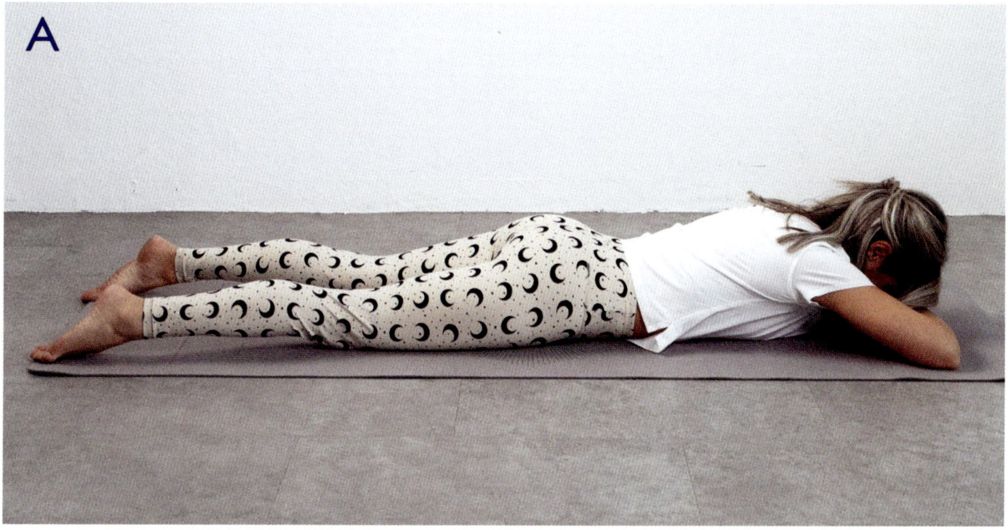

ZIEL: Kräftigung der schrägen Bauchmuskulatur und Stabilisierung der Körpermitte
KONTRAINDIKATION: Symphysen- oder Beckenschmerzen
WIEDERHOLEN: 10- bis 12-mal pro Seite

! Achte darauf, dass du während der Übung den unteren Rücken oder die Gesäßmuskeln nicht übermäßig anspannst. Die Bewegung sollte klein und präzise sein – keine große Drehung des Oberkörpers oder Beckens. Deine Stirn sollte auf deinen Händen aufliegen, ohne dass du den Kopf anhebst.

Ab der fünften/sechsten Woche kommt folgende Übung dazu:

Beginne in der Bauchlage: Komm in die Bauchlage und bringe deine Beine hüftbreit auseinander. Platziere deine Hände so aufeinander, dass deine Ellenbogen zur Seite zeigen und du deine Stirn auf den Händen ablegen kannst. Spüre, wie dein Schambein leicht in die Matte sinkt, während dein unterer Rücken entspannt bleibt (A).

Aktivierung der schrägen Bauchmuskulatur: Atme tief ein und entspanne deinen Körper. Mit der nächsten Ausatmung aktivierst du deinen Beckenboden und ziehst imaginär deinen rechten Ellenbogen und deinen linken Beckenknochen in Richtung Bauchnabel. Halte diese diagonale Anspannung für 3 Sekunden und spüre die Aktivierung. Lass die Spannung mit der Einatmung sanft los und entspanne komplett. Seitenwechsel nicht vergessen.

Rumpfstabilität stärken in Rückenlage

Beginne in der Rückenlage (siehe Kasten S. 274 und 322): Stell deine Beine hüftbreit auseinander auf. Die Arme liegen entspannt neben deinem Körper, die Handflächen zeigen nach unten.

Runde 1 – Basisübung: Mit der nächsten Ausatmung aktivierst du deinen Beckenboden und kippst dein Becken leicht, sodass dein Schambein Richtung Bauchnabel zieht. Ziehe gleichzeitig deinen Bauchnabel nach innen Richtung Wirbelsäule (A). Einatmend kehrst du in ein leichtes natürliches Hohlkreuz zurück.

Runde 2 – Arm nach hinten: Mit der Ausatmung streckst du einen Arm nach hinten und bewegst ihn kontrolliert Richtung Boden. Achte darauf, dass dein Becken stabil und dein Rücken in Kontakt mit der Matte bleibt (B). Atmest du ein, liegen beide Arme wieder entspannt neben deinem Körper. Bringe den Arm nur so weit nach hinten zurück, dass Becken und Rücken stabil und stark auf der Matte bleiben können. Solltest du ausweichen, verkleinere den Radius wieder. Führe die Bewegung abwechselnd mit beiden Armen aus.

Runde 3 – Beine anheben: Stell deine Füße vor deinem Gesäß auf. Hebe bei der Ausatmung ein Bein im 90-Grad-Winkel an, sodass sich das Knie maximal über deiner Hüfte befindet (C). Stabilisiere deinen Rumpf und aktiviere deinen Beckenboden während der Bewegung. Sollte dein Becken oder Rücken ausweichen, verkleinere den Radius der Bewegung. Einatmend setzt du den Fuß kontrolliert wieder auf die Matte zurück. Führe die Bewegung abwechselnd mit beiden Beinen aus.

Steigerungsvariante, wenn die Runden vorab gut funktionieren:

Runde 4 – Beide Arme: Um die Übung zu steigern, beginnst du nun, mit der Ausatmung beide Arme gleichzeitig nach hinten zu bewegen. Bringe die Arme nur so weit nach hinten, dass du die Stabilität in Becken und Rücken halten kannst (D). Mit der Einatmung bringst du die Arme wieder entspannt neben den Körper zurück.

In der anschließenden Rückbildungsphase kann diese Übung mit leichten Gewichten oder einem Pilatesball zwischen den Knien erweitert werden.

ZIEL: Stärkung der Rumpfmuskulatur, Förderung der Stabilität und Koordination
KONTRAINDIKATION: Wenn du die Basisspannung nicht halten kannst
WIEDERHOLEN: 8- bis 10-mal pro Runde/Seite

! Die Instabilität in der Körpermitte führt oft dazu, dass wir ausweichen. Nach einer Geburt ist das Gewicht der Arme oder Beine sehr fordernd. Achte darauf, den Druck und die Stabilität in der Körpermitte zu halten. Vermeide Ausweichbewegungen, indem du den Bewegungsradius verkleinerst, wenn du merkst, dass du ins Hohlkreuz fällst oder dein Becken kippt.

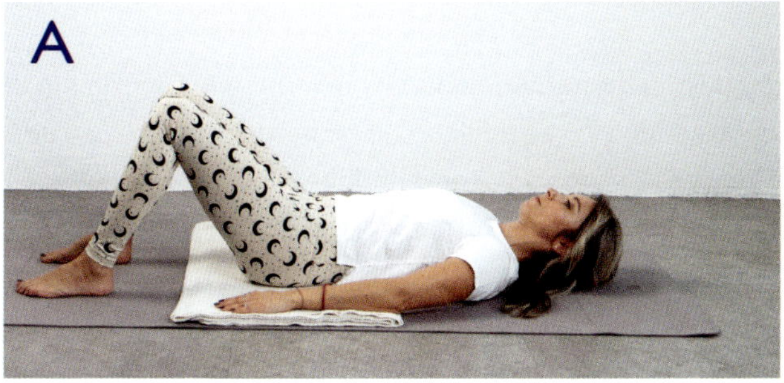

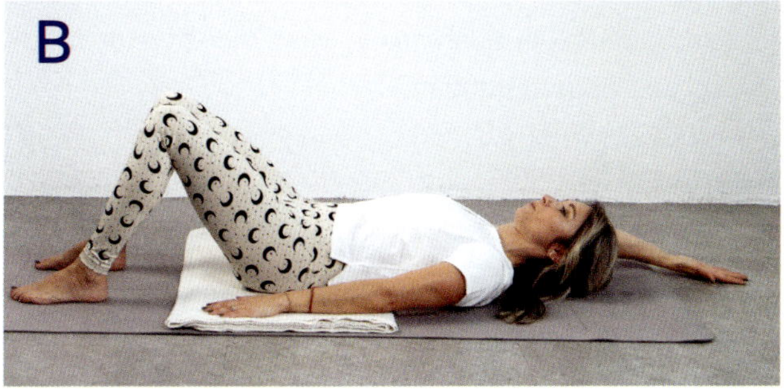

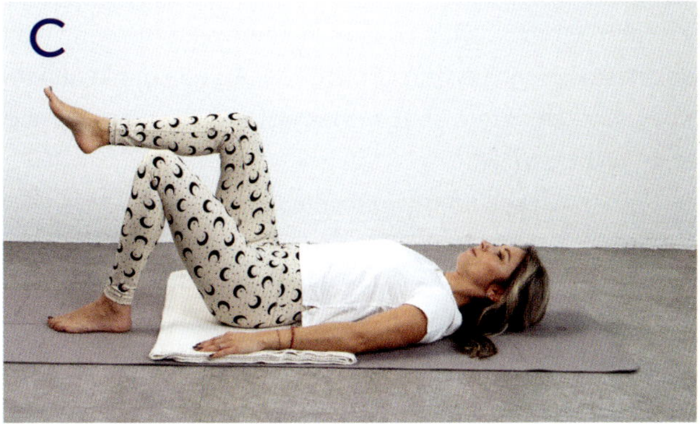

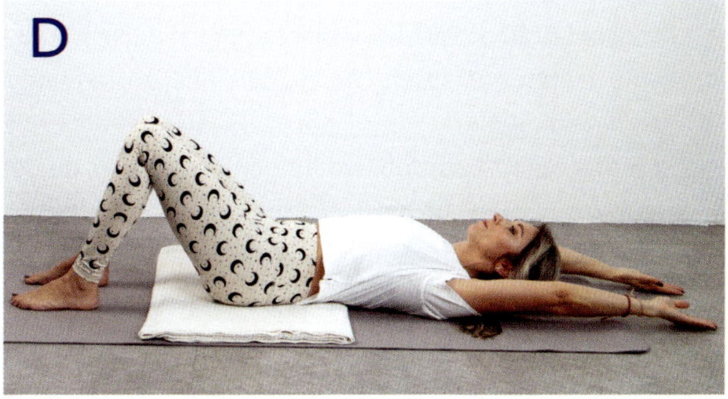

Übungen für deine Rückbildung und die Zeit danach

Du hast in diesem Buch bereits gelernt, wie wichtig ein effizientes und dauerhaftes Beckenbodentraining ist – auch wenn du nicht mehr in der Zeit der Rückbildung sein solltest. Die größte Herausforderung am Beckenboden- und Core-Training ist es, die Grundausführung zu verstehen und die eigenen körperlichen Grenzen zu erkennen und zu beachten.

Beckenbodentraining ist vielseitig und steigerbar – es gibt so viele Übungen aus dem Yoga und Pilates, die das Training ergänzen können. Auf den kommenden Seiten findest du deshalb eine kleine Auswahl unserer Lieblingsübungen mit vielen Variationen.

Und wie immer gilt auch hier: Solltest du merken, dass du die Spannung nicht halten kannst und unsauber in der Ausführung wirst, reduziere dein Schwierigkeitslevel und erhöhe lieber die Anzahl an Wiederholungen.

Start in die Rückbildung

Oftmals beginnen die frischgebackenen Mütter nach ihrem Nachsorgetermin bei ihrer Frauenärztin mit der Rückbildung – in den meisten Fällen frühestens sechs bis acht Wochen nach der Geburt, abhängig davon, ob es eine Spontangeburt oder ein Kaiserschnitt war, sowie abhängig von den Geburtsverletzungen und dem allgemeinen Wohlbefinden. Einer der größten Irrtümer dabei ist jedoch, dass ein Großteil der Frauen denkt, die Rückbildung sei mit dem achtwöchigen Kurs abgeschlossen. Aber wie bereits erwähnt, ist dies sehr individuell zu betrachten und meist eben nicht der Fall.

In der Rückbildungsphase, die vier bis sechs Monate nach Geburt umfasst, solltest du auf folgende Dinge achten:

- Kaiserschnitt: Bei Schmerzen im Wundbereich immer aufhören (Narbengebiet kann noch lange taub sein)
- Beckenboden bei Standhaltungen und Bauchübungen mit aktivieren
- Schräge und tiefe quere Bauchmuskulatur trainieren; zu vermeiden sind Sit-ups, Crunches und Planks
- Langsam Kraft aufbauen, von innen nach außen
- Keine weiten Ausfallschritte, da dein Beckenring und eventuelle Geburtsverletzungen heilen müssen
- Sprünge oder Abstoppbewegungen vermeiden, da der Beckenboden starke Erschütterungen noch nicht halten kann
- Keine extremen Rückbeugen, da die Belastung auf die Rektusdiastase zu groß ist und dies die Wundheilung nach Kaiserschnitt beeinflussen kann
- Bei einer großen Rektusdiastase Übungen für die gerade Bauchmuskulatur und Übungen im Vierfüßlerstand vermeiden

- Weite Hüftöffnungen vermeiden (Zug auf Geburtsverletzungen)
- Entspannungsübungen durchführen; sie sind ebenso wichtig wie die Kräftigung, da Stress, Schlafmangel und dergleichen mehr ein unbewusstes Anspannen bewirken können

Wie oft sollte ich trainieren?

Beckenbodentraining darf gerne täglich stattfinden – entscheidend ist die Balance zwischen Aktivierung und bewusster Entspannung, um eine Verspannung zu vermeiden. Achte dabei auf die Signale deines Körpers: Ein Übertraining zeigt sich oft zeitverzögert, etwa durch Muskelkater, häufigeren Harndrang oder ein Schwächegefühl – dann sind Pausen oder entspannende Einheiten genau das Richtige. Ein guter Anhaltspunkt bei einer Beckenbodenschwäche ist ein Training etwa drei Mal pro Woche. Unterschiedliche Übungen oder Variationen setzen neue Reize und machen dein Training effektiver. Wie du den Vierfüßlerstand richtig ausführst, kannst du unten nachlesen; du brauchst die Informationen für die folgenden Übungen.

BASISHALTUNG VIERFÜSSLERSTAND
So machst du den Vierfüßlerstand richtig

Kontraindikationen: Spannung im Bauch kann nicht gehalten werden, sehr große Rektusdiastase, Knieprobleme, Schmerzen in den Handgelenken

Hilfsmittel: Yogaklötze unter Handflächen oder auf Fäuste/Unterarme stützen bei Handgelenksproblemen, gefaltete Decke unter Knie zur Entlastung

Richte deine Schultern über den Handgelenken und deine Hüfte über den Knien aus. Dein Fußspann liegt flach auf der Matte auf. Schiebe deine Handflächen kraftvoll in die Matte, sodass deine Schultern aktiv Richtung Decke nach oben schieben. Bleibe im Schultergürtel stabil. Kippe dein Becken leicht, sodass dein Schambein Richtung Bauchnabel zieht und dein unterer Rücken lang bleibt. **Diese Hinweise gelten für die folgenden Übungen bis Seite 308.**

Vierfüßlerstand mit steigender Intensität

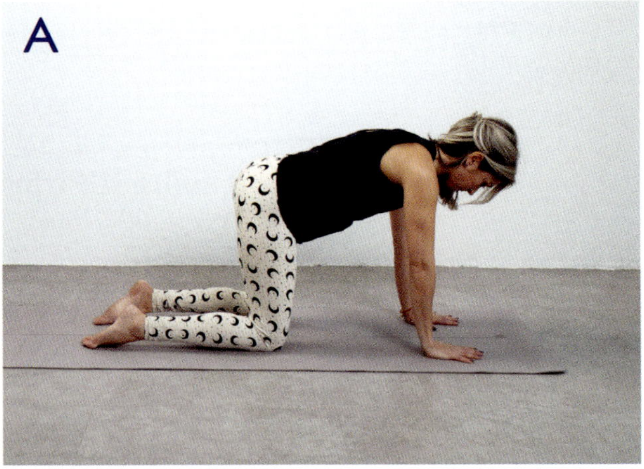

ZIEL: Aufbau und Kräftigung der Körpermitte, Beckenbodenaktivierung und -stabilisierung
WIEDERHOLEN: 10- bis 12-mal pro Runde/Seite

Bei der Ausatmung auf »PFF« ist es wichtig, den Bauchnabel nach innen Richtung Wirbelsäule zu ziehen. Drücke kraftvoll aus der Schulter heraus, um ein Einsinken zu verhindern. Vermeide ein zu starkes Hohlkreuz, um die Belastung auf die Rektusdiastase zu minimieren. Sieh dir hierzu die Übung auf Seite 289 an, um zu verstehen, wie man die stabile Mitte gut halten kann.

Runde 1 – Becken kippen: Komm in den Vierfüßlerstand (siehe Kasten S. 303). Atme über die Nase ein und entspanne deinen Körper. Mit der Ausatmung kippe dein Becken so, dass dein Schambein Richtung Bauchnabel zieht. Aktiviere dabei sanft alle Beckenbodenschichten und ziehe den Bauchnabel sanft nach innen Richtung Wirbelsäule (C). Einatmend kehrst du in das natürliche Hohlkreuz zurück.

Runde 2 – »PFF«-Atmung: Verlängere deine Ausatmung und atme auf einen »PFF«-Laut aus. Achte während der Ausatmung darauf, die Kraft deiner Mitte zu halten und nicht durch den Druck in Richtung Boden zu schieben.

B

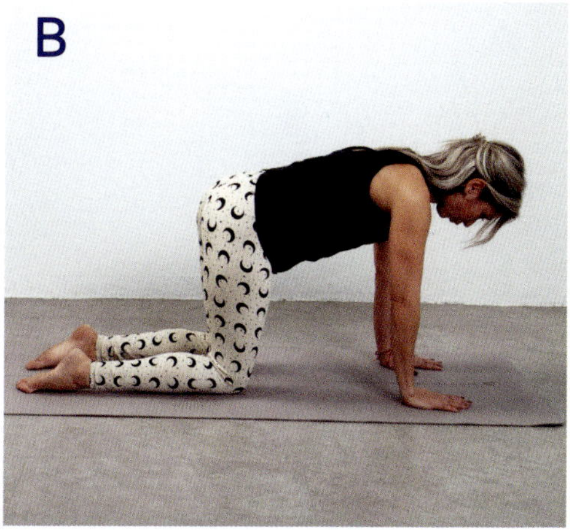

C

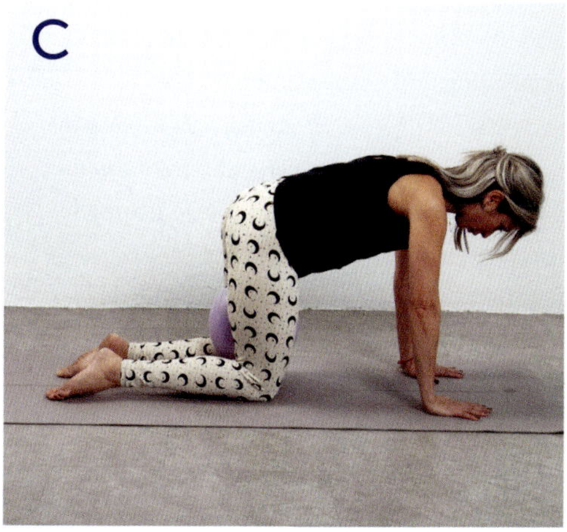

Runde 3 – Pilatesball und »PFF«-Atmung: Lege einen Pilatesball unter eine Hand und kombiniere die Bewegung mit der »PFF«-Atmung (siehe Schwangerschaftsvariante auf S. 271). Seitenwechsel nicht vergessen.

Runde 4 – Spannung aufbauen: Kannst du die vorherigen Runden gut und stabil durchführen, beginne, mehr Körperspannung ohne Hilfsmittel aufzubauen. Schiebe bei der Ausatmung zusätzlich deine Hände und deinen Fußspann kraftvoll in die Matte (B). Einatmend entspannst du.

Runde 5 – Yogaklotz/Pilatesball: Platziere einen Yogaklotz oder Pilatesball zwischen deinen Oberschenkeln. Schiebe bei der Ausatmung dein Hilfsmittel zusammen, während du sanft deinen Fußspann in die Matte drückst (C). Einatmend löst du die Anspannung wieder.

Vierfüßlerstand mit angehobenen Knien

ZIEL: Kräftigung der Körpermitte, Beckenbodenaktivierung und -stabilisierung
KONTRAINDIKATION: Steigere die Übungen nur, wenn du die vorherigen gut durchführen und die Kraft in der Mitte gut halten kannst, damit deine Rektusdiastase nicht belastet wird.
HALTEN/WIEDERHOLEN: 10- bis 12-mal pro Runde

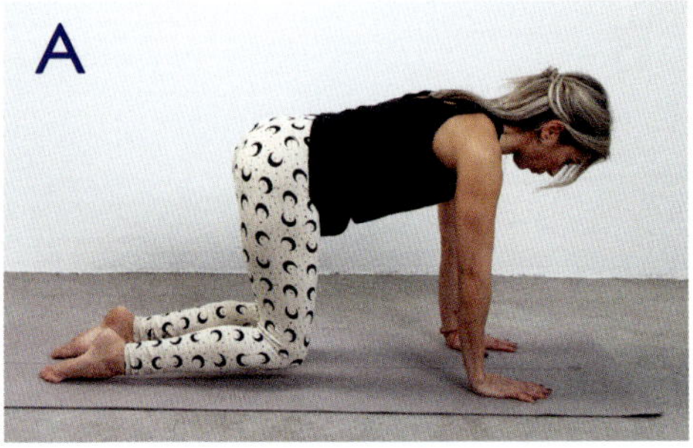

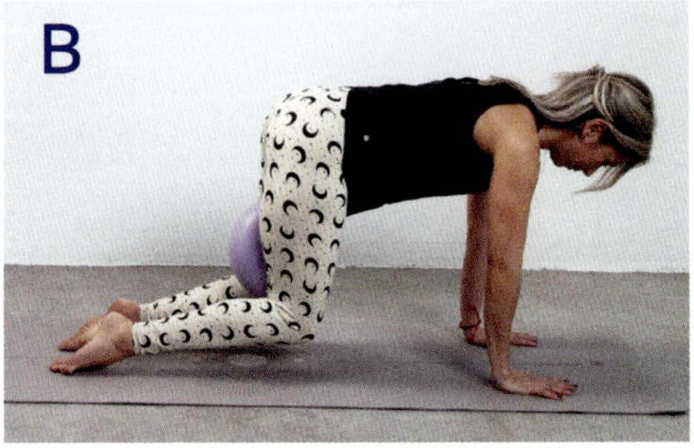

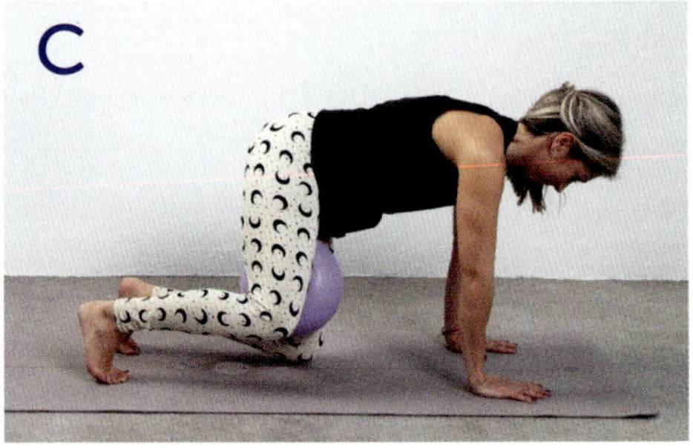

Runde 1 – Knie anheben: Komm in den Vierfüßlerstand (siehe Kasten S. 303). Mit der Ausatmung aktivierst du den Beckenboden und ziehst den Bauchnabel nach innen. Gib sanften Druck in die Hände und den Fußspann, während du die Knie 2 bis 3 Zentimeter von der Matte hebst (A). Mit der Einatmung setzt du die Knie wieder ab und löst die Anspannung.

Runde 2 – Yogaklotz/Pilatesball: Platziere einen Yogaklotz oder Pilatesball zwischen deinen Oberschenkeln. Bei der Ausatmung drückst du diesen mit dem Anheben der Knie sanft zusammen (B).

Runde 3 – Angehobene Knie halten: Halte die Spannung, indem du deine Knie angehoben lässt und mehrere Atemzüge lang stabil bleibst.

Runde 4 – Knie seitlich absetzen: Mit dem Yogaklotz oder dem Pilatesball zwischen deinen Oberschenkeln schiebst du die Hände in die Matte und stellst die Zehen auf. Hebe dann die Knie an. Bei der Ausatmung drehst du dein Becken leicht nach links, sodass dein rechtes Knie diagonal Richtung Boden absinkt. Mit der Einatmung kommst du wieder in die Mitte zurück. Mit der nächsten Ausatmung drehst du nach rechts, sodass das linke Knie diagonal Richtung Boden absinkt (C).

Vierfüßlerstand mit angehobenem Bein

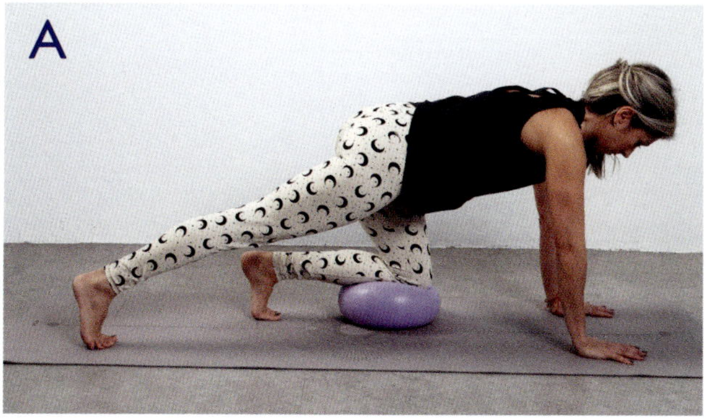

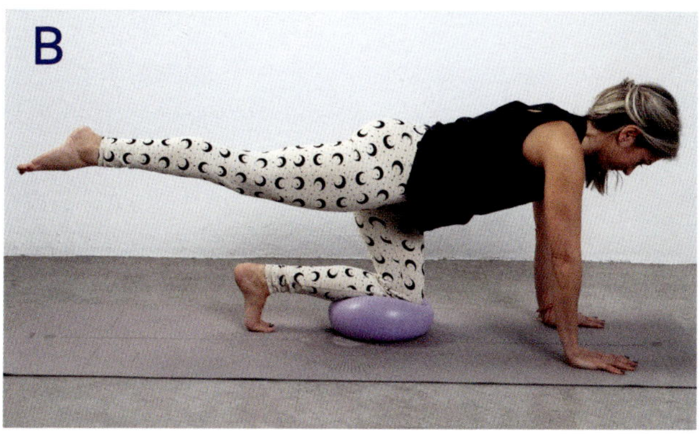

ZIEL: Kräftigung des Beckenbodens, Stabilisierung von Hüfte und Oberschenkelmuskulatur
KONTRAINDIKATION: Steigere die Übungen nur, wenn du die vorherigen gut durchführen und die Kraft in der Mitte gut halten kannst, damit deine Rektusdiastase nicht belastet wird.
WIEDERHOLEN: 10- bis 12-mal pro Runde/Seite

Komm in den Vierfüßlerstand (siehe Kasten S. 303): Strecke ein Bein nach hinten, stelle den Fuß auf die Zehenspitzen und halte die Hüfte geschlossen. Der Fuß bleibt gepointed, dein Knie zeigt zum Boden. Platziere einen Pilatesball unter dem anderen Knie. Setze die Zehen zur Stabilisierung auf die Matte (A).

Runde 1 – Basisübung: Mit der nächsten Einatmung schiebst du die Hände in die Matte und aktivierst deinen Rücken sowie die Rückseite des ausgestreckten Beins. Mit der Ausatmung hebst du das Bein an, bis es eine Linie mit Schultern und Rücken bildet (B). Senke das Bein mit der Einatmung kontrolliert wieder Richtung Matte ab. Erhalte die Streckung im Rücken aufrecht. Achte darauf, dass dein Becken nicht ausweicht. Lass es weiterhin parallel ausgerichtet mit geschlossener Hüfte. Seitenwechsel nicht vergessen.

Runde 2 – Halten und Pulsieren: Halte dein angehobenes Bein auf einer Linie mit deinem Rücken und deinen Schultern. Beginne dann, das Bein sanft nach oben zu pulsieren, also kleine Bewegungen nach oben zu machen, um die Aktivierung zu steigern. Seitenwechsel nicht vergessen.

Beinrückseitenstretch

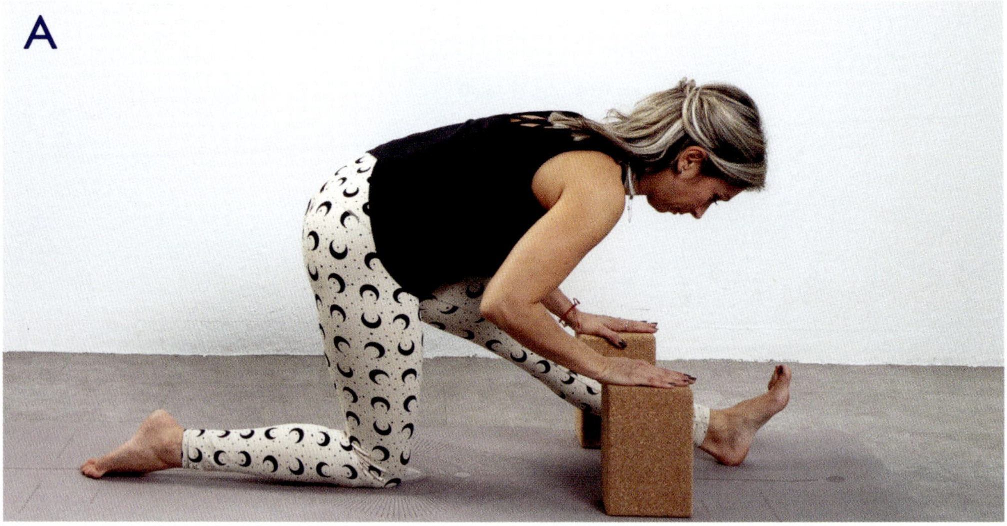

ZIEL: Dehnung der Beinrückseite und Mobilisierung der Hüfte
KONTRAINDIKATION:
Knie- oder Hüftprobleme
HALTEN: 10 Atemzüge

Lass den Rücken nicht rund werden, sondern achte auf die Länge. Dein Fuß bleibt geflext zum Schutz des Knies. Vermeide es, die Hüften nach außen kippen zu lassen. Halte sie parallel zur Matte.

Beginne im Vierfüßlerstand (siehe Kasten S. 303): Bring einen Fuß kontrolliert von hinten nach vorne neben deine Hände. Schiebe dein Gesäß nach hinten, bis dein vorderes Bein gestreckt ist, und setze deinen vorderen Fuß auf die Ferse. Dein hinteres Knie bleibt unterhalb deiner Hüfte. Der Fuß des ausgestreckten Beins bleibt geflext, um das Knie zu schützen. Nimm dir deine Yogaklötze und platziere sie neben deinem ausgestreckten Bein. Stütze deine Hände auf den Klötzen ab, um Stabilität und Länge in deinem Oberkörper zu finden. Halte deinen Rücken lang, indem du das Brustbein leicht anhebst.

Beinrückseite dehnen: Senke deinen Oberkörper mit der Ausatmung sanft über das ausgestreckte Bein ab. Bleibe für einige Atemzüge und lass bei jeder Ausatmung die Dehnung etwas intensiver werden, ohne den Rücken zu runden (A).

Wechsle die Seite: Gib Druck auf die Klötze und schiebe dein Gesäß nach vorne. Bring dann dein vorderes Bein über die Seite nach hinten und wechsle die Seite.

Berghaltung mit Klotz

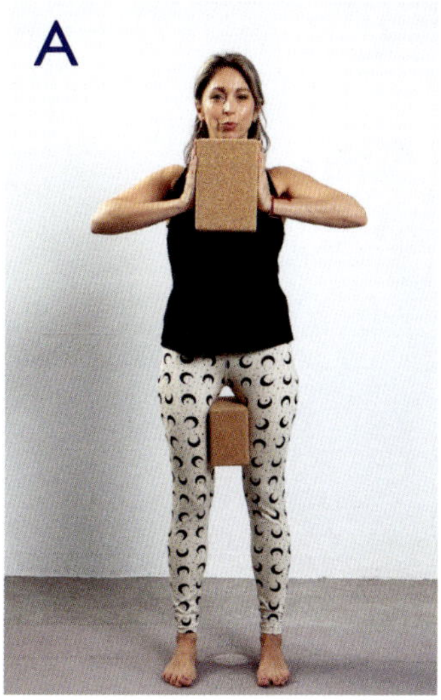

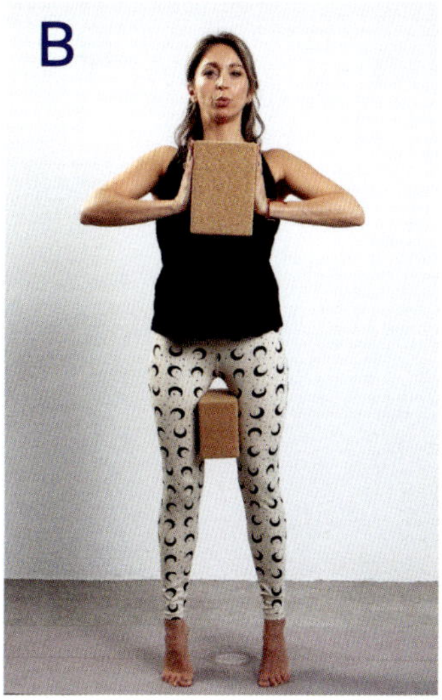

ZIEL: Kräftigung und Verbesserung der Haltung
HILFSMITTEL: Wand/Stuhl zur Stabilisierung
WIEDERHOLEN: 10- bis 12-mal pro Runde

! Achte darauf, dass du nicht in ein Hohlkreuz kippst, während du die Klotzspannung aufbaust. Halte deinen Nacken lang und die Schultern entspannt, um Verspannungen zu vermeiden.

Finde einen stabilen Stand: Die Beine sind hüftbreit geöffnet. Schiebe deine Fersen und Zehen bewusst in die Matte. Deine Knie sind leicht gebeugt. Platziere einen Yogaklotz oberhalb der Knie zwischen deinen Oberschenkeln. Nimm einen zweiten Yogaklotz und bringe ihn zwischen deine Handflächen vor dein Herz. Deine Ellenbogen zeigen nach außen. Ziehe deine Schultern sanft zu deinen Ohren und lass sie nach hinten unten sinken.

Runde 1 – Basisübung: Kippe dein Becken mit der Ausatmung so, dass dein Schambein leicht Richtung Bauchnabel zieht. Spanne deinen Beckenboden an und drücke gleichzeitig die beiden Yogaklötze sanft zusammen – sowohl mit den Oberschenkeln als auch mit den Handflächen. Ziehe bewusst deinen Bauchnabel nach innen (A). Mit der Einatmung löst du die Spannung sanft wieder.

Runde 2 – Dynamisch: Nachdem du die Spannung aufgebaut hast, kommst du auf die Zehenspitzen. Halte die Spannung im Beckenboden und in deiner Körpermitte (B). Setze die Fersen anschließend langsam und kontrolliert wieder ab.

Einbeinstand – Schräge Bauchmuskulatur

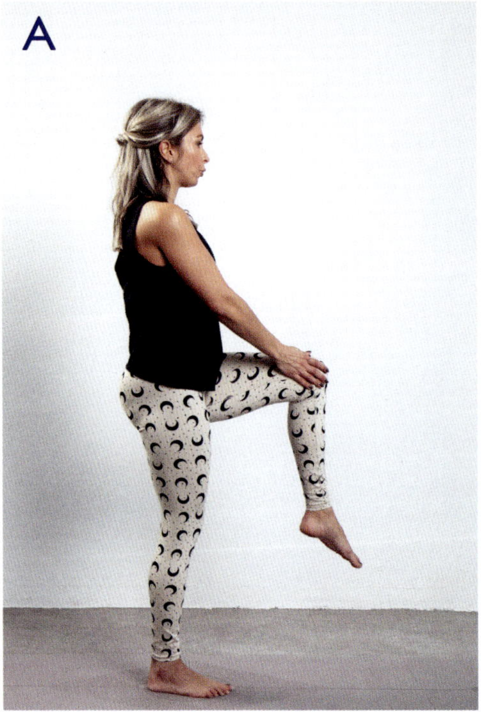

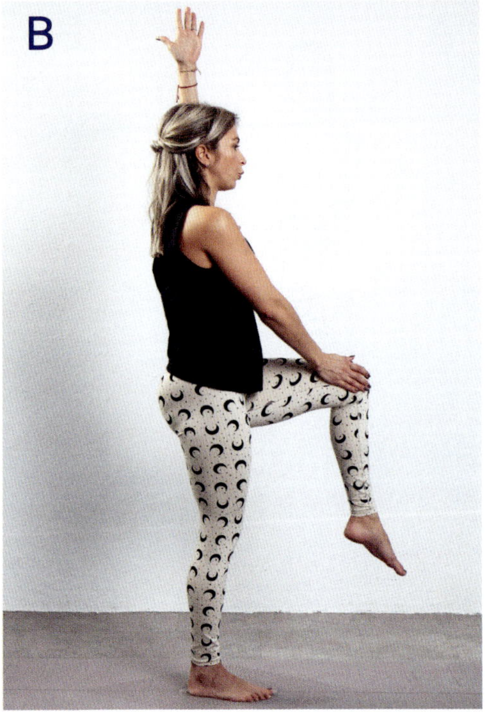

ZIEL: Kräftigung und Verbesserung der Haltung
KONTRAINDIKATIONEN: Symphysenschmerzen, Probleme mit dem Gleichgewicht
WIEDERHOLEN: 10- bis 12-mal pro Runde/Seite

Achte darauf, nicht ins Hohlkreuz zu fallen, während du das Bein hebst. Deine Hüfte sollte gerade ausgerichtet bleiben – vermeide es, das Becken zu kippen. Halte deine Schultern entspannt und lass deinen Nacken lang.

Finde einen stabilen Stand: Die Beine sind hüftbreit geöffnet. Schiebe Ferse und Zehen bewusst in die Matte. Die Knie sind leicht gebeugt. Der Oberkörper ist aufrecht, der Nacken lang, die Schultern sind entspannt. Kippe dein Becken so, dass dein Schambein leicht Richtung Bauchnabel zieht.

Ein Bein anheben: Aktiviere deinen Beckenboden, stabilisiere deine Körpermitte und hebe langsam ein Bein an, bis der Oberschenkel auf 90 Grad kommt (dein Knie ist maximal auf Höhe deiner Hüfte). Eine Hand ruht dabei auf deinem Becken, um dein Gleichgewicht zu halten. Suche dir einen Punkt auf dem Boden oder in der Ferne und fixiere diesen.

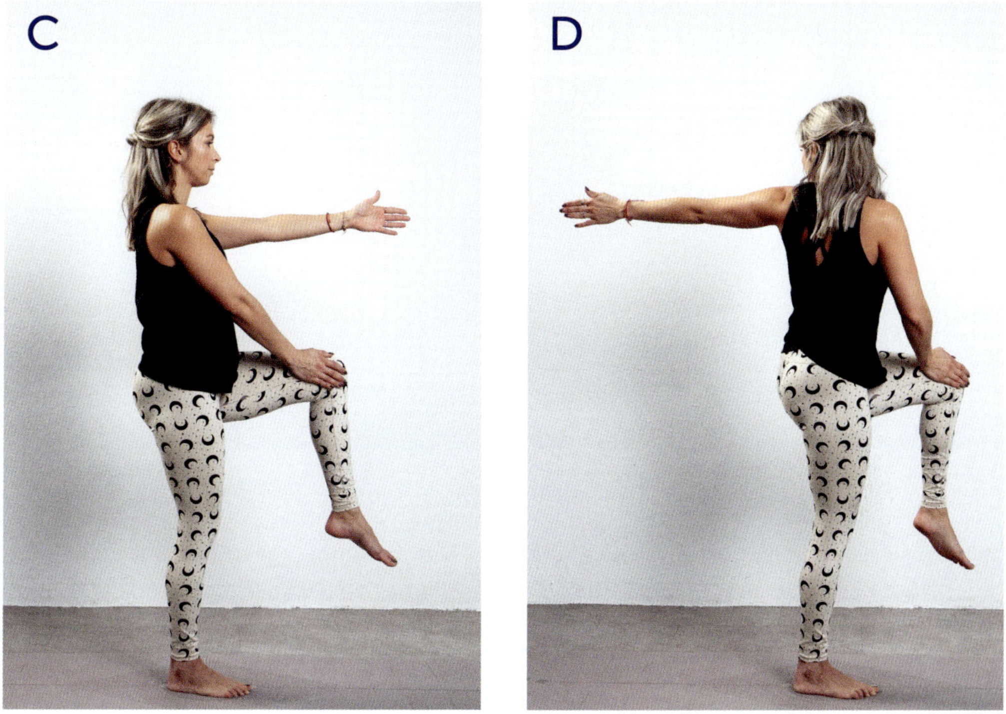

Runde 1 – Basisübung: Nimm die entgegengesetzte Hand und bringe sie an die Innenseite des angehobenen Knies. Mit der nächsten Ausatmung aktivierst du deinen Beckenboden, ziehst den Nabel nach innen und schiebst dann deine Hand und dein Knie aktiv gegeneinander. Atme auf einen »PFF«-Laut aus und halte die Spannung für 3 bis 5 Sekunden (A). Löse die Spannung mit der Einatmung. Lass dein Becken stabil und halte die Aktivierung in der Körpermitte.

Runde 2 – Arm ausstrecken: Löse zusätzlich den Arm von der Hüfte und strecke ihn lang zur Seite aus oder führe ihn über den Kopf (B).

Runde 3 – Drehung: Strecke zusätzlich den Arm bei der Ausatmung über die Seite lang nach hinten aus (C, D). Einatmend bringst du ihn wieder nach vorne. Dein Blick folgt deiner Hand.

Wechsle zwischen den Runden die Seite: Stell dein Bein kontrolliert ab und schüttle gerne dein Standbein aus. Wechsle dann das Bein und wiederhole die Übung auf der anderen Seite.

Krieger I

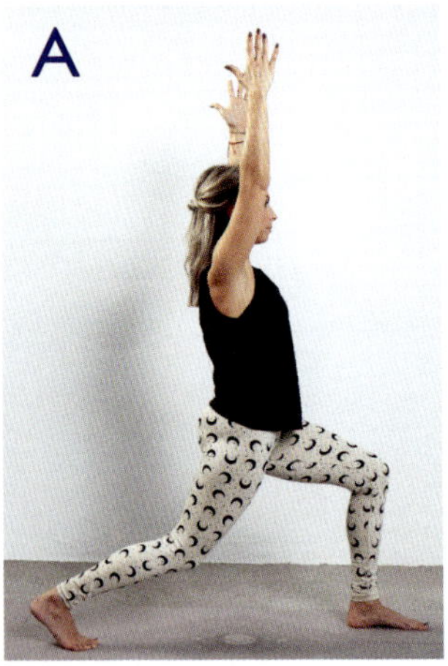

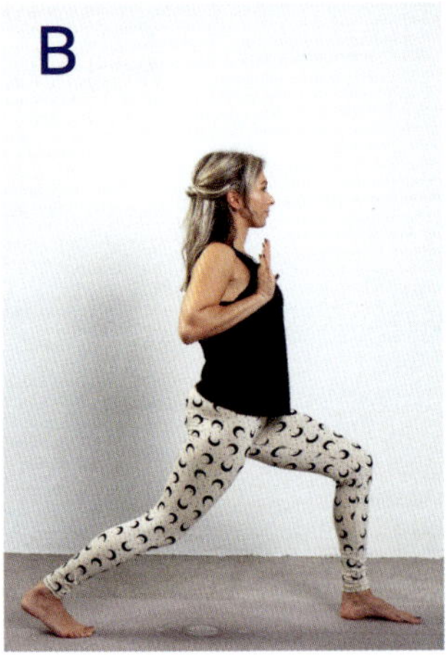

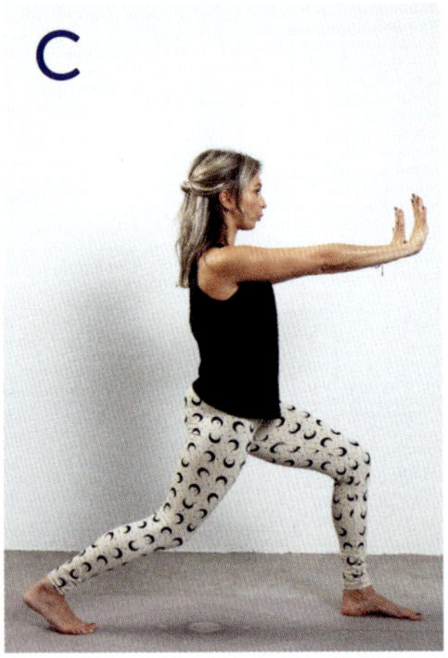

ZIEL: Stärkung der Beinmuskulatur, Dehnung der Hüftbeuger
KONTRAINDIKATION: Starke Symphysenschmerzen
WIEDERHOLEN: 10- bis 12-mal pro Runde/Seite

Achte darauf, dass dein vorderes Knie nicht nach innen fällt und es in der Ausrichtung nicht über dein Sprunggelenk nach vorne zieht. Dein Oberköper bleibt aufrecht, während du immer wieder an die Ausrichtung deines Beckens denkst.

Beginne in der Berghaltung: Lege deine Hände an deine Hüfte und mach mit einem Fuß einen weiten Schritt nach hinten. Deine Füße sind hüftweit voneinander entfernt. Dein vorderes Knie bleibt oberhalb des Sprunggelenks ausgerichtet, während es stabil nach außen zur Seite führt. Das hintere Knie bleibt leicht gebeugt – die Ferse deines hinteren Fußes hebt leicht vom Boden ab. Strecke dein hinteres Bein nur so weit, dass deine Hüfte gerade bleibt.

Kippe dein Becken: Lass dein Steißbein nach unten sinken und dein Schambein Richtung Bauchnabel ziehen. Dein Beckenboden ist dabei aktiv. Durch die Bewegung wirst du möglicherweise ein leichtes Ziehen in deinem Hüftbeuger des hinteren Beins spüren. Das soll so sein und zeigt die Dehnung. Deine Beckenknochen bleiben parallel zueinander.

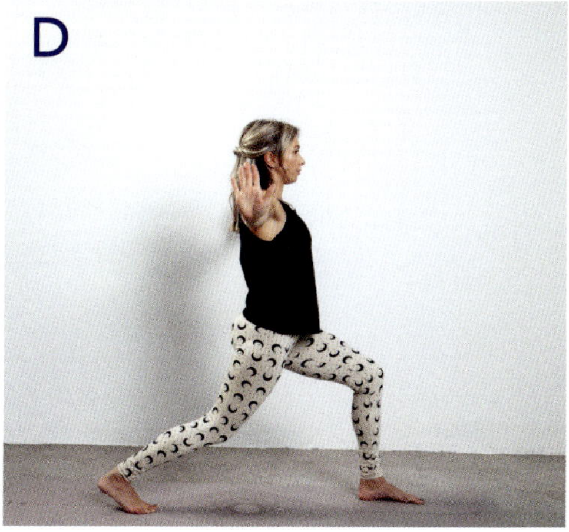

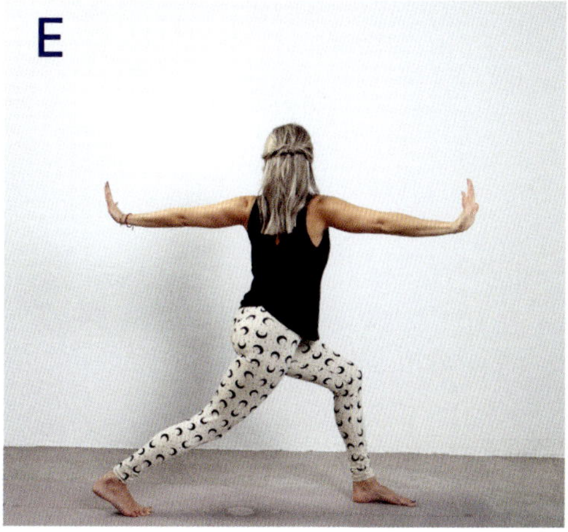

Kraft aufbauen: Stell dir vor, du wolltest die Matte zwischen deinen Füßen zusammenschieben. Diese Vorstellung hilft, Kraft und Stabilität aus deinen Beinen zu generieren.

Runde 1 – Federn: Hebe deine Arme über vorne nach oben lang ausgestreckt Richtung Decke. Deine Schultern sind dabei weich und entspannt. Beginne, mit der Einatmung leicht nach oben zu schieben, und sinke mit der Ausatmung wieder tiefer (A).

Runde 2 – »PFF«-Atmung: In der Grundhaltung bringst du einatmend die Hände vor deine Schultern. Beim Ausatmen auf einem »PFF«-Laut schiebst du deine Hände aktiv nach vorne, als drücktest du eine unsichtbare Wand weg. Dabei aktivierst du gleichzeitig deinen Beckenboden (B, C).

Runde 3 – Drehung: Strecke deine Arme lang zur Seite aus. Ziehe deine Finger zu dir heran, sodass deine Handflächen zur Seite zeigen (D). Mit der Ausatmung beginne, über dein vorderes, aufgestelltes Bein deinen Oberkörper zu drehen. Halte Arme, Schultern, Nase und Brustbein jeweils in einer Linie (E). Mit der Einatmung kommst du wieder in die Ausgangsposition zurück. Drehe erst in die andere Richtung, wenn dein anderes Bein vorne steht.

Wechsle nach jeder Runde die Seite: Bringe die Hände zurück an dein Becken und verkleinere den Schritt, um an den Anfang deiner Matte zurückzukehren. Bevor du auf die andere Seite wechselst, schüttle deine Beine aus.

Heuschrecke

Komm in die Bauchlage: Lege deine Beine hüftbreit ab. Spüre, wie dein Schambein die Matte berührt, presse es sanft nach unten. Strecke deine Arme lang nach vorne aus, sodass die Handflächen zueinander zeigen. Dein Blick geht Richtung Matte nach unten, damit dein Nacken lang bleibt (A).

Runde 1 – Arme anheben: Hebe mit der Ausatmung kraftvoll deinen Oberkörper mit lang ausgestreckten Armen an. Halte die Spannung im Rücken und in der Körpermitte (B). Lege einatmend langsam und kontrolliert deinen Oberkörper wieder ab.

Runde 2 – Arm und Bein heben: Hebe mit der Ausatmung je einen Arm und das gegenüberliegende Bein an. Ziehe dein Bein und deinen Arm aktiv in die Länge, während du die Rückseite deines Körpers aktivierst (C). Einatmend legst du Arm und Bein kontrolliert auf der Matte ab. Seitenwechsel nicht vergessen.

Runde 3 – Beine anheben: Platziere einen Pilatesball zwischen deinen Knöcheln und gib etwas Druck gegen den Ball. Lege deine Hände übereinander, deine Ellenbogen zeigen nach außen. Deine Stirn ruht auf deinen Händen. Schiebe deine Beine bewusst aus dem Becken heraus, um Länge zu erzeugen. Hebe mit der Ausatmung beide Beine an (D). Einatmend legst du die Beine langsam und kontrolliert wieder ab.

ZIEL: Kräftigung der Rücken- und Gesäßmuskulatur, Stabilisierung des unteren Rückens
KONTRAINDIKATION: Akuter Bandscheibenvorfall
WIEDERHOLEN: 10- bis 12-mal pro Runde/Seite

! Arbeite ohne Schwung. Die Kraft kommt aus der Rückenmuskulatur.

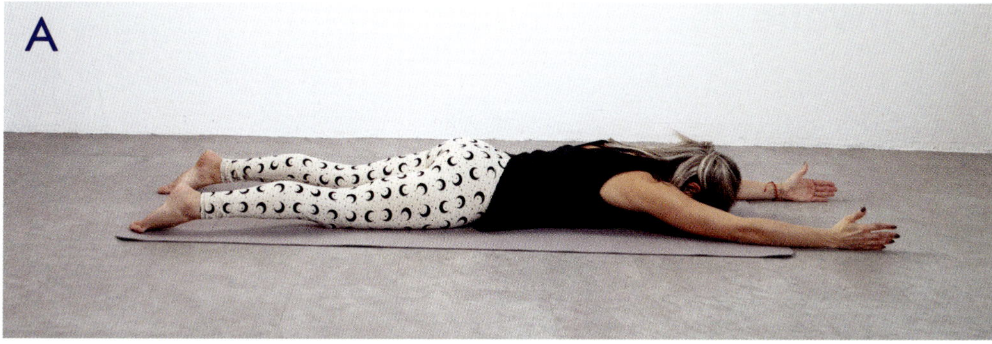
A

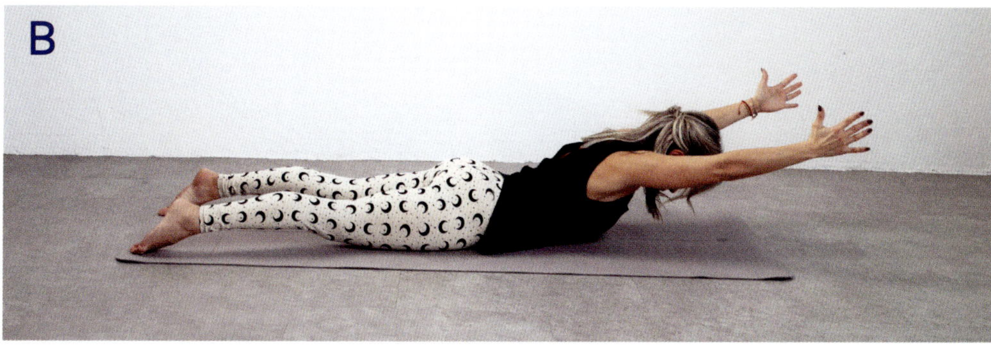
B

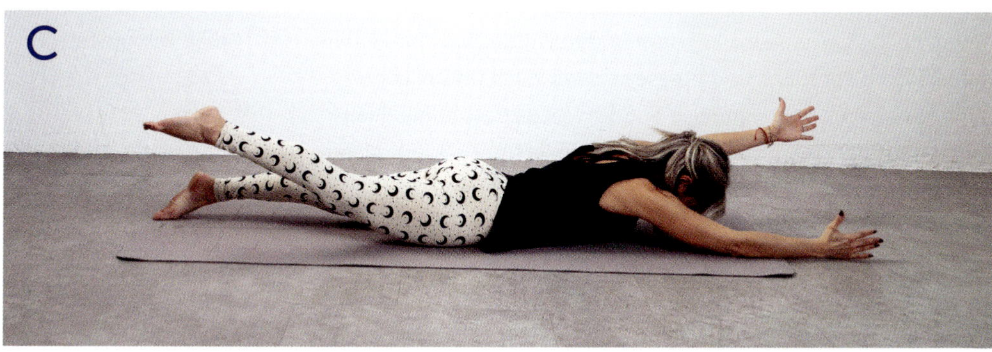
C

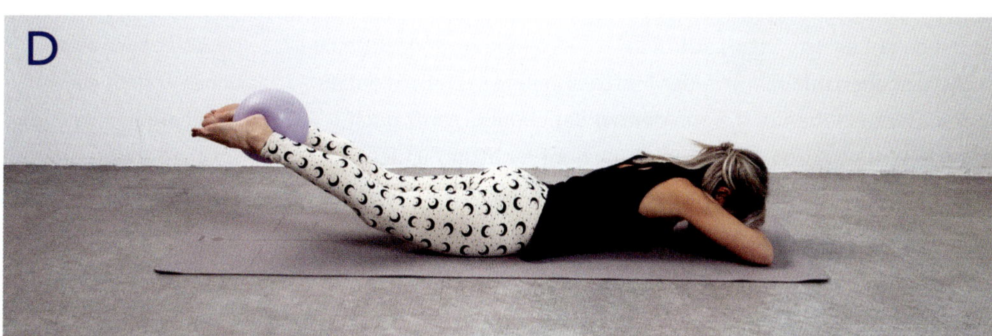
D

Bauchwelle

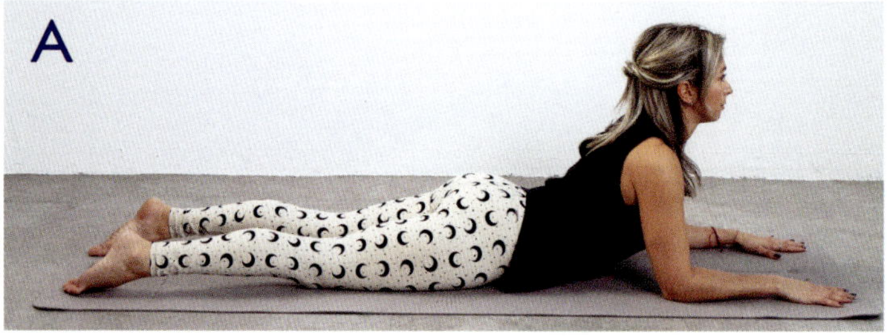

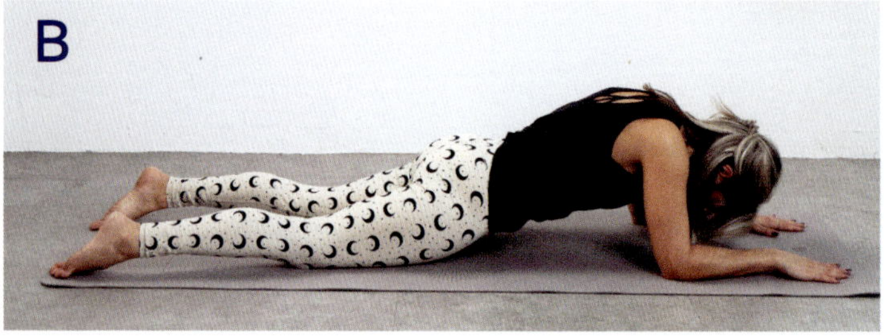

Beginne in der Bauchlage: Lege deine Beine hüftbreit ab. Dein Fußspann liegt entspannt auf dem Boden. Spüre, wie dein Schambein die Matte berührt, und presse es sanft nach unten. Lege deine Unterarme und Hände so auf die Matte, dass deine Ellenbogen unterhalb deiner Schultern positioniert sind. Bringe deine Ellenbogen weiter nach vorne, damit dein Bauch mehr Kontakt zur Matte hat und die Belastung auf deine mögliche Rektusdiastase reduziert wird.

Bauchwelle: Richte mit der Einatmung deinen Blick nach vorne. Spüre den Kontakt zwischen deinen Hüftknochen und der Matte (A). Hebe auf einen »Sss«-Laut dein Gesäß leicht an, sodass deine Beckenknochen minimal von der Matte abheben. Aktiviere dabei deinen Beckenboden und ziehe deinen Bauchnabel sanft nach innen Richtung Wirbelsäule. Dein Blick geht Richtung Bauchnabel, während dein Rücken etwas rund wird und du aus den Schultern heraus nach oben schiebst (B). Einatmend senkst du dein Gesäß kontrolliert wieder ab, legst den Bauch auf der Matte ab und richtest deinen Blick erneut nach vorne. Um die Spannung zu intensivieren, halte abschließend die angehobene Position für 5 bis 10 Sekunden.

ZIEL: Kräftigung der Körpermitte und Aktivierung der Bauchmuskulatur
KONTRAINDIKATION: Große Rektusdiastase
WIEDERHOLEN: 10- bis 12-mal

! Achte darauf, dass du die Beckenknochen nur leicht anhebst, damit die Aktivierung aus der Körpermitte kommt. Wird das Gesäß zu hoch angehoben, kommt die Kraft aus den Oberschenkeln. Drücke dich aktiv aus den Schultern nach oben, um die Spannung in der Körpermitte zu halten. Arbeite kontrolliert, damit die Aktivierung präzise in der Körpermitte bleibt.

Spine Twist mit Pilatesball

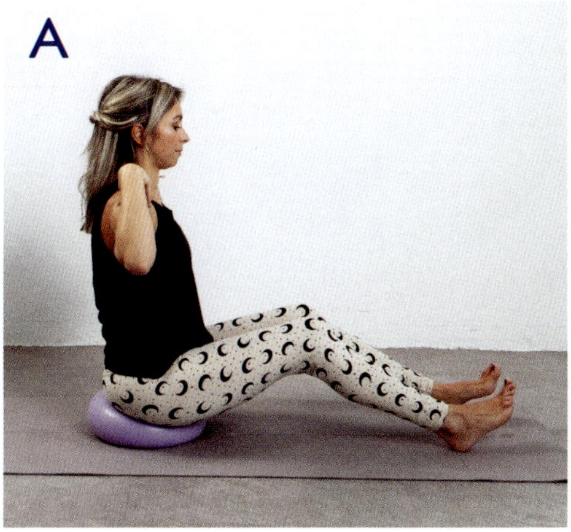

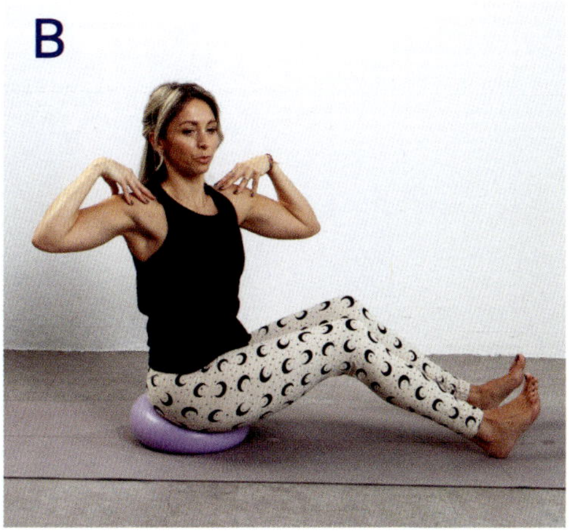

ZIEL: Mobilisation der Wirbelsäule, Kräftigung der Core-Muskulatur
KONTRAINDIKATIONEN: Starke Rückenschmerzen, Schwindel
WIEDERHOLEN: 8- bis 10-mal pro Seite

Bei dieser Übung kann man leicht ins Hohlkreuz kippen. Achte darauf, dein Becken zu stabilisieren, indem du dein Schambein Richtung Bauchnabel ziehst, und führe die Drehung kontrolliert aus der Hals- und Brustwirbelsäule aus.

Setz dich auf einen Pilatesball: Beuge deine Beine leicht und stell deine Füße auf die Fersen. Die Füße sind geflext, sodass die Zehen Richtung Decke zeigen. Kippe dein Becken leicht, indem du dein Schambein sanft Richtung Bauchnabel ziehst. Halte deine Wirbelsäule lang und stabil. Lege deine Hände auf deine Schultern, die Ellenbogen öffnen weit nach außen (A).

Abstand der Füße: Je weiter die Füße voneinander entfernt sind, desto mehr Stabilität hast du und desto leichter ist das Ausführen der Übung. Je schmaler der Stand, desto wackeliger und anspruchsvoller wird sie. Beginne mit hüftbreit aufgestellten Füßen und pass den Abstand je nach Bedarf an.

Komm in die Rotation: Länge und stabilisiere dich mit der Einatmung, aktiviere dabei deine Körpermitte. Rotiere dann mit der Ausatmung über die Halswirbelsäule nach rechts. Mit der Einatmung kommst du zurück in die Ausgangsposition, um ausatmend anschließend nach links zu rotieren (B). Dein Brustbein und deine Nase bleiben die ganze Zeit in einer Linie.

Beckenbodenmassage mit Faszienball

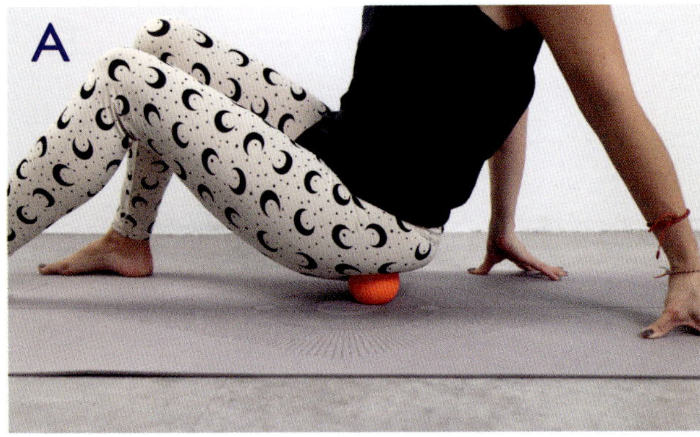

ZIEL: Entspannung und Lockerung der Becken- und Gesäßmuskulatur
KONTRAINDIKATION: Akute Schmerzen oder Verletzungen im Becken- und Gesäßbereich
WIEDERHOLEN: 2 bis 3 Minuten pro Seite

Lass deine Hände und deinen Kiefer während der Übung locker und entspannt, damit du den Beckenboden richtig loslassen und entspannen kannst.

Komm zum Sitzen: Beuge deine Beine, stell die Füße vor dir auf und lass sie zur Seite kippen, um den Faszienball unter deinem Gesäß zu platzieren.

Massage: Beginne mit kreisenden Bewegungen deine Gesäß-, Hüft- und Beckenmuskulatur zu massieren (A). Es wird Stellen geben, die schmerzhafter sind. Reduziere den Druck an diesen Stellen, bis es angenehmer wird. Seitenwechsel nicht vergessen.

Auf den Sitzbeinhöckern laufen

A
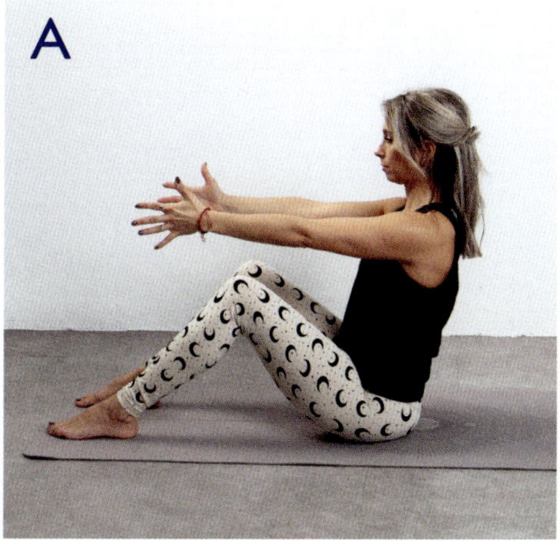

ZIEL: Kräftigung und Mobilisierung des Beckenbodens
KONTRAINDIKATION: Akute Schmerzen im Beckenbereich
WIEDERHOLEN: 10- bis 12-mal

Achte bei der Übung darauf, dass dein Becken leicht gekippt bleibt, um die Aktivierung deiner Mitte zu unterstützen und damit du die Bewegung kontrolliert ausführen kannst.

B
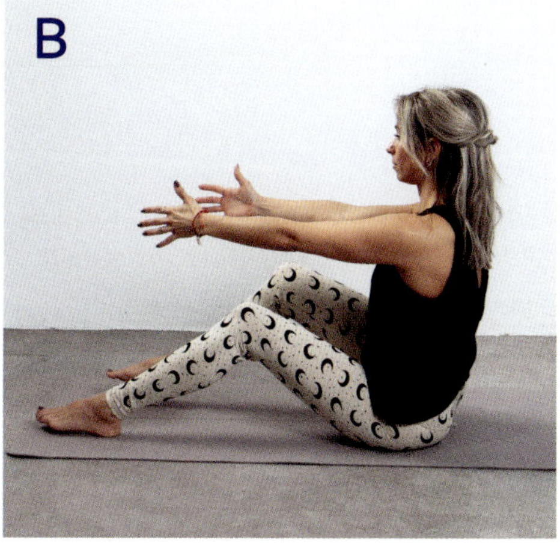

Komm am Anfang der Matte zum Sitzen: Beuge deine Beine leicht und stell deine Füße auf. Dein Schambein zieht zum Bauchnabel, deine Mitte ist aktiviert. Strecke deine Arme gerne nach vorne aus (A).

Beginne mit einem kleinen »Wandern«: Hebe abwechselnd eine Beckenseite an und »laufe« auf deinen Sitzbeinhöckern nach hinten Richtung Mattenende. Am Ende angekommen, bewegst du dich in gleicher Weise zurück nach vorne. Halte deinen Beckenboden während der gesamten Übung leicht angespannt (B, C).

C
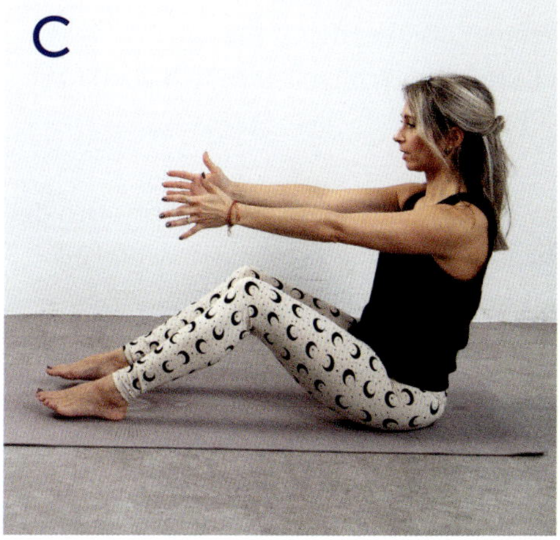

Hüftbeuger stärken

ZIEL: Kräftigung und Mobilisierung der Hüftbeuger
KONTRAINDIKATION: Akute Schmerzen in Hüfte und unterem Rücken
WIEDERHOLEN: 10- bis 12-mal pro Runde/Seite

Arbeite hier mit der Kraft des Hüftbeugers – ohne Schwung zu holen.

Komm zum Sitzen: Strecke ein Bein lang nach vorne aus und flexe den Fuß. Platziere einen Yogaklotz vor deinem Fuß. Das andere Bein ziehst du zu dir heran. Um eine stabile Basis zu schaffen, ziehe dein Sitzfleisch unter den Sitzbeinhöckern nach außen. Umarme das angewinkelte Knie und lass bewusst deinen Rücken rund werden. Kippe dein Becken sanft und beginne mit der Durchführung.

Runde 1 – Pulsieren: Hebe dein ausgestrecktes Bein an, sodass dein geflexter Fuß über dem Yogaklotz schwebt. Beginne, den geflexten Fuß kraftvoll ohne Schwung nach oben zu pulsieren (A).

Runde 2 – Über den Klotz heben: Ohne das Bein nach der ersten Runde abzusetzen, führst du den geflexten Fuß kontrolliert über den Klotz von links nach rechts. Deine Ferse darf kurz die Matte berühren (B, C).

Wechsle die Seite: Nachdem du beide Runden auf einer Seite ausgeführt hast, strecke dein anderes Bein lang nach vorne aus und führe die Übung auf dieser Seite aus.

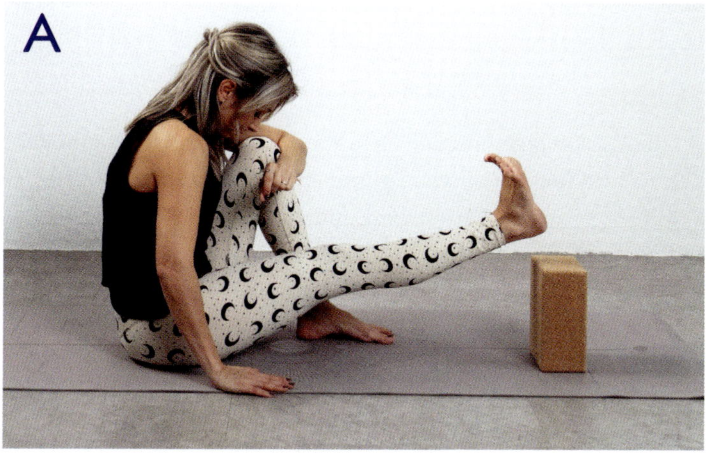
A

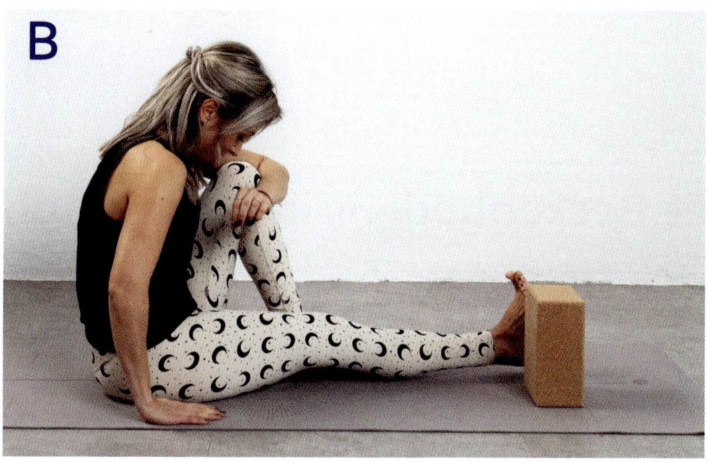
B

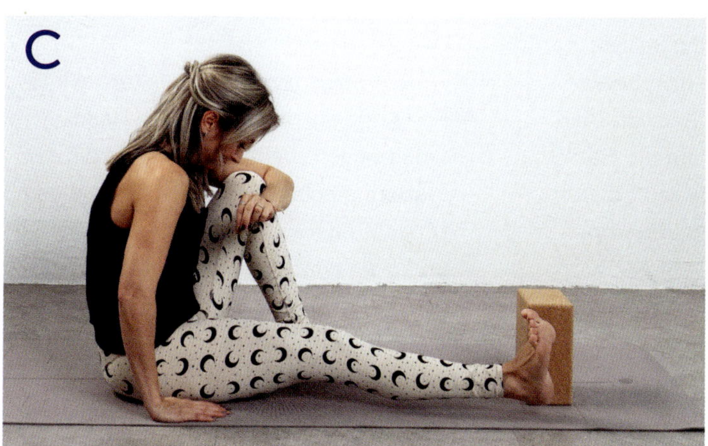
C

BASISHALTUNG RÜCKENLAGE
So führst du die Rückenlage richtig aus

Komm über die Seite in die Rückenlage, um den Druck auf Bauch und Beckenboden zu minimieren. Deine Schultern liegen vollständig und entspannt auf der Matte. Achte darauf, dass sie weit weg von den Ohren sind, sodass dein Nacken lang und entspannt bleibt. Ziehe nacheinander die Füße hüftbreit in Richtung deines Gesäßes heran. Deine Füße stehen flach und parallel auf der Matte, die Knie sind gebeugt. **Dies gilt für die folgenden Übungen bis Seite 327.** Bei akuten Rückenschmerzen solltest du die Übungen in Rückenlage nicht ausführen.

Aktivierung des Beckenbodens in Rückenlage

Runde 1 – Basisübung: Komm in die Rückenlage (siehe Kasten oben). Dein unterer Rücken befindet sich in seiner natürlichen Krümmung. Nimm gerne deine Hände und spüre das leichte Hohlkreuz (A). Mit der Ausatmung aktivierst du deinen Beckenboden und kippst gleichzeitig dein Becken, sodass dein Hohlkreuz leicht abflacht. Dein unterer Rücken schiebt mehr auf die Matte nach unten. Einatmend löst du sanft die Aktivierung des Beckenbodens und kippst dein Becken zurück in die Ausgangsposition. Halte die Bewegung entspannt und fließend.

Runde 2 – Fersendruck: Rolle während der Ausatmung zusätzlich auf deine Fersen und schiebe diese sowie deinen unteren Rücken sanft in die Matte. Dabei zieht dein Bauchnabel bewusst nach innen (B).

Runde 3 – Oberarme einbeziehen: Winkle deine Arme auf 90 Grad an. Die Handflächen zeigen zueinander. Drücke bei der Ausatmung neben deinen Fersen und deinem unteren Rücken auch die Oberarme sanft in die Matte (C).

Runde 4 – Pilatesball: Platziere einen Pilatesball zwischen deinen Knien. Ergänze Runde 3, indem du zusätzlich mit den Knien den Pilatesball zusammendrückst (D).

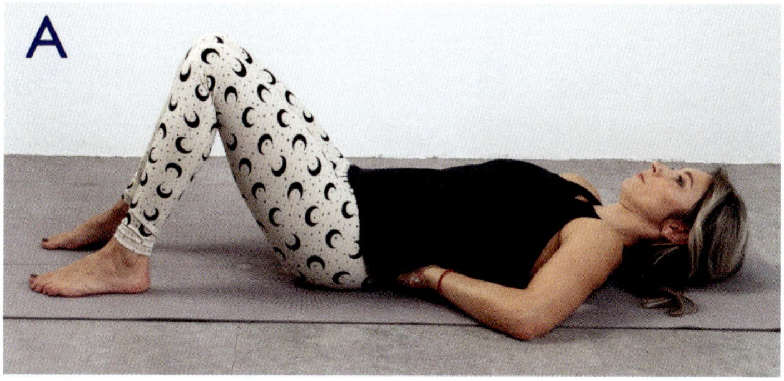

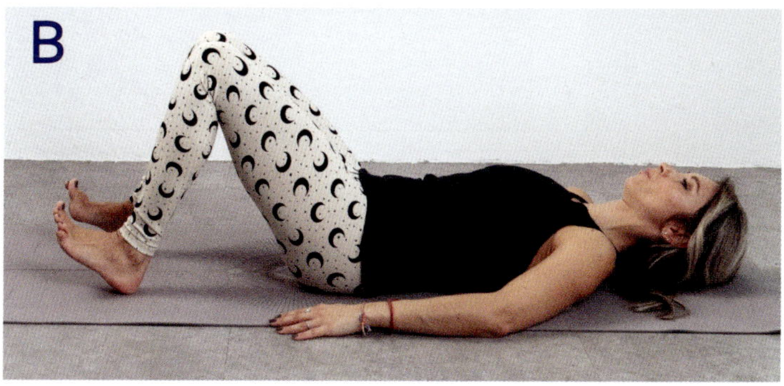

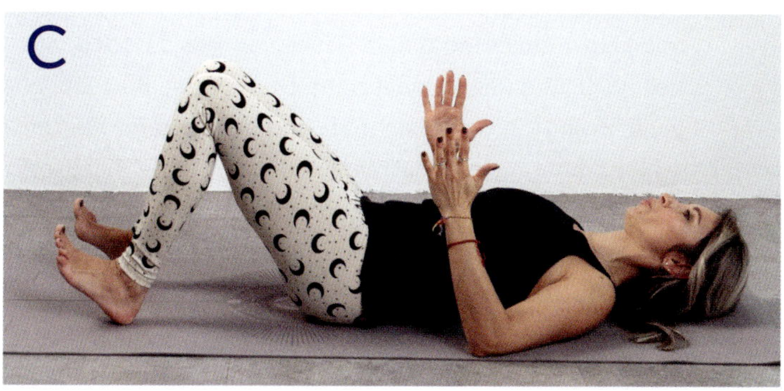

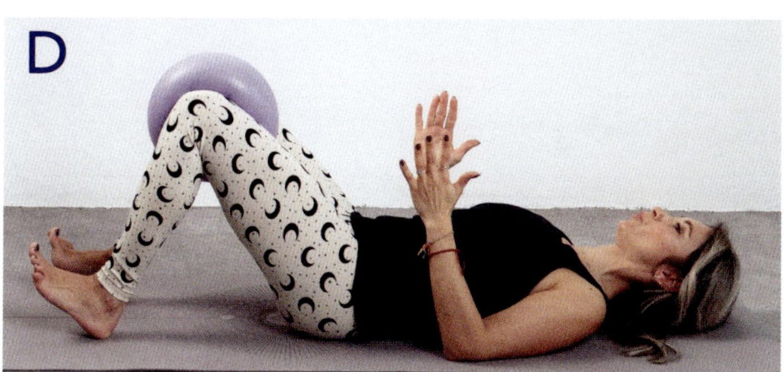

ZIEL: Kräftigung des Beckenbodens und Stabilisierung der Körpermitte
WIEDERHOLEN: 8- bis 10-mal pro Runde

Der Bauchnabel wird nach innen gezogen und nicht mit Druck nach oben Richtung Decke geschoben. Wenn du merkst, dass du die Spannung nicht halten kannst, gehe zu einer leichteren Variante zurück, um eine Überlastung zu vermeiden.

Toe Taps

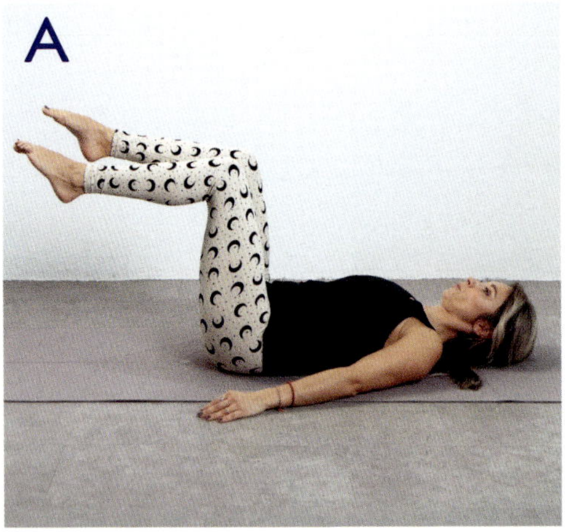

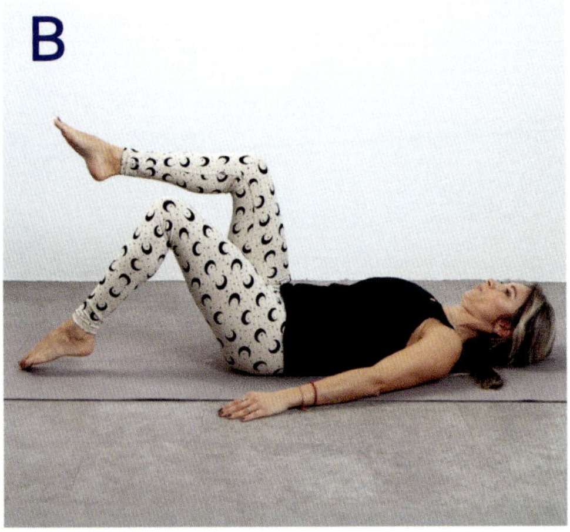

ZIEL: Kräftigung der Bauchmuskulatur und Stabilisierung der Körpermitte
WIEDERHOLEN: 8- bis 10-mal pro Runde/Seite

Falle nicht in ein Hohlkreuz – achte darauf, dass dein Becken stabil bleibt. Ziehe deinen Bauchnabel bewusst nach innen und lass die Bewegung kontrolliert und langsam aus deiner Bauchmuskulatur heraus entstehen.

Runde 1 – Basisübung: Komm in die Rückenlage (siehe Kasten S. 274 und 322) und ziehe beide Beine im 90-Grad-Winkel nach oben, sodass deine Knie oberhalb des Beckens ausgerichtet sind. Um die Kraft im Bauch halten zu können, aktivierst du deinen Beckenboden und kippst gleichzeitig dein Becken, sodass dein Schambein Richtung Bauchnabel zieht. Durch diese Bewegung flacht dein Hohlkreuz leicht ab, und dein unterer Rücken schiebt mehr auf die Matte nach unten. Mit der nächsten Ausatmung schiebst du deinen unteren Rücken sanft in die Matte und verstärkst die Aktivierung von Beckenboden und Bauchmuskeln. Löse einatmend leicht, ohne die Grundspannung komplett zu lösen (A).

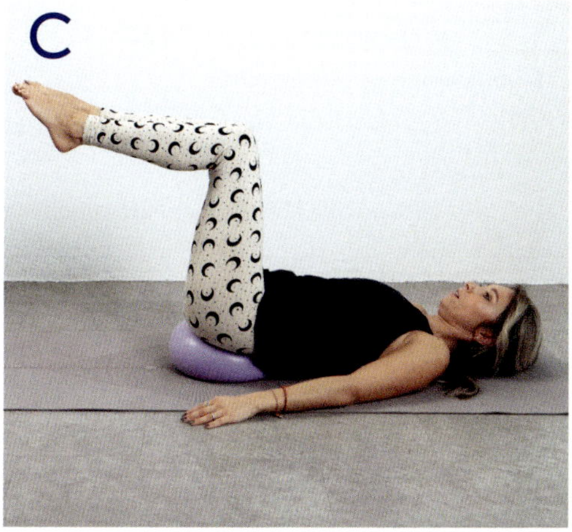

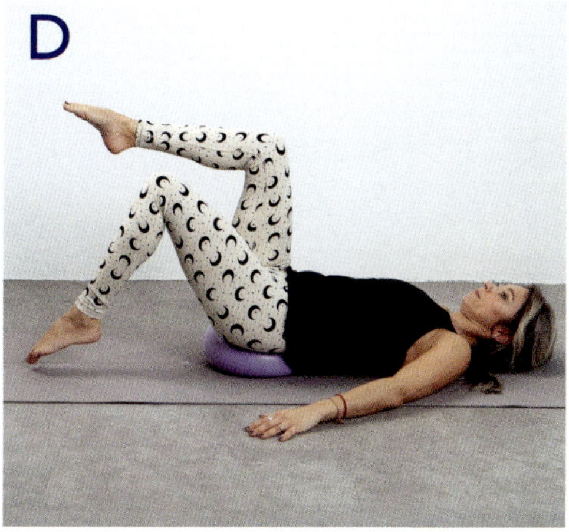

Runde 2 – Ein Bein absenken: Halte in der Basishaltung. Mit der Ausatmung senkst du ein Bein im 90-Grad-Winkel kontrolliert nach unten ab, bis die Zehen die Matte berühren. Lass das Bein so sinken, dass dein Becken noch stabil bleibt und du nicht ins Hohlkreuz kippst (B). Die Kraft kommt nur aus deinem Bauch, auch wenn du das Bein in die Basishaltung zurückbringst. Seitenwechsel nicht vergessen.

Runde 3 – Pilatesball: Platziere einen Pilatesball unter deinem Gesäß, um die Übung instabiler und anspruchsvoller zu machen. Halte zunächst die Basishaltung auf dem Pilatesball (C). Anschließend senkst du ein Bein im 90-Grad-Winkel nach unten und tippst mit den Zehen leicht auf die Matte (D). Die Kraft kommt ausschließlich aus deiner Körpermitte. Seitenwechsel nicht vergessen.

Stärkung der Bauchmuskulatur

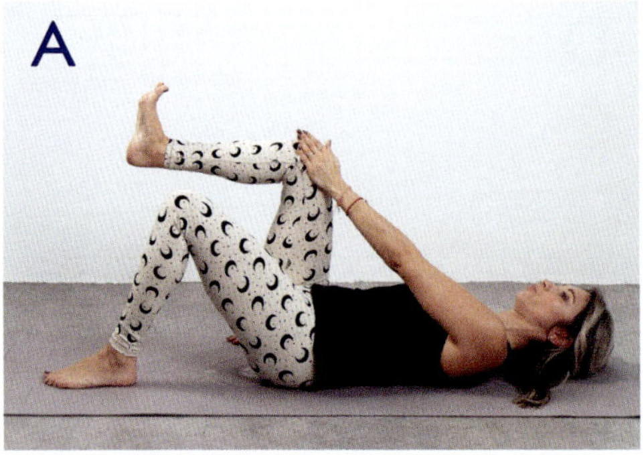

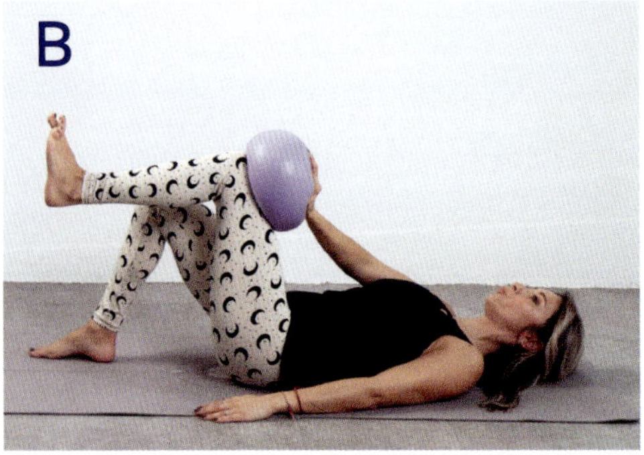

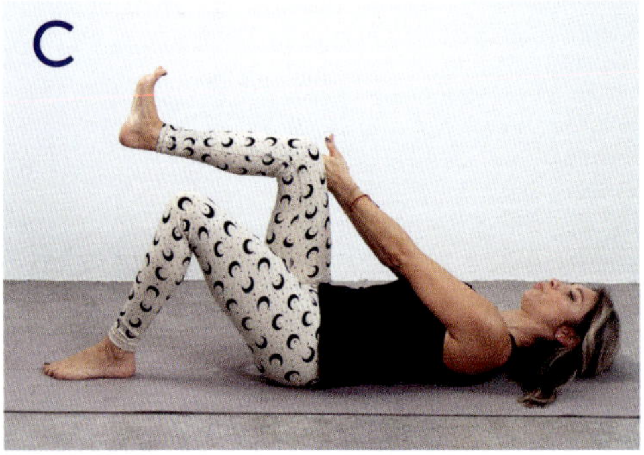

ZIEL: Kräftigung der Bauchmuskulatur und Stabilisierung der Körpermitte
WIEDERHOLEN: 8- bis 10-mal pro Runde/Seite

Achte auf die Kraft deiner Mitte und falle nicht in ein Hohlkreuz.

Runde 1 – Basisübung: Komm in die Rückenlage (siehe Kasten S. 322). Hebe ein Bein im 90-Grad-Winkel an, sodass dein Knie oberhalb des Beckens ist. Um die Kraft im Bauch halten zu können, aktivierst du deinen Beckenboden und kippst dein Becken, sodass dein Schambein Richtung Bauchnabel zieht. Bringe die gegenüberliegende Hand an dein Knie. Schiebe ausatmend Hand und Knie kraftvoll gegeneinander, während du die Mitte – inklusive Beckenboden – stärker anspannst. Löse einatmend leicht, ohne die Grundspannung komplett zu lösen (A).

Runde 2 – Pilatesball: Platziere einen Pilatesball auf deinem Knie und schiebe mit der Hand während der Ausatmung aktiv gegen ihn (B).

Runde 3 – Position der Hände: Die aneinandergelegten Hände kommen an die Außenseite des Knies. Variiere den Druckwinkel (C).

Wechsle die Seite: Stell zwischen den Runden die Beine auf und entspanne für 5 Atemzüge. Lasse gerne die Knie wie Scheibenwischer nach links und rechts zur Seite fallen, bevor du mit der anderen Seite weitermachst.

Tempelsitz

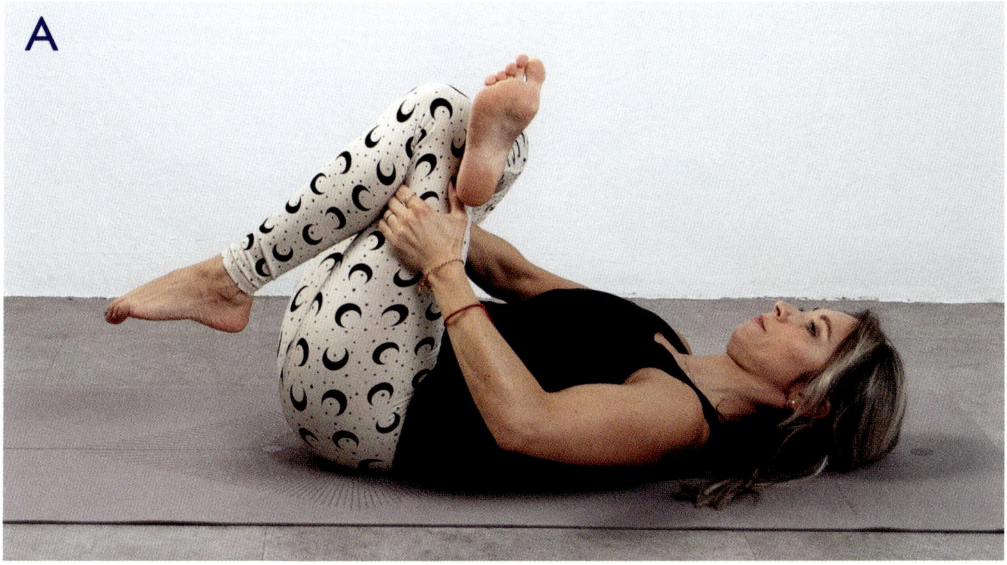

ZIEL: Dehnung der äußeren Hüfte
KONTRAINDIKATION: Probleme oder Schmerzen in den Knien
HALTEN: 10 Atemzüge

Achte darauf, dass deine Beckenknochen parallel bleiben, um die Stabilität zu wahren. Das Knie des Beins, das du zu dir heranziehst, ist gerade nach oben ausgerichtet. Halte deinen aufliegenden Fuß immer geflext, um das Knie zu schützen.

Komm in die Rückenlage (siehe Kasten S. 322): Hebe ein Bein an und lege den Fuß auf den Oberschenkel des anderen Beins, oberhalb des Knies. Flexe den angehobenen Fuß, indem du die Zehen Richtung Schienbein ziehst: Dein angewinkeltes Knie zieht nach unten Richtung kurzer Mattenseite, sodass du eine angenehme Dehnung in der äußeren Hüfte spürst. Greife nach deinem Oberschenkel und ziehe diesen sanft zu dir heran. Alternativ kannst du um dein Schienbein greifen, um die Dehnung zu intensivieren. Dabei bleibt dein Rücken lang und mit der Matte verbunden, während deine Beckenknochen parallel bleiben (A).

Nimm die Dehnung wahr: Halte die Position für mehrere tiefe Atemzüge. Bleibe dabei bewusst und entspannt.

Wechsle die Seite: Löse die Dehnung mit der kommenden Einatmung langsam. Bevor du die Seite wechselst, lässt du die Beine wie Scheibenwischer von links nach rechts kippen.

Seitstütz

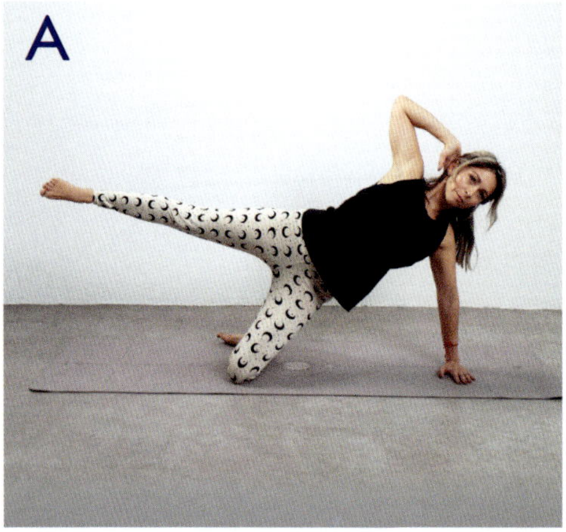

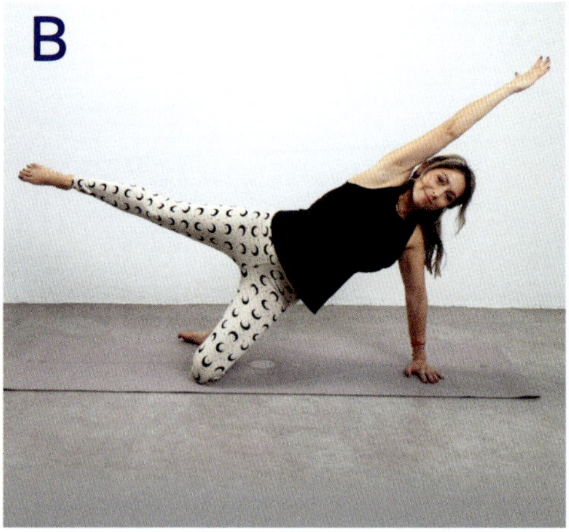

ZIEL: Kräftigung der seitlichen Bauchmuskulatur, Stabilisierung des Rumpfs
KONTRAINDIKATION: Schmerzen in Handgelenken oder Schultern
WIEDERHOLEN: 8- bis 10-mal pro Runde/Seite

! Achte darauf, dass Schulter und Handgelenke eine Linie bilden. Die Stabilität im Becken sollte gehalten werden – vermeide, dass dein Becken nach vorne oder hinten kippt.

Komm über die Rücken- in die Seitenlage: Bring deine Beine angewinkelt aufeinander. Die Schienbeine sind parallel zur kurzen Mattenseite ausgerichtet. Setze die untere Hand direkt unter deiner Schulter auf. Die obere Hand ruht locker auf deinem Becken. Kippe dein Becken leicht, indem du dein Schambein sanft Richtung Bauchnabel ziehst. Diese Ausrichtung sollte während der gesamten Übung gehalten werden.

Runde 1 – Basisübung: Mit der Ausatmung aktivierst du deinen Beckenboden, hebst dein Becken an und streckst den oberen Arm kraftvoll über deinen Kopf. Senke dein Becken mit der Einatmung kontrolliert ab und bring den Arm zurück auf den Oberschenkel. Siehe Kapitel »Beckenbodenübungen in der Schwangerschaft«, Seite 281.

Runde 2 – Dynamisch: Nimm deine obere Hand hinter den Kopf. Ausatmend hebst du das Becken an und streckst dein oberes Bein diagonal nach oben (A). Mit der Einatmung senkst du dein Becken langsam Richtung Matte nach unten, ohne die Beckenstabilität zu verlieren.

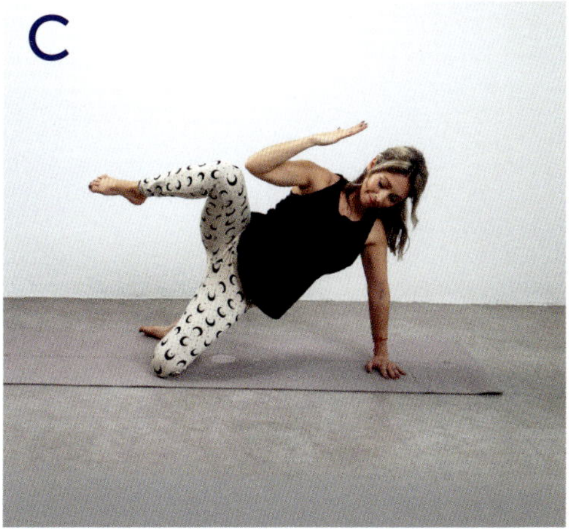

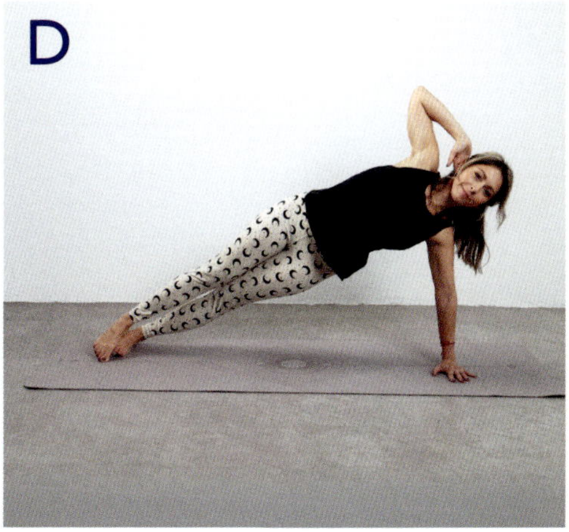

Runde 3 – Oberes Bein anheben: Hebe dein Becken an und halte es oben, während dein oberer Arm lang über deinem Kopf nach vorne streckt. Stabilisiere deine Mitte und bewege das obere Bein kraftvoll, aber ohne Schwung nach oben und unten (B).

Runde 4 – Crunch: Halte das Becken oben, während dein oberer Arm lang über deinem Kopf bleibt. Bringe nun deinen oberen Ellenbogen und dein oberes Knie zusammen, um einen Crunch zu machen, und strecke dann Arm und Bein wieder aus (C).

Runde 5 – Für Fortgeschrittene: Strecke beide Beine lang aus und stütze dich auf den Fußaußenkanten ab (D). Diese Variante erfordert eine starke Mitte und erhöhte Stabilität.

Wechsle die Seite: Schüttle zwischen den Runden zur Lockerung gerne deine Handgelenke aus. Bist du mit einer Seite fertig, wechselst du auf die andere Seite, bevor du mit der nächsten Runde weitermachst.

Hip Twist

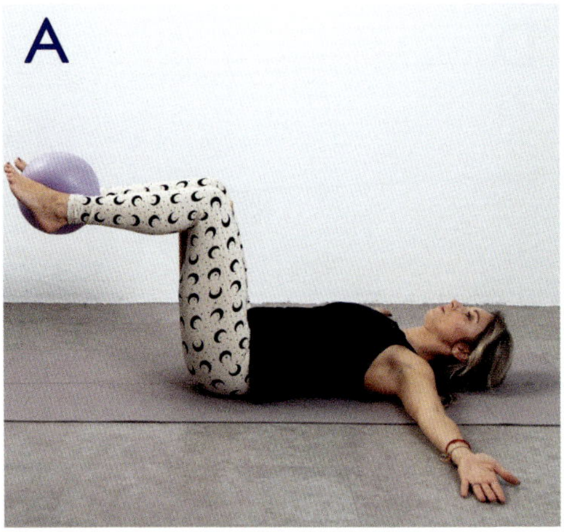

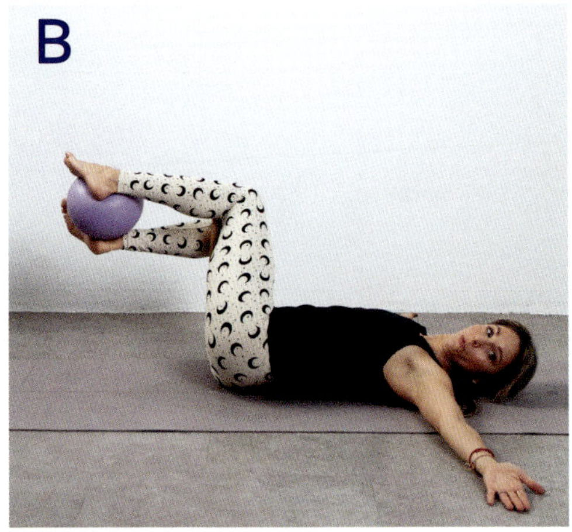

ZIEL: Stabilisierung des Beckens, Stärkung der seitlichen Bauchmuskulatur
KONTRAINDIKATION: Schmerzen in der Symphyse oder im ISG
WIEDERHOLEN: 6-mal pro Runde/Seite

! Lass die Bewegungen in beide Richtungen gleich schnell und auch gleich groß sein. Halte deine Arme entspannt und lass die Schultern während der Bewegung vollständig auf der Matte liegen.

Komm in die Rückenlage (siehe Kasten S. 322): Halte die Beine während der Übung geschlossen, indem du einen Yogaklotz zwischen deine Oberschenkel und einen Pilatesball zwischen die Knöchel nimmst (A). Ziehe beide Beine im 90-Grad-Winkel nach oben, sodass deine Knie oberhalb des Beckens ausgerichtet sind.

Runde 1 – Basisübung: Aktiviere deine Bauch- und Beckenbodenmuskulatur. Kippe mit der Ausatmung beide Knie kontrolliert zur rechten Seite. Halte die Position mit der Einatmung und bringe die Knie mit der Ausatmung zurück in die Mitte. Wiederhole die Bewegung nach links, auf die andere Seite. Dein Kopf dreht sich entgegengesetzt zur Kippbewegung der Beine. Achte darauf, dass sich dein Gesäß leicht anhebt, damit deine Knie auf einer Höhe bleiben (B). Kippe immer abwechselnd auf beide Seiten.

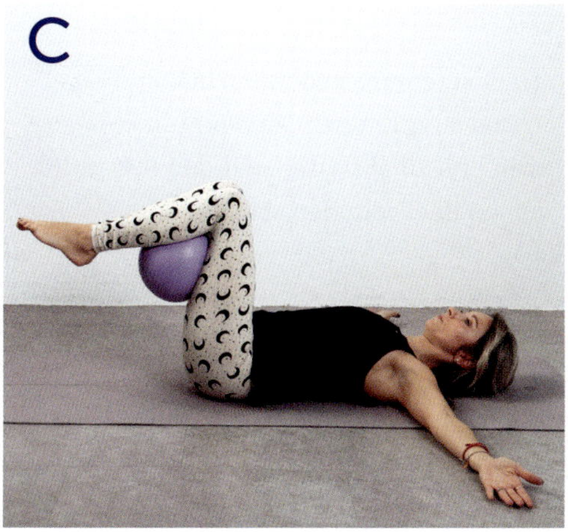

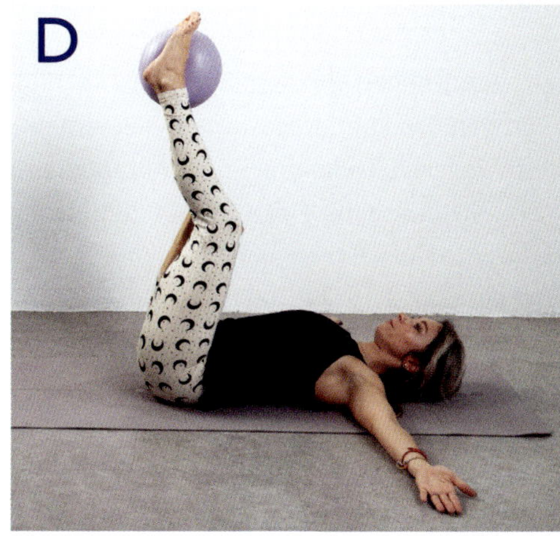

Runde 2 – Erste Steigerung: Platziere den Pilatesball in deinen Kniekehlen und hebe die Füße leicht von der Matte ab. Der Winkel der Beine liegt dabei bei etwa 45 Grad (C). Wiederhole die Kippbewegungen sauber und kontrolliert.

Runde 3 – Zweite Steigerung: Strecke beide Beine lang nach oben aus, sodass deine Knöchel oberhalb des Beckens ausgerichtet sind. Der Pilatesball klemmt zwischen deinen Knöcheln. Achte darauf, dass dein Gesäß leicht und ohne Schwung anhebt, während Beckenknochen, Knie und Füße auf einer Linie bleiben (D). Wiederhole die Kippbewegungen abwechselnd auf beiden Seiten sauber und kontrolliert.

Der Beckenboden im Mama-Alltag: Unsere 10 Tipps

Jetzt haben wir ziemlich viele Informationen zu unserem Beckenboden bekommen, fragen uns aber, was wir neben einem effizienten und langfristigen Training tun können, um unseren Beckenboden im Alltag zu unterstützen und zu entlasten. Mit den folgenden zehn Tipps kannst du bewusst auf deinen Beckenboden achten:

1.

Ein aufrechter Stand – das A und O!

Achte immer wieder darauf, dass du nicht zu stark in ein Hohlkreuz fällst, ob du nun in der Küche, im Bad oder an der Supermarktkasse stehst. Erde deine Füße, kippe dein Schambein zum Bauchnabel, richte dich auf und lass auch die Schultern entspannt nach hinten unten sinken. Insbesondere wenn wir unser Baby oder Kleinkind tragen, fallen wir gerne in eine ausgleichende Körperposition, die allerdings nicht gut für die Haltung ist.

2.

Barfußlaufen – Socken aus, und los geht's!

Das Barfußlaufen ist nicht nur eine der einfachsten, sondern auch eine der wohltuendsten Beckenbodenübungen im Alltag. Rolle bei jedem Schritt bewusst über den Ballen des großen Zehs ab.

3.

Hinsetzen und Aufstehen

Beim Hinsetzen komme vor den Stuhl, aktiviere den Beckenboden und setze dich langsam ab. Um wieder aufzustehen, rutsche an die Stuhlkante nach vorne, stelle die Füße gut auf, aktiviere den Beckenboden, lehne dich leicht nach vorne und unterstütze dich mit den Händen auf der Stuhlkante oder den Oberschenkeln. Richte dich dann auf. Hast du dein Baby bei dir, bring es nah an den Oberkörper.

4.

Aufrechtes Sitzen – Haltung wahren!

Grundsätzlich solltest du eine aufrechte Sitzhaltung einnehmen: Deine Füße stehen auf dem Boden, und deine Ober- und Unterschenkel befinden sich im rechten Winkel zueinander.

5.

Bücken oder Heben – das Work-out im Alltag

Der Grundsatz vorweg: Halte alle Gegenstände möglichst nah am Körper. Stelle deine Beine schulterbreit auf, platziere den Gegenstand vor deinen Füßen. Bücke dich, indem du dein Gesäß nach hinten schiebst, den Oberkörper lang lässt und nach dem Gegenstand greifst. Aktiviere ausatmend den Beckenboden, während du dich aufrichtest.

6.

Vom Liegen zum Stehen – raus aus dem Bett!

Von der Rückenlage komme immer über die Seite zum Sitzen nach oben, das entlastet die Rektusdiastase und den Beckenboden enorm. Auch wenn du dich ins Bett legst: Stets über die Seite!

7.

Das Baby beckenbodenfreundlich vom Boden hochnehmen

Im Kniestand stellst du ein Bein vor dir auf, hebst dann dein Baby über seine Seite hoch und bringst es dicht an den Oberkörper. Dann aktivierst du deine Körpermitte und deinen Beckenboden und stehst auf.

8.

Kleinkind tragen, wenn die Treppen zu viel sind

Lass dein Kind eine, zwei oder drei Treppenstufen hinaufgehen und nimm es dann auf den Arm. Achte dabei auf deine Haltung und dass du es nah am Oberkörper trägst.

9.

Husten und Niesen – starke Belastung für den Beckenboden

Husten und niesen solltest du immer nur, indem du deinen Kopf zur Seite drehst, um über die Schulter zu husten oder zu niesen. Währenddessen spannst du deinen Beckenboden an.

10.

Kein Pressen auf der Toilette!

Nimm dir Zeit auf der Toilette, auch wenn das als Mama oft leichter gesagt als getan ist. Unterbrich niemals den Harnstrahl und presse nie aktiv, um schneller zu sein. Das Gleiche gilt beim Stuhlgang.

FLOWS FÜR DEINE ÜBUNGSROUTINE

Zum Abschluss haben wir dir unsere effektivsten Übungen in kleine, kraftvolle Flows gepackt – ideal für deinen Alltag, deine Schwangerschaft, eine entspannte Geburt und ein starkes Danach!

Flow zur Geburtsvorbereitung

ZIEL: Vorbereitung auf die Geburt, Entspannung des Beckenbodens, Mobilisierung des Beckens
ZEITPUNKT: Letztes Schwangerschaftstrimester
HILFSMITTEL: Für die dynamischen Varianten einen Stuhl oder den Türrahmen zum Festhalten dazunehmen

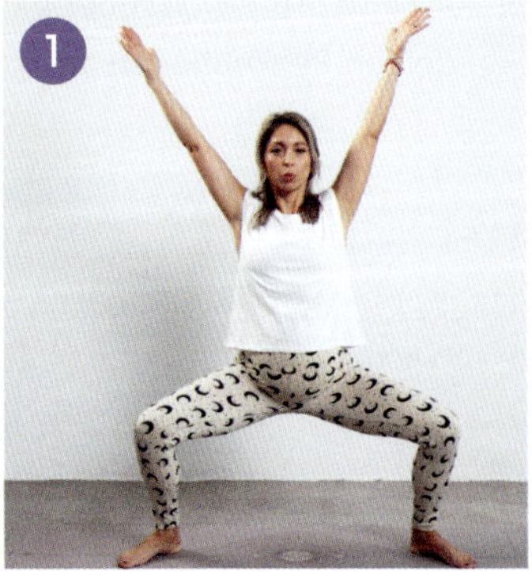

Dynamische Göttin
5-mal dynamisch, dann für 5 Atemzüge halten (S. 254)

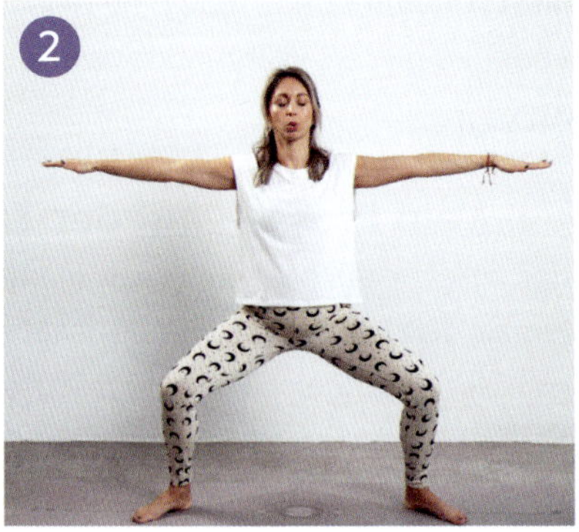

Göttin
10 Atemzüge halten – dabei unbedingt die Atmung beachten (S. 254)

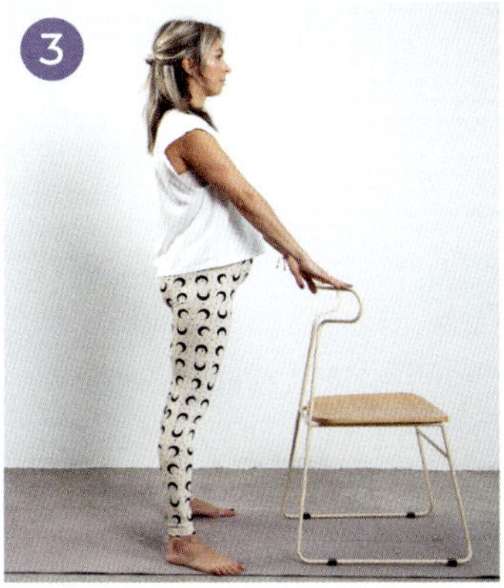

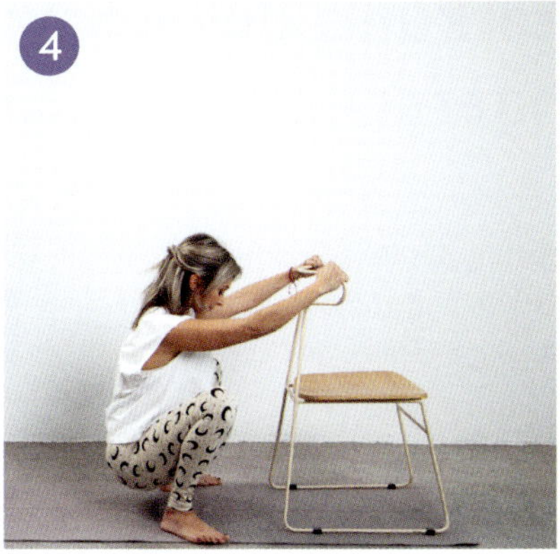

Tiefe Hocke dynamisch mit Stuhl
8-mal dynamisch wiederholen (S. 263)

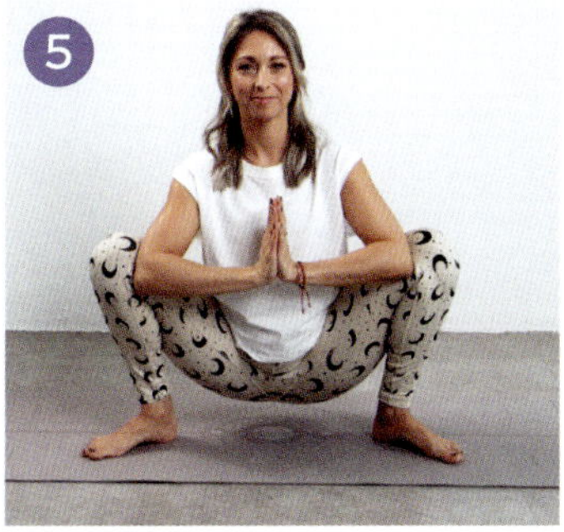

Tiefe Hocke halten
10 Atemzüge halten, gerne am Stuhl festhalten oder auf einen Klotz setzen (S. 262)

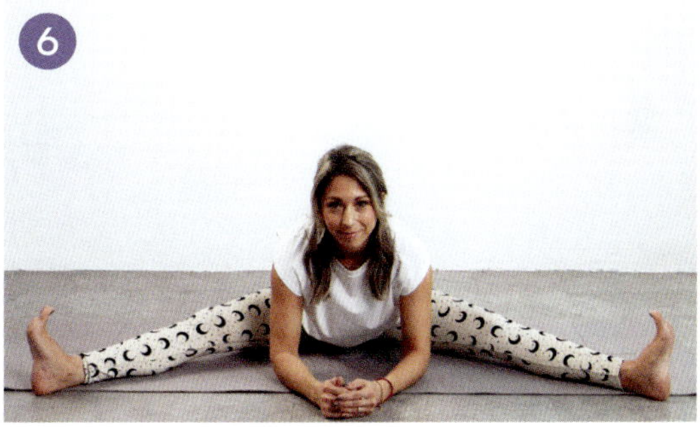

Gegrätschte Vorwärtsbeuge
10 Atemzüge halten (S. 260)

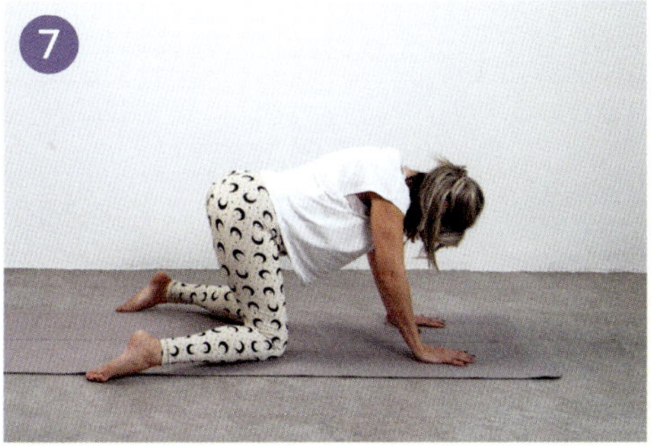

Becken kreisen lassen mit Füßen neben der Matte
10 Atemzüge, dabei intuitiv bewegen und Becken mobilisieren (S. 270)

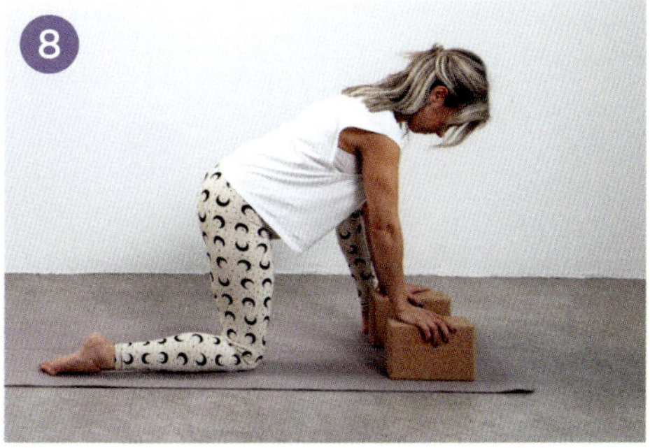

Tanzende Katze
Jeweils 10- bis 15-mal wiederholen; erst linkes Bein vorne, dann rechtes Bein (S. 272 f.)

Flow zur Stärkung des Beckenbodens für Schwangerschaft und Rückbildung

ZIEL: Aktivierung und Stärkung des Beckenbodens
ZEITPUNKT: Schwangerschaft und Rückbildungsphase
HILFSMITTEL: In der Seitenlage gerne eine Decke unter den Babybauch legen

In der Rückbildung sollte man die Körpermitte im Vierfüßlerstand schon aktivieren und ansteuern können. Bei sehr großer Rektusdiastase eignen sich die Übungen nicht.

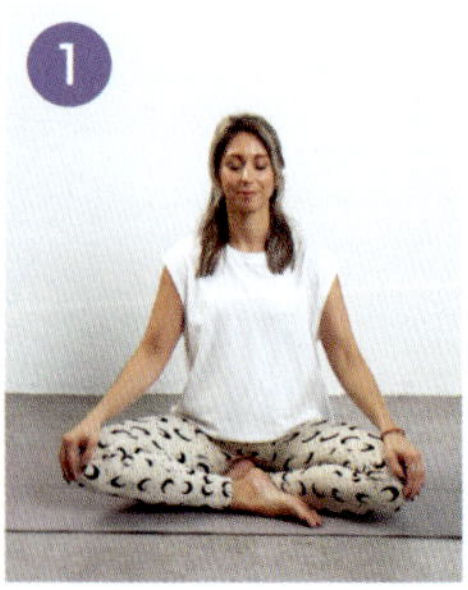

Bauchatmung
10 Atemzüge wiederholen (S. 240)

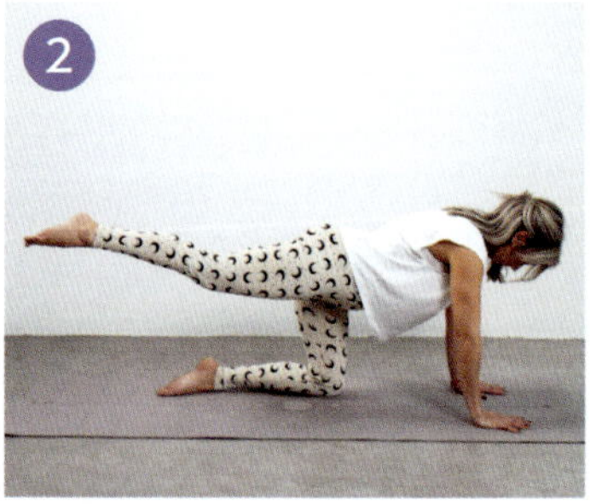

Vierfüßlerstand mit angehobenem Bein rechts
Runde 1: Bein anheben und absetzen; Runde 2: Bein ausgestreckt halten; Runde 3: Fuß kreisen lassen; jeweils 8- bis 10-mal wiederholen (S. 268 f.)

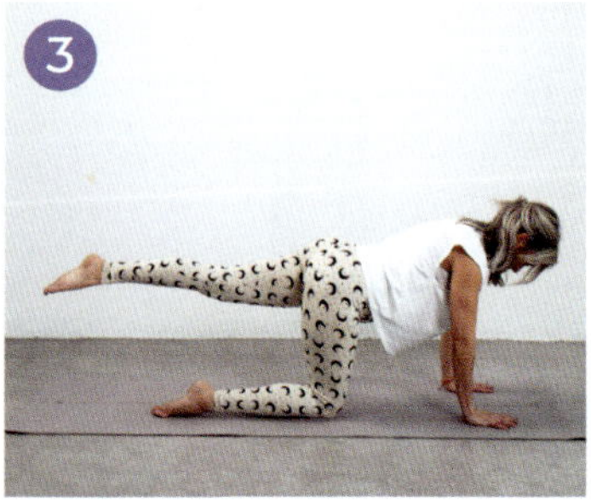

Vierfüßlerstand mit angehobenem Bein links
Runde 1: Bein anheben und absetzen; Runde 2: Bein ausgestreckt halten; Runde 3: Fuß kreisen lassen; jeweils 8- bis 10-mal wiederholen (S. 268 f.)

2x

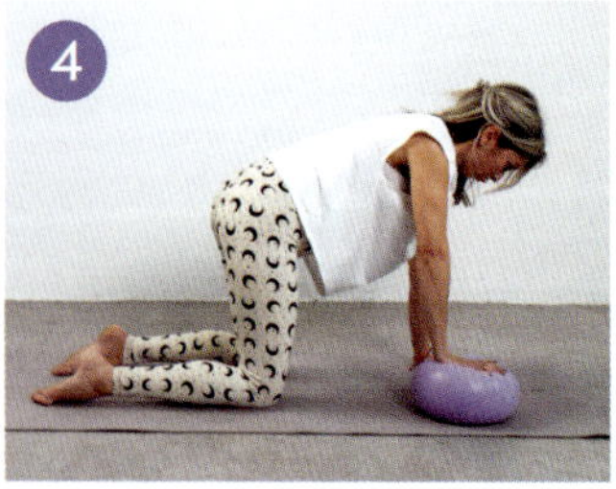

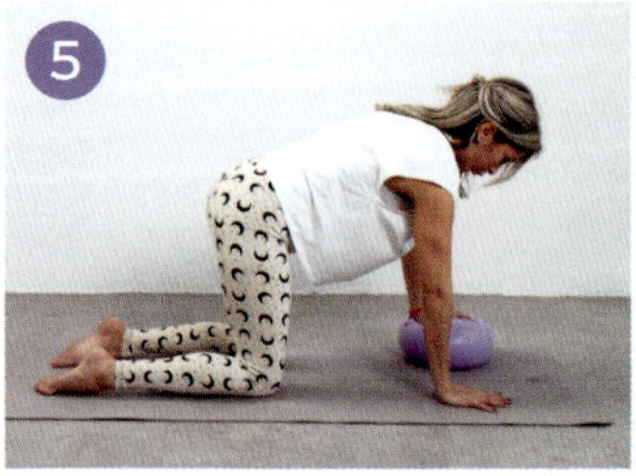

Vierfüßlerstand mit »PFF«-Atmung und Pilatesball
Jeweils 10-mal wiederholen; erst rechte, dann linke Hand; alternativ ohne Pilatesball (S. 271)

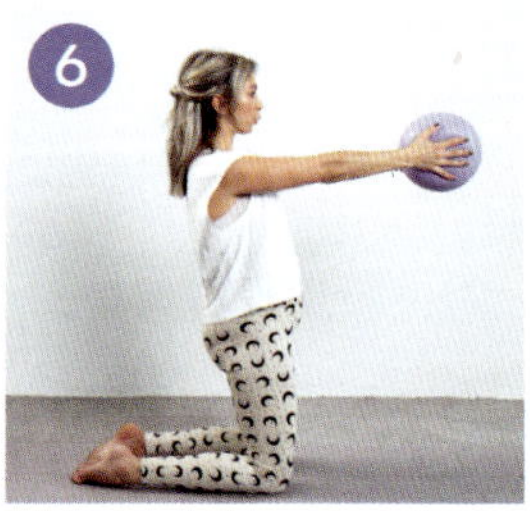

Aufzug mit Pilatesball und »PFF«-Atmung
10-mal wiederholen; alternativ ohne Pilatesball und »PFF«-Atmung (S. 258 f.)

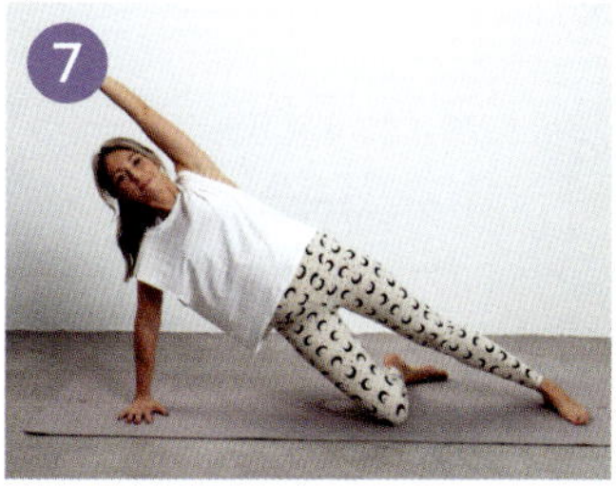

Seitstütz rechts
10-mal wiederholen (S. 281)

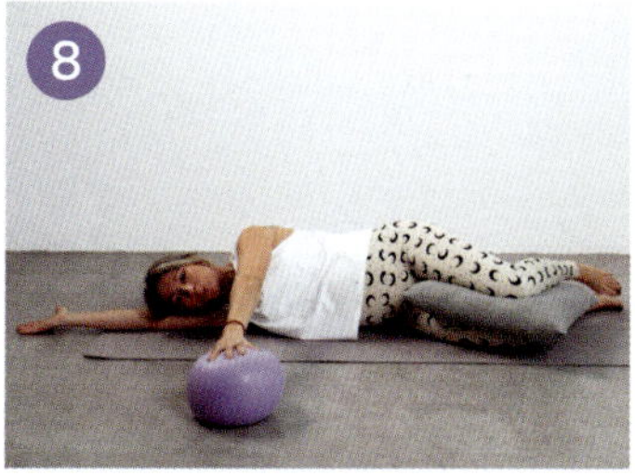

Beckenbodenaktivierung in Seitenlage mit Pilatesball rechts
10-mal wiederholen (S. 280)

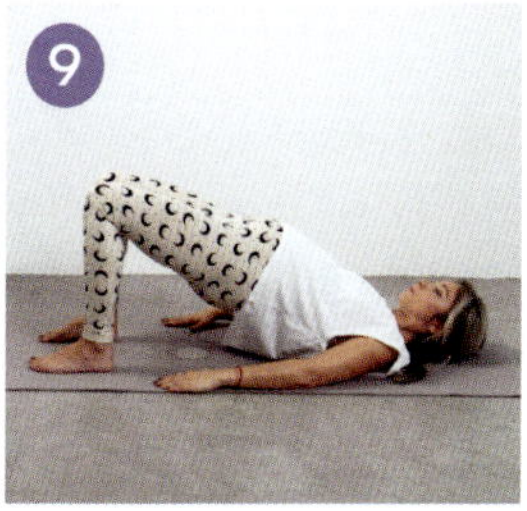

Schulterbrücke
10- bis 12-mal wiederholen (S. 276 f., Runde 1)

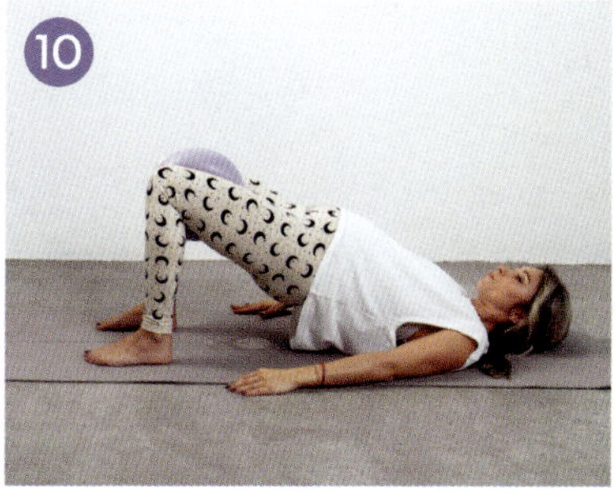

Schulterbrücke mit Pilatesball
10- bis 12-mal wiederholen (S. 276 f., Runde 2)

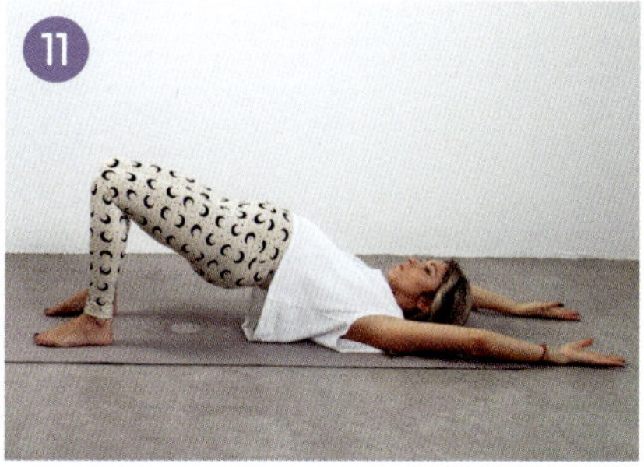

Schulterbrücke dynamisch
10- bis 12-mal wiederholen (S. 276 f., Runde 3)

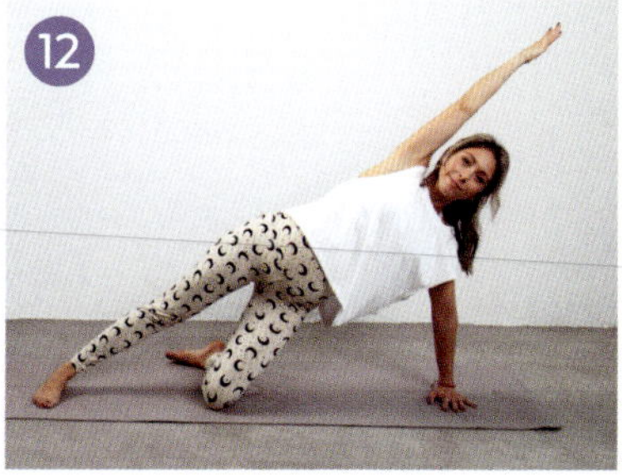

Seitstütz links
10-mal wiederholen (S. 281)

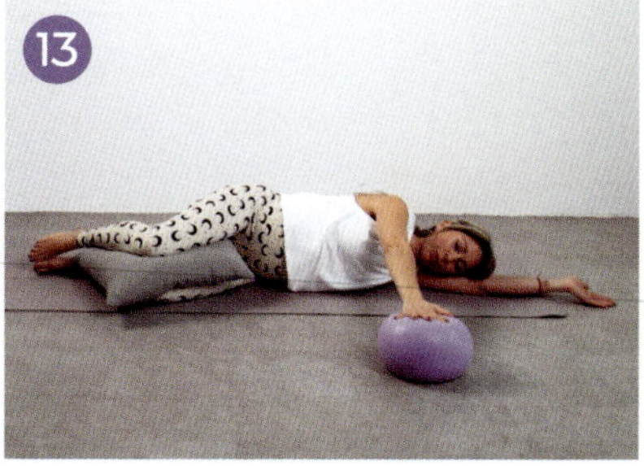

Beckenbodenaktivierung in Seitenlage mit Pilatesball links
10-mal wiederholen (S. 280)

Flow zur Entspannung des Beckenbodens für Schwangerschaft, Rückbildung und danach

ZIEL: Entspannung des Beckenbodens
ZEITPUNKT: Als Abschluss eines Work-outs; am Abend, um in die Ruhe zu kommen
HILFSMITTEL: Für die dynamischen Varianten gerne einen Stuhl oder den Türrahmen zum Festhalten dazunehmen

Achte darauf, dass du deinen Beckenboden über die Ausatmung komplett entspannst und loslässt.

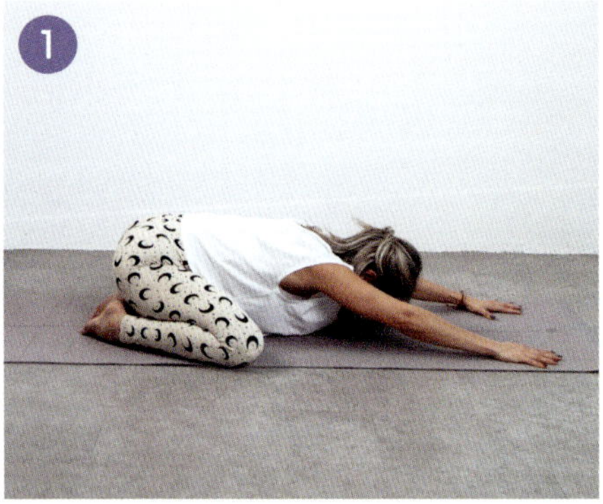

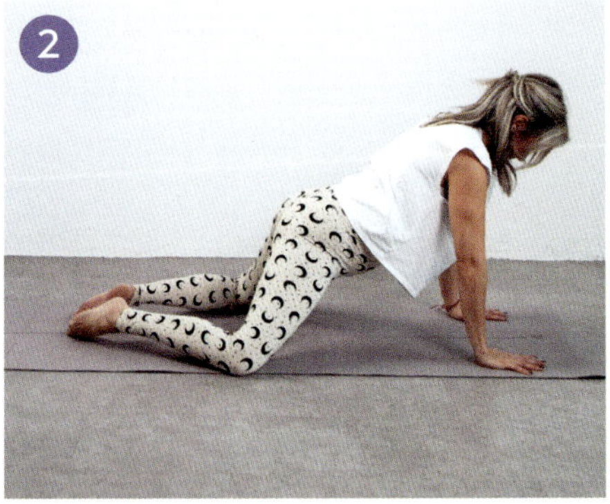

Kindshaltung dynamisch
5-mal wiederholen im Atemfluss, anschließend für 10 Atemzüge halten (S. 264 f.)

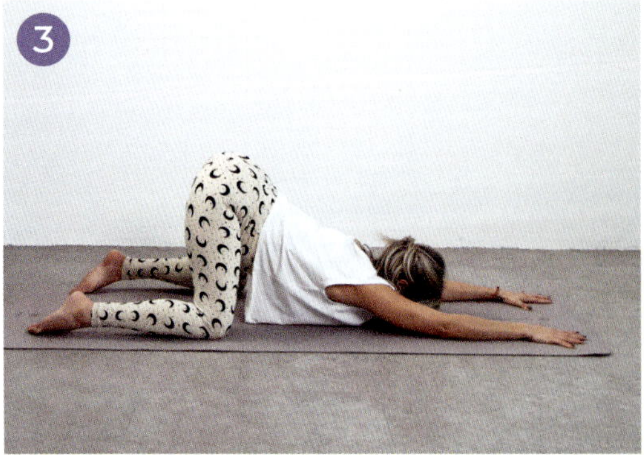

Haltung des Herzens
10 Atemzüge halten (S. 267)

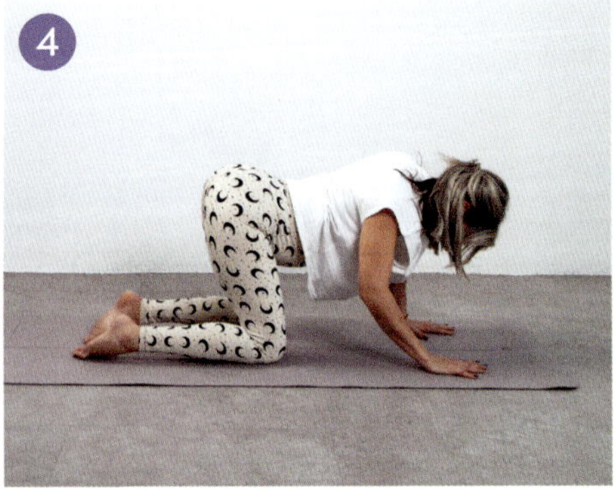

Becken kreisen lassen im Vierfüßlerstand
5 Atemzüge, dabei intuitiv bewegen und Becken mobilisieren (S. 270)

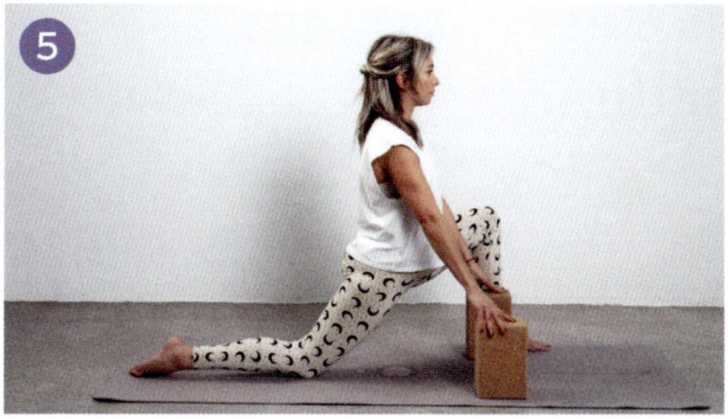

Tiefer Ausfallschritt
Jeweils 5 sanfte, kleine Kreise im Uhrzeigersinn und gegen ihn; anschließend für 10 Atemzüge halten; erst linkes Bein vorne, dann rechtes Bein (S. 255)

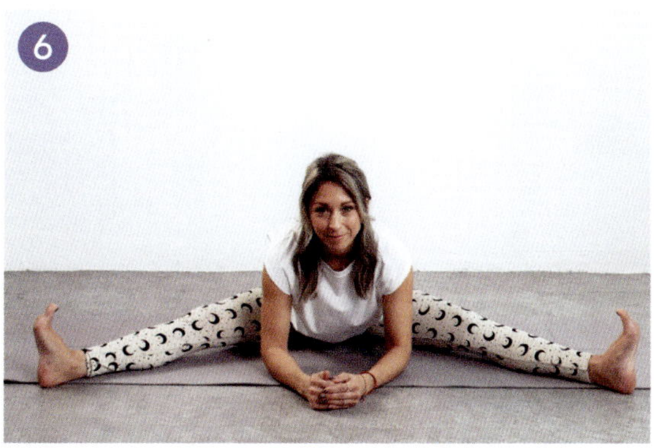

Gegrätschte Vorwärtsbeuge
Für 10 Atemzüge halten (S. 260)

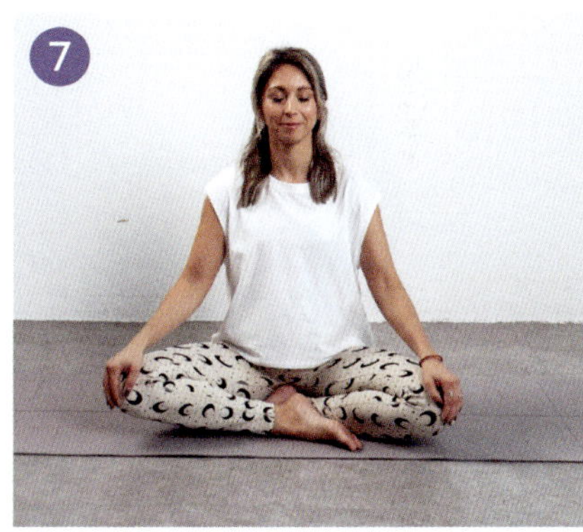

Bauchatmung
10 Atemzüge wiederholen (S. 240)

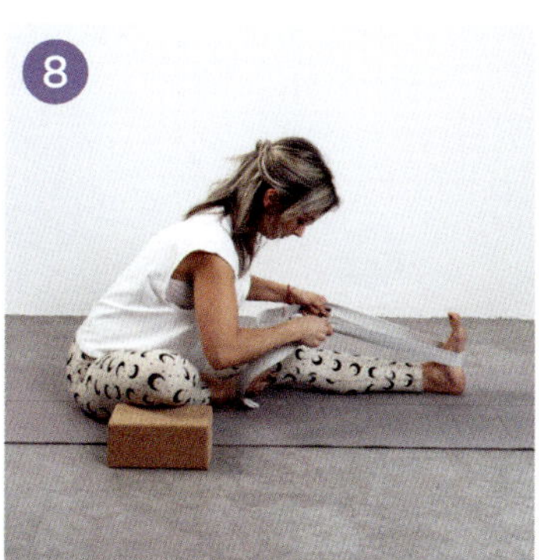

Einbeinige Vorwärtsbeuge
Jeweils 10 Atemzüge halten; erst linkes Bein vorne, dann rechtes Bein (S. 261)

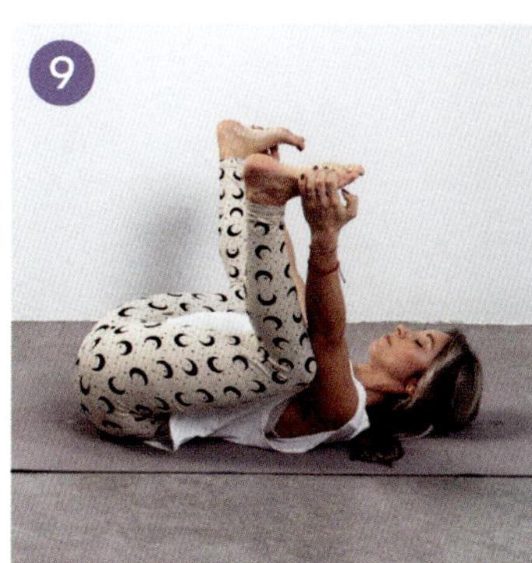

Happy Baby
10 Atemzüge halten (S. 279)

Flow zur Stärkung des Beckenbodens speziell für die Rückbildung

ZIEL: Stärkung des Beckenbodens
ZEITPUNKT: Wann auch immer dein Baby schläft, für den Start in die Rückbildung

Achte in der Rückbildung darauf, dass du deinen Beckenboden auch entspannst und dehnst.

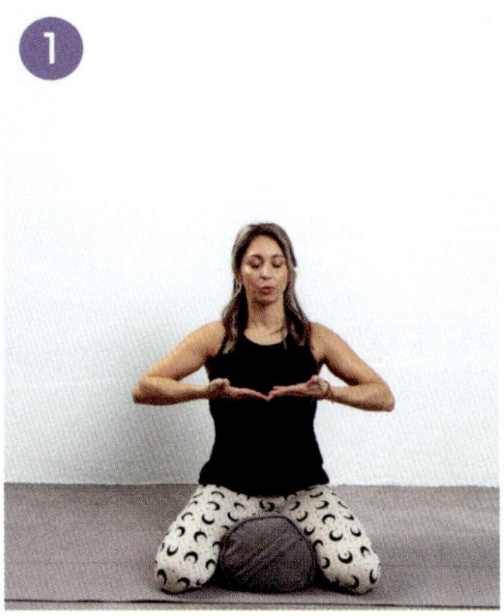

Gurtatmung
10 Atemzüge wiederholen (S. 31)

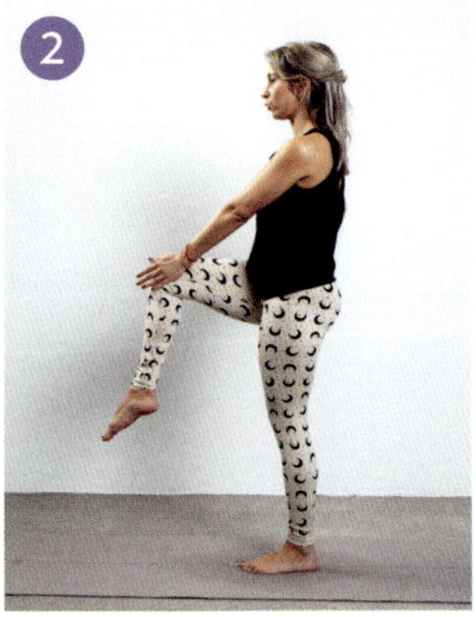

Einbeinstand – Schräge Bauchmuskulatur (rechtes Bein)
10 bis 12 Atemzüge wiederholen; auf »PFF« ausatmen und Spannung für 3 bis 5 Sekunden halten (S. 310 f., Runde 1)

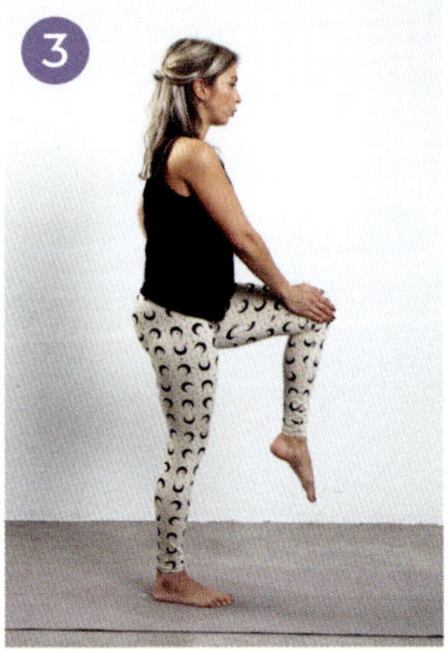

Einbeinstand – Schräge Bauchmuskulatur (linkes Bein)
10 bis 12 Atemzüge wiederholen; auf »PFF« ausatmen und Spannung für 3 bis 5 Sekunden halten (S. 310 f., Runde 1)

2x

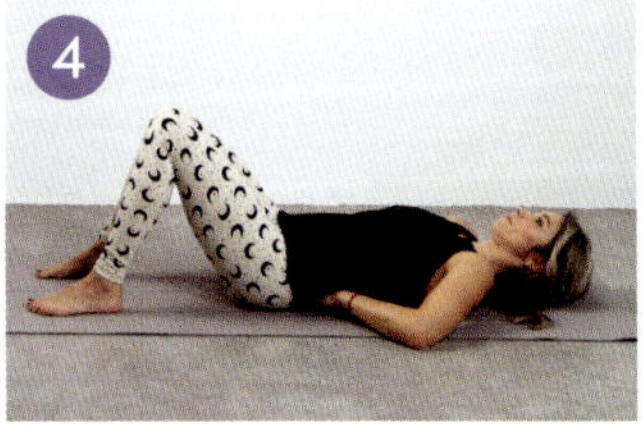

Aktivierung des Beckenbodens in Rückenlage
8- bis 10-mal wiederholen (S. 322 f., Runde 1)

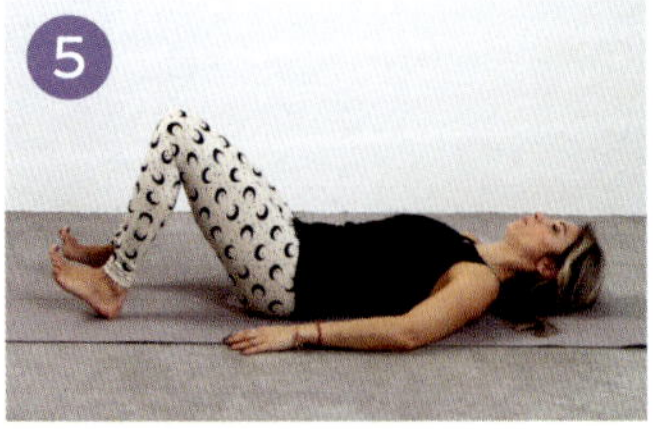

Aktivierung des Beckenbodens in Rückenlage mit Fersendruck
8- bis 10-mal wiederholen (S. 322 f., Runde 2)

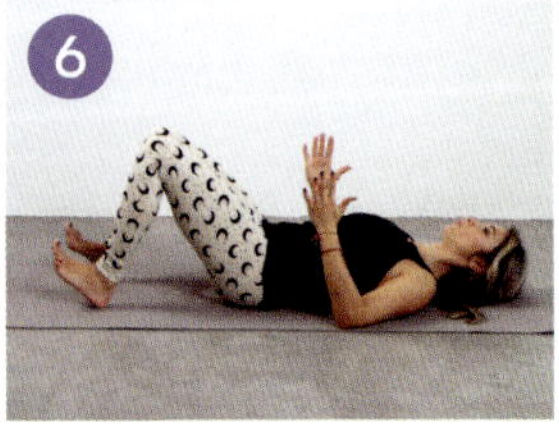

Aktivierung des Beckenbodens in Rückenlage – Oberarme einbeziehen
8- bis 10-mal wiederholen (S. 322 f., Runde 3)

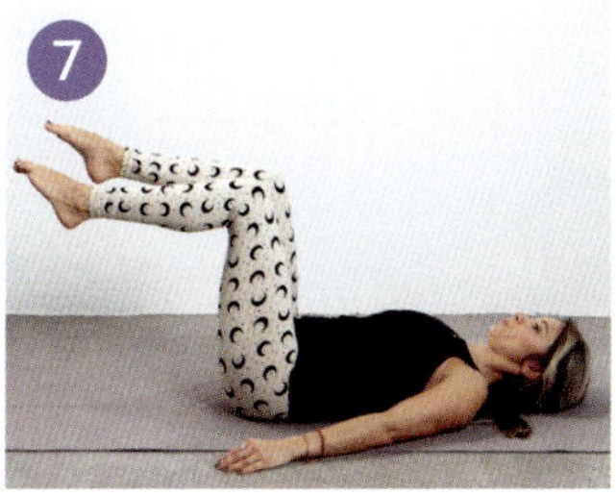

Toe Taps Basisübung
8- bis 10-mal wiederholen; nur ein Bein anheben, wenn die Mitte nicht gehalten werden kann (S. 324 f., Runde 1)

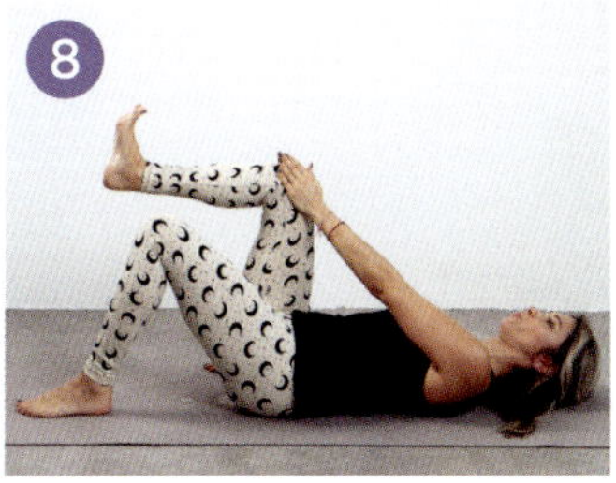

Stärkung der Bauchmuskulatur
8- bis 10-mal pro Seite – kann hier auch abwechselnd durchgeführt werden (S. 326, Runde 1)

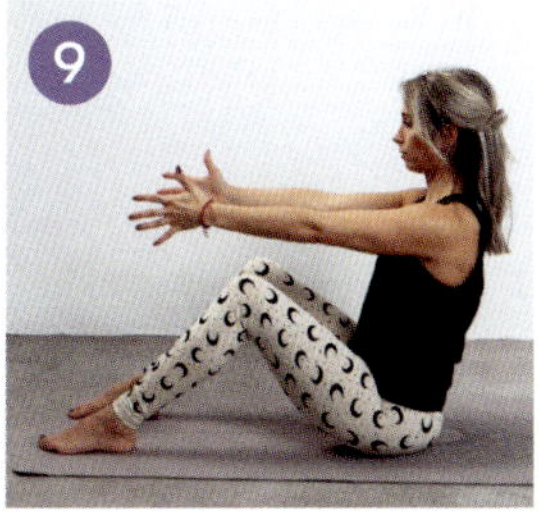

Auf den Sitzbeinhöckern laufen
4-mal auf der Matte hin und her (S. 319)

2x

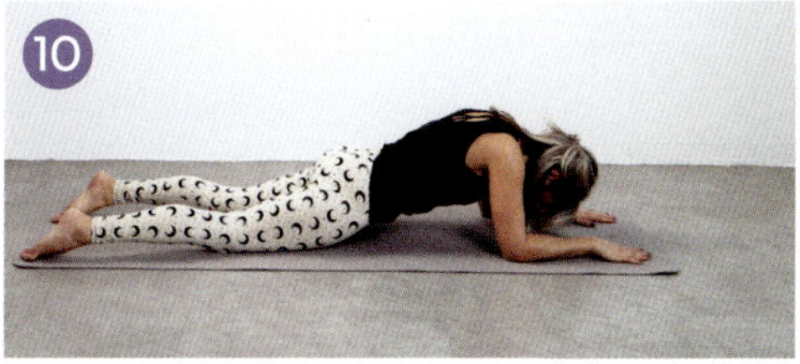

Bauchwelle
10- bis 12-mal wiederholen (S. 316)

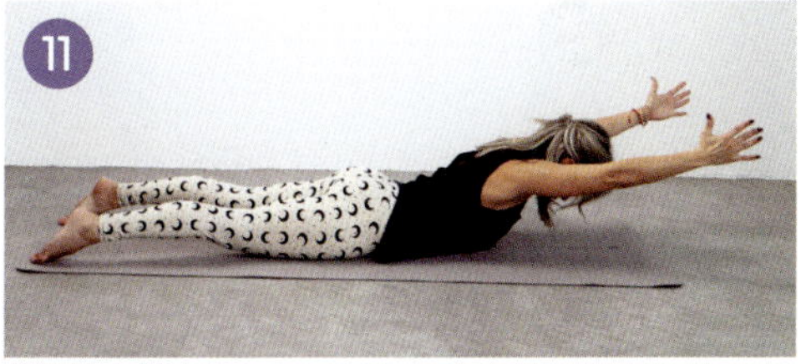

Heuschrecke – Arme anheben
10- bis 12-mal wiederholen (S. 314 f., Runde 1)

2x

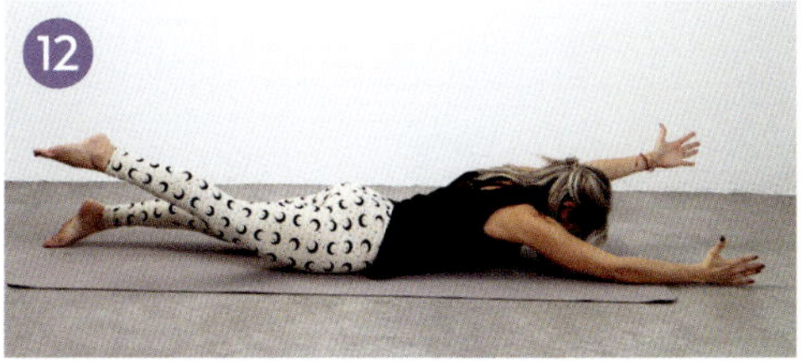

Heuschrecke – Arm und Bein anheben
10- bis 12-mal wiederholen (S. 314 f., Runde 2)

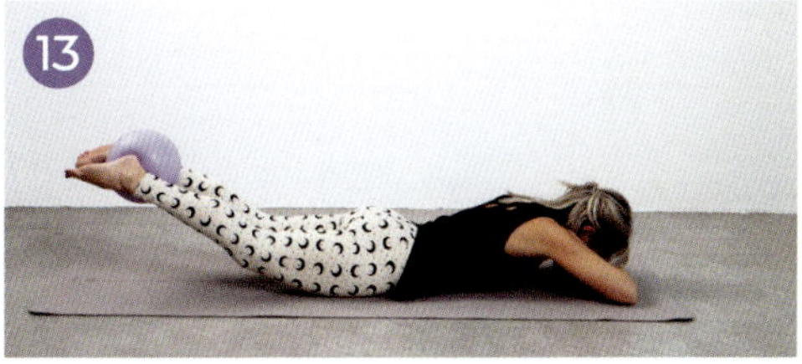

Heuschrecke – Beine anheben
10- bis 12-mal wiederholen (S. 314 f., Runde 3)

Flow mit intensiveren Übungen für die Rückbildung

ZIEL: Zur Steigerung in der späten Rückbildungsphase und in der Zeit danach
ZEITPUNKT: Ergänzendes Work-out für deinen Beckenboden und die gesamte Rumpfkapsel

Für diese Sequenz solltest du deine Körpermitte stark und stabil halten können; so wird verhindert, dass Beckenboden und Rektusdiastase belastet werden.

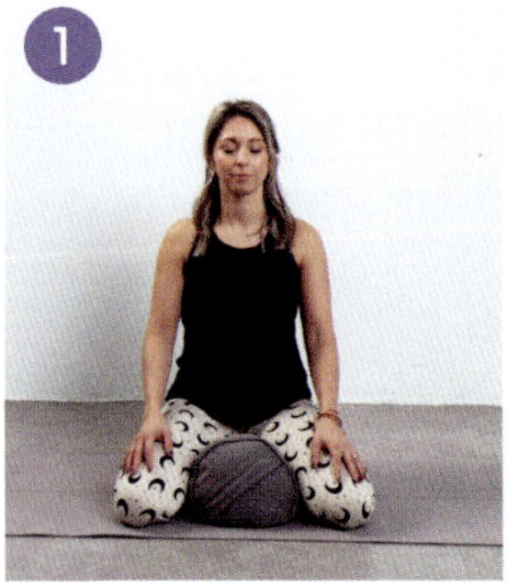

Bauchatmung
10 Atemzüge wiederholen
(S. 240)

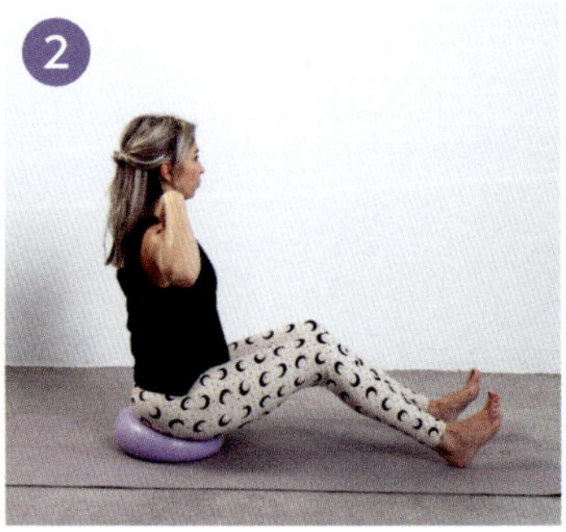

Spine Twist mit Pilatesball
8- bis 10-mal pro Seite
(S. 317)

2x

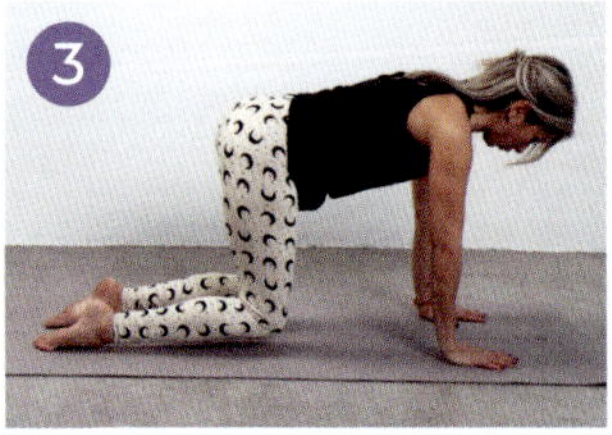

Vierfüßlerstand mit angehobenen Knien
10- bis 12-mal (S. 306, Runde 1)

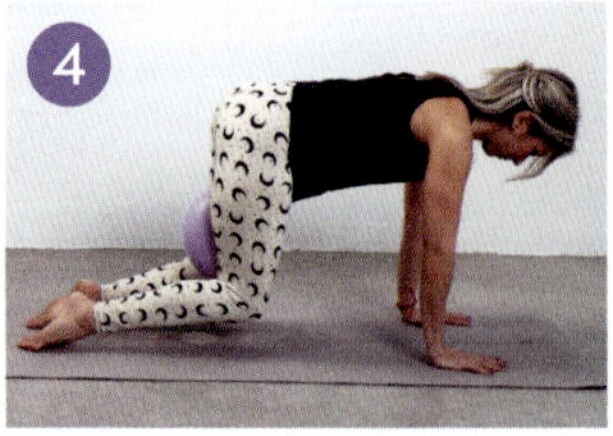

Vierfüßlerstand mit angehobenen Knien & Pilatesball
10- bis 12-mal (S. 306, Runde 2)

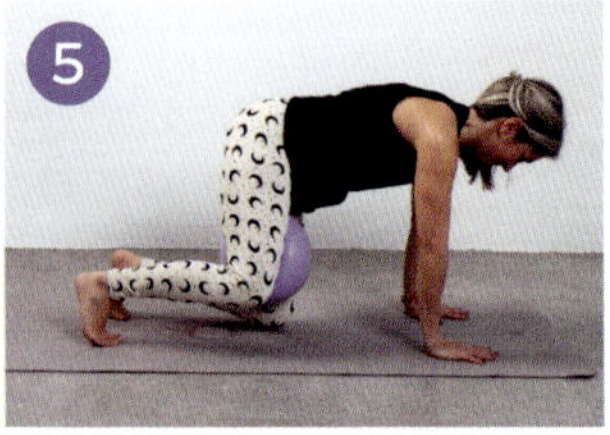

Vierfüßlerstand – Knie seitlich absetzen
10- bis 12-mal pro Seite (S. 306, Runde 4)

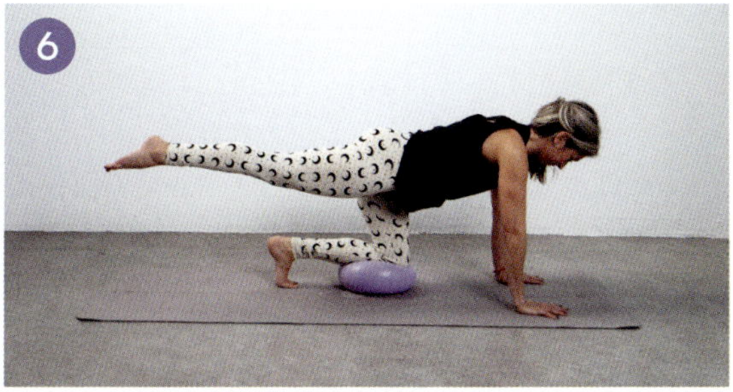

Vierfüßlerstand mit angehobenem Bein
Runde 1: Bein heben; Runde 2: Halten und Pulsieren; erst rechtes Bein oben, dann linkes Bein; jeweils 10- bis 12-mal wiederholen (S. 307)

2x

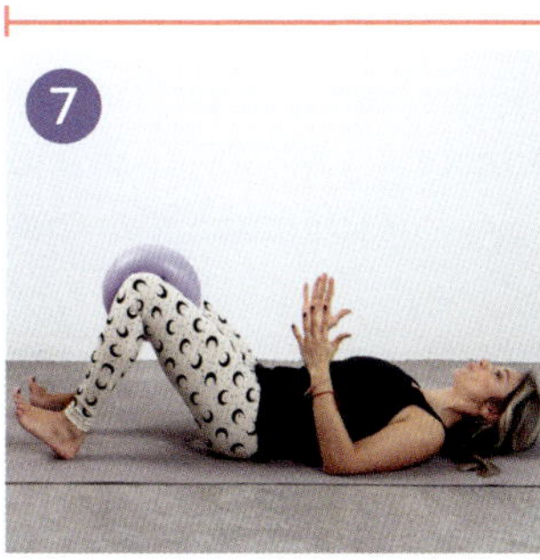

Aktivierung des Beckenbodens mit Pilatesball
8- bis 10-mal wiederholen (S. 322 f., Runde 4)

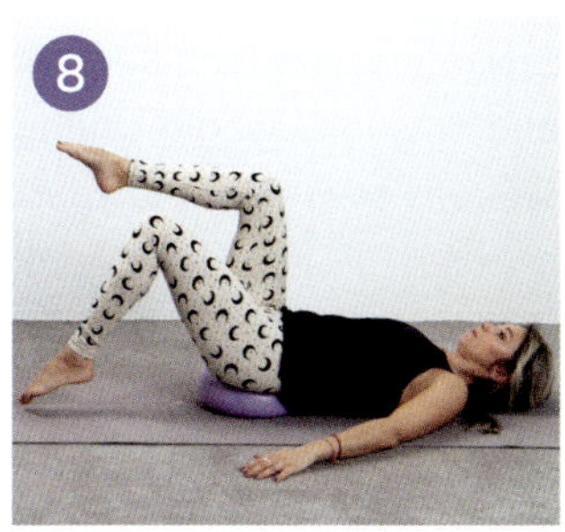

Toe Taps mit Pilatesball
8- bis 10-mal pro Seite (S. 324 f., Runde 3)

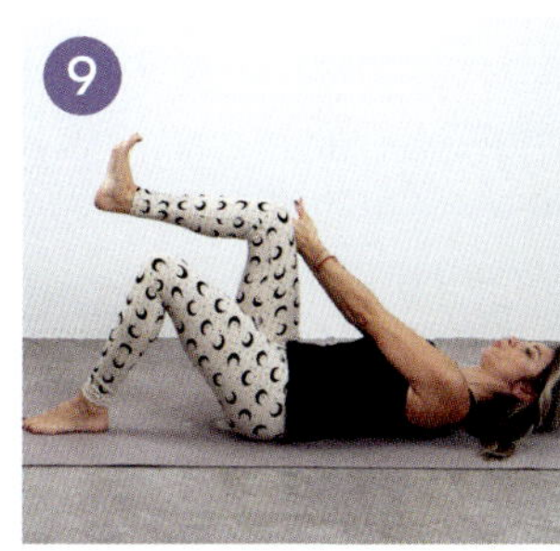

Stärkung der Bauchmuskulatur
8- bis 10-mal pro Seite – kann hier auch abwechselnd durchgeführt werden (S. 326, Runde 3)

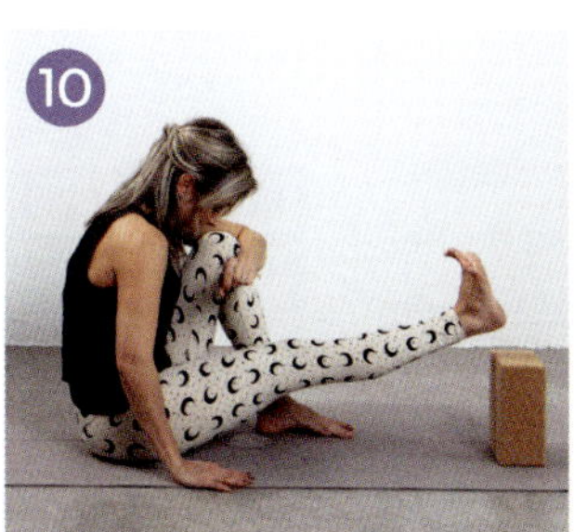

Hüftbeuger stärken
Runde 1: Pulsieren; Runde 2: Über den Klotz heben; erst rechtes Bein, dann linkes Bein; jeweils 8- bis 10-mal wiederholen (S. 320 f.)

Mamacademy –
Mama werden, Mama sein, Frau bleiben

Die Mamacademy ist eine digitale Empowerment-Plattform für ganzheitliche Mama-Gesundheit, die 2021 von Dr. med. Rieke Hermann und Katharina Charissé gegründet wurde. Sie richtet sich an Schwangere und Mütter, die sich fundierte Informationen, alltagsnahe Begleitung und echte Verbindung auf ihrem Weg durch Schwangerschaft, Geburt und das Leben als Mama wünschen.

Besonders im Fokus steht dabei der Beckenboden – eine Körperregion, über die viele Frauen aus Scham nicht sprechen, die aber zentrale Bedeutung für Gesundheit, Wohlbefinden und Lebensqualität hat.

Entlang der transformativen Zeit vom Mamawerden über das Mamasein bis zum Fraubleiben werden auf der Plattform medizinisch fundierte Online-Programme angeboten – darunter Beckenboden-Intensivkurse für Schwangerschaft und Rückbildung sowie ein moderner Online-Geburtsvorbereitungskurs. Zeit- und ortsunabhängig sind alle Formate digital abrufbar und werden durch regelmäßige Live-Sessions sowie den Austausch in einer geschützten Community ergänzt.

Ein Online-Mentoringprogramm für Mamas schafft zusätzlich emotionale und körperliche Begleitung für die Zeit vom Mamawerden zum Fraubleiben – live und persönlich geführt.

In der Academy finden Fachkräfte professionelle Fortbildungsangebote: eine zertifizierte Beckenbodenweiterbildung für Hebammen, Osteopathinnen, Physiotherapeutinnen und Gynäkologinnen sowie eine Ausbildung zur Prä- und Postnatalyogalehrerin.

Über Instagram, den wöchentlichen Podcast und YouTube informieren Rieke und Katharina regelmäßig zu Themen rund um das Mamawerden, Mamasein und Fraubleiben – ehrlich, tiefgehend und fachlich fundiert.

Was die Mamacademy so besonders macht? Als mehrfach Mamas wissen die Gründerinnen genau, welche Herausforderungen, Fragen und Unsicherheiten diese Lebensphase mit sich bringt. Dabei fließen neben medizinischem und therapeutischem Wissen auch persönliche Erfahrungen ein – offen, empathisch und stärkend.

Yoga-Beckenboden-Intensivkurs für die Schwangerschaft

Der Beckenboden verdient schon in der Schwangerschaft volle Aufmerksamkeit – und genau dabei unterstützt dich unser umfassendes Onlineprogramm. Du erhältst Zugang zu einer vielseitigen Auswahl an On-Demand-Videos mit kraftvollen und entspannenden Yogaeinheiten, effektiven Ganzkörper-Work-outs und praxisnahen Alltagstipps von Katharina Charissé – alles abgestimmt auf die besonderen Bedürfnisse deines Körpers in dieser sensiblen Zeit. Die Einheiten variieren in Länge und Intensität, sodass du sie flexibel in deinen Alltag integrieren kannst – unabhängig von Ort und Zeit. Ergänzt wird das Programm durch medizinisches Hintergrundwissen von Dr. med. Rieke Hermann, das dir hilft, deinen Beckenboden wirklich zu verstehen. Dieser Kurs stärkt dich körperlich wie mental – für eine entspannte und beschwerdefreie Schwangerschaft, eine selbstbestimmte, leichtere Geburt und eine optimale Basis für die Rückbildung.

Postpartum Power – Onlinekurs für deine Rückbildung

Zurück zur inneren Stärke – mit einem fundierten und flexiblen Rückbildungsprogramm, das weit über herkömmliche Kurse hinausgeht. Unser Postpartum-Onlinekurs begleitet dich ganzheitlich und sicher auf deinem Weg zurück zu einer starken Körpermitte – egal ob du gerade erst entbunden hast oder deine Geburt schon ein bis zwei Jahre zurückliegt. Dich erwarten abwechslungsreiche On-Demand-Yogaeinheiten und funktionelle Work-outs mit Katharina Charissé, die speziell auf die Bedürfnisse deines Körpers nach der Geburt abgestimmt sind. Egal ob du nur 15 Minuten Zeit hast oder eine ganze Stunde für dich – du entscheidest, wann und wie du trainierst. Ergänzt wird das Programm durch medizinisch fundiertes Wissen rund um Beckenboden, Rektusdiastase und Alltagstipps – verständlich und alltagsnah vermittelt von Dr. med. Rieke Hermann. Dieser Kurs gibt dir dein Körpergefühl zurück, stärkt deinen Beckenboden langfristig und schenkt dir neue Energie für deinen Mama-Alltag.

Über unsere Kurse erhältst Du Zugang zur Mamacademy-Community und bekommst dort nicht nur Unterstützung, sondern auch persönliche Antworten auf deine Fragen – schnell, alltagsnah und kompetent.

Exklusiv für Dich als Leserin: Mit dem Code BECKENBODENREVOLUTION erhältst Du 15 Prozent Rabatt auf unsere Beckenbodenkurse.

Du suchst weitere professionelle Unterstützung rund um das Thema Beckenboden?

Scanne den QR-Code und finde Expertinnen wie Physiotherapeutinnen, Ärztinnen, Osteopathinnen und Hebammen, die unsere zertifizierte Mamacademy-Beckenbodenfortbildung absolviert haben.

Weitere spezialisierte Fachkräfte findest du auch hier:

- Beckenboden-Physiotherapeutinnen: ag-ggup.de/therapeutenliste
- Urogynäkolog*innen: agub.de/mitglieder/zertifizierte-aerzte-innen

Danke

An unsere Mamacademy-Community von Herzen danke für eure Gedanken, Rückmeldungen, Fragen und Geschichten, für euren täglichen Support und für die Kraft, die ihr uns gebt. Ihr habt uns gezeigt, wie groß der Bedarf ist, über den Beckenboden zu sprechen. Ihr seid der Grund und unser Antrieb, warum wir dieses Buch schreiben wollten. Denn jede Frau, die uns über ihre positiven Veränderungen im Leben, über ihre selbstbestimmten Geburten und über ihre kleinen und großen Aha-Momente berichtet, ist das größte Geschenk und die beste Bestätigung für unsere Arbeit.

Dieses Buch ist ein Herzensprojekt, das nicht allein entstanden ist – sondern mit vielen Menschen an unserer Seite, die uns inspiriert, begleitet, unterstützt und ermutigt haben.

Unser besonderer Dank gilt unseren Partnern und Familien, die uns in jeder Phase dieses Buchs den Rücken gestärkt haben – mit Geduld, Verständnis und ganz viel Liebe. Ohne euch wären dieses Buch und die ganze Arbeit in den letzten Jahren nicht möglich gewesen.

Danke an unsere Freundinnen und Freunde für ehrliches Feedback, Mitdenken, Zuhören und Ermutigung – und für das Vertrauen in unser Thema.

Ein herzliches Dankeschön an Prof. Dr. Gabriel, Dr. Thomas Fink und Cindy Keller für ihre wertvollen fachlichen Beiträge, die dieses Buch zusätzlich bereichert und vertieft haben.

Ein tief empfundenes Danke an all die Frauen, die ihre persönlichen Erfahrungsberichte mit uns geteilt haben. Eure Offenheit hat dieses Buch mit Leben gefüllt und macht es für viele Leserinnen nahbar, greifbar und mutmachend.

Unser Dank gilt auch dem Südwest Verlag und besonders dir, Sarah, für das Vertrauen, die professionelle Begleitung und die Möglichkeit, dieses Thema sichtbar zu machen. Danke, dass du auf uns zugekommen bist, selbst für dieses Projekt gebrannt und all unsere Wünsche ernst genommen hast! Ein herzliches Dankeschön auch an Ulrike für das feinfühlige Lektorat und an Sandra für die liebevolle grafische Gestaltung und die Illustrationen – ihr habt den Inhalten nicht nur Struktur, sondern auch Ausdruck verliehen.

Und schließlich: Danke an alle, die uns auf diesem Weg begleitet haben – mit offenem Ohr, offenem Herzen oder helfender Hand.

Dieses Buch ist für euch.

Rieke und Katharina

Übungsregister

Sachregister

Impressum

MIX
Papier | Fördert gute Waldnutzung
FSC® C147178
FSC www.fsc.org

Penguin Random House Verlagsgruppe FSC® N001967

1. Auflage, 2025
by Südwest Verlag, München, in der Penguin Random House Verlagsgruppe GmbH,
Neumarkter Straße 28, 81673 München
produktsicherheit@penguinrandomhouse.de
(Vorstehende Angaben sind zugleich Pflichtinformationen nach GPSR.)

Hinweis
Die Ratschläge/Informationen in diesem Buch wurden von Autorinnen und Verlag sorgfältig erwogen und geprüft, dennoch kann eine Garantie nicht übernommen werden. Eine Haftung der Autorinnen beziehungsweise des Verlags und seiner Beauftragten für Personen-, Sach- und Vermögensschäden ist ausgeschlossen.

Projektleitung: Sarah Gast
Fotos: Josephine Farquharson, Frankfurt am Main, www.jfqphotos.net
Lektorat: Dr. Ulrike Kretschmer, München
Korrektorat: Marina Burwitz, München
Umschlaggestaltung: Veruschkamia, Vera Schlachter, München, www.veruschkamia.de
Innenlayout und Grafiken: Sandra Albert, Hamburg
Satz: Dr. Alex Klubertanz, Haßfurt, www.semiserif.de
Herstellung: Timo Wenda
Reproduktion: Mohn Media Mohndruck GmbH, Gütersloh
Druck: Pixartprinting, Lavis
Printed in Italy

ISBN 978-3-517-10386-0
www.suedwest-verlag.de